改訂 **5** 版

漢方業務指針

日本薬剤師会 編

じほう

序

　日本薬剤師会では，薬局製造販売医薬品（以下，薬局製剤）について，その内容の充実と薬局における活用を推進してきた。本書は，本会の漢方薬問題特別委員会が1977年に発刊した「漢方基礎講座」の実務編として，1978年10月に第1版が発刊された。

　その後，1980年10月に薬事法（現医薬品，医療機器等の品質，有効性及び安全性の確保等に関する法律。以下，医薬品医療機器等法）の一部を改正する法律が公布され，日本薬局方に収載の医薬品についても，薬剤師自らが薬局において，処方箋に基づかず，それらの医薬品を使って調整・混合する場合には，製剤行為として承認が必要と規定された。それと同時に，厚生省（現厚生労働省）では具体的な薬局製剤に係る標準的な製剤手順を「薬局製剤指針」として公表した。

　これを受け，1980年12月，本会では製造販売に従事する薬剤師が「薬局製剤指針」の趣旨を理解し，適切・的確に薬局製剤を製造し地域の人々に安全に提供できるよう，「薬局製剤指針」に準拠して，西洋薬を中心とする製剤処方には『新訂版　薬局製剤業務指針（第2版）』を，また，漢方製剤処方については185の漢方処方の製剤に際しての留意事項などを詳記した『新訂版　漢方業務指針（第2版）』を1981年5月に発刊した。その後，1993年1月に第3版を，1997年10月に第4版の改訂を行い，今日に至っている。

　その間，日本薬局方の改正，薬事法の改正，さらに，医薬品医療機器等法ならびに同施行規則の施行などにより，薬局製剤指針の改正などが行われてきた。2015年3月の薬局製剤指針改正では，新たに24品目の漢方製剤処方が追加収載され，薬局製剤の承認対象品目数は，漢方薬局製剤236品目を含む420品目となっている。

　本会では，こうした薬局製剤指針の大幅な改正を受けて，約20年ぶりに『漢方業務指針』の改訂を行った。今回の改訂では，追加された24品目の漢方製剤処方の解説に加えて，構成生薬の解説，各薬局製剤の適応目安となる体力分類に関する情報や，効能別に検索できる索引を追加するなど，読者が使いやすく，より理解を深められるように工夫を加えてある。

　本書が薬局製剤，とりわけ漢方処方に基づく薬局製造を製造・販売する薬局のみならず，一般用医薬品・医療用医薬品として分類された漢方製剤の正しい理解を助け，正しい情報提供を行うことで，医薬品の適正使用を推進するうえでの薬剤師必携の書籍として活用されることを期待する。

　終わりに，改訂5版の発刊にあたり，ご多用にもかかわらず精力的にご担当いただいた薬局製剤・漢方委員会各位，ならびに編集にご協力いただいた株式会社じほうに深く謝意を表する次第である。

平成30年9月

公益社団法人日本薬剤師会

会長　山本　信夫

執筆者一覧

日本薬剤師会 薬局製剤・漢方委員会

担当副会長	乾　　英夫	（乾薬局）
主担当理事	渡邉　和久	（渡辺薬局）
副担当理事	明石　文吾	（あかし薬局）
	安西　英明	（安西番町薬局）
委員長	三上　正利	（ミカミ薬局）
副委員長	竹中佳代子	（新田薬局）
委員	岩浪　　登	（岩浪薬局）
	関口みよ子	（タカハシ薬局）
	高階　豊晴	（高階誠心堂薬局）
	傳野　肇子	（東洋薬局）
	袴塚　高志	（国立医薬品食品衛生研究所）
	廣橋　義和	（ひろはし薬局）
	真鍋励次郎	（シマヤ真鍋漢方薬局）
	八木多佳子	（阿部薬局）
	山田　陽城	（北里大学名誉教授）

目　次

1　概論 …………………………………………………………………………… 1
　1　現代医学と漢方医学……………………………………………………………1
　2　漢方医学の基礎的概念…………………………………………………………2
　3　薬方の選定法……………………………………………………………………8

2　薬方解説 ……………………………………………………………… 15
　1　薬局製剤・漢方の歴史…………………………………………………………15
　2　薬局製剤・漢方処方の解説……………………………………………………19
　　【188】K1　　安中散料　　19
　　【189】K1-①　安中散　　19
　　【190】K2　　胃風湯　　21
　　【191】K3　　胃苓湯　　22
　　【192】K4　　茵蔯蒿湯　　23
　　【193】K5　　茵蔯五苓散料　　24
　　【194】K5-①　茵蔯五苓散　　25
　　【195】K6　　温経湯　　26
　　【196】K7　　温清飲　　27
　　【197】K8　　温胆湯　　28
　　【198】K9　　黄耆建中湯　　29
　　【199】K10　 黄芩湯　　30
　　【200】K11　 応鐘散料　　31
　　【201】K11-①　応鐘散　　32
　　【202】K12　 黄連阿膠湯　　33
　　【203】K13　 黄連解毒湯　　34
　　【204】K13-①　黄連解毒散　　34
　　【205】K14　 黄連湯　　36
　　【206】K15　 乙字湯　　37
　　【207】K16　 化食養脾湯　　38
　　【208】K17　 藿香正気散料　　39
　　【209】K18　 葛根黄連黄芩湯　　40
　　【210】K19　 葛根紅花湯　　41
　　【211】K20　 葛根湯　　42
　　【212】K21　 葛根湯加川芎辛夷　　43
　　【213】K22　 加味温胆湯　　44
　　【214】K23　 加味帰脾湯　　45
　　【215】K24　 加味逍遙散料　　47
　　【216】K25　 加味逍遥散料加川芎地黄（加味逍遙散合四物湯）　　48

【217】K26　乾姜人参半夏丸料　49
【218】K26-①　乾姜人参半夏丸　49
【219】K27　甘草瀉心湯　51
【220】K28　甘草湯　52
【221】K29　甘麦大棗湯　53
【222】K30　桔梗湯　54
【223】K31　帰耆建中湯　55
【224】K32　帰脾湯　56
【225】K33　芎帰膠艾湯　57
【226】K34　芎帰調血飲　58
【227】K35　芎帰調血飲第一加減　59
【228】K36　響声破笛丸料　60
【229】K36-①　響声破笛丸　61
【230】K37　杏蘇散料　62
【231】K38　苦参湯　63
【232】K39　駆風解毒湯　63
【233】K40　荊芥連翹湯　64
【234】K41　桂枝加黄耆湯　65
【235】K42　桂枝加葛根湯　67
【236】K43　桂枝加厚朴杏仁湯　68
【237】K44　桂枝加芍薬生姜人参湯　69
【238】K45　桂枝加芍薬大黄湯　69
【239】K46　桂枝加芍薬湯　70
【240】K47　桂枝加朮附湯　71
【241】K48　桂枝加竜骨牡蛎湯　72
【242】K49　桂枝加苓朮附湯　74
【243】K50　桂枝湯　74
【244】K51　桂枝人参湯　76
【245】K52　桂枝茯苓丸料　77
【246】K52-①　桂枝茯苓丸　77
【247】K53　桂枝茯苓丸料加薏苡仁　78
【248】K54　啓脾湯　79
【249】K55　荊防敗毒散料　80
【250】K56　桂麻各半湯　81
【251】K57　鶏鳴散料加茯苓　82
【252】K58　堅中湯　83
【253】K59　甲字湯　84
【254】K60　香砂平胃散料　85
【255】K61　香砂養胃湯　87
【256】K62　香砂六君子湯　88
【257】K63　香蘇散料　89

【258】K63-①　香蘇散　*89*
【259】K64　厚朴生姜半夏人参甘草湯　*90*
【260】K65　五虎湯　*91*
【261】K66　牛膝散料　*92*
【262】K67　五積散　*93*
【263】K68　牛車腎気丸料　*95*
【264】K69　呉茱萸湯　*96*
【265】K70　五物解毒散料　*97*
【266】K71　五淋散料　*98*
【267】K72　五苓散料　*99*
【268】K72-①　五苓散　*100*
【269】K73　柴陥湯　*101*
【270】K74　柴胡加竜骨牡蛎湯　*102*
【271】K74-①　柴胡加竜骨牡蛎湯（黄芩）　*104*
【272】K75　柴胡桂枝乾姜湯　*104*
【273】K76　柴胡桂枝湯　*106*
【274】K77　柴胡清肝湯　*107*
【275】K78　柴芍六君子湯　*109*
【276】K79　柴朴湯　*110*
【277】K80　柴苓湯　*111*
【278】K81　三黄散　*112*
【279】K82　三黄瀉心湯　*113*
【280】K83　酸棗仁湯　*114*
【281】K84　三物黄芩湯　*115*
【282】K85　滋陰降火湯　*116*
【283】K86　滋陰至宝湯　*117*
【284】K87　紫雲膏　*118*
【285】K88　四逆散料　*119*
【286】K88-①　四逆散　*119*
【287】K89　四君子湯　*121*
【288】K90　七物降下湯　*122*
【289】K91　柿蒂湯　*123*
【290】K92　四物湯　*124*
【291】K93　炙甘草湯　*125*
【292】K94　芍薬甘草湯　*126*
【293】K95　鷓鴣菜湯　*128*
【294】K96　十全大補湯　*129*
【295】K97　十味敗毒湯　*130*
【296】K98　潤腸湯　*131*
【297】K99　生姜瀉心湯　*132*
【298】K100　小建中湯　*133*

【299】	K101	小柴胡湯	*135*
【300】	K101-①	小柴胡湯（竹参）	*135*
【301】	K102	小柴胡湯加桔梗石膏	*137*
【302】	K103	小承気湯	*138*
【303】	K104	小青竜湯	*139*
【304】	K105	小青竜湯加石膏	*140*
【305】	K106	小青竜湯加杏仁石膏（小青竜湯合麻杏甘石湯）	*142*
【306】	K107	小半夏加茯苓湯	*143*
【307】	K108	消風散料	*144*
【308】	K109	升麻葛根湯	*145*
【309】	K110	逍遙散料	*147*
【310】	K111	四苓湯	*148*
【311】	K112	辛夷清肺湯	*149*
【312】	K113	参蘇飲	*150*
【313】	K114	神秘湯	*151*
【314】	K115	参苓白朮散料	*152*
【315】	K115-①	参苓白朮散	*153*
【316】	K116	清肌安蛔湯	*154*
【317】	K117	清暑益気湯	*155*
【318】	K118	清上蠲痛湯	*156*
【319】	K119	清上防風湯	*157*
【320】	K120	清心蓮子飲	*158*
【321】	K121	清肺湯	*160*
【322】	K122	折衝飲	*161*
【323】	K123	千金鶏鳴散料	*162*
【324】	K124	銭氏白朮散料	*163*
【325】	K125	疎経活血湯	*165*
【326】	K126	蘇子降気湯	*166*
【327】	K127	大黄甘草湯	*167*
【328】	K128	大黄牡丹皮湯	*168*
【329】	K129	大建中湯	*169*
【330】	K130	大柴胡湯	*170*
【331】	K131	大半夏湯	*172*
【332】	K132	竹茹温胆湯	*173*
【333】	K133	治打撲一方	*174*
【334】	K134	治頭瘡一方	*175*
【335】	K135	中黄膏	*176*
【336】	K136	調胃承気湯	*177*
【337】	K137	釣藤散料	*179*
【338】	K138	猪苓湯	*180*
【339】	K139	猪苓湯合四物湯	*181*

【340】	K140	通導散料	*182*
【341】	K141	桃核承気湯	*183*
【342】	K142	当帰飲子	*185*
【343】	K143	当帰建中湯	*186*
【344】	K144	当帰散料	*187*
【345】	K144-①	当帰散	*187*
【346】	K145	当帰四逆加呉茱萸生姜湯	*188*
【347】	K146	当帰四逆湯	*189*
【348】	K147	当帰芍薬散料	*190*
【349】	K147-①	当帰芍薬散	*191*
【350】	K148	当帰湯	*192*
【351】	K149	当帰貝母苦参丸料	*193*
【352】	K150	独活葛根湯	*194*
【353】	K151	独活湯	*195*
【354】	K152	二朮湯	*196*
【355】	K153	二陳湯	*197*
【356】	K154	女神散料	*198*
【357】	K155	人参湯	*199*
【358】	K155-①	理中丸	*200*
【359】	K156	人参養栄湯	*201*
【360】	K157	排膿散料	*202*
【361】	K157-①	排膿散	*203*
【362】	K158	排膿湯	*204*
【363】	K159	麦門冬湯	*205*
【364】	K160	八味地黄丸料	*206*
【365】	K160-①	八味地黄丸	*206*
【366】	K161	半夏厚朴湯	*207*
【367】	K162	半夏瀉心湯	*209*
【368】	K163	半夏白朮天麻湯	*210*
【369】	K164	白虎加桂枝湯	*211*
【370】	K165	白虎加人参湯	*212*
【371】	K166	白虎湯	*214*
【372】	K167	不換金正気散料	*215*
【373】	K168	茯苓飲	*216*
【374】	K169	茯苓飲加半夏	*218*
【375】	K170	茯苓飲合半夏厚朴湯	*219*
【376】	K171	茯苓沢瀉湯	*220*
【377】	K172	分消湯	*221*
【378】	K173	平胃散料	*222*
【379】	K174	防已黄耆湯	*223*
【380】	K175	防已茯苓湯	*224*

【381】	K176	防風通聖散料	225
【382】	K177	補気建中湯	227
【383】	K178	補中益気湯	228
【384】	K179	麻黄湯	230
【385】	K180	麻杏甘石湯	231
【386】	K181	麻杏薏甘湯	232
【387】	K182	麻子仁丸料	233
【388】	K182-①	麻子仁丸	234
【389】	K183	薏苡仁湯	235
【390】	K184	抑肝散料	236
【391】	K185	抑肝散料加陳皮半夏	237
【392】	K186	六君子湯	238
【393】	K187	立効散料	239
【394】	K188	竜胆瀉肝湯	240
【395】	K189	苓姜朮甘湯	241
【396】	K190	苓桂甘棗湯	242
【397】	K191	苓桂朮甘湯	243
【398】	K192	六味地黄丸料	244
【399】	K192-①	六味地黄丸	244
【400】	K193	黄耆桂枝五物湯	245
【401】	K194	解労散料	247
【402】	K195	加味四物湯	248
【403】	K196	杞菊地黄丸料	249
【404】	K197	柴蘇飲	250
【405】	K198	沢瀉湯	250
【406】	K199	知柏地黄丸料	251
【407】	K200	中建中湯	252
【408】	K201	当帰芍薬散料加黄耆釣藤	253
【409】	K202	当帰芍薬散料加人参	254
【410】	K203	排膿散及湯	255
【411】	K204	八解散料	256
【412】	K205	味麦地黄丸料	257
【413】	K206	明朗飲	258
【414】	K207	抑肝散料加芍薬黄連	259
【415】	K208	連珠飲	260
【416】	K209	延年半夏湯	261
【417】	K210	加味解毒湯	262
【418】	K211	加味平胃散料	263
【419】	K212	蛇床子湯	264
【420】	K213	蒸眼一方	264
【421】	K214	椒梅湯	265

【422】K215　秦艽羌活湯　*266*
【423】K216　秦艽防風湯　*268*

3　原料生薬　271
　1　原料生薬の記載について…………………………………………………271
　2　原料生薬一覧……………………………………………………………271
　3　原料生薬の品質の確保…………………………………………………298

4　漢方薬の製剤法　305
　1　煎じ薬（茶剤）……………………………………………………………305
　2　丸剤………………………………………………………………………305
　3　散剤………………………………………………………………………306
　4　外用剤……………………………………………………………………307

5　服用時の注意　309
　1　薬湯の保管………………………………………………………………309
　2　薬の飲み方………………………………………………………………309
　3　誤証と副作用……………………………………………………………310

6　試験法および作業（管理）記録　317
　1　試験法……………………………………………………………………317
　2　作業（管理）記録の作成と保管の義務…………………………………317
　3　作業（管理）記録の記載事項……………………………………………317
　4　作業（管理）記録の様式…………………………………………………318

7　製造販売する医薬品への記載事項　323
　1　直接容器…………………………………………………………………323
　2　添付文書…………………………………………………………………325

8　漢方薬の煎じ方　329
　1　薬局製剤の煎じ方（常煎法）……………………………………………329
　2　薬局製剤における特別な指示のある煎じ方……………………………329
　3　煎じ薬の効果に影響する諸条件…………………………………………330

付録
　一般用漢方製剤（新210処方）一覧……………………………………………337
　「効能又は効果」欄のコロンより前の体質や体調（しばり）の一覧…………351
　薬方の出典文献一覧………………………………………………………359
　効能・効果別索引……………………………………………………………363
　処方五十音索引………………………………………………………………375
　構成生薬別索引………………………………………………………………379

1 概論

1 現代医学と漢方医学

(1) はじめに

　現代医学と漢方医学とでは，疾病の治療に対する考え方や方法にさまざまな点で大きな相違が見られる．現代医学では病名を決めることに主眼が置かれ，そのための技術や医療機器の発達には目を見張るものがある．一方の漢方では，西洋医学的病名にこだわることなく患者の全身症状を見極めて「証」というものを決め，証に従って処方を与えることにより患者の自然治癒能力を高め，病を治癒させる方策をとっている．

　現代医学では病理解剖学的な立場に立って病巣を観察し，局所的な治療法に重点が置かれる．したがって，専門の分科が著しい傾向にある．

　これに対し，漢方医学では病を全身の場で捉えて治療するので，全身状態を表す証さえ同じなら1つの処方でいろいろの病気に対応することができるのである．例えば，小柴胡湯の証を認めれば，小柴胡湯で感冒の一時期，肝炎，胃腸病，腎炎や皮膚病までも適応できる．近年の現代医学でも，体質的な素因が病気を誘発するという点について関心が払われるようになり，漢方医学の考え方に近づきつつあるともいえる．

(2) 漢方はどんな病気によいか

　一般的に漢方は慢性病によいといわれている．しかし元来，傷寒論は急性病の対応を説いたものであり，慢性病ばかりでなく急性病にも優れた効果を発揮することができる（ただし，急性病では証の変化が早いので，処方の選定には特に注意しなければならない）．

　漢方の得意とする病気は愁訴がいろいろあるが，特に病名のつけられない症候，神経性といわれるような症状，機能的な病気，気候の変化に影響を受けやすいもの，体質的な病気，老化症状などである．炎症性の病気，化膿性の疾患なども体の抵抗を高め治りが早くなるので，現代医学的治療と併用したり，抗生物質などで効果のないような場合にも試みる価値が十分にある．

(3) 漢方は万能でない

　現代医学で不治といわれるような病気が漢方でよく効く場合がある．しかし，単に自覚症状だけがよくなっただけで治ったと即断してはならない．改めて医学的診断を受ける慎重さが欲しいものである．

　漢方治療を試みるには次のような心がけが必要である．早い時期に専門医の診察を受け，病気の

本体を認識したうえで漢方治療を試みる。一般医療と漢方を併用することは原則として差し支えない。むしろ望ましい場合がある。

「漢方は万能なり」との偏見に陥ることなく，現代医学と漢方医学のそれぞれの特質を十分に把握して，お互いの特長を生かし，短所を補い，新しい医学の確立に努力することこそ，私たちに課せられた務めであろう。

2 漢方医学の基礎的概念

漢方医学は「証」を捉えて治療方針を立てる「随証治療」である。証とは「病人の現している自他覚症状のすべてを，漢方的ものさしで整理し，総括することによって得られる，その時点における漢方的診断」（藤平健，小倉重成）であり，奥田謙蔵は「身体内に於ける病変の外に現れたる徴候で，これによってその病の本態を証明し，或はこれを薬方に質して立証するの謂」といっている[1,2]。

(1) 病位

病のある位置を表裏，内外，上中下に分ける方式は原始的で素朴であるが，漢方診断の妙味はここにある。

表とは体表を意味する。すなわち皮膚およびこれに接する部位を指し，この部に現れる症状を表証という。裏とは内臓を意味する。内臓より発現する症状を裏証という。内とは内臓の中，特に消化管内を指す場合に用いられる。外とは内より外をいい，表と裏の一部を含み，外証とはこの部分に発現する症状をいう。表裏内外の関係は図1を参照されたい。なお，表裏は表側と内臓を示すことは同じだが，内外は2つの位置関係を相対的に表しているという考えもある。

上中下の分類は体を頭から足に向かって縦に分ける方法で，上は剣状突起より上で，胸部，頸部，上肢，頭部などを包含し，中は剣状突起からへそに至る間で上腹部がこれにあたる。下はへそ以下，足腰に至る間をいう[3]。

(2) 病情

1) 陰陽

物事や現象すべてのものは「対立するもの」があって存在が認識される。より積極的・行動的・変化するもの・温かいものを陽とし，より消極的・静止的・恒常的で変化しないもの・冷たいもの

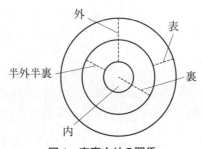

図1 表裏内外の関係

表1　陰陽の分類

陽	天	日向	男	火	昼	熱	南	正気	表	外	上	背	気	日	衛	腑	気	絡
陰	地	日陰	女	水	夜	寒	北	邪気	裏	内	下	腹	味	月	栄	臓	血	経

陽	陽経	実	浅	軽	浮	数	動	機能亢進
陰	陰経	虚	深	重	沈	遅	静	機能低下

を陰としている。「強い」を陽とすれば「弱い」は陰となるが，それは比較する相手によって陰陽が変わってくる。AとBを比べると，Aが陽，Bが陰だとしても，Bよりもっと弱いCと比べたときにはBは陽ということになる。そのような陰陽を「相対的陰陽」と考える。

体内の温める陽と冷やす陰が平衡を保っていることが必要で，陽が強くなれば陰病，陰が強くなれば陽病というように考える陰陽を「バランスの陰陽」と考える。後世方・中医学の臓腑の陰陽はこのバランスの陰陽といえる。

体力のある陽の時期から体力が衰弱してゆく陰の時期に変化していく中で捉える「変化の陰陽」がある。その代表が傷寒論の三陰三陽ということができる。漢方用語の虚実・表裏・内外・寒熱・気血は陰陽の特化したものといえる。

陰陽は絶対的なものでなく相対的なもので，一方を陰とし他方を陽と仮定し，それらのものの性質を比較しているものである（表1）。

2) 虚実

虚実は，陰陽の表現の中で体力と病毒の力関係を表している。

「相対的陰陽」としての虚実では，病に抵抗する力が充実している方を実とし，病に対抗する力が欠乏していることを虚と表現している。一般的には頑丈な人を実とし，ひ弱な人を虚としている。2002年の一般用医薬品承認審査合理化等検討会の中間報告で，漢方用語を生活者に理解できるようにすることが提言された。それを受けて，一般用漢方製剤承認基準では，すべての内服の漢方薬の効能効果にこの体力の虚実を表現している。虚から実までを5段階に表現し，①体力虚弱，②やや虚弱，③体力中等度，④比較的体力がある，⑤体力充実と表現した。薬局製剤の漢方処方の効能効果もそれに従っている。

「バランスの陰陽」の中での虚実は，温める・乾かす・機能的な陽に対し，冷やす・湿らす・物質的な陰がバランスを取ることにより健康が維持できるとしている。陽虚では陰が強くなるため，治療では陽を強めなくてはならない。陽実では陰が弱くなるため，陽を弱めなくてはならない。陰実では陽が弱くなり，陰を弱める必要がある。陰虚では陽が強くなり，陰を強めなくてはならない。この陰陽の虚実は自然現象すべてから人体の各臓器までに及んでいる。

「変化の陰陽」の中での虚実としては，陽から陰へと病状が変化していく経過の中での虚実をいっており，三陰三陽の考えがある。

3) 寒熱

熱とは体温計で計る熱を意味するものではなく，病人が自覚的に熱感を訴えるものをいい，局所的熱感も熱である。また，裏熱の場合には表に熱感のない場合があり，この場合，病位，全身的症状（特に舌），大小便の状態などの訴えによって判定する。

寒とは寒冷感を伴う状態をいう。自覚的に手足の冷えを訴え，また他覚的に冷寒を認める場合も寒と表現する。しかし寒熱の場合も虚実と同様，上熱下寒というように寒熱が錯綜している場合が

あるので，望証，問証などにより詳しく観察して判定を誤らないように注意しなければならない。

前述の通り，漢方でいう熱は必ずしも体温の上昇を意味しない。たとえ体温計で39～40℃の高熱を示していても，病人が悪寒を訴え，手足が冷え，顔色も青く，舌に苔がなく湿潤しており，水枕などで冷やすとかえって気分が悪いような場合は，寒と捉えて附子剤を用いると体が温かくなり熱も下がる。また「真寒仮熱」といって体表に熱感があり体温も上昇しているにもかかわらず，熱でなく寒のために熱症状を現していることもあり，熟練しないと判定を誤ることがある。傷寒論などを熟読し慎重な対応が必要である。

(3) 証

現代医学の診断は病名の判定にあるが，漢方医学では証の把握にある。証の判定は治療と直結しており，例えば葛根湯で治る病状の場合は葛根湯証というように，処方名などの下に証の字をつけて呼ぶ。患者の現す頭痛，悪寒など個々の症状ではなく，患者が必然的に現すすべての症状を総合的に観察かつ把握して，証が捉えられる。患者の証が正しく把握されれば自ずと薬方は決まり，治療は成功する。各処方に備っている証については各論で述べる。

1) 主証，客証

証には主証と客証がある。主証とは常に必ず備わっている証で，客証であることもあるが，時にはないこともある証をいう。治療は主証を目標に処方を与え，主証がとれれば客証は自ら治るものである。『饗庭口訣』は巧妙なたとえを引いて説いている。それを要約すると，「主証は家の主人であり，客証は客人である。主人はいつもその家におり，客人は来たり，帰ったりする。主人のいない家には客も訪ねてこない。主客の関係を半夏瀉心湯の心下痞硬，嘔吐，下痢の三症にあてはめると，「邪熱が胸に集まるから，心下痞硬となる。この場合，邪熱が上に向かうと嘔吐となり，下痢のないこともある。邪熱が上へも下へも狂うときは，嘔吐もあり下痢もあるが，邪熱が心下にじっと動かずにいるときは，嘔吐も下痢も起こらない。それで心下痞硬が主証で，嘔吐や下痢は客証である」と述べている。

2) 表証

表証を表熱証と表寒証に分け，さらにそれを虚実に分ける。しかし，表寒証の虚実は症状の劇易の程度によって分けたもので，治療が異なるものではないため特に分類して考える必要はない。

表証は表に現れた症状によって示されるが，個々の症状をもって表証ということはできない。例えば悪寒は表証の存在を知るうえで大切な症状ではあるが，これだけで表証があるとはいえない。悪寒と同時に発熱を伴えばこれは表熱証であり，悪寒と同時に手足の冷えや，頭などを冷やすことを嫌う場合には表寒証という。頭痛なども表証に見られる症状の1つではあるが，嘔吐や眩暈を伴う頭痛は表証とはいえない。

【例】表熱実証：麻黄湯
　　　表熱虚証：桂枝湯
　　　表寒証：麻黄附子甘草湯　(注)中医学の表現と異なる

3) 裏証

裏証には裏に現れる症状によって示されるが，表証と同じく，個々の症状をもって裏証というわけにはいかない。裏証に現れる症状は，腹満，腹痛，便秘，下痢，口渇，排尿異常，月経異常，潮熱などである。

裏証はこれを熱証と寒証に，さらにこれを虚実に分けて観察する。

【例】
　内熱実証：大承気湯
　裏熱実証：白虎湯
　裏寒実証：大黄附子湯
　裏寒虚証：四逆湯

4）半表半裏証

　半表半裏は外と表の一部，裏の一部を含む部位であるから，症状もそれに準じて現れる。特に胸部症状が多い。往来寒熱，口苦（口が苦く感じる），咽乾（のどが渇く），めまい，咳嗽，胸満，胸痛，心下痞硬，悪心・嘔吐，心中懊憹（胸がなんとも表現できないような苦しさ），胸脇苦満（みぞおちから脇にかけて重苦しい），心煩，食欲不振などである。

　半表半裏熱実証　　小柴胡湯
　半表半裏熱虚証　　梔子豉湯
　半表半裏寒実証　　瓜蒂散
　半表半裏寒虚証　　烏梅丸

　以上，単一部位における証を例示したが，実際には表証と裏証を兼ね備えた患者も多い。数例を挙げると小青竜湯証は表実熱裏寒証であり，桂枝人参湯は裏寒証表熱虚証である。また上中下で示す場合，半夏瀉心湯証は上熱下寒証ということができる。

　なお，表は陽，裏は陰と表現されている場合もある。

(4) 証の変移

　証は終始不動のものでなく常に変転する。特に急性病では変化が早く，慢性病では緩慢である。

　急性外邪性の病気の治法を論じた傷寒論では，この証の変転を時間的経過，誤った投薬，不摂生，そして過治療の結果などで把握し，処方を替えて全治に導くよう克明に記載している。

　その基本的な考えは，三陰三陽の分類である。病状を陰陽に分け，その部位により，陽病を太陽，陽明，少陽に分け，陰病を太陰，少陰，厥陰に分けてそれぞれ定義している。

太陽病（表熱証）
「太陽の病たる，脈浮，頭項強痛して悪寒す」
　病状：発熱，悪寒，悪風，項背強など

陽明病（裏熱証）
「陽明の病たる，胃家実是れなり。」
　病状：潮熱，悪熱，腹実満，便秘，舌黄苔，せん語など

少陽病（半表半裏熱証）
「少陽の病たる，口苦，咽乾，目眩するなり」
　病状：従来寒熱，胸脇苦満，口苦（口が苦く感じる），咽乾（のどが渇く），めまい，咳，舌白苔，胸満，心煩，悪心・嘔吐，食欲不振など

太陰病（裏寒虚証）
「太陰の病たる，腹満して，吐し，食下らず，自利ますます甚しく，時に腹自から痛む，若し之を下せば，必ず胸下結鞕す」
　病状：腹虚満，自痢，嘔吐，不食，腹痛など

少陰病（表虚寒，裏虚寒，表裏虚寒証）
「少陰の病たる，脈微細，但だ寐ねんと欲す」

病状：脈は微細沈，心煩，手足厥冷，下痢，咽痛など

厥陰病（裏寒の極，陰陽相錯雑故に上熱中寒，裏寒外熱証）

「厥陰の病たる，消渇，気上りて心を撞き，心中疼熱し，飢えて，食を欲せず，食すれば則ち蚘を吐し，之を下せば利止まず」

病状：心熱虚煩，消渇，手足厥冷，下痢，下痢清穀，熱利など

その他　正証（定形的）変証（非定形的）

病状：壊病，併病，合病，主証，客証など

(5) 気血水説

漢方では内部病因として気，血，水という概念を用いることがある。この気血水の意味する内容は，時代，流派によって多少の相違はあるが一般的には次のように解釈されている。

気には陰気と陽気があり，陰陽の気の結合により人は生まれ，陰陽の気の分離によって死ぬということは前に述べた。陰陽の気のバランスの偏りや循行のうっ滞によって病は起こるといわれている。

気は形がなく働きだけあるもので，血や水を動かす力がある。それで気がうっ滞すると血や水の運行も渋滞することになる。したがって，瘀血や水毒を治す処方には利水剤や駆瘀血剤のほかに，気の運行を潤滑にする桂枝，蘇葉や厚朴などが配剤されている。

血の変化を伴う場合，特に重要なのは瘀血である。瘀血の瘀は瘀滞の瘀であるから，瘀血とはうっ滞する血の意味である。

瘀血のある患者の自覚症状としては，口が乾燥して水で口をすすぎたいが飲みたくない場合である。他覚的には腹部が膨満していないのに腹満を訴えたり，局部的または全身の煩熱感を訴えたり，皮膚や粘膜に紫斑点，青筋が出たり，皮膚枯燥も瘀血を疑う症状である。駆瘀血剤としては，当帰，川芎，桃仁，牡丹皮，水蛭，虻虫などが用いられる。

停水を漢方では痰という。また，痰は痰飲といい，水のある場所や動きによって，金匱要略では皮水，風水，支飲，懸飲，溢飲などに分けて論じている。古人が「怪病は痰として治せよ」といったが，これは診断のつきにくい不可解な病は水の変として治療せよという意味であり，それほどに日本人には水毒体質のものが多いかと思われる[4]。水の変によって起きる病気は，同時に気や血の変化を伴うことが多い。その症状としては胃内停水，腹中雷鳴，下痢，便秘，嘔吐，浮腫，多尿，乏尿，咳嗽，多汗，無汗，眩暈，頭痛，倦怠感，喀痰や唾液分泌過多，喘，関節痛など千変万化で非常に多い。

水毒を調整する薬物としては，茯苓，沢瀉，朮，猪苓，木通，麻黄，細辛，防已などが繁用される。

気だけの病，水だけの病，また血だけの病ということはほとんどなく，これらがお互いに関連し影響しあって病状を呈するので，処方構成は水毒証に気に働く薬や血に働く薬が配剤され，瘀血の処方にも水や気に働く薬が配剤されるのである。

外部からの病因として五邪（風，寒，暑，湿，燥）があると古人は考えている。

(6) 五行説

五行説は後世派医学の思惟的背景として重視された。この成立は古く春秋戦国時代に遡り，後世派医学が成立した宋代には特に隆盛をきわめ，政治，哲学などの分野にも多大な影響を与えた。陰陽説と五行説はもともと別個の思想体系であったが，後世にはこれが混交して陰陽五行説といわれ

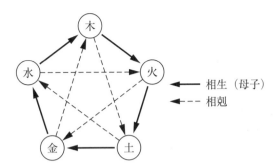

図2 五行説における相生・相剋の関係

るようになった。

宋代の三因方という書物は，病因を内因，外因，不内外因に分けて論じている。

内因は怒（肝），喜（心），思（脾），憂（肺），恐（腎）とし，これら五情の過剰はそれぞれ五臓六腑を傷るとした。外因は風（肝），暑（心），湿（脾），寒（肺），燥（腎）とし，これらの外邪がそれぞれの臓を傷るとした。

不内外因は内因性，外因性の病でなく，飲食，摂生，医治の過誤などが五体を損ずるとし，これら三因が相互に関連し，種々の疾病の起因となる。

五行説は天地の万物を木火土金水に分類し，相生，相剋という相互関連をもって一切の現象を説明しようとしたものである（図2）。

相互関係とは「木は火を生じ，火は土を生じ，土は金を生じ，金は水を生じ，水は木を生ず」をいう。

また「木は火の母であり，火は木の子であり，かつ土の母である。土は火の子であり，金の母である。金は土の子であり，水の母である。水は金の子であり，木の母である」ということで，相生関係を母子関係ともいう。この関係は相和の関係であり，生産的，生理的補的系列を示す。

相剋関係とは「木は土を剋し，土は水を剋し，水は火を剋し，火は金を剋し，金は木を剋す」をいい（相勝の関係ともいう），破壊的，病理的，瀉的系列を示す。五行思想は自然界の諸現象を説明するために成立したものであるが，天人合一説（天体を大宇宙とすれば人体は小宇宙であるとの説）に基づき，この五行（木火土金水）にそれぞれ臓腑，経絡を配当し，生理，病理，治法を説明しようとするのが医学における五行説の応用である。陰陽説と同様，人体五行の調和によって人体の健康が保たれ，調和が破れると病気になるという考えが根本になっている。

表2は一般的に五行色体表といわれるもので，縦列にそれぞれの関連を示す。例えば五志は感情をいい，「肝に病があれば怒りやすい，また怒りすぎると肝を傷る」というように応用する。

五主は五臓が栄養を補給する所をいい，五変は五臓の病変の現れる部位をいい，五味は五臓の働きに関係があるものをいい，また五禁は五臓の病のときの食養生を示すというように応用する。

五行説は形式論的なきらいはあるが，古人の経験に基づいている点もあるので治療に利用できる場合もある。

表2 五行色体表

五行	木	火	土	金	水
五臓	肝	心	脾	肺	腎
五腑	胆	小腸	胃	大腸	膀胱
五竅	目	耳	口	鼻	二陰
五根	眼	舌	唇	鼻	耳
五主	筋爪	血脈	肉唇	皮毛	骨髪
五傷	血	気	肉	骨	筋
五液	涙	汗	涎	涕	唾
五気	語	噫	呑	欬	欠嚔
五声	呼	言	歌	哭	呻
五悪	風	熱	湿	寒	燥
五志	怒	笑	思	慮	恐
五変	握	憂	噦	欬	慄
五知	色	臭	味	声	液
五色	青	赤	黄	白	黒
五臭	臊	焦	香	腥	腐
五味	酸	苦	甘	辛	鹹
五禁	辛	鹹	酸	苦	甘
五宗	血	神	形	気	志
五含	魂	神	意智	魄	精
五季	春	夏	土用	秋	冬
五方	東	南	中央	西	北
五穀	麦	黍	稷	稲	豆
五蓄	鶏	羊	牛	馬	豚
五果	李	杏	棗	桃	栗

3 薬方の選定法

　漢方の薬方の決定には，患者の表している状況を「四診」という方法で情報を得る。この方法は，漢方に限らず今後の薬剤師の職能に生かすことができるだろう。本項では「証」を判定する情報を得るためとし，「四証」と表現する。

(1) 望証

外観

　患者の外見を陰陽虚実を判定する尺度とし，薬方選定の一助にする。

栄養色沢状態よく，筋肉に弾力があり締まった者には実証が多く，肥えていても筋肉に締まりがなく，骨格の細い者，汗をよくかく者などには虚証が多い。

しかし，ただ外観だけで実証虚証を判断することは危険で，いつもは実証の体質の人でも無理な仕事などで疲れて病に侵されたときには虚証になっていることがある。

顔色

顔色の赤い者は陽証で実証の者が多い。赤い顔でも頬のあたりだけ桃色を呈している者には虚証が多く，時には陰証でも桃色を呈することもある。

また，顔が赤黒いか暗赤色のものには駆瘀血剤の適応症となることが多い。顔色が蒼白で生気のないものは陰証が多い。

皮膚

皮膚の色艶を観察することが大切で，色艶のよい者は陽証で実証の者であるが，皮膚ががさがさに乾燥して光沢のなくなった者は虚証が多く，滋潤剤の適応者である。なお，光沢があっても，色白でぽちゃぽちゃした感じの者には水毒証があるから注意する必要がある。

舌

舌の状況もまた大切な望証の一部である。舌が乾燥しているか，湿っているか，苔があるかないか，舌質の色，形などを，陰証，陽証，実証，虚証の判定の参考とする。しかし舌証だけで結論が出るのでなく，ほかの症候も合わせて判断しなければならない。

一般的に健康な者には苔はないのが普通である。熱病の初期には苔のないことが多く，日数が経つにしたがって苔がつく。苔は初めに白苔がつき，漸次黄苔になることが多い。

熱病で白苔がつくと病は太陽病から少陽病に移行したことを示し，さらに黄苔になると少陽病から陽明病に病が進んだことを表す。しかし，慢性胃炎などで平素より白苔がある人もいるため，その白苔が以前からあったものか，熱病にかかってから出たものか判断しにくいことがある。

舌が湿っているものは陰証に多く，乾燥しているのは陽証に多い。また乳頭が消え赤肌の舌になっていることがある。これは高齢者や大病後に多く，滋潤剤に適応するもので，地黄，人参，麦門冬などの入った処方が用いられる。

(2) 聞証

患者の声，咳嗽，喘鳴，吃逆，噯気，胃部の振水音，腹鳴などを観察する。

声に力があってはっきりしているのは実証，声に力がないのは虚証の場合が多い。

咳嗽では，その音で痰が切れにくいか，痰がないものか，喘鳴を伴うものかなどを聞き分けて処方を選定する必要がある。

その他，口臭，体臭，大小便，分泌物などの臭いをかぐのも聞証である。

(3) 問証

薬方選定上，最も大切なのが問証である。医師の診断名や各種の診断上の数値などでなく，患者自身の愁訴を詳しく聞く必要がある。また患者があまり気にかけていないこと，大小便の状態，手足が冷える，ほてるといったようなことも薬方選定上必要である。

問証にあたっては，患者の家族歴，既往症はもちろん，特に現症の経過と今までどんな治療をしてきたかなどを詳しく聞く必要がある。これによってその患者の体質や薬に対する反応などを知り，薬方選定上の参考とする。

悪風・悪寒

悪風は，風にあたったり外気に触れるとぞくぞくするのをいい，悪寒は温かく寝ていてもぞくぞくするものをいう。

発熱悪風または発熱悪寒というのは，熱感と悪風あるいは悪寒を同時に訴えるものをいい，これを太陽病の表証として発表剤の桂枝湯類または桂麻剤の適応証である。

悪寒がやんでから発熱したり，悪寒と熱感が交互に来るのを往来寒熱といい，少陽病の熱型で柴胡剤が適応する。

陽明病では悪寒，悪風を訴えないのが普通であるが，白虎加人参湯証では悪寒，悪風を訴えることがあるので注意が必要である。

少陰病でも悪寒を訴えるものは附子剤の適応である。

汗

発熱悪風または発熱悪寒があって自然に汗の出る場合と，温かくしていても汗の出ない場合とある。前者を表虚証といい桂枝湯類を，後者を表実証として桂麻剤の適応とする。

陽明病では，潮熱が出ると汗は全身から出て，承気湯類を用いる目標となる。

少陽病で汗が出る場合は上半身に多く，柴胡剤が用いられる。また特に首から上だけに出る場合，虚証では柴胡桂枝乾姜湯が用いられ，実証では茵蔯蒿湯が用いられることもある。

盗汗は体力の衰えによるもので補剤の適応である。

陰病では汗の出ないのが普通であるが，時には例外もあるから注意が必要である。

熱

漢方で熱というのは体温の上昇をいうのでなく，患者が熱感を訴える場合，また新陳代謝の亢進している場合も熱と表現する。体温が上昇して38～39℃を示していても，患者に熱感がなくかえって寒冷のみを訴える場合はこれを寒とし，附子の配合された処方を用いると体が温まり，体温も下降する。

漢方では熱を次のように分けている。

【発熱】体表に熱感を訴え他覚的にも熱っぽい感じのするもの。

【微熱】熱が体の奥に隠れて体表に現れることの少ないもの。現代医学でいう微熱とは異なる。したがって，微熱は裏証であって表証ではない。

【往来寒熱】悪寒と発熱が交互に往来する意味で，熱感がやんでその後ぞくぞくして悪寒が生じ，あるいは悪寒がやんだ後に熱感が来るのをいい，少陽病の熱型である。

【潮熱】悪寒や悪風を伴わない熱型で，熱の出るときは全身が隈なく熱くなり全身に汗が出る。足が冷えたり，部分的に汗の出るのは潮熱ではない。陽明病のときに出る熱型である。

【身熱】熱が全身に行きわたる点では潮熱と同じであるが，焼けるような熱感がある。

【悪熱】悪寒，悪風を伴わず，熱がって苦しむ状態の熱であって，これも陽明病に多く出る症状である。

【手足煩熱】手足の中心だけがほてって気持ちの悪い状態をいう。虚証で地黄の入った処方，あるいは小建中湯証である。

【瘀熱】裏に熱がこもって尿利の減少している熱状をいう。「湿熱」というものも同様である。

食欲

食欲は問診上，最も重要な目標の1つである。熱があっても太陽病の時期は食欲に異常はないが，口が粘ったり，苦くなったり，食欲が減じるような場合は太陽病から少陽病に移行したこと意味する。

食事のあとで眠くなったり，体がだるくなるのは，脾胃が虚しているので，建中剤や人参剤が応用される。

実証の人は食べすぎても下痢したり嘔吐することもなく，1食ぐらい食べなくても空腹に耐えられるが，虚証の人はこれと反対で，変わったものを食べたりすると下痢をしたり，少し食べると腹が張って苦しくなったりする。また，食事時間が遅れると脱力感が出て耐えられないものである。

一般的に瘀血のあるものは熱があっても食欲がかえって亢進することがある。

大便

【実証の便秘】大便が硬く便秘するものは実証に多く，大黄剤の適応証である。2日も便秘すると苦情が出るものである。しかし，これには桂枝加芍薬大黄湯のように虚証で腹痛を伴う，いわゆる渋り腹のこともあるため，一概にはいえない。便通は個人差が多いが毎日あるのが望ましい。

【虚証の便秘】腹に力がなく，兎糞状のコロコロした大便の出る者，数日以上便秘してもほとんど苦情のないものなどは虚証で，大黄剤を用いると腹痛を起こしたり下痢したり，または腹が痛むだけでかえって便通がなかったりする。このような患者には胃腸の働きをよくする建中剤や温補剤を用いると気持ちよく便通があるようになるものである。

【下痢】慢性下痢は虚証や寒証のものに多く，乾姜剤や人参剤が応用されることが多い。大便を失禁するようなものは多くは虚証であるが，例外もある。

裏急後重の激しい下痢や粘液便のものは実証が多く，大黄剤を用いてよいことが多いが，これにも例外があるので注意が肝要である。

下痢で小便不利のものは尿利を促す処方を用いる。排尿をよくすれば下痢も治ることがある。

小便

小便については，回数，量，色，排尿の状態などを尋ねる必要がある。

小便不利とは尿量の少なくないもの，小便自利とは尿量の多過ぎるもの，小便難とは小便の出にくいものをいう。1回の尿量の多少にもよるが，普通は1日2〜3回以下を不利とし，10回以上もあるものを自利として取り扱う。

小便の色の濃いものを陽証とし，体温の高いのに小便の色が薄く量の多いものを陰証とし附子剤の適応とすることもある。

口渇・口乾

口渇とはのどが渇いて水や湯茶をよく飲むのをいい，その程度が激しいものを煩渇引飲といい，石膏の適応証である。

口渇には陽証のものと陰証のものがある。この区別はその他の症状を考慮して総合的に判断する。熱い湯を好む者を陰証とし，冷水を好む者を陽証とするが，陰証もその極に達するとかえって冷たいものを好むことがあり，陽証でもその激しいものはかえって熱い湯を好むことがあるので重病人には注意が必要である。

口乾とは，口中が乾燥して唾液の分泌が少なく口をすすぐことを望むが，飲み込むことを欲しないものをいい，栝楼根，地黄の適応症である。口乾には実証はなくほとんど虚証で，温補滋潤の処方を用いる。しかし，瘀血でも口乾を訴えることがある。

嘔吐

吐は内容物を出すことで，嘔は声のみで出ない場合をいう。嘔吐のある場合は，同時に悪心があるか，口渇があるか，尿の不利があるか，頭痛がするかなどを尋ねる必要がある。

悪心を伴う嘔吐の場合は半夏剤を，口渇を訴え嘔吐するものは尿利現象を伴うから利尿剤の適応となる。

咳嗽

　咳嗽のあるときは，喘鳴を伴うか，乾咳であるか，湿咳であるかを確かめる必要がある。湿咳の場合は痰の量が多いか，少ないか，痰が切れにくいか，切れやすいかによって漢方を選別する。

　また咳は夜中に激しいか，朝起きたときに咳込むか，のどの奥が乾燥した感じがあるか，咳込むと顔が赤くなるかなども尋ねる必要がある。

　痰が多くて切れやすいものに麦門冬湯のような滋潤剤を与えると，かえって咳が激しくなることがある。

　悪寒・発熱などの表証があり咳の出る場合は，表証を治せば軽い咳の場合はそれだけで治る。咳が止まらない場合は，表証を治した後に証にしたがって咳の手当てを考えるべきである。

呼吸困難

　呼吸困難は心臓や呼吸器の障害で起こることが多いが，漢方の場合はその他の症状との結びつきによって薬方を選ぶ。例えば腹部の膨満や緊張があればこれを緩め，腹部が軟弱であれば腹力をつけるような薬方を用いればよい。

心悸亢進

　動悸は心臓障害のためだけでなく神経性のものがあり，腎炎やバセドウ病，貧血などでも起こる。動悸は胸でも腹（腹動）でもどこでも起こる。漢方では気の上衝と水の変化と考えるので，桂枝・甘草，桂枝・茯苓・甘草，桂枝・竜骨・牡蛎の組み合わさった薬方が繁用される。

眩　暈

　眩暈はめまいのことであるが，漢方では目眩，頭暈ともいう。冒眩とは頭に何かかぶさったように重く，かつめまいがするものをいう。

　眩暈は水毒体質の者に多いので，茯苓，朮，沢瀉などの配剤された処方を用いることが多い。しかし，これもほかの症状と組み合わせ，総合的に判断する必要がある。例えば胸脇苦満があれば柴胡剤，心下痞硬があれば瀉心湯類，のぼせて顔面が紅潮していれば黄連剤というように区別が必要である。また，瘀血症で眩暈の起きることもある。

頭痛

　発熱症状がある場合の頭痛は，発熱症状がとれれば頭痛もやむ。

　発作的にくる片頭痛には陰証と陽証がある。陽証には五苓散，陰証には呉茱萸湯が多く使用される。頭痛も全身の他症状と組み合わせて総合的に判断しなければならない。例えば胸脇苦満があり頭痛するものには柴胡剤を，瘀血を伴うものには駆瘀血剤を用いるなど，ほかの症状との結びつきを考えて判断することが必要である。

肩こり

　この症状も，頭痛や眩暈などと同じく全身の症状を総合的に判断して薬方を選定する。葛根湯は肩こりの万能薬ではなく，胸脇苦満や心下痞硬があれば柴胡剤や瀉心湯類の適応となるし，瘀血の症状を目標に駆瘀血剤を用いることもある。

　患者が肩こりを訴えても，その部分の筋肉が軟弱の場合は虚証で脾胃の虚していることが多く，補養剤，補血剤を用いる。

腰痛

　腰痛は腰部の筋肉の変調，骨関節の異常，その他骨盤腔内の臓器の変調などによって起きるが，漢方的には虚労によるものか，血証によるものか，寒冷によるものかを区別し，それぞれ漢方的考察に従って薬方を選定する。

腹痛

腹痛を訴えるときは疼痛の部位，疼痛が持続性であるか，発作性であるか，疼痛がどの部分に放散するか，どんなときに痛むかなどを調べて薬方選定の方針を立てるべきである。

上腹部の痛みには，柴胡剤，人参剤，安中散などを用いることが多く，下腹部の痛みには虚実によって桃仁剤，当帰剤など血証に用いる処方を選用することが多い。

上腹部にも下腹にも疼痛が現れ，また痛む場所が移動するのは虚証の場合が多く，建中剤，附子剤や芍薬剤を用いることが多い。

胸痛

胸痛は胸部に病変があるときに起こるばかりでなく，腹部に原因があることもある。

胸部にあるときは半夏，枳実，柴胡，梔子，薤白などが配剤された薬方が繁用される。これもまた単に胸痛だけにとらわれることなく，ほかの症状と関連づけて薬方を選定しなければならない。

出血

出血にはさまざまな原因があり，出血する部位，血の色，顔色によりその出血が充血性のものか貧血性のものかを判断して薬方を選用する。

熱性充血性の出血には黄連剤を，寒性貧血性の出血には当帰，地黄などが配合された薬方が用いられる。出血が強度で長引き衰弱したものには人参剤が繁用される。また瘀血による出血もあり，その場合は瘀血に対する薬方から症状に合わせて選ぶ。

手足厥冷

手足の厥冷を訴える場合も，どういった症状を呈するかによって使用する薬方も異なるが，附子，乾姜，当帰，川芎などの配剤された薬方を用いることが多い。

以上，問証の概略を述べたが，患者の主張も大切ではあるものの，局所の症状のみにとらわれることなく，全身に現れているほかの症状を勘案して薬方を選ぶ心がけがいずれの場合でも大切である。

(4) 切証

切証とは脈診，服診のことをいう。本書では省略するが，薬方選定上参考になることが多いので成書で研究されることが望ましい。

参考文献
1) 藤平健　他：漢方概論（東洋医学選書），創元社，1979
2) 奥田謙蔵：傷寒論講義，医道の日本社，1965
3) 大塚敬節　他：漢方診療の実際，南山堂，1954
4) 湯本求真：皇漢医学，大安，1962

2 薬方解説

1 薬局製剤・漢方の歴史

「薬局製造販売医薬品」(以下,薬局製剤)の歴史については,『薬局製剤業務指針第6版』(薬事日報社)に記載されているため,ここでは漢方薬を中心に述べる。

現在,漢方薬の茶剤,丸剤,散剤,外用薬などを薬局で調製できるのは,処方箋による調剤と,薬局製剤指針に基づき薬局製剤を製造することができる医薬品製造販売業だけである。本項では薬事制度の変遷などに沿ってその経過を示す。なお,薬局製剤指針に収載されている漢方薬の236品目については,p.19以降を参照されたい。

1943年(昭和18年)

薬品営業並薬品取扱規則(薬律)と売薬法が廃止されて薬事法に変わったため,局方収載品目以外の薬局製剤は作ることができなくなった。

その翌年の1944年には,局方に収載されていない「公定処方45処方」が出され,局方収載品目とともに45処方を作ることができるようになった。その後,1947年には公定処方は45処方から120処方に増加する改正が行われたが,漢方薬はゼロであった。

1948年(昭和23年)

公定書が『国民医薬品集』となり,4品目の漢方処方〔黄疸剤(茵蔯蒿湯),血圧降下剤2号(瀉心湯),鎮咳剤2号(小青竜湯),発汗解熱剤(葛根湯)〕が収載された。この年に薬局製造所も一般の医薬品製造業と同じように「医薬品製造業」の許可が必要になった。

薬局製剤は厚生大臣(当時)が指定した原料の範囲内で申請すればよかったので,公定書は処方の一例にすぎなかった。そこで,公定書以外の処方であっても,公定書をベースに変化させた医薬品の承認ができた。そのため,医薬品製造業者としての薬局の製造承認品目は膨大な数になってしまった。

1951年(昭和26年)

厚生省(当時)は,申請が増加した薬局製剤に対して,薬局の公定書外申請品目(薬局製剤)の製造承認を1薬局10品目以内とする行政措置を行った。

1955年(昭和30年)

『国民医薬品集』が改訂され,三黄散,小青龍湯,葛根湯,小半夏加茯苓湯の4処方が収載された。

1959 年（昭和 34 年）
　公定書外の薬局製剤は，厚生省と日本薬剤師会との合意を踏まえ，「公定書外 47 処方」として 1959 年 1 月に厚生省が行政通知を発出した。薬局製剤は，局方と国民医薬品集と公定書外 47 処方で，そのうち漢方薬は 9 処方が入った。この時点で，漢方薬は国民医薬品集の 4 処方と公定書外 47 処方の 9 処方の計 13 処方となった。

1961 年（昭和 36 年）
　第七改正日本薬局方が発布され，その 2 部に『国民医薬品集』がそのまま移行した。この局方には漢方処方 4 処方が収載された。

1963 年（昭和 38 年）
　効能効果を有しない単味生薬の組み合わせが保険適用となった。

1967 年（昭和 42 年）
　漢方エキス剤 6 品目（葛根湯，五苓散，十味敗毒湯，当帰芍薬散，ヨクイニン錠，ヨクイニン散）が 1967 年 7 月に薬価収載された。

1972 年～1974 年（昭和 47 年～昭和 49 年）
　漢方処方 210 処方の「一般用漢方製剤製造承認内規」が出された。この内規により漢方の承認が容易になった。詳細は『一般用漢方処方の手引き』（じほう）にまとめられている。

1973 年（昭和 48 年）
　日本薬剤師会に漢方特別委員会が設置され，主な課題として以下に取り組んでいた。
・制度上の問題点（法的制度化）
・"偽漢方"の横行への対処
・公定書外 47 処方の拡大
・品質規格

1976 年（昭和 51 年）
　公定書外に漢方薬が 28 処方入り，全 37 処方となった。第七改正日本薬局方の 4 処方と公定書外で合計 41 処方となった。

1977 年（昭和 52 年）
　公定書外の漢方処方が 13 処方入り，全 50 処方となった。第七改正日本薬局方の 4 処方と合計で 54 処方となった。

1980 年（昭和 55 年）
　スモン事件の判決後の薬事法改定で，局方品目であっても製造承認が必要になった。また，局方から漢方処方が収載されなくなり，この時点で漢方処方はすべて局方外・公定外となった。

1985年（昭和60年）

「医療用漢方エキス製剤の取扱いについて」（昭和60年5月31日付薬審2第120号）が出される。また，「標準湯剤と比較に関する資料」に基づく漢方エキス製剤の審査方針として，異種生薬由来の2指標成分が標準湯液と比較し70％以上などが明記された。

1989年（平成元年）

漢方専門医制度が発足された。

1991年（平成3年）

東洋医学会が日本医師会の分科会となった。

1992年（平成4年）

薬局製剤の漢方薬は201処方となった。

1993年（平成5年）

厚生省が「薬局業務運営ガイドラインについて」（平成5年4月30日付薬発第408号）を策定したことにより，薬局に対し，処方箋応需体制の整備に重点を置いた指導がされることとなった。

また，すべての薬局は保険薬局の名称として「薬局」をつけることとなった（自己完結型薬局を目指していた）。

1996年（平成8年）

薬局製剤に収載された漢方薬は，212処方となった。安中散料と安中散，八味丸料と八味丸のように，同一処方名で剤形の異なるもの，小柴胡湯と小柴胡湯竹茹，柴胡加竜骨牡蛎湯と柴胡加竜骨牡蛎湯（黄芩）のように，同一処方名で成分が異なるものは処方番号に枝番をつけており，処方数では192処方となった。

1997年（平成9年）

日本薬剤師会医薬分業推進対策本部監事会が，「薬局のグランドデザイン―将来ビジョンと21世紀初頭に向けての活動方針―（最終答申）」を公表した。今後の在宅医療の進展に伴い，特殊調剤の調製の機能分担・連携による提供体制づくりを目指すと明記された。なお，当時は漢方湯剤も特殊調剤に含まれていた。

2000年（平成12年）

日本薬剤師研修センターと日本生薬学会が協力して，「漢方薬・生薬認定薬剤師制度」が開始された。

2002年（平成14年）

薬事法改正で薬局製剤が明文化された（第22条）。また，一般用医薬品承認審査合理化等検討会の中間報告で，漢方に生活者目線の要望が書かれた。これが210処方の改正の根拠となった。

2005 年（平成 17 年）

薬事法改正により，医薬品の製造が「製造責任制」から「製造販売承認制」へ移行。それに伴い，薬局製剤を取り扱う際には，都道府県知事による薬局ごとの製造販売承認が必要となった。

2008 年（平成 20 年）

いわゆる 210 処方（審査内規）が改正され，「一般用漢方製剤承認基準」（平成 20 年 9 月 30 日付薬食審査発第 0930001 号）になった。

2010 年（平成 22 年）

一般用漢方製剤承認基準が「一般用漢方製剤承認基準の改正について」（平成 22 年 4 月 1 日付薬食審査発第 0401 第 2 号）で改正され，23 処方が追加された。

2011 年（平成 23 年）

第 16 改正日本薬局方の製剤総則に「茶剤」が載った。「一般用漢方製剤承認基準」（平成 23 年 4 月 15 日付薬食審査発第 0415 第 1 号）が改正され，27 処方が追加された。

2012 年（平成 24 年）

「一般用漢方製剤承認基準」（平成 24 年 8 月 30 日付薬食審査発第 0830 第 1 号）の改正により，31 処方が追加され，新 210 処方（261 処方）となった。同年に「日本薬局方外生薬規格 2012」が取りまとめられた。

2014 年（平成 26 年）

「医薬品，医療機器等の品質，有効性及び安全性の確保等に関する法律」（以下，医薬品医療機器法）が施行された。

2015 年（平成 27 年）

2015 年 3 月 31 日に薬局製剤指針が改定され，この改定により漢方 24 処方が追加されたほか，西洋薬 13 品目が追加された。これより，薬局製剤は西洋薬 185 品目，漢方薬 236 品目，承認不要品目の 9 品目，あわせて 430 品目となった。その後，2016 年 3 月 28 日の薬局製剤指針の改定により，西洋薬 1 品目が削除され，薬局製剤は 429 品目となった。同年に「日本薬局方外生規 2015」が取りまとめられた。

※薬局製剤には散，散料，丸料，原料生薬などの相違で 1 処方 2 品目のものがある。

2017 年（平成 29 年）

「一般用漢方製剤承認基準」が改正され，「一般用漢方製剤製造販売承認基準」（平成 29 年 3 月 28 日付薬生発第 0328 第 1 号）になった。

医薬品医療機器等法施行令の規定に基づき，厚生労働大臣が指定する医薬品として新たに漢方製剤（28 処方）が告示された。告示された漢方製剤（28 処方）の製造販売承認の権限が，厚生労働大臣から都道府県知事に委任された。

2 薬局製剤・漢方処方の解説

> **記載方法**
> ・薬方の配列は薬局製剤指針の順番を原則とした。「人参湯」の丸剤である「理中丸」は人参湯の次に配した。
> ・一般的に，丸，散で呼ばれている処方でも，茶剤として承認されているものは，丸料，散料となっている。
> ・薬方名の前に薬局製剤の漢方処方番号を付した。
> ・「原典・出典」の項では，なるべく原文の旧字体を用いた。
> ・「鑑別」の項目に掲載されている漢方処方のうち，薬局製剤の処方は太字で記載した。
> ・本章の参考文献は p.269 に記載した。また，文中に参考文献番号を記した。

【188】K1　安中散料（あんちゅうさんりょう）（太平恵民和剤局方）

弱 ←　　　　　　　　　　　　　　　　→ 実
| 虚弱 | やや虚弱 | 中程度 | 比較的ある | 充実 |

成分及び分量又は本質	日本薬局方	ケイヒ	3.0 g
	〃	ボレイ	3.0 g
	〃	シュクシャ	2.0 g
	〃	エンゴサク	3.0 g
	〃	ウイキョウ	2.0 g
	〃	カンゾウ	2.0 g
	〃	リョウキョウ	1.0 g
		全　量	16.0 g
製造方法	以上の切断又は破砕した生薬をとり，1包として製する。		
用法及び用量	本品1包に水約 500 mL を加えて，半量ぐらいまで煎じつめ，煎じかすを除き，煎液を3回に分けて食間に服用する。上記は大人の1日量である。 15才未満7才以上　大人の2/3，7才未満4才以上　大人の1/2，4才未満2才以上　大人の1/3，2才未満　大人の1/4以下を服用する。		
効能又は効果	体力中等度以下で，腹部は力がなくて，胃痛又は腹痛があって，ときに胸やけや，げっぷ，胃もたれ，食欲不振，はきけ，嘔吐などを伴うものの次の諸症：神経性胃炎，慢性胃炎，胃腸虚弱		

【189】K1-①　安中散（あんちゅうさん）（太平恵民和剤局方）

弱 ←　　　　　　　　　　　　　　　　→ 実
| 虚弱 | やや虚弱 | 中程度 | 比較的ある | 充実 |

成分及び分量又は本質	日本薬局方	ケイヒ	3.0 g
	〃	ボレイ	3.0 g
	〃	シュクシャ	2.0 g
	〃	エンゴサク	3.0 g
	〃	ウイキョウ	2.0 g
	〃	カンゾウ	2.0 g
	〃	リョウキョウ	1.0 g
		全　量	16.0 g

製 造 方 法	以上の生薬をそれぞれ末とし，散剤の製法により製して，1包2.0gとする。
用法及び用量	大人1日3回1回1包宛，食前又は空腹時に服用する。 15才未満7才以上　大人の2/3，7才未満4才以上　大人の1/2，4才未満2才以上　大人の1/3，2才未満　大人の1/4を服用する。
効能又は効果	体力中等度以下で，腹部は力がなくて，胃痛又は腹痛があって，ときに胸やけや，げっぷ，胃もたれ，食欲不振，はきけ，嘔吐などを伴うものの次の諸症：神経性胃炎，慢性胃炎，胃腸虚弱

[構成]　方中の桂皮は血脈を通じ，うっ血を巡らし，腹痛を治する。延胡索は経を通じ心腹疼痛を鎮めるもので，神経性の疼痛を軽減させる。

　牡蛎は脇の疼痛を去り，粘い痰を治するといわれ，酸を中和する働きがある。縮砂は気滞を巡らし痛みを止める。小茴香は温剤で胃を温めて，胃寒による疼痛を去る。良姜は気を下し，中を温めるといわれ，胃を温めて気を順らし，神経性疼痛を鎮める作用がある[1]。

[原典・出典]　遠年（慢性）日近（急性），脾疼飜胃（胃痛嘔吐），口に酸水を吐し，寒邪の気内に留滞し，停積（停滞蓄積した飲食物）消せず，胸膈脹満，腹脇を攻刺し，悪心，嘔逆，面黄し肌痩せ四肢倦怠するを治す。又，婦人血気刺痛小腹より腰に連なり，攻疰重疼するを並せて能く之れを治す。

　甘草壹拾兩炒　玄胡索去皮　良薑炒　乾薑炮　茴香炒　肉桂各伍兩　牡蠣肆兩煅　右爲細末，毎服貳錢，熱酒調下，婦人淡醋湯調服，如不飮酒者，用鹽湯點下，並不拘時（太平恵民和剤局方・巻三）[2]

[目標]　冷えや寒冷の飲食物などで発生する脾胃（主に胃のこと）の虚寒と，気鬱血滞による胃痛，腹痛というのが主目標である[2]。

[応用]　慢性にくる心下部の持続性の軽痛あるいは鈍痛に，胃潰瘍，十二指腸潰瘍，胃酸過多症，胃下垂症，慢性胃炎，幽門狭窄，胃の腫瘍，胃動脈硬化症，貧血，悪阻，ヒステリー，神経性胃痛など[1]。

[鑑別]　▶**堅中湯**：小建中湯の変方で半夏・茯苓を加えたもので小半夏加茯苓湯との合方と考えればよい。
- ▶**四逆散，四逆散料，解労散**：大柴胡湯より裏位に傾き，腹中結実して痛み，裏急後重するものによく効く。
- ▶**柴胡桂枝湯**：心下痞硬し腹筋の張りが強く腹壁も厚い。これに牡蛎・小茴香を加えたものは胃酸過多症に有効である。
- ▶**芍薬甘草湯**：胃痛より腹痛に効く。腹筋の緊張が著しいのが特徴である。
- ▶**大柴胡湯，小柴胡湯**：小柴胡湯参照。二方とも安中散のように虚してはいない。
- ▶**良枳湯**：苓桂甘棗湯に半夏・良姜・枳実を加えたもので，胃内停水からくる痛みに有効である。

[備考]　毎回1.0～2.0gずつ温めた酒で服用する（女性は薄めた酢でもよい）。一般的には微温湯で服用している[1]。一般漢方製剤承認基準では原典を太平恵民和剤局方にとり，出典は勿誤薬室方函口訣以降によったので乾姜が縮砂に変わっている。

【190】K2　胃風湯（太平恵民和剤局方）

成分及び分量又は本質	日本薬局方	トウキ	3.0 g
	〃	シャクヤク	3.0 g
	〃	センキュウ	3.0 g
	〃	ニンジン	3.0 g
	〃	ビャクジュツ	3.0 g
	〃	ブクリョウ	4.0 g
	〃	ケイヒ	2.0 g
	別紙規格	粟	2.0 g
		全量	23.0 g
製造方法	以上の切断又は破砕した生薬をとり，1包として製する。		
用法及び用量	本品1包に水約500 mLを加えて，半量ぐらいまで煎じつめ，熱いうちに煎じかすを除き，煎液を3回に分けて食間に服用する。上記は大人の1日量である。 15才未満7才以上　大人の2/3，7才未満4才以上　大人の1/2，4才未満2才以上大人の1/3，2才未満　大人の1/4以下を服用する。 本剤は必ず1日分ずつ煎じ，数日分をまとめて煎じないこと。		
効能又は効果	体力中等度以下で，顔色悪くて食欲なく，疲れやすいものの次の諸症：急・慢性胃腸炎，冷えによる下痢		

構成　当帰，芍薬，川芎，白朮，茯苓は当帰芍薬散から沢瀉を去ったものであり，桂皮，茯苓，白朮は苓桂朮甘湯から，甘草を去ったもの。人参，白朮，茯苓は四君子湯から甘草を去ったものと理解すれば，当帰芍薬散合苓桂朮甘湯合四君子湯去沢瀉甘草加粟米と解せられる。

原典・出典　大人小児，風冷が虚に乗じて腸胃に客り，水穀化せず，泄瀉注下し，腹脇虚満し，腸鳴疼痛するを治す。及び，腸胃の湿毒，下って豆汁の如く，あるいは瘀血を下し，日夜度なし。ならびに宜しくこれを服すべし。

　　白芍薬　白朮　肉桂去麁皮　人參去蘆　當歸去苗　芎藭　茯苓去皮各等分　右為麁末，毎服貳錢，以水壹大盞，入粟米百餘粒，同煎，至柒分，去滓，稍熱服空心，小兒量力減之（太平恵民和剤局方・巻六）

目標　もともと虚弱な人が風邪をひいたり不消化のものを食べたり，神経を使ったりの原因で胃腸の機能が失調し，そのため下痢となり，慢性化したものによい。

応用　急性の下痢よりも，原因不明の慢性下痢に使う機会がある。よく遭遇するのは，理由もなく下痢を起こしたり，便秘となったりする過敏性大腸炎がある。

　　構成に示す通り，当帰芍薬散の加味なので当帰芍薬散の証を考えて使うとよい。特に虚弱なものには川芎を去ることもある。難治性のものに応用するとすれば，現代医学的に治療困難な潰瘍性大腸炎，クローン病，ベーチェット病にも治験例を散見する[3]。

　　牛山方考に霜腹気（霜が降りて腹痛下痢を訴える）とある[2]。

鑑別　▶**桂枝人参湯**：下痢，表熱，心下痞（みぞおちのつかえ）
　▶**参苓白朮散**：下痢，胃腸虚弱，食欲不振，腸内異常，発酵
　▶**人参湯，理中丸**：下痢，心下痞（みぞおちのつかえ），胃腸症状が強い

▶ **半夏瀉心湯**：下痢，心下痞硬（みぞおちが硬くつかえる），嘔吐
▶ **真武湯**：下痢，水様便，心下悸，腹痛，小便不利

【191】K3　胃苓湯（万病回春）
いれいとう

弱 ←　　　　　　　　　　　　　　　　　　　　→ 実
| 虚弱 | やや虚弱 | 中程度 | 比較的ある | 充実 |

成分及び分量又は本質	日本薬局方	ソウジュツ	2.5 g
	〃	チンピ	2.5 g
	〃	タクシャ	2.5 g
	〃	ビャクジュツ	2.5 g
	〃	コウボク	2.5 g
	〃	チョレイ	2.5 g
	〃	シャクヤク	2.5 g
	〃	ブクリョウ	2.5 g
	〃	ケイヒ	2.0 g
	〃	タイソウ	1.5 g
	〃	カンゾウ	1.0 g
	〃	ショウキョウ	1.5 g
		全　量	26.0 g
製造方法	以上の切断又は破砕した生薬をとり，1包として製する。		
用法及び用量	本品1包に水約500 mLを加えて，半量ぐらいまで煎じつめ，煎じかすを除き，煎液を3回に分けて食間に服用する。上記は大人の1日量である。15才未満7才以上　大人の2/3，7才未満4才以上　大人の1/2，4才未満2才以上　大人の1/3，2才未満　大人の1/4以下を服用する。		
効能又は効果	体力中等度で，水様性の下痢，嘔吐があり，口渇，尿量減少を伴うものの次の諸症：食あたり，暑気あたり，冷え腹，急性胃腸炎，腹痛		

構成　蒼朮・厚朴・陳皮・甘草は平胃散で，白朮・茯苓・猪苓・沢瀉・桂枝は五苓散で，これに芍薬が加味されたものである。蒼朮・白朮・沢瀉・猪苓・茯苓の五味には利尿効果があり，陳皮・厚朴・桂枝の理気剤で胃腸機能を助け，胃腸内の停水を利尿に導くと考えられる。

原典・出典　治脾胃不和，腹痛泄瀉，水穀不化，陰陽不分
　蒼朮米泔製　厚朴薑汁炒　陳皮　猪苓　沢瀉　白朮去蘆　茯苓皮去　白芍煨各一錢
　肉桂　甘草炙各二分
　右剉一劑，生薑，棗子煎，空心温服（万病回春・巻三）
　中暑・傷湿・停飲・夾食・脾胃和せず，腹痛洩瀉，渇を作し，小便利せず。水穀化せず，陰陽分たざるを治す。（古今医鑑）

目標　日頃水毒がある体質で，胃内停水があったり水太りの人の食あたり，暑気あたりによる下痢に用いる。食物の消化が悪くてそのまま水様性の下痢をし，腹が張り，小便の出が悪く，腹が痛むものである。腹痛はあまり激しくなく，また痛まないこともある[4]。
　本法は五苓散と平胃散の合方に芍薬を加味したもので，水分代謝の悪い人が大腸炎などを起こしたため水分の吸収を妨げられて，多量の水とともに食べたものがそのまま排出されるものに用いる。

| 応用 | 食あたり，暑気あたり，冷え腹，急性・慢性腸炎など[4]。

(1) 急性胃腸炎：大腸炎で腎臓機能障害を伴い，小便利せず，腹痛泄瀉を発し，俗にいう夏期の食あたりというものに多くこの症がある。時に軽度の血便，粘膜便等を混じ，少し裏急後重を訴えるものには，黄連・木香・檳榔を加えて用いる。脈症は多くは沈んで力があり，腹症も相当な抵抗があるものである。舌は多くは白苔である。
(2) 浮腫：食傷からくる急性胃炎や，下痢しやすいもの。
(3) 夏期の神経痛，リウマチの類[5]。

| 鑑別 | ▶胃苓湯：発病初期で熱を伴う。
▶黄芩湯：下痢・腹痛ともに激しく，悪寒・発熱を伴うことが多い。
▶桂枝加芍薬湯：腹痛下痢，残尿感。真武湯，人参湯，啓脾湯は虚弱者。
▶半夏瀉心湯：心下痞硬，腹中雷鳴
▶平胃散，平胃散料：脾胃不和腹痛，口渇なし
▶六君子湯：虚弱，冷え症，貧血

【192】K4 茵蔯蒿湯（傷寒論，金匱要略）

弱 →実
| 虚弱 | やや虚弱 | 中程度 | 比較的ある | 充実 |

成分及び分量又は本質	日本薬局方	インチンコウ	6.0 g
	〃	サンシシ	2.0 g
	〃	ダイオウ	2.0 g
		全量	10.0 g
製造方法	以上の切断又は破砕した生薬をとり，1包として製する。
用法及び用量	本品1包に水約500 mLを加えて，半量ぐらいまで煎じつめ，煎じかすを除き，煎液を3回に分けて食間に服用する。上記は大人の1日量である。 15才未満7才以上 大人の2/3, 7才未満4才以上 大人の1/2, 4才未満2才以上 大人の1/3, 2才未満 大人の1/4以下を服用する。
効能又は効果	体力中等度以上で，口渇があり，尿量少なく，便秘するものの次の諸症：じんましん，口内炎，湿疹・皮膚炎，皮膚のかゆみ

| 構成 | 本方を構成する茵蔯蒿には消炎，利尿，利胆の効があり，黄疸を治す効力がある。山梔子には消炎，利尿，止血，鎮静，利胆の効があり，大黄には緩下，消炎の効がある[1]。

| 原典・出典 | 陽明病発熱汗出づるは此れ熱越すると為す。但だ頭のみ汗出で，身に汗無く，剤頸（頸を限り）して還り，小便不利，渇して水漿を引く者は，此れ瘀熱裏に在りと為す。身必ず黄を発す。（傷寒論・陽明病）

傷病七八日，身黄み，橘子の色の如く，小便利せず，腹微満する者。（傷寒論・陽明病）穀疸の病たる，寒熱して食せず，食すれば即ち頭眩し，心胸安からず，久々にして黄を発す。（金匱要略・黄疸病）

茵蔯蒿六兩　梔子十四枚　大黄二兩
右三味以水一斗先煮茵蔯蒿減六升内二味煮取三升去滓分温三服小便当利尿如皁角汁状色正赤一宿腹減黄従小便去也

|目標| 裏に鬱熱があって煩悶し，あるいは黄疸を発するのが主目標で，次のような諸徴候を参考とする。上腹部が微満し，心下部より胸部，心臓部にかけて苦悶や不快を訴え，胸がふさがったように感じ，口渇，便秘，腹満，小便不利，頭汗，頭眩，発黄などがある。黄疸がなくても裏に鬱熱があれば用いてよい[2)]。

|鑑別| ▶茵蔯五苓散，茵蔯五苓散料：茵蔯蒿湯は心煩を目標とし，茵蔯五苓散は五苓散証で発黄するもの。
▶大柴胡湯・小柴胡湯：黄疸に使うがともに少陽病であり，それぞれの項参照。またしばしば両者と合方して用いる。
▶大黄消石湯：同じく発黄に使うが茵蔯蒿湯はただ腹満の傾向があるのに，これは服中塊があり二便不利するものである。

|備考| 原典では，茵蔯蒿を先に煮て，次に山梔子と大黄を加えて煎じることになっている。
茵蔯蒿は早春に採集したものは綿茵蔯と呼ばれ，これを重用する人もいる。

【193】K5 茵蔯五苓散料（金匱要略）
いんちんごれいさんりょう

弱 ←――――――――――――→ 実
| 虚弱 | やや虚弱 | 中程度 | 比較的ある | 充実 |

成分及び分量又は本質	日本薬局方	タクシャ	5.0 g
	〃	チョレイ	3.0 g
	〃	ケイヒ	2.0 g
	〃	ブクリョウ	3.0 g
	〃	ビャクジュツ	3.0 g
	〃	インチンコウ	4.0 g
		全　量	20.0 g
製造方法	以上の切断又は破砕した生薬をとり，1包として製する。		
用法及び用量	本品1包に水約500 mLを加えて，半量ぐらいまで煎じつめ，熱いうちに煎じかすを除き，煎液を3回に分けて食間に服用する。上記は大人の1日量である。15才未満7才以上　大人の2/3，7才未満4才以上　大人の1/2，4才未満2才以上　大人の1/3，2才未満　大人の1/4以下を服用する。本剤は必ず1日分ずつ煎じ，数日分をまとめて煎じないこと。		
効能又は効果	体力中等度以上をめやすとして，のどが渇いて，尿量が少ないものの次の諸症：嘔吐，じんましん，二日酔，むくみ		

【194】K5-① 茵蔯五苓散（金匱要略）
いんちんごれいさん

弱 ←――――――――――→ 実
| 虚 弱 | やや虚弱 | 中程度 | 比較的ある | 充 実 |

成分及び分量 又 は 本 質	日本薬局方	タクシャ	0.5 g
	〃	チョレイ	0.4 g
	〃	ケイヒ	0.3 g
	〃	ブクリョウ	0.4 g
	〃	ビャクジュツ	0.4 g
	〃	インチンコウ	4.0 g
		全量	6.0 g
製 造 方 法	以上の生薬をそれぞれ末とし，散剤の製法により製する。ただし，分包散剤とする。		
用法及び用量	1回量を次のとおりとし，1日3回食前又は空腹時に服用する。 大人（15才以上）1包2.0 g，15才未満7才以上　大人の2/3，7才未満4才以上　大人の1/2，4才未満2才以上　大人の1/3，2才未満　大人の1/4を服用する。		
効能又は効果	体力中等度以上をめやすとして，のどが渇いて，尿量が少ないものの次の諸症：嘔吐，じんましん，二日酔，むくみ		

構 成　五苓散に茵蔯蒿を加えたもの。原典では，散剤となっており，五苓散1に対し茵蔯蒿が2の比率になっている。
　　五苓散で表を解し，小便を通じて胃水を去り，茵蔯蒿で結熱を散じる。

原典・出典　黄疸病は茵蔯五苓散，之を主る。
　　茵蔯蒿末十分　五苓散五分
　　右二物和先食飲方寸匕日三服（金匱要略・黄疸病）

目 標　五苓散の証で黄疸のあるもの。茵蔯蒿湯の証に似るが，茵蔯蒿湯は，口渇，利尿減少，便秘，腹満などがあるものを目標に用いる。本方では，口渇，利尿減少はあっても便秘を訴えることはない[6]。

応 用　のどが渇いて，尿が少ないものの次の諸症：嘔吐，蕁麻疹，二日酔いのむかつき，むくみ。

鑑 別　▶**茵蔯蒿湯**：方輿輗に「五苓は小便不利の者にあらざれば与うるにあたらず。茵蔯蒿湯や大黄消石湯にも小便不利の症状はあるが，この二湯は腹満が主で，小便不利は客証である」と両者の区別が出ている[1,4]。
　▶**五苓散，五苓散料**：茵蔯五苓散は小便が赤く，熱証がある（黄疸以外に用いる場合）。

【195】K6　温経湯（金匱要略）

成分及び分量 又 は 本 質	日本薬局方	ハンゲ	5.0 g
	〃	バクモンドウ	10.0 g
	〃	トウキ	2.0 g
	〃	センキュウ	2.0 g
	〃	シャクヤク	2.0 g
	〃	ニンジン	2.0 g
	〃	ケイヒ	2.0 g
	〃	ボタンピ	2.0 g
	〃	カンゾウ	2.0 g
	〃	ショウキョウ	0.3 g
	〃	ゴシュユ	3.0 g
		全　量	32.3 g
	局外生規	アキョウ	2.0 g
製 造 方 法	アキョウを除く以上の切断又は破砕した生薬をとり，1包として製し，これにアキョウ2.0 gを添付する。		
用法及び用量	本品1包に水約500 mLを加えて，半量ぐらいまで煎じつめ，煎じかすを除き，添付のアキョウを煎液に入れ，再び5分ほど熱して溶かし，煎液を3回に分けて食間に服用する。上記は大人の1日量である。 15才未満7才以上　大人の2/3，7才未満4才以上　大人の1/2，4才未満2才以上　大人の1/3，2才未満　大人の1/4以下を服用する。		
効能又は効果	体力中等度以下で，手足がほてり，唇がかわくものの次の諸症：月経不順，月経困難，こしけ（おりもの），更年期障害，不眠，神経症，湿疹・皮膚炎，足腰の冷え，しもやけ，手あれ（手の湿疹・皮膚炎）		

構 成　芎帰膠艾湯の類方とされているが，さらに当帰四逆加呉茱萸生姜湯，当帰芍薬散，桂枝茯苓丸等の意味をも含んでいるといわれている。当帰・芍薬・川芎は血虚を治し，阿膠・麦門冬は血の枯燥を潤し，人参・甘草は気の虚を補い，呉茱萸・生姜・桂皮は冷えを去ってよく体を温める。半夏は気を補い水を去り，嘔吐，腹中雷鳴，咳逆等を治す。牡丹皮は下腹部の瘀血を巡らす働きがある。これらの配剤によって気血を補い，冷えを去り，燥を潤し，諸症を治すものである[2]。

原典・出典　問いて曰く，婦人年五十所，下利を病み，数十日止まず，暮れば即ち発熱し，少腹裏急，腹満，手掌煩熱，唇口乾燥するは何ぞや。師の曰く，此の病帯下に属す。何を以ての故か，曽て半産を経て，瘀血少腹に在りて去らずと。何を以てか之を知ると，其証唇口乾燥するが故に之を知る。当に温経湯を以て之を主るべし。亦た，婦人少腹寒え，久しく胎を受けざるを治す。兼ねて崩中去血或いは月水来ること多きに過ぎ及び期に至りても来らざるを取る。

　呉茱萸三両　當帰　芎藭　芍薬各二両　人参　桂枝　阿膠　牡丹皮去心　生薑　甘草各二両　半夏半升　麦門冬一升去心

　右十二味以水一斗煮取三升分温三服（金匱要略・婦人病）

目 標　少陰病に属し，陰虚証のもので，婦人雑病篇に掲げられている。気血の虚より起こる，手掌の煩熱，口唇の乾燥，下腹部の膨満感または不快感があり，その他月経不順，不妊，帯下，

不定期出血，子宮出血，腰部の冷え，腹痛，下痢，のぼせ，嘔気，咳嗽等の症候のいずれかを参考目標とする。脈も腹も力のない者が多い。腹中に腫塊がないことが条件である[2]。

応用　気血虚して（元気が衰え，貧血している），寒冷を帯びる諸婦人病に用いる。すなわち，本方は主として月経不順，帯下，子宮出血，不定期出血，血の道症，更年期障害（のぼせて足冷えするもの），子宮発育不全，不妊症，流産癖，神経症，凍瘡，乾癬，手掌角皮症，手掌煩熱し，あるいは乾燥するものなどに多く用いられる。その他下痢，月経時に下痢するもの，上顎洞化膿症，虫垂炎などにも応用されることがある。

鑑別　▶三物黄芩湯：煩熱，四肢煩熱
　　　▶当帰建中湯：煩熱，足温，腹中刺痛
　　　▶当帰芍薬散，当帰芍薬散料：不妊症，貧血，冷え症，手掌煩熱と口唇乾燥がない
　　　▶八味地黄丸，八味地黄丸料：煩熱，足心煩熱，渇，臍下不仁

備考　原典では，阿膠を別包とせず諸薬とともに煎じることになっている。

【196】K7　温清飲（うんせいいん）（万病回春）

虚弱 ← 弱　　　　　　　　　　　　　　　　　　　　　　実 → 充実
　　　　虚弱　やや虚弱　中程度　比較的ある　充実

成分及び分量又は本質	日本薬局方	トウキ	4.0 g
	〃	ジオウ	4.0 g
	〃	シャクヤク	3.0 g
	〃	センキュウ	3.0 g
	〃	オウゴン	3.0 g
	〃	サンシシ	2.0 g
	〃	オウレン	1.5 g
	〃	オウバク	1.5 g
		全　量	22.0 g
製造方法	以上の切断又は破砕した生薬をとり，1包として製する。		
用法及び用量	本品1包に水約500 mLを加えて，半量ぐらいまで煎じつめ，煎じかすを除き，煎液を3回に分けて食間に服用する。上記は大人の1日量である。15才未満7才以上　大人の2/3，7才未満4才以上　大人の1/2，4才未満2才以上　大人の1/3，2才未満　大人の1/4以下を服用する。		
効能又は効果	体力中等度で，皮膚はかさかさして色つやが悪く，のぼせるものの次の諸症：月経不順，月経困難，血の道症，更年期障害，神経症，湿疹・皮膚炎		

構成　本方は，温と清とを兼ねた処方で，前者は四物湯，後者は黄連解毒湯である。四物湯は，体を温め，貧血を治し，皮膚に潤いを保たせる効があり，黄連解毒湯は，健胃，鎮静，止血の効がある。温清飲は，この二方を合したもので，応用は広範囲である[4]。
　黄連解毒湯は三焦の火を瀉すともいわれている。

原典・出典　婦人経水やまず，あるいは豆汁の如く，五色相雑，面色萎黄，臍腹刺痛，寒熱往来，崩漏止まざるを治す。
　　當歸　白芍　熟地黄　川芎　黄連　黄芩　黄柏　梔子各一銭半

　　　　　右剉一劑，水煎，空心服（万病回春・巻六）

|目　標| 患部が乾燥して赤みを帯び，灼熱感があり，かゆみがひどく，ひっかくと粉がこぼれるようなものの，湿疹や皮膚炎，出血症[7]。

|応　用| 本方は諸出血（子宮出血，血尿，衄血），皮膚瘙痒症，皮膚炎，湿疹，蕁麻疹，面皰，肝斑，黒皮症，ベーチェット病，神経症，高血圧，肝障害，アレルギー体質改善などに応用される[1]。

　　本方を皮膚疾患に用いるときは連翹・荊芥を加え，体質改善に用いるときは柴胡，甘草を加えるがよいという。（矢数道明）

|鑑　別| ▶加味逍遙散，**加味逍遙散料**：神経症状強く，疲れやすい。
　▶**帰脾湯**：顔面蒼白，動悸，衰弱
　▶**当帰芍薬散，当帰芍薬散料**：筋肉軟弱で色白，皮膚に異常ない。
　▶**白虎湯，白虎加人参湯**：激しい口渇

|備　考| 原典では，地黄は熟地黄を使っている。

【197】K8　温胆湯（備急千金要方）
うんたんとう

弱 ←　　　　　　　　　　　　　　　→ 実
| 虚弱 | やや虚弱 | 中程度 | 比較的ある | 充実 |

成分及び分量又は本質	日本薬局方	ハンゲ	4.0 g
	〃	ショウキョウ	1.0 g
	〃	チンピ	2.0 g
	〃	キジツ	1.5 g
	〃	ブクリョウ	4.0 g
	局外生規	チクジョ	2.0 g
	日本薬局方	カンゾウ	1.0 g
		全量	15.5 g
製造方法	以上の切断又は破砕した生薬をとり，1包として製する。		
用法及び用量	本品1包に水約500 mLを加えて，半量ぐらいまで煎じつめ，煎じかすを除き，煎液を3回に分けて食間に服用する。上記は大人の1日量である。15才未満7才以上　大人の2/3，7才未満4才以上　大人の1/2，4才未満2才以上　大人の1/3，2才未満　大人の1/4以下を服用する。		
効能又は効果	体力中等度以下で，胃腸が虚弱なものの次の諸症：不眠症，神経症		

|構　成| 本方は茯苓飲の朮・人参を去って代わりに半夏・甘草・竹茹を加えたものである。

|原典・出典| 治大病後，虚煩不得眠，此膽寒故也，宜服温膽湯方
　　半夏　竹筎　枳實各二兩　橘皮三兩　生薑四兩　甘草一兩
　　右六味，㕮咀，以水八升，煮取二升，分三服（備急千金要方・巻十二）
　　心胆，虚怯，事に触れて驚き易く，或は夢寐不祥，或は異象に惑い遂に心驚胆懾，気鬱して涎を生じ，涎気と搏ち，変じて諸症を生じ，或は短気痞乏，或は復た自汗，四肢浮腫，飲食味なく，心虚煩悶，坐臥安からずを治す。（三因極一病証方論）

| 目標 | 主治に病後虚煩とあるが，やや虚証体質のものか，または病後の疲れがまだ取れないというもの，あるいは胃下垂症などに併発している不眠症，神経症などを目標とする。脈もやや虚状で，腹部緊張が少なく，心下痞を訴え，胃内停水を認めることが多い[4,5,8]。

| 応用 | 弛緩性の体質で，胃下垂症や胃アトニー症のある虚証の不眠症に用いる。胃症状の好転とともに不眠症もよくなるものである。本方は主として不眠症に用いるが，またそれに随伴して起こる驚悸症，心悸亢進症，気うつ症，胃障害等に応用される[1,2,4,8]。

| 鑑別 | ▶黄連解毒湯：不眠，充血，上衝，不安
▶甘草瀉心湯：不眠，心下痞鞕，悪心，下痢
▶帰脾湯：不眠，心労，貧血
▶酸棗仁湯：不眠，疲れて眠れない，虚労性
▶竹茹温胆湯：不眠，咳嗽，胸内鬱熱

【198】K9 黄耆建中湯（金匱要略）
おうぎけんちゅうとう

弱 ←――――――――――→ 実
| 虚弱 | やや虚弱 | 中程度 | 比較的ある | 充実 |

成分及び分量又は本質	日本薬局方	ケイヒ	3.0 g
	〃	タイソウ	3.0 g
	〃	シャクヤク	6.0 g
	〃	カンゾウ	3.0 g
	〃	ショウキョウ	1.0 g
	〃	オウギ	1.5 g
		全量	17.5 g
	日本薬局方	コウイ	20.0 g

| 製造方法 | コウイを除く以上の切断又は破砕した生薬をとり，1包として製し，これにコウイ20 gを添付する。 |

| 用法及び用量 | 本品1包に水約500 mLを加えて，半量ぐらいまで煎じつめ，熱いうちに煎じかすを除き，添付の膠飴を煎液に入れ，かきまぜながら5分ほど熱して膠飴を溶かし，3回に分けて食間に服用する。上記は大人の1日量である。
15才未満7才以上　大人の2/3，7才未満4才以上　大人の1/2，4才未満2才以上　大人の1/3，2才未満　大人の1/4以下を服用する。
本剤は必ず1日分ずつ煎じ，数日分をまとめて煎じないこと。 |

| 効能又は効果 | 体力虚弱で，疲労しやすいものの次の諸症：虚弱体質，病後の衰弱，ねあせ，湿疹・皮膚炎，皮膚のただれ，腹痛，冷え症 |

| 構成 | 小建中湯に黄耆を加えたもので，黄耆には強壮，強心，利尿，止汗，血圧降下などの作用がある。膠飴と大棗には滋養強壮の効があり，甘草と組んで急迫症状を緩和し，さらにこれに芍薬を配すると，鎮痛の効が強化され，桂枝は甘草と組んで，心悸亢進を治す。生姜には健胃の効があり，薬液の吸収を促す[1]。

| 原典・出典 | 虚労裏急，諸の不足，黄耆建中湯これに主る。
虚労裏急諸不足黄耆建中湯主之（於小建中湯内加黄耆一両半余依上法気短胸満者加生薑腹満

者去棗加茯苓一兩半及療肺虚損不足補気加半夏三兩）（金匱要略・血痺虚労病）

目標 小建中湯の証で，体力が一段と衰え，盗汗（寝汗），自汗（自然に出る汗）があり，あるいは腹痛の激しいもの，また元気が衰えて疲れやすく，裏急（腹中および腹筋の拘攣）するもの，体を動かすと息切れや喘鳴し，腰背や胸部の痛むものなどを目的とする[4]。

応用 虚弱児，大病後の衰弱，痔瘻および諸種の痔疾患，慢性中耳炎，肋骨カリエス，流注膿瘍，慢性潰瘍，その他の化膿性腫物など[4]。

小建中湯よりも表裏の虚の著しいもの。諸種の貧血，大病後の衰弱。漏孔，痔瘻，潰瘍，中耳炎，蓄膿症，肋骨カリエス，流注膿瘍などで，虚症で分泌物が薄く多量のもの。かぜをひきやすく咳の止まらないもの。結核性腹膜炎で腹満腹痛するもの。暑気にあたり手足だるく息切れ口渇するものなど[9]。

鑑別 ▶**帰耆建中湯**：本方に似てさらに貧血の強いもの[4]。
▶**小建中湯**：本方ほど虚していない。
▶**当帰建中湯**：貧血の甚だしいもの，婦人の激しい下腹痛（生理痛を含む），男女を問わず下腹や腰の痛み。

【199】K10 黄芩湯（傷寒論）

弱 ←——————————→ 実

| | | 虚弱 | やや虚弱 | 中程度 | 比較的ある | 充実 |

成分及び分量又は本質	日本薬局方　オウゴン　　4.0 g 　〃　　　　シャクヤク　3.0 g 　〃　　　　カンゾウ　　3.0 g 　〃　　　　タイソウ　　4.0 g 　　　　　　全　量　　14.0 g
製 造 方 法	以上の切断又は破砕した生薬をとり，1包として製する。
用法及び用量	本品1包に水約500 mLを加えて，半量ぐらいまで煎じつめ，煎じかすを除き，煎液を3回に分けて食間に服用する。上記は大人の1日量である。 15才未満7才以上　大人の2/3，7才未満4才以上　大人の1/2，4才未満2才以上　大人の1/3，2才未満　大人の1/4以下を服用する。
効能又は効果	体力中等度で，腹痛，みぞおちのつかえがあり，ときにさむけ，発熱などがあるものの次の諸症：下痢，胃腸炎

構成 主薬の黄芩は，消炎解熱剤で，充血または炎症性機転による心下痞，胸脇苦満，心煩，下痢に用いる[1]。

黄芩はよく裏熱を清解するといわれ，胃の熱を冷ますものである。黄芩の味はよく心下のつかえを開き，腸胃の熱を冷まして下痢を治す。芍薬は黄芩と組んで裏急，腹中痛，下痢を治し，さらに甘草と大棗は腹中の拘攣や腹痛を治す助けとなる[2]。

原典・出典 太陽と少陽との合病，自下利する者は，黄芩湯を与う。若し嘔する者は，黄芩加半夏生姜湯之を主る。（傷寒論・太陽下）

傷寒脉遅六七日而反與黄芩湯徹其熱脉遅為寒今與黄芩湯復除其熱腹中応冷當不能食今反能食

此名除中必死（厥陰病）
　発病して6～7日は，本来少陽病であるが，脈で陰に落ち着いていることがある。このときに黄芩湯を使って冷やしてしまうと，食欲が落ちてしまう。しかし，食欲が出るのは死ぬ前の一時的な反応である。
　黄芩三兩　甘草二兩炙　芍薬二兩　大棗十二枚擘
　右四味以水一斗煮取三升去滓温服一升再夜一服

|目　標| 下痢して食欲不振，心下のつかえ，腹痛，裏急後重があり，一面，頭痛，発熱等の表証あるものに用いる。便は泥状便または粘液便のことが多い。

|応　用| 主として急性腸炎，大腸炎，消化不良症，また感冒で発熱，下痢，腹痛があり，粘液便あるいは血便を下して，裏急後重を訴えるものに用いる[2]。

|鑑　別|　▶黄連湯：下痢は水様便に近く，本方は泥状便，粘膜便が多い。
　▶葛根湯：下痢は太陽と陽明の合病であるから，発熱，頭痛，下痢等の症状は共通するが本方の如く，少陽の症状（食欲不振，心下部のつかえなど）はなく，表証が主で，腹痛は比較的軽い。かつ発病の頭初しか使わない。本方は裏の症状が主で表の症状は従である。
　▶黄芩加半夏生姜湯：黄芩湯の証で嘔するもの〔傷寒論・太陽（下）〕。無熱の場合でも乾嘔，下痢を目標に使ってもよい（金匱要略・嘔吐病）。大柴胡湯証で虚候を帯びたものを狙うとよい[6]。

|備　考| 太陽病は表熱証で，発熱，悪寒，頭痛，身体痛等の症状が起こる。少陽病では胸脇苦満，心下痞，嘔，食欲不振，口苦，咽乾，目眩等の症状が起こる。黄芩湯の証も両者の症状のどれかが併現していることを確認することが大切である。
　原典では，用法および用量は日中2回，夜1回服用となっている。

【200】K11　応鐘散料（おうしょうさんりょう）（東洞先生家塾方）

弱　　　　　　　　　　　　　　　　→実
虚弱　やや虚弱　中程度　比較的ある　充実

成分及び分量又は本質	日本薬局方　ダイオウ　　　1.0 g
	〃　　　　センキュウ　　2.0 g
	全　量　　　　　　　　　3.0 g
製　造　方　法	以上の切断又は破砕した生薬をとり，1包として製する。
用法及び用量	本品1包に水約500 mLを加えて，半量ぐらいまで煎じつめ，熱いうちに煎じかすを除き，煎液を3回に分けて食間に服用する。上記は大人の1日量である。 15才未満7才以上　大人の2/3，7才未満4才以上　大人の1/2，4才未満2才以上　大人の1/3，2才未満　大人の1/4以下を服用する。 本剤は必ず1日分ずつ煎じ，数日分をまとめて煎じないこと。
効能又は効果	体力中等度以上のものの次の諸症：便秘，便秘に伴うのぼせ・肩こり

【201】K11-① 応鐘散（東洞先生家塾方）

	弱 ←　　　　　　　　　　　　　　　　　→ 実
	虚弱 / やや虚弱 / 中程度 / 比較的ある / 充実

成分及び分量 又は本質	日本薬局方	ダイオウ	1.0 g
	〃	センキュウ	2.0 g
	全量		3.0 g

製造方法	以上の生薬をそれぞれ末とし，散剤の製法により製し，1包とする。
用法及び用量	1回量を次のとおりとし，1日1回，食前又は空腹時に服用する。大人（15才以上）1包3.0 g，15才未満7才以上　大人の2/3，7才未満4才以上　大人の1/2，4才未満2才以上　大人の1/3，2才未満　大人の1/4以下を服用する。
効能又は効果	体力中等度以上のものの次の諸症：便秘，便秘に伴うのぼせ・肩こり

構成　川芎と大黄二味からなり，川芎は気の巡りをよくし血行をめぐらせ，のぼせを去り頭を軽くする。また大黄は結毒の通利をよくする。すなわち裏に熱があって便秘，小便不利し頭痛するものや，瘀血腫膿を治する。

原典・出典　晩成堂散方解，南涯吉益先生口述，贏斉吉益先生口述，木場宏和訳，漢方の臨牀特集号第14巻

　東洞先生「大便難く，心下痞し，これを按じて濡にして煩悸する者を治す。また曰く諸症治し難くして上衝，不大便の者を治すと」

　南涯先生「これ血毒ありて上逆する者を治す。その証，頭痛，耳鳴，或は頭庠，或は白屑多く，或は瘡を生じ，或は頭眩，目暈，或は肩脊強り，或は口熱，歯痛，或は血積，不大便の類，諸般上述の毒なり，もし打撲して瘀血ある者は蕎麦を加えて酒にて服す」

　贏斉先生「家方は蕎麦粉少しばかり加ふ。血滞をもって目的となす。凡そ血気逆上して上に迫って疼痛，諸腫物に血毒結滞し，或は心下痞す。世にいふところの積気の者および打撲にはみなこの散を用ふ。その活用広遠なり。凡そ血滞の証をもって（活用の）準治となすべし」

目標　便秘とそれからくるのぼせ，肩こりなどを伴う顔面や頭部の疾患が目標である。

応用　顔面や頭部疾患の病毒を下すために兼用あるいは加味される。ことに麦粒腫などすべての眼疾患によく兼用される。

　急性・慢性涙囊炎，急性・慢性結膜炎，トラコーマ，フリクテン性結膜炎，白内障は葛根湯と加方で用いられる。

　また，一説によれば桂枝は一時的に上部の炎症を増すことがあるので，桂枝を加味した処方の場合は川芎，大黄を加味するか，あるいは芎黄散を兼用する[1]。

【202】K12　黄連阿膠湯（傷寒論）
おうれんあきょうとう

弱 ←――――――――――――――――→ 実
| 虚弱 | やや虚弱 | 中程度 | 比較的ある | 充実 |

成分及び分量又は本質	日本薬局方 〃 〃	オウレン オウゴン シャクヤク 全　量	4.0 g 2.0 g 2.0 g 8.0 g
	局外生規	アキョウ	3.0 g
製造方法	アキョウを除く以上の切断又は破砕した生薬をとり，1包として製し，これにアキョウ 3.0 g を添付する。		
用法及び用量	本品1包に水約240 mLを加えて，80 mLぐらいまで煎じつめ，煎じかすを除き，添付のアキョウを加えて溶かし，少し冷えてから卵黄1個を入れてかきまぜ，3回に分けて食間に服用する。上記は大人の1日量である。 15才未満7才以上　大人の2/3，7才未満4才以上　大人の1/2，4才未満2才以上　大人の1/3，2才未満　大人の1/4以下を服用する。		
効能又は効果	体力中等度以下で，冷えやすくのぼせ気味で胸苦しく不眠の傾向のあるものの次の諸症：鼻血，不眠症，かさかさした湿疹・皮膚炎，皮膚のかゆみ		

構成　芍薬は悪血を散じ，臓腑の気を巡らし，また邪気による血液の渋滞を巡らすものである。内攻によって邪気胸内に鬱滞し，肺炎様症状を起こしたものを治すものであろう。

　黄芩はよく裏熱を清解し，滞気を破るという。黄連はよく熱を去る。渋滞した邪熱が心胸間，中焦下焦に結滞して煩をなし，痞をなし，下痢するものなどを治すものである。

　卵黄は気血を和して煩熱を除くというものである。阿膠もほとんどこれと同じで，ともに血燥を潤し皮膚をなめらかにする。

　これらの諸薬の協力によって，体液を滋潤し，心胸中の熱を冷まし，心中の煩を除くものである[2]。

原典・出典　少陰病，之を得て二三日以上，心中煩して臥すことを得ざるは，黄連阿膠湯之を主る。（傷寒論・少陰病）

　　黄連四兩　黄芩一兩　芍薬二兩　鶏子黄二枚　阿膠三兩
　　右五味以水五升先煮三物取二升去滓内膠烊尽小冷内鶏子黄攪令相得温服七合日三服

目標　血煩により心中煩して眠ることを得ず，不眠・煩躁・顔面紅潮・興奮・心悸亢進・頭重・のぼせ・胸苦しく熱感等を訴え，虚候を帯びて瀉心湯で下しがたいものを目標とする。

　傷寒論には少陰病篇にあるが，少陰病に似たもので，実際には瀉心湯の虚したものである[2]。

応用　肺炎，チフス，麻疹，猩紅熱，丹毒，脳出血，脳膜炎などで高熱，煩躁，不眠，譫妄，胸中熱感を訴え，虚候を帯びて瀉心湯で下しがたいもの。

　ヒステリー，ノイローゼ，高血圧症，統合失調症，狂躁症などで不眠，煩躁，興奮，動悸，頭重，のぼせ，耳鳴，肩こり，胸苦，熱感などを訴え，虚候を帯びて瀉心湯で下しがたいもの。

　鼻血，吐血，喀血，眼出血，血尿，子宮出血，膀胱炎，尿道炎などで，心煩を伴い下しがたいもの。

大腸炎, 赤痢, 直腸潰瘍などで下痢し心煩または便に膿血が混じるもの。
小便淋瀝し, 小便熱湯のごとく熱く感じるもの。皮膚掻痒症, 乾癬, 皮膚炎などで夜も眠れぬほど猛烈にかゆく, 患部が赤く乾燥気味のものなど[9]。

|鑑 別| ▶桃核承気湯：血煩・実証, 脈緊, 鬱血
　▶柴胡加竜骨牡蛎湯：心煩・胸脇苦満, 腹動
　▶三黄瀉心湯：心煩・実証
　▶苓桂味甘湯：心煩・興奮は少ない。

|備 考| 一般用漢方製剤承認基準では, 卵黄も成分に入れているが, 薬局製剤指針では「用法及び用量」の項に卵黄を記載している。

【203】K13 黄連解毒湯（外台秘要）

弱 ←――――――――――――→ 実
　虚弱｜やや虚弱｜中程度｜比較的ある｜充実

成分及び分量又は本質	日本薬局方	オウレン	1.5 g
	〃	オウゴン	3.0 g
	〃	オウバク	3.0 g
	〃	サンシシ	3.0 g
		全　量	10.5 g
製 造 方 法	以上の切断又は破砕した生薬をとり, 1包として製する。		
用法及び用量	本品1包に水約500 mLを加えて, 半量ぐらいまで煎じつめ, 煎じかすを除き, 煎液を3回に分けて食間に服用する。上記は大人の1日量である。15才未満7才以上　大人の2/3, 7才未満4才以上　大人の1/2, 4才未満2才以上　大人の1/3, 2才未満　大人の1/4以下を服用する。		
効能又は効果	体力中等度以上で, のぼせぎみで顔色赤く, いらいらして落ち着かない傾向のあるものの次の諸症：鼻出血, 不眠症, 神経症, 胃炎, 二日酔, 血の道症, めまい, 動悸, 更年期障害, 湿疹・皮膚炎, 皮膚のかゆみ, 口内炎		

【204】K13-① 黄連解毒散（外台秘要方）

弱 ←――――――――――――→ 実
　虚弱｜やや虚弱｜中程度｜比較的ある｜充実

成分及び分量又は本質	日本薬局方	オウレン	1.0 g
	〃	オウゴン	1.5 g
	〃	オウバク	1.0 g
	〃	サンシシ	1.0 g
		全　量	4.5 g
製 造 方 法	以上の生薬をそれぞれ末とし, 散剤の製法により製する。ただし, 分包散剤とする。		
用法及び用量	1回量を次のとおりとし, 1日3回, 食前又は空腹時に服用する。大人（15才以上）1包1.5 g, 15才未満7才以上　大人の2/3, 7才未満4才以上　大人の1/2, 4才未満2才以上　大人の1/3, 2才未満　大人の1/4を服用する。		

効能又は効果	体力中等度以上で，のぼせぎみで顔色赤く，いらいらして落ち着かない傾向のあるものの次の諸症：鼻出血，不眠症，神経症，胃炎，二日酔，血の道症，めまい，動悸，更年期障害，湿疹・皮膚炎，皮膚のかゆみ，口内炎

構 成　構成薬物の4味はみな苦味・寒冷解熱の剤でしかもそれぞれ特有の作用を持っている。

　方中の黄連・黄芩は炎症充血を去り，心下のつかえ，不安を治し，梔子・黄柏は消炎に利尿を兼ね，黄連・黄芩に協力する[1]。

原典・出典　熱極，心下煩悶，狂言鬼を見，起走せんと欲し，煩嘔眠るを得ざるを治す（肘後方）

　又前軍督護劉車者，得時疾三日已汗解，因飲酒復劇，苦煩悶，乾嘔，口燥，呻吟，錯語不得臥，余思作，此黄連解毒湯方

　黄連三兩　黄芩　黄蘗各二兩　梔子十四枚擘

　右四味切，以水六升，煮取二升，分二服，一服目明，再服進粥，於此漸差，余以療凡大熱盛，煩嘔呻吟，錯誤不得眠，皆佳，傳語諸人，用之亦效，此直解熱毒，除酷熱，不必飲酒劇者，此湯療五日中神效，忌猪肉，冷水（外台秘要方・巻一）

目 標　三焦（上中下の三焦）の実熱によって起こる炎症と充血を伴った諸症を治すのが目標である。小柴胡湯類の半表半裏の熱でもない一種の遷延熱を解する。

　一般雑病のうち，炎症と充血のために顔が赤く上衝し，不安焦燥，心悸亢進の気味があり，出血の傾向を有するものを参考として用いる。

　不眠症のときは頭が冴えて眠れない，気分が落ち着かずつまらないことが気にかかる，いらいらする，のぼせるというようなことを目標とし，高血圧症や更年期障害のときの不眠にこの症がある[2]。

応 用　実熱を治する処方で，熱性病の急性期，実熱症の慢性化した雑病にも用いられる。

　本方は主として，吐血，喀血，衄血，下血，血尿，麻疹，痘瘡，皮膚病，皮膚掻痒症，蕁麻疹，諸熱性病の余熱に用いられ，また気が狂って暴れること，血の道症，めまい，心悸亢進症，ノイローゼ，精神病，脳溢血，高血圧症，酒皶鼻，黒皮症などに広く応用される[2]。

鑑 別　▶**滋陰降火湯**：発熱陰虚の証，脈弱[2]

　▶**小柴胡湯**：発熱，往来寒熱，胸脇苦満

　▶**白虎湯**：発熱，身熱，灼熱感，口渇，脈滑数

　▶**大承気湯**：発熱，宿便，燥屎，腹満

【205】K14　黄連湯（傷寒論）

弱 ←　　　　　　　　　　　　　　　　→ 実
| 虚弱 | やや虚弱 | 中程度 | 比較的ある | 充実 |

成分及び分量又は本質	日本薬局方	オウレン	3.0 g
	〃	カンキョウ	3.0 g
	〃	ケイヒ	3.0 g
	〃	ハンゲ	5.0 g
	〃	カンゾウ	3.0 g
	〃	ニンジン	3.0 g
	〃	タイソウ	3.0 g
		全量	23.0 g
製造方法	以上の切断又は破砕した生薬をとり，1包として製する。		
用法及び用量	本品1包に水約500 mLを加えて，半量ぐらいまで煎じつめ，煎じかすを除き，煎液を3回に分けて食間に服用する。上記は大人の1日量である。 15才未満7才以上　大人の2/3，7才未満4才以上　大人の1/2，4才未満2才以上　大人の1/3，2才未満　大人の1/4以下を服用する。		
効能又は効果	体力中等度で，胃部の停滞感や重圧感，食欲不振があり，ときにはきけや嘔気のあるものの次の諸症：胃痛，急性胃炎，二日酔，口内炎		

構成　本方は半夏瀉心湯の中に黄芩の代わりに桂枝の入ったもので，黄連と人参は，消炎，健胃の効があり，半夏は乾姜の協力を得て，悪心，嘔吐を止め，桂枝と乾姜は甘草・大棗の協力を得て腹痛を止め，胃腸機能を回復させる[1]。

原典・出典　傷寒，胸中熱あり，胃中邪気あり，腹中痛み，嘔吐せんと欲するものは黄連湯これを主る。
　黄連　甘草炙　乾薑　桂皮去皮各三兩　人參二兩　半夏半升洗　大棗十二枚擘
　右七味以水一斗煮取六升去滓温服一升日三服夜二服（傷寒論・太陽下）

目標　悪心・嘔吐を伴う腹痛や胃部に停滞感があり，重苦しく，みぞおちに抵抗，上腹部に圧痛，食欲不振，口臭・舌苔があるものを目標とする。
　胸には心悸亢進により，胸苦しく気が突き上がる感じがある。下痢が多いが便秘になることもある。

応用　主として急性胃炎，急性腸炎による腹痛，嘔吐，下痢，感冒または他の熱性病に伴う胃炎症状，過酸性の腹痛，胆石症，回虫症，急性虫垂炎の初期，婦人血の道の腹痛，嘔吐，二日酔い，その他，嘔吐，腹痛はなくとも上方胸部の熱と中部胃の寒による口内炎，口角炎，神経症，また火をみて起こる癲癇，歯痛，皮膚病にも使われる[2]。

鑑別　▶小柴胡湯：胸脇苦満がある。
　▶大建中湯：陽虚証で蠕動亢進がある。
　▶半夏瀉心湯：心下痞硬，下痢嘔が主で腹痛は少ない。

備考　食中毒による胃痛に頓服として使うことがある。
　原典では，1日3回夜2回服用となっている。

【206】K15　乙字湯（叢桂亭医事小言）

弱 ← → 実
虚弱 / やや虚弱 / 中程度 / 比較的ある / 充実

成分及び分量又は本質	日本薬局方	トウキ	6.0 g
	〃	サイコ	5.0 g
	〃	オウゴン	3.0 g
	〃	カンゾウ	2.0 g
	〃	ダイオウ	0.5 g
	〃	ショウマ	1.5 g
		全量	18.0 g
製造方法	以上の切断又は破砕した生薬をとり，1包として製する。
用法及び用量	本品1包に水約500 mLを加えて，半量ぐらいまで煎じつめ，煎じかすを除き，煎液を3回に分けて食間に服用する。上記は大人の1日量である。 15才未満7才以上　大人の2/3, 7才未満4才以上　大人の1/2, 4才未満2才以上　大人の1/3, 2才未満　大人の1/4以下を服用する。
効能又は効果	体力中等度以上で，大便がかたく，便秘傾向のあるものの次の諸症：痔核（いぼ痔），きれ痔，便秘，軽度の脱肛

構成　本方は原南陽の創方で，浅田宗伯が方中の大棗，生姜を去り，当帰を加味したもので，各種の痔疾患に一般的に用いられる。
　　方中の柴胡と升麻は下焦，すなわち下腹部の湿熱を清解する能があり，当帰と甘草は緩和鎮痛と滋潤通和の能がある。黄芩は腸の熱を清解する[1]。

原典・出典　理痔疾，脱肛痛楚，或下血腸風，或前陰痒痛者
　　柴胡　黄芩各七分　升麻　大黄各四分　甘草三分　大棗四分　生姜二分
　　右七味，以水一合半，煮取一分服，外囊吾莖葉煎汁，又煙草煎，洗之亦得，又井華水，頻灌亦良（叢桂亭医事小言・巻七）
　　此方は原南陽の経験にて，諸痔疾，脱肛，痛楚甚しく，あるいは前陰痒痛，心気不定の者を治す。（中略）其内升麻は古より犀角の代用にして，止血の効あり。此方甘草を多量にせざれば効なし。（勿誤薬室方函口訣）

目標　諸痔疾患に用い，虚実に偏しない一般的な病状を目標とする。

応用　諸痔疾，特に痔核の疼痛，痔出血，肛門裂傷などによく用いられ，また脱肛初期軽症のものに用いられる。婦人の陰部掻痒症にも転用され，また皮膚病を治療して内攻の結果，神経症になったものに用いてよいこともあるという[1]。

鑑別　▶**桂枝茯苓丸，桂枝茯苓丸料**：瘀血によるもの。
　▶**大黄牡丹皮湯**：症状が劇しく，急迫症状のあるもの。
　▶虚証のものには，**桂枝加芍薬湯，小建中湯，当帰建中湯，補中益気湯**などを選用する。

備考　本方の向く患者は体力が中ぐらいで，あまり衰弱しているのには用いられない。

【207】K16　化食養脾湯（証治大還）
かしょくようひとう

虚弱 — やや虚弱 — 中程度 — 比較的ある — 充実
弱 ← → 実

成分及び分量 又は本質	日本薬局方	ニンジン	4.0 g
	〃	ビャクジュツ	4.0 g
	〃	ブクリョウ	4.0 g
	〃	ハンゲ	4.0 g
	〃	チンピ	2.0 g
	〃	タイソウ	2.0 g
	別紙規格	シンキク	2.0 g
	日本薬局方	バクガ	2.0 g
	〃	サンザシ	2.0 g
	〃	シュクシャ	1.5 g
	〃	ショウキョウ	1.0 g
	〃	カンゾウ	1.0 g
		全量	29.5 g
製造方法	以上の切断又は破砕した生薬をとり，1包として製する。		
用法及び用量	本品1包に水約500 mLを加えて，半量ぐらいまで煎じつめ，熱いうちに煎じかすを除き，煎液を3回に分けて食間に服用する。上記は大人の1日量である。15才未満7才以上　大人の2/3, 7才未満4才以上　大人の1/2, 4才未満2才以上　大人の1/3, 2才未満　大人の1/4以下を服用する。本剤は必ず1日分ずつ煎じ，数日分をまとめて煎じないこと。		
効能又は効果	体力中等度以下で，胃腸が弱く，食欲がなく，みぞおちがつかえ，疲れやすいものの次の症状：胃炎，胃腸虚弱，胃下垂，消化不良，食欲不振，胃痛，嘔吐		

構成　六君子湯に破堅の能があるとされている神麹と麦芽を加味したものを加味六君子湯というが，さらに止痛消食の縮砂，消化剤の山査子を加えたものである。

原典・出典　証治大還が出典であるというが未見。証治大還は清の陳治が著わし，わが国では松岡玄達（怒庵）が摘抄している。本間棗軒の内科秘録・巻七・脾疼の中に関連の文があるので紹介する。

　『治法第一の妙薬といふは加味六君子湯なり。即ち六君子湯への神麹，麦芽のに味を加へたる方なり。飲食の養生さへ届くときは，病の新旧，緩急を論せず，此一方にて治せずといふことなし。証治大還の化食養脾湯も前方に類して奇験あり。然れども病の變に應じ，又手段の異ることあり。腹中切痛して反覆転倒，日夜眠ることのならぬ者は阿芙蓉液を與へ，小建中湯，千金當歸湯，解急蜀椒湯を撰用すべし。心腹急脹，雷鳴撮痛等の證へは，烏苓通氣湯加附子，若しくは三和散に宜し。嘔吐甚しきものは安中散，五苓散加赤石脂，小半夏加茯苓湯等を撰用すべし。蚘虫を兼たるものへは「セメンシイナ」を用ゆ。久しく便秘するものへは調胃承氣湯，若しくは草兵丸，若しくは「アロイ」を與へて蜜煎導を挿すべし。蜜煎導は一挿にて通ぜざるは二度も三度も挿すべし。通じて後も亦挿して，燥屎を去り盡すを佳とす。』

　治脾疼
　六君子湯加砂仁，神麹，麥芽，山査（内科秘録・巻七）

目標　食欲不振，消化不良のための消化剤であるが，胃痛にも効く。また，破堅（堅いものを溶かす）という目的として胃中にしこりを訴えるものに使う。

|応用| 胃アトニー，胃弱，消化不良，食欲不振，食思欠損に用いる。

【208】K17 藿香正気散料(かっこうしょうきさんりょう)（太平恵民和剤局方）

弱←――――――――→実
| 虚 弱 | やや虚弱 | 中程度 | 比較的ある | 充 実 |

成分及び分量又は本質	日本薬局方	ビャクジュツ	3.0 g
	〃	ブクリョウ	3.0 g
	〃	チンピ	2.0 g
	〃	ビャクシ	1.0 g
	〃	カッコウ	1.0 g
	〃	タイソウ	2.0 g
	〃	カンゾウ	1.0 g
	〃	ハンゲ	3.0 g
	〃	コウボク	2.0 g
	〃	キキョウ	1.5 g
	〃	ソヨウ	1.0 g
	局外生規	ダイフクヒ	1.0 g
	日本薬局方	ショウキョウ	1.0 g
		全　量	22.5 g
製造方法	以上の切断又は破砕した生薬をとり，1包として製する。		
用法及び用量	本品1包に水約500 mLを加えて，半量ぐらいまで煎じつめ，煎じかすを除き，煎液を3回に分けて食間に服用する。上記は大人の1日量である。15才未満7才以上　大人の2/3，7才未満4才以上　大人の1/2，4才未満2才以上　大人の1/3，2才未満　大人の1/4以下を服用する。		
効能又は効果	体力中等度以下のものの次の諸症：感冒，暑さによる食欲不振，急性胃腸炎，下痢，全身倦怠		

|構成| 痰飲（水毒）を治する二陳湯が基礎で，そのうえに表を発し，胃弱を調える芳香揮発性の健胃剤を配剤したものである。

|原典・出典| 傷寒頭疼，憎寒壮熱，上喘咳嗽，五労，七傷，八般の風痰，五般の膈気，心腹冷痛，反胃嘔悪，気瀉霍乱，臓腑虚鳴，山嵐瘴瘧，遍身虚腫，婦人産前産後血気刺痛，小児疳傷，並に皆之を治す

　　大腹皮　茯苓去皮　白芷　紫蘇去土各壹兩　陳橘皮去白　苦梗　白朮　厚朴去麁皮薑汁製
半夏麹　甘草炙各貳兩　甘草壹本作貳兩半　藿香去土参兩
　　右為細末，毎服貳錢，水壹盞，薑錢參片，棗壹枚，同煎，至柒分，熱服，如要出汗，衣被蓋，再煎併服（太平恵民和剤局方・巻二）

|目標| 内傷と外傷とを兼ねたのが目的で，外は夏期の風寒（冷房，扇風機なども含めて）に傷められ，内は生冷の飲食によって傷害され，食毒，水毒等のため頭痛，発熱，心下つかえ，嘔吐，下痢，心腹疼痛を発し汗がなく，脈腹ともに力あるものを目標とする[2]。

|応用| あまり虚証でない体質者の中暑，または夏季の胃腸炎などに用いる。すなわち本方は主として夏の感冒，暑気あたり，吐き下し，暑さ負け，急性胃腸炎，夏の下痢症などに用いられ，また婦人の産前産後の神経性腹痛，小児の食滞による咳嗽，眼疾，歯痛，咽痛に用いられ，い

ぽには薏苡仁を大量に加えて応用される[2]。

鑑別 ▶ **五苓散，五苓散料**：口渇激しく，嘔吐，ときに下痢，二日酔いなど。
▶ **不換金正気散，不換金正気散料**：藿香正気散料の原方でもっぱら急性胃腸炎，水あたりに用いる。

【209】K18　葛根黄連黄芩湯（傷寒論）
かっこんおうれんおうごんとう

弱 ←――――――――――――――――→ 実
| 虚弱 | やや虚弱 | 中程度 | 比較的ある | 充実 |

成分及び分量又は本質	日本薬局方	カッコン	6.0 g
	〃	オウレン	3.0 g
	〃	オウゴン	3.0 g
	〃	カンゾウ	2.0 g
		全　量	14.0 g
製造方法	以上の切断又は破砕した生薬をとり，1包として製する。		
用法及び用量	本品1包に水約500 mLを加えて，半量ぐらいまで煎じつめ，煎じかすを除き，煎液を3回に分けて食間に服用する。上記は大人の1日量である。15才未満7才以上　大人の2/3，7才未満4才以上　大人の1/2，4才未満2才以上大人の1/3，2才未満　大人の1/4以下を服用する。		
効能又は効果	体力中等度のものの次の諸症：下痢，急性胃腸炎，口内炎，舌炎，肩こり，不眠		

構成 葛根には滋潤の働きがあり，甘草と組んで，筋肉の緊張を緩め，黄連・黄芩と組んで，胃腸の運動を調整する。黄連は裏の熱が上に迫るのを治し，黄芩は心胸中の熱を冷ます，ともに裏熱を去り，消炎，健胃，整腸の効がある。甘草は諸薬を調和させる[2]。

原典・出典 太陽病，桂枝の証，医反って之を下し，利遂に止まず，脈促のものは表未だ解せざるなり，喘して汗出ずるものは葛根黄連黄芩湯これを主る。
　葛根半斤　甘草二兩炙　黄芩二兩　黄連三兩
　右四味以水八升先煮葛根減二升内諸薬煮取二升去滓分温再服（傷寒論・太陽中）

目標 本方は三黄瀉心湯の大黄の代わりに葛根と甘草を入れた方であるから，三黄瀉心湯証に似ていて，表不和があり，裏実の候のないものに用いる[2]。
　表不和に裏の熱が加わり，心下がつかえて下痢し，喘して汗が出，あるいは項背がこわばり，心悸を訴えるなどの症状のあるのに用いる。

応用 本方は臨床上では，軽い表熱症状があり，裏熱，心下痞して下痢，喘（呼吸が苦しい）して汗出を目標にする。このような症状が若干不揃いであっても使える。また下痢，あるいは喘，あるいは心下痞を主訴とする場合にも使うことができる[6]。
　急性胃腸炎，疫痢，胃腸型の流感などに用いるばかりでなく，肩こり，高血圧症，口内炎，舌炎，不眠などにも用いる[1]。

鑑別 (1) 下痢に使用する場合
▶ **黄芩湯**：非常によく似るが，腹痛を伴い，喘（呼吸が苦しい），汗出の症状なし。

- ▶ **葛根湯**：表熱が主で心下痞なし。
- ▶ **甘草瀉心湯**：腹鳴下痢，裏急後重は伴わない。
- ▶ **桂枝人参湯**：表熱，裏寒

(2) 喘息に使用する場合
- ▶ **麻黄湯**：喘，無汗
- ▶ **麻杏甘石湯**：汗出で喘にてよく似た症状であるが，心下痞，下痢などの症状はない。

|備 考| 原典では葛根を先に煮て，その後諸薬を入れて煎じることになっている。

【210】K19 葛根紅花湯（かっこんこうかとう）（校正方輿輗）

弱 ←―――――――――――――――――→ 実
| 虚弱 | やや虚弱 | 中程度 | 比較的ある | 充実 |

成分及び分量 又は本質	日本薬局方	カッコン	3.0 g
	〃	ジオウ	3.0 g
	〃	シャクヤク	3.0 g
	〃	オウレン	1.5 g
	〃	サンシシ	1.5 g
	〃	コウカ	1.5 g
	〃	カンゾウ	1.0 g
	〃	ダイオウ	1.0 g
		全 量	15.5 g
製 造 方 法	以上の切断又は破砕した生薬をとり，1包として製する。
用法及び用量	本品1包に水約500 mLを加えて，半量ぐらいまで煎じつめ，煎じかすを除き，煎液を3回に分けて食間に服用する。上記は大人の1日量である。 15才未満7才以上　大人の2/3，7才未満4才以上　大人の1/2，4才未満2才以上　大人の1/3，2才未満　大人の1/4以下を服用する。
効能又は効果	体力中等度以上で，便秘傾向のものの次の諸症：あかはな（酒さ），しみ

|構 成| 紅花・芍薬・葛根には血を巡らし瘀滞を散じ，腫れを消し，地黄は血熱を去り，黄連・山梔子は鎮静，消炎，利尿作用を促すという構成になっている。

|原典・出典| 酒齇鼻の劇証を療す。

　　　大黄　黄連　梔子　葛根　芍薬　生苧　紅花各二戔　甘草三分

　　右八味，以水四合，煮取二合，滓再以四合，煮取一合半，日二剤，若病重者，小剤減水可服湯，数日覺患所痛痒疤，以四物硫黄散擦之，擦後大熱發者，此毒欲盡也，熱發之後，外傳則須止，内服則不須止也　四物硫黄散方在別集

　　凡酒齇鼻の症に古から有来の方を用るならば，前の黄連解毒にてもよけれども，其はなれて用ひつけの薬を用るならば此方也。ききあんばいは黄連解毒よりはこの方効ある也。又酒齇鼻に至り劇しき有て，鼻頭之釋伽がしらの如く，いぼいぼと幾つも出るものあり。是酒齇鼻のつきものなり。其等はわけて此方よきなり。（中略）葛根紅花湯は酒齇鼻のはげしき者にて，重きものは腫あがる者也。黄連解毒は腫るに不及して軽きもの也。葛根紅花は鼻疣が出来て癩の如に鼻がなる者なり。其には黄連解毒はちと届き兼る也。酒齇鼻は自ら痛ことはなきものなり。痒みはあるもの也。（校正方輿輗・巻十五）

| 目標 | 頭部，顔面の充血，血管神経異常などにより発生したものを目標とする[1]。|

| 応用 | 中年以降の酒皶鼻（あかはな）の薬である。|

| 鑑別 | ▶黄連解毒湯：軽度のもので，発赤充血程度のものに用いる。
▶清上防風湯：化膿を伴うものに用いる。|

| 備考 | 酒皶鼻は中年の男女に起こるもので，鼻の頭と両頬，額，顎などにも出る。この現象は，初め毛細管が新生，拡張して，そこが限局して赤くなり，さらに組織が増殖して，全体が腫れて塊のようになってくる。慢性の経過をたどるのが普通で，顔面や頭部の充血，胃腸障害，飲酒や貧血，婦人病などが誘因となる。
　原典では，地黄は生地黄を使っている。|

【211】K20　葛根湯（傷寒論，金匱要略）

弱 ← → 実
| 虚弱 | やや虚弱 | 中程度 | 比較的ある | 充実 |

成分及び分量又は本質	日本薬局方	カッコン	8.0 g
	〃	マオウ	4.0 g
	〃	ショウキョウ	1.0 g
	〃	タイソウ	4.0 g
	〃	ケイヒ	3.0 g
	〃	シャクヤク	3.0 g
	〃	カンゾウ	2.0 g
		全量	25.0 g
製造方法	以上の切断又は破砕した生薬をとり，1包として製する。		
用法及び用量	本品1包に水約500 mLを加えて，半量ぐらいまで煎じつめ，煎じかすを除き，煎液を3回に分けて食間に服用する。上記は大人の1日量である。
15才未満7才以上　大人の2/3，7才未満4才以上　大人の1/2，4才未満2才以上　大人の1/3，2才未満　大人の1/4以下を服用する。		
効能又は効果	体力中等度以上のものの次の諸症：感冒の初期（汗をかいていないもの），鼻かぜ，鼻炎，頭痛，肩こり，筋肉痛，手や肩の痛み		

| 構成 | 本方の主薬は方名のように葛根で，血滞による筋攣縮（特に項背の）を緩解し，麻黄と桂枝と組んで表を発し，ほかはこれらの補助薬である。生姜は表の気を巡らし，甘草は諸薬を調和させる。芍薬は葛根とともに血を巡らし，筋肉の攣縮を和らげ，大棗は上部を和し，かつ潤す。（下略）
　ただし，胃腸の弱い者や筋肉の弛緩している者に本方を用いると，脱力感がきたり食欲が減退したりすることがある[2]。|

| 原典・出典 | 太陽病，項背がこわばること几几，汗なく悪風するものは葛根湯これを主る。（傷寒論・太陽病中）
　太陽と陽明の合病は必ず自下利す，葛根湯これを主る。（同上）
　太陽病，汗なくして小便反って少なく，気上って胸を衝き，口噤して語るを得ず，剛病をなさんと欲するは葛根湯これを主る。（金匱要略・痓湿暍）|

葛根四兩　麻黄三兩去節　桂枝二兩去皮　甘草二兩炙　生薑三兩切　大棗十二枚擘
右七味咬咀以水一斗先煮麻黄葛根減二升去沫内諸薬煮取三升去滓温服一升覆取微似汗不須啜粥余如桂枝法将息及禁忌

| 目標 | 体力が充実して自然発汗のないもので，項背部のこり，悪寒，発熱，頭痛などがあり，咳嗽，下痢，化膿症による身体痛などを伴うものを目標とする。 |

| 応用 | 陽実証の人が感冒その他の熱性病にかかり太陽病となり，悪寒，発熱，項部および肩背部に炎症充血症状が起こして，脈は浮かんで力がある。結腸炎，赤痢等の初期で悪寒，発熱して脈浮のときにも用いられる。また項背部の緊張を緩解することから，眼・耳・鼻の炎症，すなわち結膜炎，角膜炎，中耳炎，蓄膿症，鼻炎等に応用される。
　その他，肩こり，肩甲部の神経痛，リウマチ，五十肩，化膿性炎症（加石膏，桔梗）の初期，湿疹，蕁麻疹，種痘後の発熱，歯痛，歯齦腫痛（歯茎が腫れて痛む）には石膏を加える[2)]。 |

| 鑑別 | ▶桂枝加葛根湯：桂枝湯の証で項背のこわばりを伴う。
▶桂枝湯：表虚，上衝，汗が出る。
▶麻黄湯：喘咳があり，鼻づまり，関節痛などを伴う。 |

| 備考 | 原典では葛根と麻黄を先に煮た後，諸薬を入れて煎じることになっている。なお，麻黄は節を去って用いるとされている。 |

【212】K21　葛根湯加川芎辛夷（かっこんとうかせんきゅうしんい）（本朝経験方）

弱 ← 虚弱 | やや虚弱 | 中程度 | 比較的ある | 充実 → 実

成分及び分量又は本質	日本薬局方	カッコン	4.0 g
	〃	マオウ	4.0 g
	〃	ショウキョウ	0.3 g
	〃	タイソウ	3.0 g
	〃	ケイヒ	2.0 g
	〃	シャクヤク	2.0 g
	〃	カンゾウ	2.0 g
	〃	センキュウ	3.0 g
	〃	シンイ	3.0 g
		全　量	23.3 g
製造方法	以上の切断又は破砕した生薬をとり，1包として製する。
用法及び用量	本品1包に水約500 mLを加えて，半量ぐらいまで煎じつめ，煎じかすを除き，煎液を3回に分けて食間に服用する。上記は大人の1日量である。
15才未満7才以上　大人の2/3，7才未満4才以上　大人の1/2，4才未満2才以上　大人の1/3，2才未満　大人の1/4以下を服用する。
効能又は効果	比較的体力があるものの次の諸症：鼻づまり，蓄膿症（副鼻腔炎），慢性鼻炎

| 構成 | 民間薬として鼻づまりや蓄膿症によく使われる辛夷と，血行を良くし，特に頭部の鬱血，充血を取り除き，気の巡りを良くし，痛みを止める作用のある川芎を加味したものである。 |

|原典・出典| 鼻疾患に葛根湯に川芎・辛夷を加える。ただ，辛夷を加える出典ははっきりしない[2]。

|目標| 葛根湯証で鼻閉，頭痛，頭部圧迫感が著しいものに本方が適応する。慢性副鼻腔炎で，記憶力思考力減退，臭覚欠如，膿様の鼻汁などに有効である。

|応用| 鼻づまり，蓄膿症，慢性鼻炎

|鑑別| ▶葛根湯：前述の葛根湯で鼻の症状が強いときには葛根湯加辛夷川芎を使う。
　▶小青竜湯：アレルギー性鼻炎で稀薄な鼻汁を多く出すもの，くしゃみ，流涙，顔面の浮腫。
　▶辛夷清肺湯：鼻内乾燥し排膿困難，時に熱感や疼痛のあるもの。

【213】K22　加味温胆湯（万病回春）

弱←――――――――――――――→実

| 虚弱 | やや虚弱 | 中程度 | 比較的ある | 充実 |

成分及び分量又は本質	日本薬局方	ハンゲ	5.0 g
	〃	ブクリョウ	4.0 g
	〃	チンピ	3.0 g
	局外生規	チクジョ	3.0 g
	日本薬局方	サンソウニン	2.0 g
	局外生規	ゲンジン	2.0 g
	日本薬局方	オンジ	2.0 g
	〃	ニンジン	2.0 g
	〃	ジオウ	2.0 g
	〃	タイソウ	2.0 g
	〃	キジツ	2.0 g
	〃	ショウキョウ	2.0 g
	〃	カンゾウ	2.0 g
		全量	33.0 g
製造方法	以上の切断又は破砕した生薬をとり，1包として製する。		
用法及び用量	本品1包に水約500 mLを加えて，半量ぐらいまで煎じつめ，煎じかすを除き，煎液を3回に分けて食間に服用する。上記は大人の1日量である。15才未満7才以上　大人の2/3，7才未満4才以上　大人の1/2，4才未満2才以上　大人の1/3，2才未満　大人の1/4以下を服用する。		
効能又は効果	体力中等度以下で，胃腸が虚弱なものの次の諸症：神経症，不眠症		

|構成| （温胆湯の）原方は二陳湯で，胃内停水を去り，竹節は胃の熱を解し，かつ鎮静的に作用する。枳実は心下のつかえを去り，不安を鎮める能がある[2]。
　上記に加味される生薬の薬能は次の通りである。
　遠志は「心腎を補い，志を強くし，智を益し，健忘・驚悸を治する」（薬性提要）
　玄参は「枢気の剤であって諸気を支配し…心下懊悩し，煩して睡眠不能のもの，心神顚倒して絶命せんとするを治療する…」（国訳本草綱目）
　人参は「大いに元気を補い，津液を生じ，精神を安んじ，血脈を通ず」（薬性提要）

|原典・出典| 巣氏病源曰，心煩不得眠者，心熱也，但虚煩不得眠者，膽寒也，虚煩者，心胸煩擾，

而不寧也

　治病後虛煩，不得臥，及心膽虛怯，觸事易驚，短氣心悸

　半夏泡七次三錢半　竹筎　枳實麩炒各一錢半　陳皮一錢二分　茯苓　甘草一錢一分　酸棗仁炒　遠志　五味子　人參　熟地黃各一錢

　右剉一劑，薑棗煎服（万病回春・巻四）

　病後虚煩，臥することを得ず，および心胆虚怯，事に触れて驚きやすく，短気悸乏することを治す。

　半夏三匁半　陳皮二匁二分　竹筎　枳實各一匁半　茯苓　甘草各一匁一分　遠志　玄參　人參　地黃　酸棗仁各一匁

　右姜棗を入れ煎じ服す（医療衆方規矩大成・巻之中）

　万病回春の虚煩の項に本方があるが，玄参の代りに五味子となっている。玄参の入っている加味温胆湯は「医療衆方規矩大成」に出ている。

|応用| 弛緩性の体質で，胃下垂症や胃アトニー症のある虚証の不眠症に用いる（温胆湯の応用）[2]。本方は，不眠を治す効果が特に優れている。

　不眠には，さらに黄連2.0gを加えてよいことがある[4]。

|鑑別| ▶帰脾湯：精神疲労が主。温胆湯は心身の衰弱による虚煩。
　▶柴胡加竜骨牡蛎湯：実証，胸脇苦満，腹部の動悸のあるもの。
　▶酸棗仁湯：昼でもうとうとするようなもの，疲れてかえって眠れないもの。

|備考| 医療衆方規矩大成の処方中の「玄参」は伝写の誤りで，本来は「五味子」である。
　原典では，地黄は熟地黄を使っている。

【214】K23　加味帰脾湯（かみきひとう）（内科摘要）

弱←　　　　　　　　　　　　　　→実
| 虚弱 | やや虚弱 | 中程度 | 比較的ある | 充実 |

成分及び分量又は本質	日本薬局方	ニンジン	3.0 g
	〃	ブクリョウ	3.0 g
	〃	リュウガンニク	3.0 g
	〃	トウキ	2.0 g
	〃	サイコ	3.0 g
	〃	カンゾウ	1.0 g
	〃	タイソウ	2.0 g
	〃	ショウキョウ	0.5 g
	〃	ビャクジュツ	3.0 g
	〃	サンソウニン	3.0 g
	〃	オウギ	3.0 g
	〃	オンジ	2.0 g
	〃	サンシシ	2.0 g
	〃	モッコウ	1.0 g
	〃	ボタンピ	2.0 g
	全量		33.5 g
製造方法	以上の切断又は破砕した生薬をとり，1包として製する。		

用法及び用量	本品1包に水約500 mLを加えて，半量ぐらいまで煎じつめ，煎じかすを除き，煎液を3回に分けて食間に服用する。上記は大人の1日量である。 15才未満7才以上　大人の2/3，7才未満4才以上　大人の1/2，4才未満2才以上　大人の1/3，2才未満　大人の1/4以下を服用する。
効能又は効果	体力中等度以下で，心身が疲れ，血色が悪く，ときに熱感を伴うものの次の諸症：貧血，不眠症，精神不安，神経症

構成　帰脾湯に肝の虚熱を冷ます柴胡・山梔子を加えた処方である。以下に帰脾湯の構成を示す。

　　帰脾湯に含まれている人参・黄耆・白朮・茯苓・大棗・甘草の6味は脾を強くし，すなわち健胃強壮をもっぱらとしている。竜眼肉・遠志・酸棗仁は心を養い，神経を強め，かつ鎮静し，木香は気分を爽やかにし，当帰は貧血を補う。当帰は特に人参と組んで新血を生ずるとされている[2]。

原典・出典　思慮脾を傷り，血を摂する能はず血の妄行を致す。或いは健忘怔忡し，驚悸盗汗し，或いは心脾痛を作す。臥を嗜み食少なく，大便調はず。或いは肢体重痛し，月経調はず，赤白帯下す。或いは思慮脾を傷つて瘧痢を患ふ。

　　人参　白朮　白茯苓　黄耆　龍眼肉　酸棗仁各二錢　遠志一錢　木香　甘草炙各五分　當歸一錢

　　右姜棗水煎服（内科摘要・巻上）

目標　心と脾の虚で，貧血・心悸亢進・健忘・不眠症・諸出血等を主目標とする。患者は顔面蒼白，脈腹ともに軟弱で，元気衰え，疲労感を訴え，多かれ少なかれ神経症状を伴っている。虚熱による炎症や充血などがある場合である[10]。

応用　虚弱体質で血色の悪い人の次の諸症：貧血，不眠症，精神不安，神経症。

鑑別　▶**十全大補湯**：全身衰弱があって，気力・体力ともに衰えるが，神経症状が少ない。
　▶**補中益気湯**：気虚が主であり，血虚の症少ない。特に中焦の気が不足している。
　▶**六君子湯**：脾胃が虚し，体質虚弱で貧血するが，胃内停水がある。
　▶**黄土湯**：諸出血に用いるが，この方は陰虚証で悪寒，腹動悸，臍下不仁がある。

【215】K24　加味逍遙散料（かみしょうようさんりょう）（女科撮要）

弱 ←──────────────────→ 実
| 虚弱 | やや虚弱 | 中程度 | 比較的ある | 充実 |

成分及び分量又は本質	日本薬局方	トウキ	3.0 g
	〃	ビャクジュツ	3.0 g
	〃	サイコ	3.0 g
	〃	サンシシ	2.0 g
	〃	ショウキョウ	1.0 g
	〃	シャクヤク	3.0 g
	〃	ブクリョウ	3.0 g
	〃	ボタンピ	2.0 g
	〃	カンゾウ	1.5 g
	〃	ハッカ	1.0 g
		全量	22.5 g

製造方法	以上の切断又は破砕した生薬をとり，1包として製する。
用法及び用量	本品1包に水約500 mLを加えて，半量ぐらいまで煎じつめ，煎じかすを除き，煎液を3回に分けて食間に服用する。上記は大人の1日量である。 15才未満7才以上　大人の2/3，7才未満4才以上　大人の1/2，4才未満2才以上　大人の1/3，2才未満　大人の1/4以下を服用する。
効能又は効果	体力中等度以下で，のぼせ感があり，肩がこり，疲れやすく，精神不安やいらだちなどの精神神経症状，ときに便秘の傾向のあるものの次の諸症：冷え症，虚弱体質，月経不順，月経困難，更年期障害，血の道症，不眠症

構成　主薬は当帰・芍薬・柴胡であって，当帰は血を補い，燥を潤し，内部のつかえを散ずるという温性駆瘀血剤であり，補血剤でもある。芍薬は血脈を和し，中を緩め，痛みを止めるという緩和性鎮痙鎮痛薬で，当帰とともに血症を治す。柴胡は胸脇苦満や往来寒熱，腹痛などを治す解熱健胃剤で，半表半裏，少陽部位にある肝の病（神経症の意味も含んでいる）の主薬である。牡丹皮は血を和し，瘀血を去る消炎性駆瘀血薬で，山梔子は心煩，身熱灼熱感，黄疸などを治す消炎性鎮静止血薬で，神経の不安や不眠も治するものである。また白朮，茯苓，甘草は健胃利尿の効があり，薄荷は清涼の意で胸膈や胃口を開き，生姜とともに薬の吸収を良くする[1]。

原典・出典　血虚して熱あり，遍身掻痒，或いは口燥咽乾，発熱盗汗し，食少なく臥を嗜み，小便渋滞するなどの症を治す。
　　甘草炙　當歸炒　芍薬酒炒　茯苓　白朮炒　柴胡各一銭　牡丹皮　山梔炒各五分　右水煎服
（女科撮要・巻下・附方并注）

目標　小柴胡湯証の虚状のもので，神経質，疲れやすい，貧血性，四肢のだるさ，頭重，めまい，不眠，のぼせ，微熱または時には灼熱感を伴う生理異常があるなどを目標とする。

応用　本方は主として更年期障害（血の道症），月経不順，流産や中絶および卵管結紮後に起こる諸神経症状に用いられ，また不妊症，結核初期症状，尿道炎，膀胱炎，帯下，産後，口内炎，湿疹，手掌角皮症，肝硬変症，慢性肝炎，痔瘻持ち，便秘症等に応用される[2]。

鑑別　▶柴胡桂枝乾姜湯：腹部の動悸，頭汗または盗汗。
　▶小柴胡湯：実証，胸脇苦満

- ▶当帰芍薬散，当帰芍薬散料：胸脇の緊張なく，冷え症。熱感なし。
- ▶補中益気湯：神経症状が少ない。

備考 合方として繁用されるものは次の通り。
- ▶加味逍遙散＋四物湯（頑固な婦人の皮膚病，肝斑）
- ▶加味逍遙散＋地骨皮，荊芥（手掌角皮症，水虫）

【216】K25 加味逍遥散料加川芎地黄（加味逍遙散合四物湯）（本朝経験方）

成分及び分量又は本質	日本薬局方	トウキ	3.0 g
	〃	シャクヤク	3.0 g
	〃	サイコ	3.0 g
	〃	ブクリョウ	3.0 g
	〃	ビャクジュツ	3.0 g
	〃	センキュウ	3.0 g
	〃	ジオウ	3.0 g
	〃	カンゾウ	1.5 g
	〃	ボタンピ	2.0 g
	〃	サンシシ	2.0 g
	〃	ショウキョウ	1.0 g
	〃	ハッカ	1.0 g
		全量	28.5 g
製造方法	以上の切断又は破砕した生薬をとり，1包として製する。		
用法及び用量	本品1包に水約500 mLを加えて，半量ぐらいまで煎じつめ，煎じかすを除き，煎液を3回に分けて食間に服用する。上記は大人の1日量である。15才未満7才以上 大人の2/3，7才未満4才以上 大人の1/2，4才未満2才以上 大人の1/3，2才未満 大人の1/4以下を服用する。		
効能又は効果	体力中等度以下で，皮膚があれてかさかさし，ときに色つやが悪く，胃腸障害はなく，肩がこり，疲れやすく精神不安やいらだちなどの精神神経症状，ときにかゆみ，便秘の傾向のあるものの次の諸症：湿疹・皮膚炎，しみ，冷え症，虚弱体質，月経不順，月経困難，更年期障害，血の道症		

構成 加味逍遙散と四物湯の合方であり，加味逍遙散に川芎・地黄を加えたものである。主薬は当帰・芍薬・柴胡である。当帰は血を補い，燥を潤し，内寒を散ずるという温性の駆瘀血剤であり，補血剤である。芍薬は血脈を和し，中を緩め，痛みを止め，当帰とともに血症を治す。

柴胡は半表半裏の熱を去り，胸脇苦満や往来寒熱，頸項のこわばりや腹痛などを治する薬で，半表半裏，少陽部位である肝の病の主薬である。

牡丹皮は血を和し，堅を破り瘀血を去る，山梔子は心煩，身熱，黄疸を治す，また精神不安や不眠を主る。

白朮，茯苓，甘草は健胃利尿の効があり，薄荷は清涼の意で胸膈や胃口を開き，生姜とともに薬の吸収を良くする。川芎は気の巡りを良くし，のぼせを下げ，頭を軽くし月経不順を整え，当帰と合用して諸種の婦人病に用う。

地黄は血熱を冷まし，出血を止め，よく肌肉を潤し養う。

|原典・出典| 男子婦人遍身に疥癬の如きものを発し，甚だ痒く，諸治効なきもの，此方に四物湯を合して験あり。（勿誤薬室方函口訣・加味逍遙散）

|目標| 本方は少陽病の虚証で，病は肝にあるといわれている。すなわち小柴胡湯の証で虚証で，胸脇苦満の症状は軽く，疲労しやすく種々の神経症状を伴う。婦人の諸疾患で血に関係症状がある。逍遙性熱感，逆上感[2]。

|応用| 月経異常，頑固な婦人の皮膚病，湿疹[2]。

|鑑別| ▶小柴胡湯合四物湯，大柴胡湯合四物湯：少陽病で実証。
▶補中益気湯合四物湯：虚労，神経症状少し。

|備考| 太平恵民和剤局方の四物湯では，地黄は熟地黄を使っている。

【217】K26　乾姜人参半夏丸料（金匱要略）

弱←　　　　　　　　　　　　　→実
| 虚弱 | やや虚弱 | 中程度 | 比較的ある | 充実 |

成分及び分量又は本質	日本薬局方 〃 〃	カンキョウ ニンジン ハンゲ 全　量	3.0 g 3.0 g 6.0 g 12.0 g
製造方法	以上の切断又は破砕した生薬をとり，1包として製する。		
用法及び用量	本品1包に水約500 mLを加えて，半量ぐらいまで煎じつめ，熱いうちに煎じかすを除き，煎液を3回に分けて食間に服用する。上記は大人の1日量である。 15才未満7才以上　大人の2/3，7才未満4才以上　大人の1/2，4才未満2才以上　大人の1/3，2才未満　大人の1/4以下を服用する。 本剤は必ず1日分ずつ煎じ，数日分をまとめて煎じないこと。		
効能又は効果	体力中等度以下で，はきけ・嘔吐が続きみぞおちのつかえを感じるものの次の諸症：つわり，胃炎，胃腸虚弱		

【218】K26-①　乾姜人参半夏丸（金匱要略）

弱←　　　　　　　　　　　　　→実
| 虚弱 | やや虚弱 | 中程度 | 比較的ある | 充実 |

成分及び分量又は本質	日本薬局方 〃 〃	カンキョウ ニンジン ハンゲ 全　量	3.0 g 3.0 g 6.0 g 12.0 g
製造方法	以上の生薬をそれぞれ末とし，「生姜汁」と「米糊」を結合剤として丸剤の製法により丸剤120個とする。		
用法及び用量	1回量を次のとおりとし，1日3回，食前又は空腹時に服用する。 大人（15才以上）1回20個，15才未満7才以上　大人の2/3，7才未満5才以上　大人の1/2を服用する。		

| 効能又は効果 | 体力中等度以下で，はきけ・嘔吐が続きみぞおちのつかえを感じるものの次の諸症：つわり，胃炎，胃腸虚弱 |

構成　小半夏湯の去加方で，生姜を去り，乾姜・人参を加えた処方で，半夏は胃内停水を去って，嘔吐を治し，乾姜・人参は協同して胃の機能を高め，胃内停水を去って血行を良くし，新陳代謝を旺盛にする[1]。

原典・出典　妊娠，嘔吐止まらざるもの乾姜人参半夏丸これを主る。
　　乾薑　人参各一兩　半夏二兩
　　右三味末之以生薑汁糊為丸如梧子大飲服十丸日三服（金匱要略・婦人妊娠病）

目標　消化機能が衰えて，みぞおちが硬くつかえ，吐き気・嘔吐がやまないもの[4]。

応用　つわり，胃炎，胃酸減少症，胃アトニー症など[4]。
　時期を経過し，やや重症に陥り悪心，嘔吐が長く続き，全身衰弱の兆候が現われ，腹部は軟弱で，脈も細く弱く，飲食するときはたちまち吐き出し，食事も服薬もできないというものによい[1]。

鑑別　▶**小半夏加茯苓湯**：悪阻の初期で比較的軽症のものに一般的に用いられ，心下部の不快，心悸亢進，軽度のめまいなどを訴え，時を選ばず悪心・嘔吐を起こし，多く胃内停水が認められる。初期のものには冷服させた方がよい。

▶**四苓湯**：患者がひどく口渇を訴え，微熱があり，尿利は減少し，水を飲むときはたちまち吐出するという場合に用いる。

▶**半夏厚朴湯**：やや時期が経過し，神経症状が加わった場合，あるいは神経質の者やヒステリーの傾向のあるものによく奏功する。このようなとき，多く咽中に物あるを訴え，時に発汗，尿意頻数，刺激性咳嗽，浮腫などを伴うことがある。

▶**二陳湯加減方**：二陳湯とほぼ同じ症状であるが，やや熱状を帯び，粘痰を吐くというものによい。二陳湯に黄連，縮砂，連翹各1.0gを加えたものである。

▶**伏竜肝煎**：小半夏加茯苓湯で効がなく，病状の激しいものには伏竜肝（かまどの焼土またはほうろくを砕いたもの）4.0gを器に入れ，水600mLを加えて十分に攪拌し，清水となるのを待ち，上澄500mLをもって小半夏加茯苓湯を煎じて服用する。また便宜上，小半夏加茯苓湯に伏竜肝4.0gを加えて煎じてもよい[4]。

【219】K27　甘草瀉心湯（傷寒論，金匱要略）

かんぞうしゃしんとう

弱 ←———————————————→ 実
| 虚弱 | やや虚弱 | 中程度 | 比較的ある | 充実 |

成分及び分量又は本質	日本薬局方	ハンゲ	5.0 g
	〃	カンキョウ	2.5 g
	〃	ニンジン	2.5 g
	〃	タイソウ	2.5 g
	〃	オウゴン	2.5 g
	〃	カンゾウ	3.5 g
	〃	オウレン	1.0 g
		全　量	19.5 g
製造方法	以上の切断又は破砕した生薬をとり，1包として製する。		
用法及び用量	本品1包に水約500 mLを加えて，半量ぐらいまで煎じつめ，煎じかすを除き，煎液を3回に分けて食間に服用する。上記は大人の1日量である。 15才未満7才以上　大人の2/3, 7才未満4才以上　大人の1/2, 4才未満2才以上　大人の1/3, 2才未満　大人の1/4以下を服用する。		
効能又は効果	体力中等度で，みぞおちがつかえた感じがあり，ときにイライラ感，下痢，はきけ，腹が鳴るものの次の諸症：胃腸炎，口内炎，口臭，不眠症，神経症，下痢		

構成　黄連・黄芩は心下の実熱を冷まし，両者協力して心下のつかえを治し，人参・甘草・大棗は諸薬を調和する[2]。本方は半夏瀉心湯の甘草を増量したものであるために，補力作用と鎮静作用が著しく増加する。

原典・出典　傷寒中風，医反って之を下し，其の人下痢，日に数十行，穀化せず，腹中雷鳴，心下痞鞕して満，乾嘔，心煩安きを得ず。医，心下の痞を見て，病尽きずをいい，またこれを下す，その痞ますます甚し。此れ結胸に非ず。但胃中虚し客気上逆するを以ての故に硬からしむるなり。甘草瀉心湯これを主る。（傷寒論・太陽下）

　狐惑の病たる，状，傷寒のごとく，黙々として眠らんと欲して，目閉ずるを得ず，臥起安からず。喉を蝕まれたるを惑となし，陰を蝕まれたるを狐となす。飲食を欲せず，食臭を聞くを悪み，その面目たちまち赤く，たちまち黒く，たちまち白し。上部を蝕まれば則ち声喝す。甘草瀉心湯これを主る。（金匱要略・百合狐惑）

　　甘草四兩炙　黄芩　乾薑各三兩　半夏半升洗　黄連一兩　大棗十二枚擘
　　右六味以水一斗煮取六升去滓再煎取三升温服一升日三服

目標　半夏瀉心湯の証（半夏瀉心湯の項参照）で腹中雷鳴して不消化下痢を起こし，あるいは下痢はないが，心煩して，気分優れず不安を覚えるもの[2]。

応用　胃腸炎，口内炎，産後口中糜爛，下痢，神経衰弱，不眠症，ノイローゼ，夢遊病等に応用される[2]。

鑑別　(1) 腹中雷鳴，下痢，心下のつかえの場合
　▶**甘草瀉心湯**：不安，不眠症の神経症状。
　▶**生姜瀉心湯**：胸やけ，げっぷなど。
　▶**半夏厚朴湯**：やや時期が経過し，神経症状が加わった場合，あるいは神経質のものやヒステリーの傾向のあるものによく奏功する。このようなとき多く咽中に物あるを訴え，時に発

汗, 尿意頻数, 刺激性咳嗽, 浮腫などを伴うことがある。
- ▶**半夏瀉心湯**：悪心, 嘔吐

(2) 心煩, 精神不安を目標とする場合
- ▶**桂枝加竜骨牡蛎湯**：虚労, 腹動, 性的神経衰弱。
- ▶**柴胡加竜骨牡蛎湯**：感受性が強く, 驚きやすい心的傾向および腹動。
- ▶**瀉心湯**：実証で充血性, 便秘がち。

|備考| 原典では再煎する（一定量に煎じつめて得た煎じ液をさらに煎じつめること）。

【220】K28 甘草湯（傷寒論）

弱←　　　　　　　　　　　　　　　　→実
| 虚弱 | やや虚弱 | 中程度 | 比較的ある | 充実 |

成分及び分量又は本質	日本薬局方	カンゾウ	5.0 g
		全　量	5.0 g
製造方法	以上の切断又は破砕した生薬をとり, 1包として製する。		
用法及び用量	本品1包に水約500 mLを加えて, 半量ぐらいまで煎じつめ, 煎じかすを除き, 煎液を3回に分けて食間に服用する。上記は大人の1日量である。 15才未満7才以上　大人の2/3, 7才未満4才以上　大人の1/2, 4才未満2才以上　大人の1/3, 2才未満　大人の1/4以下を服用する。 外用で用いる場合は, 煎液で患部を温湿布する。		
効能又は効果	激しいせき, 口内炎, しわがれ声 外用：痔・脱肛の痛み		

|構成| 甘草単味の処方である。この処方と桔梗湯の甘草は炙らずに使う。甘草の気味は甘平, 組織の急激な攣縮による疼痛, および急迫的症状を緩解する。

　　古人は「急を緩め（薬徴）」,「諸薬を協和し（本草備要）」,「百薬の毒を解す（神農本草経）」といっている。

|原典・出典| 少陰病, 二三日, 咽痛する者は甘草湯を与うべし, 差えざるは桔梗湯を与う。（傷寒論・少陰病）

　　肺痿, 涎唾多く, 心中温々液々するもの。（金匱要略・肺痿）
　　甘草二兩
　　右一味以水三升煮取一升半去滓温服七合日二服

|目標| 急迫を緩解する。炎症は軽く, 発赤腫脹などが少なく, 急迫的疼痛, 痙攣性疼痛の激しいものほどよい。少陰病で咽痛が2〜3日間続いているもの, 胃痙攣のときは腹筋緊張して板のごとく, ひどい痛みによい。咽喉, 食道, 胃, 腸, 肛門, 皮膚, 粘膜などの急迫性疼痛によく効く[2,6]。

|応用| すべての気逆（精神の興奮）による急迫症状を緩和する。胃痙攣にしばしば使われ, 炎症や腫脹の症状が軽く咽痛の激しいもの, 痙攣性に咳嗽の頻発するものに内服する。また痔核, 脱肛等で急迫し, 疼痛の甚だしい場合や, また陰部の腫痛あるいは疼痛の甚だしいものなどに

外用温湿布として用いる。

　病名としては急性咽頭炎，胃痙攣，痙攣性咳嗽，歯痛，窒息，尿閉，排尿痛，嗄声，薬物その他，牛肉，馬肉，菌類等の中毒等に内用し，刺痛（とげを刺したときの痛みに，粉にしてつける），魚骨をのどに刺したときに少量ずつ服用，痔核，脱肛の疼痛（温湿布）に外用[2,6]。

|鑑別| ▶**芍薬甘草湯**：四肢疼痛，深部平滑筋の攣急にもよい。
　　　▶**小建中湯**：虚労，急迫少し，腹痛。

|備考| 甘草は「生(しょう)」を用いることになっている。また1日2回服用することになっている。

【221】K29　甘麦大棗湯(かんばくたいそうとう)（金匱要略）

弱 ←　　　　　　　　　　　　　　　　　　→ 実
| 虚弱 | やや虚弱 | 中程度 | 比較的ある | 充実 |

成分及び分量又は本質	日本薬局方　〃　別紙規格	カンゾウ　タイソウ　小麦	5.0 g　6.0 g　20.0 g
		全量	31.0 g
製造方法	以上の切断又は破砕した生薬をとり，1包として製する。		
用法及び用量	本品1包に水約500 mLを加えて，半量ぐらいまで煎じつめ，煎じかすを除き，煎液を3回に分けて食間に服用する。上記は大人の1日量である。15才未満7才以上　大人の2/3，7才未満4才以上　大人の1/2，4才未満2才以上大人の1/3，2才未満　大人の1/4以下を服用する。		
効能又は効果	体力中等度以下で，神経が過敏で，驚きやすく，ときにあくびが出るものの次の諸症：不眠症，小児の夜泣き，ひきつけ		

|構成| 方中の甘草と大棗は緩和剤で，非常に切迫した筋肉の拘攣，神経興奮，疼痛などを緩解し，小麦も緩和鎮静の効があって，特に脳神経の興奮の甚だしいものを緩和する[2]。

|原典・出典| 婦人，臓躁，喜(しばしば)，悲傷して哭せんと欲し，象神霊の作す所の如く，数欠伸す。
　　甘草小麦大棗湯方
　　甘草三兩　小麦一升　大棗十枚
　　右三味以水六升煮取三升温分三服亦補脾気（金匱要略・婦人雑病）

|目標| 神経の興奮の甚だしいもの。急迫性の痙攣症状のあるもの[2]。

|応用| ヒステリー，神経衰弱，ノイローゼ，幼児の夜啼症，不眠症

|鑑別| ▶**甘草瀉心湯**：半夏瀉心湯証を目標とする。
　　　▶**桂枝加竜骨牡蛎湯**：甘麦大棗湯証より虚弱な人で発汗，悪寒等桂枝湯証が顕著のもの。
　　　▶**柴胡加竜骨牡蛎湯**：胸腹に動悸があり肝胆の鬱熱のあるもの。
　　　▶**半夏厚朴湯**：胃内停水を伴う気のうっ滞のあるもの。

【222】K30 桔梗湯（傷寒論，金匱要略）

弱←————————————→実
| 虚弱 | やや虚弱 | 中程度 | 比較的ある | 充実 |

成分及び分量 又は本質	日本薬局方	キキョウ	2.0 g
	〃	カンゾウ	3.0 g
		全量	5.0 g
製造方法	以上の切断又は破砕した生薬をとり，1包として製する。			
用法及び用量	本品1包に水約500 mLを加えて，半量ぐらいまで煎じつめ，煎じかすを除き，煎液を3回に分けて食間に服用する。上記は大人の1日量である。 15才未満7才以上　大人の2/3, 7才未満4才以上　大人の1/2, 4才未満2才以上　大人の1/3, 2才未満　大人の1/4以下を服用する。			
効能又は効果	体力に関わらず使用でき，のどがはれて痛み，ときにせきがでるものの次の諸症：扁桃炎，扁桃周囲炎			

構成　甘草湯に桔梗を加えた処方で，桔梗は咳を止め痰を去り，膿を消し，痛みを鎮め，咽痛を治す[11]。なお，この処方と甘草湯の甘草は炙らずに使う。

原典・出典　少陰病二三日咽痛するものは甘草湯を与うべし。瘥えざるものには桔梗湯を与う。（傷寒論・少陰病）

　咳して胸満，振寒脈数，咽乾渇せず，時に濁唾腥臭を出だし，久久膿を吐すること米粥の如きものは肺癰となす。桔梗湯これを主る。（金匱要略・肺痿肺癰）

　桔梗一兩　甘草二兩
　右二味以水三升煮取一升去滓分温再服

目標　咽喉の腫痛に用いる。痛みは相当に強く，甘草湯では治りがたいほどで，化膿の傾向があるとき。咳が出て，胸が張って苦しく，膿様の喀痰を久しい間喀出しているもの[4]。

応用　咽頭炎，喉頭炎，扁桃炎，肺壊疽，肺膿瘍，気管支炎など[4]。

　扁桃炎，腋窩性扁桃炎，咽頭炎などで咽痛し，発熱してもほかの表証がないもの。肺壊疽，肺膿瘍，腐敗性気管支炎などで咳嗽，膿性喀痰があるものなど[9]。

鑑別　▶**葛根湯**：感冒で悪寒・発熱を訴えて咽の痛むものは，多くは太陽病であるから，葛根湯，葛根湯加桔梗石膏などを用いる。

　▶**甘草湯**：軽症の感冒で，発熱がなく，ただ咽に痛みだけを訴えるものには甘草湯を用いる。この場合，咽が急迫状に強く痛むものもあるが，疼痛がそんなにひどくないものもある。この場合，一口ずつ咽に含んで，徐々に飲み込むようにするとよい。もし甘草湯を用いて効がなく，扁桃炎を起こして咽の痛むようなものには桔梗湯がよい。この扁桃炎の場合も，発熱，悪寒，脈浮数があれば，太陽病として処置すればよい[12]。

備考　甘草は「生」を用いることになっている。また1日2回服用することになっている。

【223】K31　帰耆建中湯（普済本事方）
きぎけんちゅうとう

	弱 ←　　　　　　　　　　　　　　　　　　　　→ 実
	虚弱 / やや虚弱 / 中程度 / 比較的ある / 充実

成分及び分量又は本質	日本薬局方	トウキ	4.0g
	〃	ケイヒ	4.0g
	〃	ショウキョウ	1.0g
	〃	タイソウ	4.0g
	〃	シャクヤク	5.0g
	〃	カンゾウ	2.0g
	〃	オウギ	2.0g
		全　量	22.0g

製造方法	以上の切断又は破砕した生薬をとり，1包として製する。
用法及び用量	本品1包に水約500mLを加えて，半量ぐらいまで煎じつめ，煎じかすを除き，煎液を3回に分けて食間に服用する。上記は大人の1日量である。 15才未満7才以上　大人の2/3，7才未満4才以上　大人の1/2，4才未満2才以上　大人の1/3，2才未満　大人の1/4以下を服用する。
効能又は効果	体力虚弱で，疲労しやすいものの次の諸症：虚弱体質，病後・術後の衰弱，ねあせ，湿疹・皮膚炎，化膿性皮膚疾患

構成　当帰建中湯と黄耆建中湯との合方であり，桂枝加芍薬湯加当帰黄耆ともいえる。

原典・出典　虚労，裏急，諸不足（金匱要略・黄耆建中湯）

　　婦人産後，虚羸不足，腹中刺痛やまず，吸々少気，或いは少腹拘急，痛み腰背に引き，食飲能はざるものを治す。（金匱要略・当帰建中湯）
　　太陰の病たる腹満して吐し食下らず，自利益々甚し，時に腹自ら痛む。（傷寒論・太陰病）
　　諸病後，虚脱，盗汗出ずる者を治す。（瘍科方筌）
　　此方は青州の創意にて瘡瘍に用ゆれども，虚勞の盗汗自汗症に用て宜し。
　　外臺黄耆湯，前胡建中湯，樂令建中湯の類は總て此方に胚胎する也。（勿誤薬室方函口訣）
　　黄芪蜜灸　當歸洗去芦薄切焙乾秤各一兩半　白芍薬三兩　桂一兩一分去麄皮不見火
　　甘艸一兩田灸
　　右麄末，毎服五錢，生姜三片，棗一箇，水一盞半，同煎，至八分，去滓，取七分清汁，日三服，夜二服，尺脉尚遲，再作一劑（普済本事方・巻八）

目標　全身の疲労状態，精力の虚乏である。腹痛，心悸亢進，衄血，盗汗，手足煩熱，四肢倦怠，夢精，口内乾燥，小便頻数等あり。表裏ともに虚している[2]。
　　肉芽悪く分泌薄く，治りにくい化膿症[6]。

応用　虚弱体質の改善薬で小建中湯に準じて活用し，脾胃の虚弱，婦人科疾患，滋養強壮，補血，産後の衰弱等に利用する。小建中湯の気血ともに一層弱ったものに応用する[2,8]。

鑑別　▶**桂枝加竜骨牡蛎湯**：疲労，動悸，下虚，夢精，神経症
　▶**炙甘草湯**：疲労，心悸煩熱，脈結代，便秘
　▶**小柴胡湯**：腹痛，実熱証，胸脇苦満
　▶**十全大補湯**：煩熱，疲労，気血虚，腹軟弱…帰耆建中湯に地黄，人参，白朮を加えたもの。
　▶**大建中湯**：腹痛，腸蠕動亢進，激痛

▶ **人参湯**，**理中丸**：腹痛，慢性的緩症下痢，腹軟弱
▶ **八味地黄丸**，**八味地黄丸料**：手足煩熱，口乾，少腹不仁腰痛，小便自利，皮膚枯燥
▶ **真武湯**：疲労，小便不利，むくみ，下痢，冷え

【224】K32　帰脾湯（済生方）

弱 ← 虚弱 | やや虚弱 | 中程度 | 比較的ある | 充実 → 実

成分及び分量又は本質	日本薬局方	ニンジン	2.0 g
	〃	ブクリョウ	2.0 g
	〃	トウキ	2.0 g
	〃	カンゾウ	1.0 g
	〃	タイソウ	1.5 g
	〃	ビャクジュツ	2.0 g
	〃	オウギ	2.0 g
	〃	オンジ	1.0 g
	〃	モッコウ	1.0 g
	〃	ショウキョウ	0.5 g
	〃	リュウガンニク	2.0 g
	〃	サンソウニン	2.0 g
		全　量	19.0 g
製造方法	以上の切断又は破砕した生薬をとり，1包として製する。		
用法及び用量	本品1包に水約500 mLを加えて，半量ぐらいまで煎じつめ，煎じかすを除き，煎液を3回に分けて食間に服用する。上記は大人の1日量である。15才未満7才以上　大人の2/3，7才未満4才以上　大人の1/2，4才未満2才以上　大人の1/3，2才未満　大人の1/4以下を服用する。		
効能又は効果	体力中等度以下で，心身が疲れ，血色が悪いものの次の諸症：貧血，不眠症，神経症，精神不安		

構成　人参・黄耆・白朮・茯苓・大棗・甘草の六味は脾を強くし，すなわち健胃強壮をもっぱらとしている。竜眼肉，遠志，酸棗仁は心を養い，神経を強め，かつ鎮静し，木香は気分を爽やかにし，当帰は貧血を補う。当帰は特に人参と組んで新血を生ずるとされている[2]。

　　本方に柴胡，山梔子を加えて，加味帰脾湯と名付く。酸棗仁は炒って使うとされている。

原典・出典　論曰，夫健忘者，常常喜忘是也，蓋脾主意與思，心亦主思，思慮過度，意舍不清，神官不職，使人健忘，治之之法當理心脾，使神意寧靜思，則得之矣，治思慮過制，勞傷心脾，健忘怔忡，
　　白朮　茯神去木　黄芪去芦　龍眼肉　酸棗仁炒去殻各一兩　人参　木香不見火各半兩　甘草炙二錢半
　　右咬咀，毎服四錢，水一盞半，生姜五片，棗子一枚，煎至七分，去滓温服，不拘時候（済生方・巻三）

目標　心と脾の虚で，貧血・心悸亢進・健忘・不眠症・諸出血などを主目標とする。患者は顔面蒼白，脈腹ともに軟弱で，元気衰え，疲労感を訴え，多かれ少なかれ神経症状を伴っている。炎症や充血などのない場合である[2]。

| 応用 | 各種の出血による貧血と衰弱，健忘症，不眠症，神経衰弱，うつ病，白血病，食欲不振，月経異常など。 |

| 鑑別 | ▶温胆湯，加味温胆湯：虚煩で不眠のもの，胃内停水を認めることが多い。
▶黄連解毒湯：実証で興奮，のぼせ感のある不眠，または出血。
▶芎帰膠艾湯：出血が長引いて貧血するも，神経症状はほとんどなし。
▶酸棗仁湯：疲れて不眠，虚労性。 |

【225】K33 芎帰膠艾湯（金匱要略）

弱 ←――――――――――――――――→ 実
| 虚弱 | やや虚弱 | 中程度 | 比較的ある | 充実 |

成分及び分量又は本質	日本薬局方	センキュウ	3.0 g
	〃	カンゾウ	3.0 g
	〃	トウキ	4.0 g
	〃	シャクヤク	4.0 g
	〃	ジオウ	5.0 g
	〃	ガイヨウ	3.0 g
		全量	22.0 g
	局外生規	アキョウ	3.0 g

| 製造方法 | アキョウを除く以上の切断又は破砕した生薬をとり，1包として製し，これにアキョウ3.0 gを添付する。 |

| 用法及び用量 | 本品1包に，水約500 mLを加えて，半量ぐらいまで煎じつめ，煎じかすを除き，添付のアキョウを煎液に入れ，再び5分ほど熱して溶かし，煎液を3回に分けて食間に服用する。上記は大人の1日量である。
15才未満7才以上 大人の2/3，7才未満4才以上 大人の1/2，4才未満2才以上 大人の1/3，2才未満 大人の1/4以下を服用する。 |

| 効能又は効果 | 体力中等度以下で，冷え症で，出血傾向があり胃腸障害のないものの次の諸症：痔出血，貧血，月経異常・月経過多・不正出血，皮下出血 |

| 構成 | 主薬の地黄は虚証の血を鎮める効があり，阿膠・艾葉は地黄を助けて止血の作用を強くし，当帰・川芎・芍薬は温薬で血を補い寒を温めて地黄の作用を助ける。 |

| 原典・出典 | 婦人漏下の者有り，半産の後，因って続いて下血，都て絶えざる者有り，妊娠下血する者有り，仮令ば妊娠し腹中痛むを胞阻と為す。（金匱要略・婦人妊娠）
　芎藭　阿膠　甘草各二兩　艾葉　当帰各三兩　芍薬　乾地黄各四兩
　右七味以水五升清酒三升合煮取三升去滓内膠令消尽温服一升日三服不瘥更作 |

| 目標 | 虚証の諸種の出血に用いる。炎症性の出血には用いてはならない。 |

| 応用 | 腸出血，吐血，血尿，抜歯後の出血，妊娠時の出血，あるいは月経過多，体内の出血にも用いる。 |

| 鑑別 | ▶桂枝茯苓丸，桂枝茯苓丸料：婦人科疾患の出血で陽実証に用いる。虚実を誤り芎帰膠艾湯を使えば出血はかえってひどくなる。 |

- ▶三黄瀉心湯・外台黄連解毒湯：実証で炎症性の出血に用いる。
  結核患者の喀血は相当衰弱がないと芎帰膠艾湯は使えない。（血虚）
- ▶四物湯：四物湯に止血薬の艾葉・阿膠を加えたものが芎帰膠艾湯であるから，この方の止血力は弱い。
- ▶当帰芍薬散，当帰芍薬散料：上の四物湯の地黄を去り，沢瀉・茯苓・朮の駆水剤を加えたものが本方であるから，したがって水毒体質に用いる。
- ▶黄土湯：類聚方広義「心下痞し身熱悪寒し（中略）日々に漸やく羸痩し或いは微腫するもの」となっているので，一層陰虚証に陥ったものに用いる。

|備 考| 原典では，清酒を入れて煎じ，地黄は乾地黄を使っている。

【226】K34　芎帰調血飲（きゅうきちょうけついん）（万病回春）

弱 ←――――――――――→ 実
| 虚 弱 | やや虚弱 | 中程度 | 比較的ある | 充 実 |

成分及び分量又は本質	日本薬局方	トウキ	2.0 g
	〃	センキュウ	2.0 g
	〃	ジオウ	2.0 g
	〃	ビャクジュツ	2.0 g
	〃	ブクリョウ	2.0 g
	〃	チンピ	2.0 g
	〃	コウブシ	2.0 g
	〃	ボタンピ	2.0 g
	〃	タイソウ	1.5 g
	〃	カンゾウ	1.0 g
	〃	ショウキョウ	1.0 g
	〃	ウヤク	2.0 g
	〃	ヤクモソウ	1.5 g
		全　量	23.0 g
製造方法	以上の切断又は破砕した生薬をとり，1包として製する。		
用法及び用量	本品1包に水約500 mLを加えて，半量ぐらいまで煎じつめ，煎じかすを除き，煎液を3回に分けて食間に服用する。上記は大人の1日量である。15才未満7才以上　大人の2/3，7才未満4才以上　大人の1/2，4才未満2才以上　大人の1/3，2才未満　大人の1/4以下を服用する。		
効能又は効果	体力中等度以下のものの次の諸症。ただし産後の場合は体力に関わらず使用できる。：月経不順，産後の神経症・体力低下		

|構 成| この方は四君子湯と四物湯の合方である八珍湯方中より芍薬と人参を去り，牡丹・益母の駆瘀血剤，香附子・烏薬・乾姜の順気健胃剤を配合したものである[2]。

|原典・出典| 産後一切諸病，気血虚損，脾胃怯弱，或は悪露行らず，或は血を去ること過多し，或は飲食節を失し，或は怒気相冲し，以て発熱悪寒，自汗，口乾き，心煩喘急，心腹疼痛，脇肋脹満，頭暈眼花，耳鳴口噤し，語なく昏慣する等の症を治す。（万病回春に芎帰補血飲と記載されている）

當歸　川芎　白朮去蘆　白茯苓去皮　熟地黄　陳皮　烏薬　香附童便炒　乾薑炒黒　益母草

牡丹皮　甘草
　　右剉一劑　生薑一片，棗一枚，水煎温服，看病加減於後

目標　脈腹ともに軟弱でしかも悪露停滞を認めるもの[1]。産前や妊娠の疑いがあるときには使わない。

応用　貧血を補い，悪露悪血を去り，脾胃を増し，産後の諸症に応用される。
　　産後の養生，産褥熱の軽症，産後の頭痛，耳鳴，動悸，眩暈，上衝等を訴えるもの，血の道，乳汁不足，血脚気，月経不順[5]。

鑑別　▶芎帰調血飲第一加減：腹部に瘀血塊を認める。

備考　原典では，地黄は熟地黄を使っている。

【227】K35　芎帰調血飲第一加減（万病回春）
きゅうきちょうけついんだいいちかげん

弱 ←　　　　　　　　　　　　　　　　　　→ 実
| 虚弱 | やや虚弱 | 中程度 | 比較的ある | 充実 |

成分及び分量 又は本質	日本薬局方 〃	トウキ ジオウ ブクリョウ ウヤク ボタンピ タイソウ ショウキョウ センキュウ ビャクジュツ チンピ コウブシ ヤクモソウ カンゾウ トウニン コウカ キジツ ケイヒ ゴシツ モッコウ エンゴサク シャクヤク	2.0 g 2.0 g 2.0 g 2.0 g 2.0 g 1.5 g 1.0 g 2.0 g 2.0 g 2.0 g 2.0 g 1.5 g 1.0 g 1.5 g 1.5 g 1.5 g 1.5 g 1.5 g 1.5 g 1.5 g 1.5 g
	全量		35.0 g
製造方法	以上の切断又は破砕した生薬をとり，1包として製する。		
用法及び用量	本品1包に水約500 mLを加えて，半量ぐらいまで煎じつめ，煎じかすを除き，煎液を3回に分けて食間に服用する。上記は大人の1日量である。 15才未満7才以上　大人の2/3，7才未満4才以上　大人の1/2，4才未満2才以上　大人の1/3，2才未満　大人の1/4以下を服用する。		
効能又は効果	体力中等度以下のものの次の諸症。ただし産後の場合は体力に関わらず使用できる。：血の道症，月経不順，産後の体力低下		

|構成| 万病回春の芎帰補血飲（芎帰調血飲）の方後に加減方が30方記載されており，その第3方に地黄・芍薬を加えたものである。また，芎帰調血飲に牛膝散を合方し枳実を加えたものともいえる。

|原典・出典| 産後悪露が尽ないで，胸隔が張って苦しく痛みがあり，あるいは腹中に塊があって悪寒発熱するものは，悪血があるから。（万病回春・芎帰補血飲の第3方）
　一産後悪露不盡，胸脹飽悶疼痛，或腹中有塊，悪寒發熱，有悪血也，依本方，加桃仁，紅花，肉桂，牛膝，枳殼，木香，玄胡索，童便，薑汁少許，去熟地黄（万病回春・巻六）

|目標| 本方は貧血を補し，産後の悪露瘀血を去り，脾胃消化器の活力をつけ，血の道症特有の神経症状に用いる[6,13]。妊娠中は使わない。

|応用| 産後の養生，産後の諸神経症，血の道症，乳汁不足，血脚気，月経不順，手足のしびれ，ヒステリー，産後の腰痛，頭痛，食思不振，産褥下肢血栓症，更年期障害，子宮筋腫[13]。

|鑑別| ▶芎帰調血飲：腹部軟弱で瘀血塊がない。

|備考| 万病回春の芎帰調血飲では，地黄は熟地黄を使っている。

【228】K36　響声破笛丸料（万病回春）
きょうせいはてきがんりょう

弱　　　　　　　　　　　　　　　　　　　　　実
虚弱　やや虚弱　中程度　比較的ある　充実

成分及び分量又は本質	日本薬局方	レンギョウ	2.5 g
	〃	カンゾウ	2.5 g
	〃	キキョウ	2.5 g
	〃	ハッカ	4.0 g
	〃	アセンヤク	2.0 g
	〃	シュクシャ	1.0 g
	〃	センキュウ	1.0 g
	〃	ダイオウ	1.0 g
	局外生規	カシ	1.0 g
		全量	17.5 g
製造方法	以上の切断又は破砕した生薬をとり，1包として製する。		
用法及び用量	本品1包に水約500 mLを加えて，半量ぐらいまで煎じつめ，煎じかすを除き，煎液を3回に分けて食間に服用する。上記は大人の1日量である。15才未満7才以上　大人の2/3，7才未満4才以上　大人の1/2，4才未満2才以上　大人の1/3，2才未満　大人の1/4以下を服用する。		
効能又は効果	しわがれ声，咽喉不快		

【229】K36-① 響声破笛丸(きょうせいはてきがん)（万病回春）

弱 ←———————————————→ 実
| 虚弱 | やや虚弱 | 中程度 | 比較的ある | 充実 |

成分及び分量 又は本質	日本薬局方	レンギョウ	2.5 g
	〃	カンゾウ	2.5 g
	〃	キキョウ	2.5 g
	〃	ハッカ	4.0 g
	〃	アセンヤク	2.0 g
	〃	シュクシャ	1.0 g
	〃	センキュウ	1.0 g
	〃	ダイオウ	1.0 g
	局外生規	カシ	1.0 g
		全　量	17.5 g
製造方法	以上の生薬をそれぞれ末とし，「ハチミツ」を結合剤として丸剤の製法により丸剤175個とする。		
用法及び用量	大人1日数回，1回20個を口に含み，徐々に溶かして服用する。 15才未満7才以上　大人の2/3，7才未満5才以上　大人の1/2を服用する。		
効能又は効果	しわがれ声，咽喉不快		

構成　桔梗・甘草は協力して気管支の緊張を緩め，炎症，痛み，痰を去り，薄荷・阿仙薬・訶子は清涼，収斂，鎮咳作用をし，連翹は解毒解凝，消炎，利尿の働きをし，大黄・川芎は結毒，瘀血を去り，縮砂は嘔を鎮め，滞気を通ずるなどの総合作用により音声の回復を図る構成になっている。

原典・出典　音声出でざるは腎虚なり。（万病回春）

謳歌失音者，火動也。

連翹二兩半　桔梗二兩半　川芎一兩半　砂仁一兩　訶子一兩炒　百樂二兩　薄荷四兩　大黄一兩　甘草二兩半

右爲細末，雞子清爲丸，如彈子大，毎服一丸，臨臥時噙化（噙（ふく）み化（か）し），徐徐嚥下（万病回春・巻五）

目標　声を出しすぎて，かすれ声になったり，ほとんど声にならなくなったときに，咽喉を常に湿らせるようにして服用する。
また，平素のどが弱くて，すぐに声が枯れる傾向のあるものが用いても効果がある。

応用　嗄声の特効薬として応用される。また，咽喉不快にも効果がある。

鑑別　▶半夏厚朴湯：咽喉の障害，しわがれ声等は共通点であるが，相違点は，この方は気滞症状が顕著であり，咽喉部に異常感（実際は何もない）があり，内向性で咳払いをしきりにするなどがある。

備考　現方をみると，漢方では珍しく丸剤としたものを，口内で噛み砕いて，徐々に溶かして飲み下すことになっている。薄荷：煎じる場合，最後に入れる（後下）

【230】K37　杏蘇散料（きょうそさんりょう）（直指方　仁齋直指）

弱 ←──────────→ 実
| 虚弱 | やや虚弱 | 中程度 | 比較的ある | 充実 |

成分及び分量又は本質	日本薬局方	ソヨウ	3.0 g
	〃	ゴミシ	2.0 g
	〃	キョウニン	2.0 g
	局外生規	ダイフクヒ	2.0 g
	〃	ウバイ	2.0 g
	〃	シオン	1.0 g
	日本薬局方	キキョウ	1.0 g
	〃	ソウハクヒ	1.0 g
	〃	カンゾウ	1.0 g
	〃	チンピ	1.0 g
	〃	マオウ	1.0 g
		全　量	17.0 g
	局外生規	アキョウ	1.0 g
製造方法	アキョウを除く以上の切断又は破砕した生薬をとり，1包として製し，これにアキョウ1.0 gを添付する。
用法及び用量	本品1包に水約500 mLを加えて，半量ぐらいまで煎じつめ，煎じかすを除き，添付のアキョウを煎液に入れ，再び5分ほど熱して溶かし，煎液を3回に分けて食間に服用する。上記は大人の1日量である。 15才未満7才以上　大人の2/3, 7才未満4才以上　大人の1/2, 4才未満2才以上大人の1/3, 2才未満　大人の1/4以下を服用する。
効能又は効果	体力中等度以下で，気分がすぐれず，汗がなく，ときに顔がむくむものの次の諸症：せき，たん，気管支炎

構　成　12種の多彩な薬物の組み合わせで，咳嗽，発汗，浮腫，痰，収斂等の総合的緩和剤である。麻黄・杏仁・甘草・桑白皮は五虎湯去石膏とも考えられる。

原典・出典　上気（心臓性喘息のこと）喘嗽，浮腫を治す[13]（直指方　仁齋直指）
　　治上気喘嗽浮腫
　　蘇葉二兩　五味子　大腹皮　烏梅　杏仁各一兩半　陳皮　桔梗　麻黄　桑白皮　阿膠各三分　甘草　紫苑一兩
　　右　毎三錢　姜五片煎服（直指方　仁齋直指）

目　標　喘息性咳，痰を目標とする[2]。気と水が上衝して喘咳となり，顔面浮腫を呈する症状に用いる。

応　用　痰，咳

鑑　別　▶柴陥湯：胸痛を伴う場合。
　▶小青竜湯：鼻水，薄い痰を伴う。
　▶竹茹温胆湯：かぜ，肺炎で長引き，気分が優れず咳，痰が多く安眠できないもの[13]。
　▶半夏厚朴湯：のどに異物感，嘔吐，不安神経症
　▶麦門冬湯：痰の切れにくい咳，夜中によくせき込むような咳。やめようにもやめられないような，赤い顔面を呈するような激しい咳。

▶**麻杏甘石湯**：汗が出て呼吸困難を伴う。

|備考| 煎じる場合、蘇葉は後から入れ、煎出時間は短くてよい。（後下）

【231】K38　苦参湯（きじんとう）（金匱要略）

弱 ←――――――――→ 実
外用処方

成分及び分量又は本質	日本薬局方	クジン	10.0 g
		全量	10.0 g
製造方法	以上の切断又は破砕した生薬をとり、1包として製する。		
用法及び用量	1包につき 500 mL の水で煮て、250 mL に煮つめ、かすをこして取り去り、適宜、患部に塗布する。		
効能又は効果	ただれ、あせも、かゆみ		

|構成| 苦参一味である。

|原典・出典| 下部を蝕すれば即ち咽喉乾く。苦参湯之を洗う。（金匱要略・百合狐惑陰陽毒病）

|目標| かゆみのある皮膚病、または炎症性の腫れものを目標とし、洗浄剤、湿布剤として外用する。

|応用| 陰部のただれ、潰瘍、湿疹、水虫、皮膚掻痒症、あせものかゆみ止めおよび治療などのときに煎汁で洗うとよい[2]。

【232】K39　駆風解毒湯（くふうげどくとう）（万病回春）

弱 ←――――――――→ 実
虚弱 | やや虚弱 | 中程度 | 比較的ある | 充実

成分及び分量又は本質	日本薬局方	ボウフウ	3.0 g
	〃	ゴボウシ	3.0 g
	〃	レンギョウ	5.0 g
	〃	ケイガイ	1.5 g
	〃	キョウカツ	1.5 g
	〃	カンゾウ	1.5 g
	〃	キキョウ	3.0 g
	〃	セッコウ	5.0 g
		全量	23.5 g
製造方法	以上の切断又は破砕した生薬をとり、1包として製する。		
用法及び用量	本品1包に水約 500 mL を加えて、半量ぐらいまで煎じつめ、熱いうちに煎じかすを除き、煎液を3回に分けて食間に服用する。上記は大人の1日量である。 15才未満7才以上　大人の2/3、7才未満4才以上　大人の1/2、4才未満2才以上　大人の1/3、2才未満　大人の1/4以下を服用する。 本剤は必ず1日分ずつ煎じ、数日分をまとめて煎じないこと。		

| 効能又は効果 | 体力に関わらず使用でき，のどがはれて痛むものの次の諸症：扁桃炎，扁桃周囲炎 |

構 成 古方の桔梗湯に緩和な発表作用のある荊芥，防風，羌活，連翹を加えるとともに，風熱疎散（消炎）の牛蒡子，清熱瀉火（消炎）の石膏を加えている。

原典・出典 万病回春の咽頭門に「痄腮痛み腫る者を治す」とある。
　　　治痄腮腫痛　防風　荊芥　羌活　連翹　牛蒡子　甘草各等分　右剉一剤，水煎食後服（万病回春・巻五）
　＊痄腮：両の腮が腫れること

目 標 のどが腫れて痛むものに用いる。

応 用 急性扁桃炎・慢性咽頭炎・耳下腺炎・顎下腺炎・ベーチェット病扁桃腺痛。
　　　扁桃炎や咽頭炎に使う場合はうんと冷やして口中に含み，温かくなってから飲み下すとよいといわれている。痄腮は本来耳下腺炎のことで，両頬が腫痛するものに使われるべきだが，転用されて扁桃炎の腫痛にも使われるようになった。

備 考 石膏：先煎する。

【233】K40　荊芥連翹湯（一貫堂経験方）

弱 ←　　　　　　　　　　　　→ 実
| 虚弱 | やや虚弱 | 中程度 | 比較的ある | 充実 |

成分及び分量又は本質	日本薬局方	トウキ	1.5 g
	〃	ケイガイ	1.5 g
	〃	シャクヤク	1.5 g
	〃	ボウフウ	1.5 g
	〃	センキュウ	1.5 g
	〃	ハッカ	1.5 g
	〃	ジオウ	1.5 g
	〃	キジツ	1.5 g
	〃	オウレン	1.5 g
	〃	カンゾウ	1.0 g
	〃	オウゴン	1.5 g
	〃	ビャクシ	1.5 g
	〃	オウバク	1.5 g
	〃	キキョウ	1.5 g
	〃	サンシシ	1.5 g
	〃	サイコ	1.5 g
	〃	レンギョウ	1.5 g
		全量	25.0 g
製造方法	以上の切断又は破砕した生薬をとり，1包として製する。		
用法及び用量	本品1包に水約500 mLを加えて，半量ぐらいまで煎じつめ，煎じかすを除き，煎液を3回に分けて食間に服用する。上記は大人の1日量である。15才未満7才以上　大人の2/3，7才未満4才以上　大人の1/2，4才未満2才以上　大人の1/3，2才未満　大人の1/4以下を服用する。		

効能又は効果	体力中等度以上で，皮膚の色が浅黒く，ときに手足の裏に脂汗をかきやすく腹壁が緊張しているものの次の諸症：蓄膿症（副鼻腔炎），慢性鼻炎，慢性扁桃炎，にきび

構 成 四物湯と黄連解毒湯と合方した温清飲に，荊芥・連翹・防風・薄荷・枳殻・甘草・白芷・桔梗・柴胡を加えたものである[2)]。万病回春の耳病門と鼻病門のおのおのに同名異方があり，その２方を合方して黄連・黄柏を加えたもの。

原典・出典 万病回春（耳病門）に「両耳腫痛するものを治す，腎経風熱あるなり」とあり，また鼻病門に，「鼻淵，胆熱を脳に移すを治するなり」とある。この２方を合わせ黄連・黄柏を加えて，一貫堂の解毒症体質に使われる。

荊芥連翹湯は柴胡清肝散の変方であって，青年期の解毒症体質を主宰する処方である。

當歸　川芎　芍藥　生地黄　黄連　黄芩　黄栢　梔子　連翹　柴胡　甘草　荊芥　防風　薄荷　枳殻各等量　桔梗　白芷各二倍両

以上十七味，一日三回，量九匁

即ち右処方は四物黄連解毒湯加荊芥，防風，桔梗，薄荷葉，枳殻，白芷となり，柴胡清肝散去牛蒡子，天花粉，加荊芥，枳殻，白芷，防風である。

目 標 幼年期の柴胡清肝証が，青年期に達すると荊芥連翹湯証となる。皮膚の色は概してどす黒く，暗褐色を呈することが多い。脈は緊で，腹は腹直筋が全体に緊張して，肝経と胃経に相当して，腹筋の拘攣を認めることが多い[2)]。

応 用 主として青年期腺病体質の改善，急慢性中耳炎，急慢性上顎洞化膿症，肥厚性鼻炎等に用いられ，また扁桃炎，衂血，肺浸潤，面疱，肺結核（増殖型のもの），神経衰弱，脱毛症などに応用される[2)]。

鑑 別 ▶**柴胡清肝湯**：主として少年期。
　▶**小柴胡湯**：胸脇苦満
　▶**竜胆瀉肝湯**：肝経の湿熱，主として壮年期。

備 考 薄荷：後から入れる。

【234】K41　桂枝加黄耆湯（金匱要略）
けいしかおうぎとう

弱←　　　　　　　　　　　　　　　　　　　　→実
| 虚 弱 | やや虚弱 | 中程度 | 比較的ある | 充 実 |

成分及び分量又は本質	日本薬局方	ケイヒ	3.0 g
	〃	シャクヤク	3.0 g
	〃	タイソウ	4.0 g
	〃	ショウキョウ	1.0 g
	〃	カンゾウ	2.0 g
	〃	オウギ	3.0 g
		全　量	16.0 g
製造方法	以上の切断又は破砕した生薬をとり，1包として製する。		

用法及び用量	本品1包に水約 500 mL を加えて，半量ぐらいまで煎じつめ，煎じかすを除き，煎液を3回に分けて食間に服用する。上記は大人の1日量である。 15才未満7才以上　大人の2/3，7才未満4才以上　大人の1/2，4才未満2才以上　大人の1/3，2才未満　大人の1/4以下を服用する。
効能又は効果	体力虚弱なものの次の諸症：ねあせ，あせも，湿疹・皮膚炎

構成　本方は桂枝湯に黄耆を加味した薬方である。黄耆は皮膚の締まりを良くして，水気を去り，膿を排し，肉芽の発生を良くし，強壮の効がある[1]。

原典・出典　黄汗の病は両脛自ら冷ゆ（中略）また腰より以上必ず汗出で，下に汗なく腰髄弛痛し，物ありて皮中に在る状の如く，劇しきものは食すること能わず，身疼重，煩躁し小便不利す，これを黄汗となす，桂枝加黄耆湯これを主る。（金匱要略・水気病）

　諸病黄家，ただその小便を利せ，もし脉浮なるは汗を以てこれを解すべし，よろしく桂皮加黄耆湯これを主るべし。（金匱要略・黄疸病）

　桂枝三兩　芍薬三兩　甘草二兩　生薑三兩　大棗十二枚　黄耆二兩
　右六味以水八升煮取三升温服一升須臾飲熱稀粥一升余以助薬力温覆取微汗若不汗更服

目標　桂枝湯の証で，桂枝湯証より一層表虚の状態で皮膚に水気が多く，盗汗，しびれ感などあるものに用いる。

応用　原典には黄汗を治すというが，原典の適応証が難解で，臨床的に応用することが容易でないので一般に処方の内容，薬能に従って運用されている。

　虚弱児の感冒，盗汗，多汗症，または湿疹，皮膚炎などで分泌液が多いもの，潰瘍，痔漏等で肉芽の発生が悪いもの。上半身に汗が多く，知覚異常を訴えるものなどに応用される。

　荒木性次の「身体或は熱あり，或は熱なく。じめじめと汗出で，或はねあせ出で身体重く気分勝れず小便少なく或は諸々に腫物を生じ癒ゆれば復た出来，繰返して出来て治り難きものに宜し，黄疸にて汗少しく出で，諸々の治黄剤にて治り難く，若し脉浮弱なれば本方の真正面の証としてよかるべし」[11]は非常に参考となる。

　なお本方は桂枝湯が基本となっているので，裏の症状のない点も大切である。

鑑別　盗汗に用いる漢方には**黄耆建中湯**，**柴胡桂枝乾姜湯**，**小建中湯**などがあるが，それぞれ固有の症状があるから，それによって使い分ける。

備考　黄汗イコール体に浮腫があり，発熱し，汗が出て渇する，汗のために衣服を黄染するもの[14]。

　原典では服薬後すぐに熱い重湯を飲ませ，温かく覆ってかすかに汗をかかせるとされている。

【235】K42　桂枝加葛根湯（傷寒論）

けいしかかっこんとう

弱 ←　　　　　　　　　　　　　　　　　→ 実
虚 弱 ｜ やや虚弱 ｜ 中程度 ｜ 比較的ある ｜ 充　実

成分及び分量又は本質	日本薬局方	ケイヒ	3.0 g
	〃	シャクヤク	3.0 g
	〃	タイソウ	3.0 g
	〃	ショウキョウ	1.0 g
	〃	カンゾウ	2.0 g
	〃	カッコン	6.0 g
		全量	18.0 g
製造方法	以上の切断又は破砕した生薬をとり，1包として製する。		
用法及び用量	本品1包に水約500 mLを加えて，半量ぐらいまで煎じつめ，煎じかすを除き，煎液を3回に分けて食間に服用する。上記は大人の1日量である。 15才未満7才以上　大人の2/3，7才未満4才以上　大人の1/2，4才未満2才以上　大人の1/3，2才未満　大人の1/4以下を服用する。		
効能又は効果	体力中等度以下で，汗が出て，肩こりや頭痛のあるものの次の症状：かぜの初期		

構成　本方は桂枝湯に葛根を加味した薬方である。葛根には滋潤の働きがあり，芍薬・甘草と組んで筋肉の緊張を緩める作用がある。したがって，本法は桂枝湯の証でうなじから背にかけて緊張するときに用いる。

原典・出典　太陽病，項背強ばること几几，反って汗出でて悪風するものは桂枝加葛根湯之を主る。
　　葛根四兩　芍薬二兩　甘草二兩炙　生薑三兩切　大棗十二枚擘　桂枝二兩去皮
　　右六味以水一斗先煮葛根減二升去上沫内諸薬煮取三升去滓温服一升覆取微似汗不須啜粥余如桂枝法（傷寒論・太陽上）

目標　虚弱体質または平素汗をかきやすい体質で，頭痛，発熱，悪寒等の表証があり，首筋やうなじのこわばる者を目標とする。

応用　風邪などの初期で，うなじ，肩こり，頭痛，発熱，悪寒などがあり，自然に汗ばむ者，汗はなくても平素汗かきの虚証タイプの患者に，また神経痛，腰痛，リウマチなどに用いる機会がある。

鑑別　▶葛根湯：症状はほとんど同じであるが，葛根湯は実証で汗が出ない。本方は虚証で自然に汗ばむ傾向がある。

備考　虚実さえ判別すれば，葛根湯の応用範囲の症状すべてに用いることができる。
　　原典では葛根を先に煮た後，諸薬を入れて煎じることになっている。なお，服薬後は覆ってかすかに汗をかかせるとされている。

【236】K43 桂枝加厚朴杏仁湯（傷寒論）
けいしかこうぼくきょうにんとう

弱 ←　　　　　　　　　　　　　→ 実
| 虚弱 | やや虚弱 | 中程度 | 比較的ある | 充実 |

成分及び分量又は本質	日本薬局方 〃 〃 〃 〃 〃 〃	ケイヒ シャクヤク タイソウ カンゾウ コウボク キョウニン ショウキョウ 全　量	3.0 g 3.0 g 3.0 g 2.0 g 2.0 g 3.0 g 1.0 g 17.0 g
製造方法	以上の切断又は破砕した生薬をとり，1包として製する。		
用法及び用量	本品1包に水約500 mLを加えて，半量ぐらいまで煎じつめ，煎じかすを除き，煎液を3回に分けて食間に服用する。上記は大人の1日量である。 15才未満7才以上　大人の2/3，7才未満4才以上　大人の1/2，4才未満2才以上　大人の1/3，2才未満　大人の1/4以下を服用する。		
効能又は効果	体力虚弱なものの次の諸症：せき，気管支炎，気管支ぜんそく		

構成　桂枝湯に厚朴・杏仁を加えたもので，表虚熱で肺気が上衝しようとする桂枝湯証に喘を伴うもの[6]。

原典・出典　太陽病を下し，微かに喘する者は表が未だ解せざるが故也。桂枝加厚朴杏子湯之を主る。（傷寒論・太陽病中）
　　喘家には桂枝湯を作り厚朴，杏子を加えるを佳とす。（傷寒論・太陽病上）
　　於桂枝湯方内加厚朴二兩　杏仁五十箇去皮尖　余依前法

目標　かぜにて発熱し，汗少し出て悪寒あり，頭痛もあり，ぜいぜいと喘して息早き者，あるいは胸などの張る者，本方は喘息持ちがかぜをひいたときによい[6]。

応用　虚証の感冒に伴う喘息，桂枝湯証で呼吸困難の軽症，胸部逼迫状のもの[6]。

鑑別　▶**小青竜湯**：心下水気，溢飲，留飲背悪寒，欸逆倚息，中寒
　　▶橘皮枳実生姜湯：胸中気塞，胸痺，胸痛，咽喉異常感
　　▶茯苓杏仁甘草湯：胸中痞塞感，胸痺，短気

【237】K44　桂枝加芍薬生姜人参湯（傷寒論）
けいしかしゃくやくしょうきょうにんじんとう

成分及び分量 又は本質	日本薬局方 〃 〃 〃 〃 〃	ケイヒ タイソウ シャクヤク ショウキョウ カンゾウ ニンジン	3.0 g 3.0 g 4.0 g 1.5 g 2.0 g 3.0 g
		全量	16.5 g
製造方法	以上の切断又は破砕した生薬をとり，1包として製する。		
用法及び用量	本品1包に水約500 mLを加えて，半量ぐらいまで煎じつめ，煎じかすを除き，煎液を3回に分けて食間に服用する。上記は大人の1日量である。 15才未満7才以上　大人の2/3，7才未満4才以上　大人の1/2，4才未満2才以上　大人の1/3，2才未満　大人の1/4以下を服用する。		
効能又は効果	体力虚弱なものの次の諸症：みぞおちのつかえ，腹痛，手足の痛み		

構成　桂枝湯中の芍薬・生姜を増量し，さらに人参を加えたものである。芍薬は腹痛・筋肉痛の緩解，生姜は吐き気を鎮め，人参は胃の消化力を増強させる。

原典・出典　発汗後，身疼痛し，脉沈遅の者は桂枝加芍薬生姜各一両人参新加湯これを主る。（傷寒論・太陽病中）

目標　発汗後も身体痛が依然として残り，脈は沈遅になっているものに用いる。

応用　神経痛，筋肉痛，筋肉リウマチなどの身体疼痛，四肢のひきつりがあるもの。

鑑別　▶桂枝加芍薬湯：腹満，右腹直筋の拘攣，腹痛
　▶小建中湯：疲れやすく，腹直筋拘攣。
　▶人参湯，理中丸：血色不良，手足が冷える，下痢軟便。
　▶真武湯：生気がない，胃内停水，手足が冷える。

【238】K45　桂枝加芍薬大黄湯（傷寒論）
けいしかしゃくやくだいおうとう

成分及び分量 又は本質	日本薬局方 〃 〃 〃 〃 〃	ケイヒ シャクヤク タイソウ ショウキョウ カンゾウ ダイオウ	4.0 g 6.0 g 4.0 g 1.0 g 2.0 g 1.0 g
		全量	18.0 g
製造方法	以上の切断又は破砕した生薬をとり，1包として製する。		

用法及び用量	本品1包に水約 500 mL を加えて，半量ぐらいまで煎じつめ，煎じかすを除き，煎液を3回に分けて食間に服用する。上記は大人の1日量である。 15才未満7才以上　大人の2/3，7才未満4才以上　大人の1/2，4才未満2才以上　大人の1/3，2才未満　大人の1/4以下を服用する。
効能又は効果	体力中等度以下で，腹部膨満感，腹痛があり，便秘するものの次の諸症：便秘，しぶり腹

構成　桂枝湯の芍薬を倍量とし，さらに大黄を加えたもの（実の瀉剤として大黄が入る[6]）。

原典・出典　もと太陽病，医反って之を下し，爾るによって腹満時に痛むものは太陰に属するなり。桂枝加芍薬湯これを主る。大実痛の者は桂枝加大黄湯これを主る。（傷寒論・太陰病）
　　桂枝三兩去皮　大黄一兩　芍薬六兩　生薑三兩切　甘草二兩炙　大棗十二枚擘
　　右六味以水七升煮取三升去滓温服一升日三服

目標　症状が浅在することはない。必ず抵抗圧痛が認められる。抵抗は深部にあって相当に堅い。一種の弾力性に近い。
　　桂枝湯の証でさらに腹筋が拘攣して腹痛腹満感のあるもの。また，便秘するもので左腹部に索状と硬結を触れ，圧痛がある。太陰脾虚とする。

応用　急性腸炎，大腸炎で下痢腹痛，あるいは裏急後重するもの。便秘で平素胃腸の弱いもの。急性慢性虫垂炎，移動性盲腸などで腹満腹痛，患部の抵抗強く便秘するもの[6]。

鑑別　▶小建中湯：虚労自汗，裏急，腹痛
　　　　▶承気湯類：自汗，実証，便秘

【239】K46　桂枝加芍薬湯（傷寒論）

弱 ←──────────────────→ 実
| 虚弱 | やや虚弱 | 中程度 | 比較的ある | 充実 |

成分及び分量又は本質	日本薬局方	ケイヒ	3.0 g
	〃	タイソウ	3.0 g
	〃	ショウキョウ	1.0 g
	〃	シャクヤク	6.0 g
	〃	カンゾウ	2.0 g
		全　量	15.0 g
製造方法	以上の切断又は破砕した生薬をとり，1包として製する。		
用法及び用量	本品1包に水約 500 mL を加えて，半量ぐらいまで煎じつめ，煎じかすを除き，煎液を3回に分けて食間に服用する。上記は大人の1日量である。 15才未満7才以上　大人の2/3，7才未満4才以上　大人の1/2，4才未満2才以上　大人の1/3，2才未満　大人の1/4以下を服用する。		
効能又は効果	体力中等度以下で，腹部膨満感のあるものの次の諸症：しぶり腹，腹痛，下痢，便秘		

構成　桂枝加芍薬湯は桂枝湯中の芍薬の量を倍増したものであって，桂枝湯は太陽病の治剤であるのに対し，この方は太陰病の治剤である。

| 原典・出典 | もと太陽病，医反って，これを下す。しかるによって腹満，時に痛むは太陰に属するなり。桂枝加芍薬湯これを主る。（傷寒論・太陰病）

桂枝加芍薬湯方
於桂枝湯方内更加芍薬三兩　随前共六兩　余依桂枝湯法 |

| 目　標 | 腹満，腹痛（断続的），右側腹直筋の緊張，下痢（しぶり腹）などを目標とする。 |

| 応　用 | 本方は胃腸型感冒，大腸炎，腹痛（ただし原因不明のものが多い），急性慢性虫垂炎，結核性腹膜炎（硬結性のもの），移動性盲腸，誤下後の腹満などに使っている[6]。 |

| 鑑　別 | ▶小建中湯：虚弱で疲れやすい，尿量，回数ともに多いなど。
▶四逆湯：手足の冷え強い，不消化便など。
▶真武湯：胃内停水，尿利減少，水様便など。 |

| 備　考 | 慢性虫垂炎には大黄牡丹皮湯より本方を用いる機会が多い（後世方なら腸癰湯）。 |

【240】K47　桂枝加朮附湯（方機）
けいしかじゅつぶとう

弱 ← | 虚弱 | やや虚弱 | 中程度 | 比較的ある | 充実 | → 実

成分及び分量又は本質	日本薬局方	ケイヒ	4.0 g
	〃	シャクヤク	4.0 g
	〃	タイソウ	4.0 g
	〃	ショウキョウ	1.0 g
	〃	カンゾウ	2.0 g
	〃	ビャクジュツ	4.0 g
	〃	ブシ	0.5 g
		全　量	19.5 g
製造方法	以上の切断又は破砕した生薬をとり，1包として製する。
用法及び用量	本品1包に水約500 mLを加えて，半量ぐらいまで煎じつめ，煎じかすを除き，煎液を3回に分けて食間に服用する。上記は大人の1日量である。
15才未満7才以上　大人の2/3，7才未満4才以上　大人の1/2，4才未満2才以上大人の1/3，2才未満　大人の1/4以下を服用する。
効能又は効果	体力虚弱で，汗が出，手足が冷えてこわばり，ときに尿量が少ないものの次の諸症：関節痛，神経痛

| 構　成 | 本方は吉益東洞の創製になる処方で，桂枝湯の証で発汗過多により陽虚に陥ったのを救うため，附子を加え，陽気を補う。さらに朮を加味して尿利を増し，湿（水毒）を燥かし，また，筋骨の痛みを除く。 |

| 原典・出典 | 桂枝加朮附湯：湿家，骨節疼痛する者，或は半身不遂，口眼喎斜する者，或は頭疼重の者，或は身体麻痺する者，或は頭痛劇しき者，桂枝加朮附湯之を主る。（方機）

桂枝加附子湯：太陽病，汗を発し，遂に漏れて止まず，其人悪風し，小便難く，四肢微急して，以て屈伸し難き者，桂枝加附子湯之を主る。（傷寒論・太陽病上）

太陽病発汗遂漏不止其人悪風小便難四肢微急難以屈伸者桂枝加附子湯主之桂枝加附子湯方於 |

桂枝湯方内加附子一枚炮去皮破八片余依前法（傷寒論・太陽病上）

目標 本方は桂枝加附子湯に朮を加えたものであるから，桂枝加附子湯の目標を学ぶ必要がある。

桂枝湯の証で発汗過度のため，汗が止まらなくなり，悪寒し，脱力感がひどく，尿利も快通せず，手足の屈伸がぎこちないものを治す。

この方を用いる目標は，この章に示された「発汗止まず」をもっと拡大して，体液の減少または栄養の不足などに置き換え，悪風を冷え症に置き換え，小便難を小便不利または尿利減少に置きかえ，四肢微急難以屈伸を四肢の運動麻痺，または知覚麻痺，または疼痛に置き換えてみると，この方の応用範囲は広くなる。桂枝加附子湯に朮を加えて桂枝加朮附湯にしたり，さらに茯苓を加えて桂枝加苓朮附湯にしたりして，神経痛，リウマチ，脳出血による半身不随などに用いる[12]。

応用 神経痛，関節炎，リウマチ，脳出血後の半身不随等で患側が冷えるもの，または冷えると悪化する者に応用する。急性，慢性でもよい。

鑑別 ▶五積散, **五積散料**：慢性の腰痛，関節炎
▶**桂枝茯苓丸**, **桂枝茯苓丸料**：瘀血症状
▶**桃核承気湯**：瘀血症状
▶**薏苡仁湯**：四肢関節痛，筋肉痛，痛みは軽度だが慢性的。
▶**越婢加朮湯**：実証，浮腫，自汗，喘咳，口渇があり尿量が減少しているものの関節炎・慢性関節リウマチ。
▶**甘草附子湯**：多発性関節炎で患部に熱感があり，汗が出て悪風し，激痛を訴える。

【241】K48　桂枝加竜骨牡蛎湯（金匱要略）

弱　◀━━━━━━━━━━━━━▶　実
| 虚弱 | やや虚弱 | 中程度 | 比較的ある | 充実 |

成分及び分量又は本質	日本薬局方	ケイヒ	3.0 g
	〃	シャクヤク	3.0 g
	〃	タイソウ	3.0 g
	〃	ショウキョウ	1.0 g
	〃	カンゾウ	2.0 g
	〃	リュウコツ	2.0 g
	〃	ボレイ	3.0 g
		全量	17.0 g
製造方法	以上の切断又は破砕した生薬をとり，1包として製する。		
用法及び用量	本品1包に水約500 mLを加えて，半量ぐらいまで煎じつめ，煎じかすを除き，煎液を3回に分けて食間に服用する。上記は大人の1日量である。15才未満7才以上　大人の2/3，7才未満4才以上　大人の1/2，4才未満2才以上　大人の1/3，2才未満　大人の1/4以下を服用する。		
効能又は効果	体力中等度以下で，疲れやすく，神経過敏で，興奮しやすいものの次の諸症：神経質，不眠症，小児夜泣き，夜尿症，眼精疲労，神経症		

|構 成| 本方は桂枝湯に竜骨・牡蛎を加えた方で、竜骨・牡蛎には、鎮静、強壮の効があるので、虚弱な患者で、興奮しやすく、疲れやすいものに用いる[1]。

|原典・出典| それ失精家は少腹弦急し、陰頭寒え、目眩髪落つ。脈極虚芤遅は清穀亡血失精となす。脈を諸の芤動微緊に得れば男子は失精、女子は夢交す。桂枝加竜骨牡蛎湯これを主る。（金匱要略・血痺虚労）

桂枝三兩　芍薬三兩　生薑三兩　甘草二兩　大棗十二枚　龍骨三兩　牡蛎三兩
右七味以水七升煮取三升分温三服

|目 標| 虚弱体質で、興奮しやすく、疲れやすいものに用いる。下腹部の緊張、臍部で動悸が亢進していることが多い。時に頭髪が抜けやすく、ふけが多く、のぼせやすい傾向も参考目標となる。

|応 用| 神経症、不眠症、勃起不全、小児夜泣き、小児瘈瘲、脱毛症など[1]。

|鑑 別| ▶柴胡加竜骨牡蛎湯：実証で上腹部に緊張があり、本方は虚証で下腹部に緊張がある。しかし、腹動、興奮性などよく似た点があるから注意を要する。鑑別の要は虚実の判断にあり、虚していれば桂枝加竜骨牡蛎湯や柴胡桂枝乾姜湯などを考えるべきである。

▶柴胡桂枝乾姜湯：神経衰弱やヒステリーのときに使用する場合、体の疲労状態、精神の疲労困憊など似ており、虚証、腹動も共通するが、柴胡桂枝乾姜湯は、半表半裏の熱による肋骨弓下縁の緊張を認めることが多く、下腹部には所見がない。本方は心身ともに興奮が化火的に急に上昇し、急に疲れてしまう点に特徴がある。

▶小建中湯：疲労性が主で興奮性は少ない。腹壁は上腹部腹直筋の緊張はあっても下腹部腹直筋の緊張は少ない。腹動も著明でない。

▶八味地黄丸、八味地黄丸料：少腹弦急、小便自利、腹動など共通点があるが、八味丸には興奮性がない。

▶半夏厚朴湯：疲労、沈鬱が似ていることがあるが、全身的な鋭さや困乏性が少なく、興奮性、腹動、少腹弦急などはない。

▶瀉心湯類：興奮性、動悸など共通するが、虚実の対照が明瞭である。

|備 考| 煎じる場合、竜骨・牡蛎は先に煎じる（先煎）。

【242】K49 桂枝加苓朮附湯（方機）

弱 ←――――――――――→ 実
| 虚弱 | やや虚弱 | 中程度 | 比較的ある | 充実 |

成分及び分量 又は本質	日本薬局方 〃 〃 〃 〃 〃 〃 〃	ケイヒ シャクヤク タイソウ ショウキョウ カンゾウ ビャクジュツ ブシ ブクリョウ 全量	4.0 g 4.0 g 4.0 g 1.0 g 2.0 g 4.0 g 0.5 g 4.0 g 23.5 g
製造方法	以上の切断又は破砕した生薬をとり，1包として製する。		
用法及び用量	本品1包に水約500 mLを加えて，半量ぐらいまで煎じつめ，熱いうちに煎じかすを除き，煎液を3回に分けて食間に服用する。上記は大人の1日量である。 15才未満7才以上　大人の2/3，7才未満4才以上　大人の1/2，4才未満2才以上　大人の1/3，2才未満　大人の1/4以下を服用する。 本剤は必ず1日分ずつ煎じ，数日分をまとめて煎じないこと。		
効能又は効果	体力虚弱で，手足が冷えてこわばり，尿量が少なく，ときに，動悸，めまい，筋肉のぴくつきがあるものの次の諸症：関節痛，神経痛		

構成　傷寒論の桂枝加附子湯に白朮を加え，さらに茯苓を加えたもの。桂枝加附子湯と苓桂朮甘湯の合方ともみられる。

原典・出典　吉益家塾丸散方に「此方は前方（桂枝加朮附湯）の症にして水気逆するものを準據とす。故に頭眩，或肉瞤筋惕の症あるなり」とある。

目標　桂枝加朮附湯に苓桂朮甘湯が合方されることによって方意が変わってくる。したがって単にリウマチ様関節炎や関節炎，半身不随のみでなく，めまい，動悸，ふらつき，脳性の眼疾患，耳なり，難聴，筋痙攣などの水毒上衝の症状にも使うようになる。

応用　神経痛，関節痛，腰痛，むちうち症，半身不随，難聴，筋痙攣，めまい。

【243】K50 桂枝湯（傷寒論，金匱要略）

弱 ←――――――――――→ 実
| 虚弱 | やや虚弱 | 中程度 | 比較的ある | 充実 |

成分及び分量 又は本質	日本薬局方 〃 〃 〃 〃	ケイヒ シャクヤク タイソウ ショウキョウ カンゾウ 全量	3.0 g 3.0 g 4.0 g 1.0 g 2.0 g 13.0 g
製造方法	以上の切断又は破砕した生薬をとり，1包として製する。		

用法及び用量	本品1包に水約500 mLを加えて，半量ぐらいまで煎じつめ，煎じかすを除き，煎液を3回に分けて食間に服用する。上記は大人の1日量である。 15才未満7才以上　大人の2/3，7才未満4才以上　大人の1/2，4才未満2才以上　大人の1/3，2才未満　大人の1/4以下を服用する。
効能又は効果	体力虚弱で，汗が出るものの次の症状：かぜの初期

構成　主薬は方名の通り桂皮である。桂皮は気を巡らし，表を発散し，上衝（のぼせ）を抑える。芍薬は血行を盛んにし，筋肉の緊張を緩め，桂皮の作用を調節する。甘草は芍薬と協力して筋肉の緊張・疼痛を和らげる。甘草と桂皮は気の上衝を抑える力を強くする。生姜と桂皮は気の巡りを強めることにより利水作用を現す。甘味のある甘草と大棗は消化器を守り，大棗は胸の煩悶を治す作用がある。

原典・出典　太陽の中風，脉陽浮にして陰弱，陽浮なる者は熱自ら発し，陰弱なる者は汗自ら出ず。嗇々として悪寒し，淅々として悪風し，翕々として発熱し，鼻鳴，乾嘔する者は桂枝湯これを主る。（傷寒論）

太陽病，頭痛発熱，汗出て悪風する者は，桂枝湯これを主る。（傷寒論）

太陽病，これを下して後，その気上衝する者は桂枝湯を与うべし。もし上衝せざる者は，これを与うべからず。（傷寒論）

桂枝もと解肌となす，もしその人脉浮緊，発熱し汗出でざる者はこれを与うべからざるなり。常に須らくこれを識りて誤らしむることなかれ。（傷寒論）

桂枝三兩去皮　芍薬三兩　甘草二兩炙　生薑三兩切　大棗十二枚擘

右五味㕮咀以水七升微火煮取三升去滓適寒温服一升服已須臾啜熱稀粥一升餘以助藥力温覆令一時許遍身漐漐微似有汗者益佳不可令如水流漓病必不除若一服汗出病瘥停後服不必盡劑若不汗更服依前法又不汗後當小促役其間半日許令三服盡若病重者一日一夜服周時觀之服一劑盡病證猶在者更作服若汗不出者乃服至二三劑禁生冷粘滑肉麺五辛酒酪臭惡等者（傷寒論・太陽上）

目標　外感に用いる場合は悪寒，悪風，発熱，頭痛，自汗，身体痛を目標とする。無熱の雑病に用いるときは，悪風や悪寒はない，自汗とあるが汗がなくても，平素汗かきまたは手掌の潤っているような虚証の者に使用できる。

応用　桂枝湯は体力の衰えたときの風邪の初期に用いられる。また桂枝湯は衆方の祖といわれるように加減方がたくさんあり，桂枝加黄耆湯，桂枝加葛根湯，桂枝加竜骨牡蛎湯のほか，上衝（のぼせ）が激しければ桂枝加桂湯，身体疼痛があれば桂枝加附子湯，桂枝附子湯，腹痛，腹満が主となれば桂枝加芍薬湯，小建中湯と加味方の応用範囲は広い。

鑑別　▶麻黄湯・葛根湯：実証にて無汗。
　　▶真武湯：陰虚証で手足冷える。
　　▶麻黄附子細辛湯：少陰病で熱感少ない。

備考　原典では，服薬後茶碗1杯ばかりの熱い薄粥を飲ませ，覆って汗を出させるとなっている。別名陽旦湯ともいう。

【244】K51 桂枝人参湯（傷寒論）
けいしにんじんとう

| | 虚弱 | やや虚弱 | 中程度 | 比較的ある | 充実 |

弱←→実

成分及び分量又は本質	日本薬局方	ケイヒ	4.0 g
	〃	ニンジン	3.0 g
	〃	ビャクジュツ	3.0 g
	〃	カンゾウ	3.0 g
	〃	カンキョウ	2.0 g
		全量	15.0 g
製造方法	以上の切断又は破砕した生薬をとり，1包として製する。			
用法及び用量	本品1包に水約500 mLを加えて，半量ぐらいまで煎じつめ，煎じかすを除き，煎液を3回に分けて食間に服用する。上記は大人の1日量である。 15才未満7才以上　大人の2/3，7才未満4才以上　大人の1/2，4才未満2才以上　大人の1/3，2才未満　大人の1/4以下を服用する。			
効能又は効果	体力虚弱で，胃腸が弱く，ときに発熱・悪寒を伴うものの次の諸症：頭痛，動悸，慢性胃腸炎，胃腸虚弱，下痢，消化器症状を伴う感冒			

構成　人参湯の甘草を増し，桂枝を加えたものである。桂枝をもって表証を治し，人参湯をもって裏を治すというものである。桂枝は表を解し，白朮・乾姜は内の寒を水を去って下痢を止め，人参は心下痞硬を解し，胃の気を補い，甘草は急を緩める[2]。

原典・出典　太陽病，外証未だ除かず，しかるに数これを下し，遂に協熱して利し，利下止まず，心下痞硬して表裏解せざるものは桂枝人参湯これを主る。（傷寒論・太陽下）

　　桂枝四兩去皮　甘草四兩炙　白朮三兩　乾薑三兩
　　右五味以水九升先煮四味取五升内桂更煮取三升温服一升日再夜一服

目標　頭痛，発熱，汗が出る，悪寒などの表熱の症状があって，みぞおちが硬く，下痢のあるもの。冷え症で下痢しやすく虚証の人に用いる[2]。
　頭痛薬を常用するもので，のぼせ感を伴うものに用いてよく奏功することがある。

応用　主として感冒や流行性感冒で，発熱，脈浮弱，頭痛，悪寒などの表証があり，平素冷え症で軟便，下痢（裏寒）のあるもの，また急性腸炎，大腸炎に用いることが多く，片頭痛，常習性頭痛，小児急癇等に用いた報告がある[2]。

鑑別　▶葛根湯：実証で裏寒がない表実による下痢。
　▶五苓散，五苓散料：口渇激しい頭痛・下痢・尿不利。
　▶人参湯，理中丸：裏寒証のみで表熱がない。
　▶真武湯：めまい，動揺感あり。

備考　原典では，桂皮以外の生薬をまず煎じた後，桂皮を入れて煎じ，日中2回夜1回服用することになっている。

【245】K52　桂枝茯苓丸料（金匱要略）
けいしぶくりょうがんりょう

弱 ←　　　　　　　　　　　　　　　　→ 実
| 虚弱 | やや虚弱 | 中程度 | 比較的ある | 充実 |

成分及び分量又は本質	日本薬局方	ケイヒ	4.0 g
	〃	ブクリョウ	4.0 g
	〃	ボタンピ	4.0 g
	〃	トウニン	4.0 g
	〃	シャクヤク	4.0 g
		全量	20.0 g

製造方法	以上の切断又は破砕した生薬をとり，1包として製する。
用法及び用量	本品1包に水約500 mLを加えて，半量ぐらいまで煎じつめ，煎じかすを除き，煎液を3回に分けて食間に服用する。上記は大人の1日量である。 15才未満7才以上　大人の2/3，7才未満4才以上　大人の1/2，4才未満2才以上　大人の1/3，2才未満　大人の1/4以下を服用する。
効能又は効果	比較的体力があり，ときに下腹部痛，肩こり，頭重，めまい，のぼせて足冷えなどを訴えるものの次の諸症：月経不順，月経異常，月経痛，更年期障害，血の道症，肩こり，めまい，頭重，打ち身（打撲症），しもやけ，しみ，湿疹・皮膚炎，にきび

【246】K52-①　桂枝茯苓丸（金匱要略）
けいしぶくりょうがん

弱 ←　　　　　　　　　　　　　　　　→ 実
| 虚弱 | やや虚弱 | 中程度 | 比較的ある | 充実 |

成分及び分量又は本質	日本薬局方	ケイヒ	4.0 g
	〃	ブクリョウ	4.0 g
	〃	ボタンピ	4.0 g
	〃	トウニン	4.0 g
	〃	シャクヤク	4.0 g
		全量	20.0 g

製造方法	以上の生薬をそれぞれ末とし，「ハチミツ」を結合剤として丸剤の製法により丸剤200個とする。
用法及び用量	大人1日3回，1回20～30個宛，食前又は空腹時に服用する。 15才未満7才以上　大人の2/3，7才未満5才以上　大人の1/2を服用する。
効能又は効果	比較的体力があり，ときに下腹部痛，肩こり，頭重，めまい，のぼせて足冷えなどを訴えるものの次の諸症：月経不順，月経異常，月経痛，更年期障害，血の道症，肩こり，めまい，頭重，打ち身（打撲症），しもやけ，しみ，湿疹・皮膚炎，にきび

構成　本方中の牡丹皮と桃仁は，血液の渋滞を散じ，血塊を解き，桂枝はこれらの薬に協力して，その作用を強化し，芍薬は鬱血を散じ，筋肉の緊張を緩和し，以上の諸薬に協力して鎮痛の効を発揮する。茯苓は一種の緩和剤で，利尿強心の効がある[1]。

原典・出典　婦人もと癥病あり，経断ちて未だ三月に及ばずして漏下を得て止まず，胎動きて臍上に在るは，癥痼妊娠を害するとなす。妊娠六月動く者は前の三月経水利したる時の胎なり。下血する者は後に断ちたる三月の衃なり。血止まらざる所以のものはその癥去らざるの故なり。まさにその癥を下すべし。桂枝茯苓丸これを主る。（金匱要略・婦人妊娠）

桂枝　茯苓　牡丹去心　桃仁去皮尖熬　芍薬各等分
右五味末之煉蜜和丸如兎屎大毎日食前服一丸不知加至三丸

|目標| 瘀血によりのぼせて，めまいがしたり，足が冷えたり，下腹痛，肩こり，頭痛，生理不順などを訴えるものを目標とする。

本方証であることを確かめるためには，腹診により瘀血塊の存在を確認することが決め手になるが，その代用として中神琴渓の説に従って，委中（膝関節の裏側の一番へこんだところ）に出てくる糸ミミズのような血管の存在と，症状が夜間に激しくなる点より，瘀血の存在を推定することができる[15]。

|応用| 下腹部に瘀血があって，気の動揺，神経症状のあるものに用いる。これを分類してみると次のような諸疾患に広く応用される（一部省略）。

(1) 婦人科的疾患：子宮内膜炎，卵巣炎，卵管炎，月経不順，月経困難，月経過多症，月経閉止，代償月経，帯下，子宮筋腫，不妊症，流産癖，更年期障害，広義のいわゆる血の道症など。

(2) 皮膚疾患：紫斑病，凍傷，皮膚炎，湿疹，蕁麻疹，面皰，肝斑，皮下出血，打撲症，手掌角皮症，疣贅，脱疽など。

(3) 眼疾患：麦粒腫，フリクテン性結膜炎，眼底出血，角膜炎など。

(4) 神経性疾患：神経質，ノイローゼ，ヒステリー，うつ病，血の道症の神経症状，自律神経症候群。

(5) その他の疾患：虫垂炎，睾丸炎，痔疾患，前立腺肥大，動脈硬化症など[2]。

|鑑別| ▶大黄牡丹皮湯：下腹部腫痞
　▶桃核承気湯：体質さらに充実，のぼせと冷えが強い。
　▶当帰芍薬散，当帰芍薬散料：虚弱，貧血，冷え症。

|備考| 加減方の主なものは次の通り。
　甲字湯：本方＋甘草・生姜。虫垂炎，神経痛，リウマチ。
　腸癰湯加芍薬：本方去桂枝茯苓加瓜子薏苡仁。虫垂炎に頻用。

【247】K53　桂枝茯苓丸料加薏苡仁（けいしぶくりょうがんりょうかよくいにん）（本朝経験方）

弱　←――――――――――→　実
| 虚弱 | やや虚弱 | 中程度 | 比較的ある | 充実 |

成分及び分量又は本質	日本薬局方	ケイヒ	4.0 g
	〃	ブクリョウ	4.0 g
	〃	ボタンピ	4.0 g
	〃	トウニン	4.0 g
	〃	シャクヤク	4.0 g
	〃	ヨクイニン	10.0 g
		全量	30.0 g
製造方法	以上の切断又は破砕した生薬をとり，1包として製する。		

用法及び用量	本品1包に水約500 mLを加えて，半量ぐらいまで煎じつめ，煎じかすを除き，煎液を3回に分けて食間に服用する。上記は大人の1日量である。 15才未満7才以上　大人の2/3, 7才未満4才以上　大人の1/2, 4才未満2才以上　大人の1/3, 2才未満　大人の1/4以下を服用する。
効能又は効果	比較的体力があり，ときに下腹部痛，肩こり，頭重，めまい，のぼせて足冷えなどを訴えるものの次の諸症：にきび，しみ，手足のあれ（手足の湿疹・皮膚炎），月経不順，血の道症

構成　本方は，桂枝茯苓丸料に皮膚のあれや，にきび，皮膚病に用いられる薏苡仁を加えた処方である。

目標　桂枝茯苓丸の証に薏苡仁の効能である排膿，利尿，鎮痛を応用し，しみ，にきび，手掌角皮症を目標とする。

応用　しみ，にきび，手掌角皮症

鑑別　当帰芍薬散料加薏苡仁：貧血症で冷え症の婦人[13,16]。

【248】K54　啓脾湯（けいひとう）（万病回春）

弱←　　　　　　　　　　　　　　　　→実
虚弱｜やや虚弱｜中程度｜比較的ある｜充実

成分及び分量 又は本質	日本薬局方 〃 〃 〃 〃 〃 〃 〃 〃	ニンジン ビャクジュツ ブクリョウ レンニク サンヤク サンザシ チンピ タクシャ カンゾウ	3.0 g 4.0 g 4.0 g 3.0 g 3.0 g 2.0 g 2.0 g 2.0 g 1.0 g
		全量	24.0 g
製造方法	以上の切断又は破砕した生薬をとり，1包として製する。			
用法及び用量	本品1包に水約500 mLを加えて，半量ぐらいまで煎じつめ，煎じかすを除き，煎液を3回に分けて食間に服用する。上記は大人の1日量である。 15才未満7才以上　大人の2/3, 7才未満4才以上　大人の1/2, 4才未満2才以上　大人の1/3, 2才未満　大人の1/4以下を服用する。			
効能又は効果	体力虚弱で，痩せて顔色が悪く，食欲がなく，下痢の傾向があるものの次の諸症：胃腸虚弱，慢性胃腸炎，消化不良，下痢			

構成　本方は四君子湯を基礎として脾胃を補う。すなわち胃の機能を盛んにして食欲を進める人参・白朮・茯苓・甘草，食を消化する山査子・陳皮，脾を強め瀉を止める蓮肉，胃腸内の湿を消導して渇を止める沢瀉よりなる。

原典・出典　食を消し，瀉を止め，吐を止め，痞を消し，黄を消し，腸を消し，腹痛を定め，脾を益し，胃を健やかにす。（万病回春・巻七）

　　　　　人参　白朮去蘆炒　白茯苓去皮　山藥炒　蓮肉去心各一兩　山査肉　陳皮　澤瀉　甘草炙各五錢
　　　右爲末，煉蜜爲丸，梧桐子大，毎服二三十丸，空心米湯下，或米湯研化服亦可，小兒常患傷食，服之立癒

| 目標 | 虚証で貧血症，脉腹ともに軟弱無力となり，食欲不振，水瀉性下痢が長く続いて，ときどき腹痛や嘔吐の気味のあるもの[1,2]。

| 応用 | 虚証でいわゆる脾胃虚弱の水様性下痢症，小児の消化不良症によく用いられる。本方は主として小児の消化不良症，大人でも慢性胃腸炎や腸結核に応用され，また病後の胃腸の強化剤として使われる[1,2,4,9]。

| 鑑別 | ▶ **胃風湯，桂枝人参湯，参苓白朮散，参苓白朮散料，人参湯，理中丸，真武湯**：これらの鑑別はなかなかつけがたい。実際に使ってみて，その効果を知るほかはない（矢数）。

【249】K55　荊防敗毒散料（けいぼうはいどくさんりょう）（万病回春）

弱　　　　　　　　　　　　　　　　　　　　　　　　実
虚弱　｜　やや虚弱　｜　中程度　｜　比較的ある　｜　充実

成分及び分量又は本質	日本薬局方	ブクリョウ	1.5 g
	〃	ニンジン	1.5 g
	〃	ケイガイ	1.5 g
	〃	ボウフウ	1.5 g
	〃	サイコ	1.5 g
	〃	レンギョウ	1.5 g
	〃	キキョウ	1.5 g
	〃	キジツ	1.5 g
	〃	センキュウ	1.5 g
	〃	カンゾウ	1.5 g
	〃	ショウキョウ	1.0 g
	〃	キョウカツ	1.5 g
	〃	ドクカツ	1.5 g
	〃	ゼンコ	1.5 g
	局外生規	キンギンカ	1.5 g
		全量	22.0 g
製造方法	以上の切断又は破砕した生薬をとり，1包として製する。		
用法及び用量	本品1包に水約500 mLを加えて，半量ぐらいまで煎じつめ，煎じかすを除き，煎液を3回に分けて食間に服用する。上記は大人の1日量である。 15才未満7才以上　大人の2/3，7才未満4才以上　大人の1/2，4才未満2才以上大人の1/3，2才未満　大人の1/4以下を服用する。		
効能又は効果	比較的体力があるものの次の諸症：急性化膿性皮膚疾患の初期，湿疹・皮膚炎		

| 構成 | 和剤局方の人参敗毒散から人参を去り，荊芥・防風・連翹・金銀花を加えたものが万病回春の荊防敗毒散。本方はそれに人参を加え薄荷を去ったものである。証治準縄の荊防敗毒散に連翹と金銀花を加えたものともいえる。つまり，証治準縄と万病回春の合方ともいえる。

|原典・出典| 治癰疽疔腫發背，乳癰等症，增寒壯熱甚者，頭痛拘急，狀似傷寒，一二日至四五日者，一二劑，散其毒，輕者內自散

防風　荊芥　羌活　獨活　柴胡　前胡　薄荷　連翹　桔梗　枳殼　川芎　茯苓　金銀花　甘草

大便不通，加大黃，芒硝

熱甚痛急，加黃芩，黃連

右剉一劑，生薑煎服，瘡在上，食後服，在下，食前服（万病回春・巻八）

|目標| 急性の化膿性腫物の初期から最盛期にかけて熱の高い場合を目標とする。すなわち諸種の化膿性の腫物によって，発熱，悪寒，頭痛，拘急（ひきつれ），発赤腫脹疼痛などが起きて，傷寒（熱病）に似た病状を呈するものに用いる[4]。

|応用| 急性化膿性皮膚疾患の初期に応用される。

乳腺炎，乳がん，頭のおでき，蕁麻疹，疥癬，上顎洞炎，湿疹，アレルギー体質。

|鑑別| 荊防敗毒散は諸種の化膿性疾患の初期に，傷寒に似た悪寒，発熱，頭痛，拘急状を呈し特に熱が高い場合であり，**十味敗毒湯**は多くは胸脇苦満があり，神経質で，小柴胡湯証を表す体質傾向を持ち，発病初期で発赤，腫脹，疼痛のあるもので，太陽から少陽病にまたがる時期の発表剤（石原）で，化膿しやすい人の体質改善薬としての意義もある。

それ以降は托裏消毒飲，または千金内托散，さらに長引くものは，帰耆建中湯や，十全大補湯を用いる[2]。

|備考| 十味敗毒散は，万病回春の荊防敗毒散より前胡，薄荷葉，連翹，枳殼，金銀花の5味を除き，桜皮（または樸樕）を加えたものである。

【250】K56　桂麻各半湯（傷寒論）

けいまかくはんとう

弱 ← 虚弱 | やや虚弱 | 中程度 | 比較的ある | 充実 → 実

成分及び分量又は本質	日本薬局方	ケイヒ	3.5 g
	〃	シャクヤク	2.0 g
	〃	ショウキョウ	1.0 g
	〃	カンゾウ	2.0 g
	〃	マオウ	2.0 g
	〃	タイソウ	2.0 g
	〃	キョウニン	2.5 g
		全　量	15.0 g
製造方法	以上の切断又は破砕した生薬をとり，1包として製する。		
用法及び用量	本品1包に水約500 mLを加えて，半量ぐらいまで煎じつめ，煎じかすを除き，煎液を3回に分けて食間に服用する。上記は大人の1日量である。 15才未満7才以上　大人の2/3，7才未満4才以上　大人の1/2，4才未満2才以上　大人の1/3，2才未満　大人の1/4以下を服用する。		
効能又は効果	体力中等度又はやや虚弱なものの次の諸症：感冒，せき，かゆみ		

| 構 成 | 桂枝湯3分の1量と麻黄湯3分の1量とを合方したもの。すなわち各等分ではあるが半分ずつ合したものではない。

| 原典・出典 | 太陽病之を得て八九日，瘧状の如く発熱悪寒し，熱多く寒少し，その人嘔せず，清便自可ならんと欲し，一日二三度発す，脈微緩なる者は，愈えんと欲すとなす。脈微にして悪寒するものはこれ陰陽倶に虚す，更に発汗，更に下し，更に吐すべからざる也。面色反って熱色ある者は，未だ解せんと欲せざる也。その小しく汗出づることを得る能はざるを以て身必ず痒し。桂枝麻黄各半湯に宜し。(傷寒論・太陽上)

　　桂枝一兩十六銖去皮　芍薬　生薑切　甘草炙　麻黄各一兩去節　大棗四枚擘　杏仁二十四箇湯浸去皮尖及兩仁者
　　右七味以水五升先煮麻黄一二沸去上沫内諸薬煮取一升八合去滓温服六合

| 目 標 | 表証があって，患者の体力があまり強くなく，脈の緊張も弱く，かつ喘咳が出るもの。表証は，頭痛，悪寒，発熱があり，脈が浮いているものである。また，汗が出ないで皮膚のかゆいものにもよい[5]。

| 応 用 | 感冒，流感等で軽咳，微熱，頭痛，悪寒，汗出でざるもの，あるいはこじれた感冒で表証がまだ残っているもの，蕁麻疹，皮膚炎などでかゆく顔に赤みをさしているもの[1]。

| 備 考 | 原典では麻黄を先に煮た後，諸薬を入れて煎じることになっている。

【251】K57　鶏鳴散料加茯苓（けいめいさんりょうかぶくりょう）（外台秘要方）

弱←　　　　　　　　　　　　　　　　　　　　　　　　　　　　　　　　　　→実
| 虚弱 | やや虚弱 | 中程度 | 比較的ある | 充実 |

成分及び分量 又は本質	日本薬局方 〃 局外生規 〃 日本薬局方 〃 〃 〃	ビンロウジ ブクリョウ モッカ キッピ キキョウ ゴシュユ ソヨウ ショウキョウ ―――――― 全　量	4.0 g 4.0 g 3.0 g 2.0 g 2.0 g 1.0 g 1.0 g 1.0 g ―――― 18.0 g
製造方法		以上の切断又は破砕した生薬をとり，1包として製する。	
用法及び用量		本品1包に水約500 mLを加えて，半量ぐらいまで煎じつめ，煎じかすを除き，煎液を3回に分けて食間に服用する。上記は大人の1日量である。 15才未満7才以上　大人の2/3，7才未満4才以上　大人の1/2，4才未満2才以上　大人の1/3，2才未満　大人の1/4以下を服用する。	
効能又は効果		体力中等度のものの次の諸症：下肢の倦怠感，ふくらはぎの緊張・圧痛	

| 構 成 | 唐侍中一方（外台秘要方）に桔梗を加えたものが鶏鳴散で，それに茯苓を加えたもの。

| 原典・出典 | 時方歌括巻下
　　鷄鳴散是絶奇方，蘇葉茱萸桔梗薑，瓜橘檳榔煎冷服，腫浮脚氣彰彰

檳榔七枚　橘紅　木瓜各一兩　呉茱萸　蘇葉各三錢　桔梗　生薑各半兩

水三大椀，漫火煎至一椀半，取渣，再入水兩椀，煎取一小椀，兩汁相和，安置床頭，次日五更，分三五次冷服之，冬月略温亦可，服藥至天明，當下黒糞水，即是腎家所感寒濕之毒氣也，至早飯時，必痛止腫消，只宜遲喫飯，使藥力作效此方並無所忌（時方歌括・巻下）

脚気を治する第一品薬，男女を問わず，皆服す可し。もしくは，風湿に感じ，流注脚痛忍ぶべからず，筋脈浮腫するもの並に宜しく之を服すべし[5]。

出典は時方歌括とされながら本方と同じ処方は収載されず。

この方の原方は，外台秘要方に出ている唐侍中一方（6味）であり，これに桔梗を加えたものが朱子集験の鶏鳴散で，さらにそれに茯苓を加えたものが本方である。

[目標] 実証の脚気に用いる。胸満気急，気上衝を目標とする。すなわち胸が苦しく，呼吸が困難で，心動悸，気の上衝があり，浮腫，腓腸筋圧痛などあるものを目標とする[5]。

下肢に倦怠感があり，知覚が鈍り，ふくらはぎに緊張を覚え圧痛があり，心悸亢進，下肢浮腫，脚気様病状を呈するもの。

[応用] 萎縮性脚気を除く，初期脚気，浮腫性脚気，衝心脚気，神経性脚気，腎炎，浮腫などに応用される。

[備考]　(1) 唐侍中一方——「大檳榔七枚，生姜二両，橘皮，呉茱萸，紫蘇，木瓜各一両」
(2) 千金方に同名異方の鶏鳴散があるが，これは大黄，当帰，桃仁の3味からなる。打撲傷の薬で全く違った処方である。
(3) 実際は九味檳榔湯より虚証の脚気を目標とする[15]。

【252】K58　堅中湯（備急千金要方）けんちゅうとう

弱←　　　　　　　　　　　　　　　　　　　　　　　→実

| 虚弱 | やや虚弱 | 中程度 | 比較的ある | 充実 |

成分及び分量 又は本質	日本薬局方 〃 〃 〃 〃 〃 〃	ハンゲ ブクリョウ ケイヒ タイソウ シャクヤク カンゾウ カンキョウ	5.0 g 5.0 g 4.0 g 3.0 g 3.0 g 1.5 g 1.0 g
		全　量	22.5 g
製造方法	以上の切断又は破砕した生薬をとり，1包として製する。		
用法及び用量	本品1包に水約500 mLを加えて，半量ぐらいまで煎じつめ，煎じかすを除き，煎液を3回に分けて食間に服用する。上記は大人の1日量である。 15才未満7才以上　大人の2/3，7才未満4才以上　大人の1/2，4才未満2才以上　大人の1/3，2才未満　大人の1/4以下を服用する。		
効能又は効果	体力虚弱で，ときに胃部に水がたまる感じのするものの次の諸症：慢性胃炎，腹痛		

[構成] 桂枝湯の中の生姜を乾姜に代え，半夏と茯苓を加えたものである。

| 原典・出典 | 虚労内傷，寒熱，嘔逆，吐血するを治す。（勿誤薬室方函口訣）

此方は小建中湯の變方にて其用廣し。古方家にては，小建中湯加茯苓を用ゆれども，此方の伍用が復に勝れり。（勿誤薬室方函口訣）

半夏　大棗　茯苓　芍藥　乾姜　甘草　桂枝

右七味　本無大棗，有大黄，今以茯苓代之，或加當歸，或加呉茱萸（勿誤薬室方函）

| 目標 | 虚証で，慢性に経過して，腹壁薄く緊張し，腹力なく，胃内停水があって，食後腹痛，呑酸，嘈囃，嘔気，嘔吐を発するもの[5]。

| 応用 | 身体虚弱なものの次の諸症

慢性胃炎，腹痛，胃拡張，胃潰瘍，十二指腸潰瘍[2]

胃痛，嘔吐を訴えるものには，呉茱萸，牡蛎を加えるとなおよい。

| 鑑別 | 共通点は，心下のつかえ，腹痛である。

▶ **柴胡桂枝湯**：本方よりやや実証で，腹壁厚く，弾力性があり，腹筋が拘攣し，棒状で季肋下が突っ張っていて胸腹に急痛，ときに上腹部に持続的に鈍痛がある。

▶ **半夏瀉心湯**：本方より実証で白苔があり，心下部がつかえ，硬く張って圧痛があり，腹が鳴って下痢する。（実熱の証）

| 備考 | 千金方を出典としているが，現在用いられているものは浅田家方である。

【253】K59　甲字湯（叢桂亭医事小言）

弱 ←――――――――――――――――→ 実
| 虚弱 | やや虚弱 | 中程度 | 比較的ある | 充実 |

成分及び分量又は本質	日本薬局方 〃 〃 〃 〃 〃 〃	ケイヒ ブクリョウ ボタンピ トウニン シャクヤク カンゾウ ショウキョウ	4.0 g 4.0 g 4.0 g 4.0 g 4.0 g 1.5 g 1.0 g
		全　量	22.5 g
製造方法	以上の切断又は破砕した生薬をとり，1包として製する。		
用法及び用量	本品1包に水約500 mLを加えて，半量ぐらいまで煎じつめ，煎かすを除き，煎液を3回に分けて食間に服用する。上記は大人の1日量である。 15才未満7才以上　大人の2/3，7才未満4才以上　大人の1/2，4才未満2才以上　大人の1/3，2才未満　大人の1/4以下を服用する。		
効能又は効果	比較的体力があり，ときに下腹部痛，肩こり，頭重，めまい，のぼせて足冷えなどを訴えるものの次の諸症：月経不順，月経異常，月経痛，更年期障害，血の道症，肩こり，めまい，頭重，打ち身（打撲症），しもやけ，しみ		

| 構成 | 桂枝茯苓丸に生姜，甘草を加えたものである。

| 原典・出典 | 瘀血を理するなり（原南陽・叢桂亭蔵方）

理瘀血方

茯苓一錢二分　桃核　芍藥各七分　牡丹皮四分　桂枝六分　甘草　生姜各二分

右七味，以水二合，煮取一合，分服

婦人爲病，屬瘀血者，什之八九，經閉，腰脊攣急引脚。新舊腹痛，或天氣陰晴頭痛頸強，發作有時，不係蟲積者皆屬于瘀血，外施鋒鍼，刺絡出血者，爲良，又治産後小便不利，水腫病屬瘀血者，有驗，或加附子，手足引痛之證，爲瘀血結滯之因，中風，偏枯，歷節風痛，癥瘕，疝痛，脹滿，麻木，冷痛，濕痺男女并通用，又加附子，或烏頭，有塊者，加鼈甲，腸癰加薏苡仁，膿既成者，更加大黃（叢桂亭医事小言・巻七，叢桂亭蔵方）

|目標|　比較的体力があり，時に下腹部痛，肩こり，頭重，めまい，のぼせ，足冷などを訴えるを目標とする。

|応用|　原南陽は，この方を腸癰（虫垂炎）の常用剤としている。

月経不順，月経異常，月経痛，更年期障害，血の道症，肩こり，めまい，頭重，打ち身（打撲症），しもやけ，しみに用いる。

また瘀血が原因で起こす，リウマチ，神経痛に用いる[15]。

|鑑別|　共通点は，駆瘀血剤であることである。

- ▶**桂枝茯苓丸，桂枝茯苓丸料**：本方とよく似て実証で赤ら顔，腹は充実していて，凝滞した瘀血性，炎症疼痛を去る作用あり。
- ▶**大黄牡丹皮湯**：実証で主として半身に緊張性の炎症，化膿症があり，腫脹激痛，発熱があって，便秘の傾向がある。
- ▶**桃核承気湯**：実熱の瘀血症で少腹に急結あり，上逆の甚だしいもの，血滞による瘀血症状としては，頭痛，耳鳴り，不眠，動悸，腹痛，上逆，精神不安，便秘，甚だしい時は譫語，狂状となり，全身灼熱感，腰脚の冷えやしびれなどがある。

|備考|　腸癰湯加芍薬（桂枝茯苓丸より桂枝・茯苓を去り，薏苡仁・瓜子を加える）を虫垂炎に頻用（浅田方）

【254】K60　香砂平胃散料（こうしゃへいいさんりょう）（万病回春）

弱←　　　　　　　　　　　　　　　　　　　　　　　　→実
| 虚　弱 | やや虚弱 | 中程度 | 比較的ある | 充　実 |

成分及び分量又は本質	日本薬局方	ソウジュツ	4.0 g
	〃	コウボク	3.0 g
	〃	チンピ	3.0 g
	〃	コウブシ	4.0 g
	〃	タイソウ	2.0 g
	〃	ショウキョウ	0.5 g
	〃	カンゾウ	1.0 g
	〃	シュクシャ	1.5 g
	〃	カッコウ	1.0 g
		全量	20.0 g
製造方法	以上の切断又は破砕した生薬をとり，1包として製する。		

用法及び用量	本品1包に水約500 mLを加えて，半量ぐらいまで煎じつめ，煎じかすを除き，煎液を3回に分けて食間に服用する。上記は大人の1日量である。 15才未満7才以上　大人の2/3，7才未満4才以上　大人の1/2，4才未満2才以上　大人の1/3，2才未満　大人の1/4以下を服用する。
効能又は効果	体力中等度で，食べ過ぎて胃がもたれる傾向のあるものの次の諸症：食欲異常，食欲不振，急・慢性胃炎，消化不良

構成　蒼朮は胃内の湿を燥かし，厚朴は湿を除き，気のうっ滞を散ずる。陳皮も気のうっ滞を巡らし，水毒を去る。甘草は胃の力を助け，ほかの3味の作用が過激でないように調節する[2]。

　　香附子は一切の気疾を主り，経を通行し，血を順らし，胎産百病を治す。（薬性提要）

　　縮砂は脾胃を和し，滞気を通じ，食を消し，胎を安んじ，嘔を止む。（薬性提要）

原典・出典　傷食を治す。肉食化せざるは山査・草果を加え，米粉麺食化せざるは神麹・麦芽を加え，生冷瓜果化せざるは乾姜・青皮を加え，飲食して傷らるるには黄連・乾葛・烏梅を加え，吐瀉止まざるには茯苓・半夏・烏梅を加えて枳実を去る。（万病回春・巻二）

　　飲食自倍者，脾胃両傷也

　　治傷食

　　枳實麸炒八分　木香五分　藿香八分　香附炒一錢　砂仁七分半　蒼朮米泔製炒一錢　陳皮一錢　甘草五分

　　右剉一劑，薑一片，水煎服（万病回春・巻二・節調飲食説）

目標　あまり虚証ではなく，脈，腹はそれほど軟弱ではなく，胃の消化わるく，宿食，停水が停滞して，心下部がつかえて膨満感があり，食後腹鳴がおこって，時に下痢するもので，胃に刺激を与えて，機能の亢進を図る[1,4]。逆に食欲の異常亢進のあるときもある。

応用　急性胃炎，慢性胃炎，消化不良，喘息，貧血症，胃腸虚弱症など（平胃散の応用）で，消化力の促進と食欲の調節に用いられる[4]。

鑑別　▶**安中散，安中散料**：胃痛，むねやけ
　　▶**柴胡桂枝湯**：心下痞硬，腹直筋緊張
　　▶**半夏瀉心湯**：心下痞硬，腹鳴

備考　原典とされる万病回春には枳実・木香あって厚朴・大棗がないので，本方の正確な出典とはいえない。なお本条の冒頭に「飲食自ら倍するは脾胃両(ふた)つながら傷らるるなり」とある。

【255】K61　香砂養胃湯（こうしゃよういとう）（万病回春）

弱 ←―――――――――→ 実
| 虚　弱 | やや虚弱 | 中程度 | 比較的ある | 充　実 |

成分及び分量又は本質	日本薬局方	ビャクジュツ	3.0 g
	〃	ブクリョウ	3.0 g
	〃	ソウジュツ	2.0 g
	〃	コウボク	2.0 g
	〃	チンピ	2.0 g
	〃	コウブシ	2.0 g
	〃	ショウズク	2.0 g
	〃	ニンジン	2.0 g
	〃	モッコウ	1.5 g
	〃	シュクシャ	1.5 g
	〃	カンゾウ	1.5 g
	〃	タイソウ	1.5 g
	〃	ショウキョウ	1.0 g
		全　量	25.0 g

製造方法	以上の切断又は破砕した生薬をとり，1包として製する。
用法及び用量	本品1包に水約500 mLを加えて，半量ぐらいまで煎じつめ，煎じかすを除き，煎液を3回に分けて食間に服用する。上記は大人の1日量である。 15才未満7才以上　大人の2/3，7才未満4才以上　大人の1/2，4才未満2才以上　大人の1/3，2才未満　大人の1/4以下を服用する。
効能又は効果	体力虚弱なものの次の諸症：胃弱，胃腸虚弱，慢性胃腸炎，食欲不振

構　成　平胃散と四君子湯の合方に，香附子・縮砂・木香・白豆蔻を加えた処方である。

原典・出典　脾胃和せず，飲食を思わず，口味を知らず，痞悶して舒びざるを治す。（万病回春・飲食傷門）

　　飲食不思，痞悶者，胃寒也

　　治脾胃不和，不思飲食，口不知味，痞悶不舒

　　香附炒　砂仁　蒼朮米泔製炒　厚朴薑汁炒　陳皮各八分　人參五分　白朮去蘆一錢　茯苓去皮八分　木香五分　白豆蔻去殻六分　甘草炙

　　右剉一劑，薑棗煎服（万病回春・巻二・飲食）

　　久瀉日夜五七行，胸冷え不食し，咽渇参苓白朮散効あらず，此の湯を用ひて奇効を得たり。老男心腹痛み，全く不食し，脈平和，薬を服して皆吐す。是れ脾胃の虚冷なり。此湯一貼にして吐止み五貼にして食進んで奇名を得たり。（医療衆方規矩）

目　標　慢性胃腸虚弱者が，食欲不振を主訴とする場合，一方において胃腸の元気を補いながら，一方において停滞している水毒および食毒を排除，消化し，それによって胃腸の機能を振興させることにより，食欲を進ませることを目標とする。補と瀉を兼ね，脈も腹状もわずかに軟弱なものに用いる[5]。

応　用　胃腸虚弱，虚冷あるものの食欲不振に応用する。

　　慢性胃弱，胃アトニー，胃拡張，慢性胃腸炎などに用いる。

鑑　別　共通点は胃腸が虚弱で，食欲不振がある。

- ▶香砂六君子湯：心下の痞塞強く，胃内停水あり，気鬱し，食欲不振，宿食あり，疲れやすく，貧血症で手足が冷えやすい。
- ▶平胃散，平胃散料：やや実証，胃内に食毒と水毒が停滞し，消化障害があって，心下痞満，食後腹鳴などがある[5]。

【256】K62　香砂六君子湯（内科摘要）

弱　←　　　　　　　　　　　　　　　→　実
| 虚弱 | やや虚弱 | 中程度 | 比較的ある | 充実 |

成分及び分量又は本質	日本薬局方	ニンジン	3.0 g
	〃	ビャクジュツ	3.0 g
	〃	ブクリョウ	3.0 g
	〃	ハンゲ	3.0 g
	〃	チンピ	2.0 g
	〃	コウブシ	2.0 g
	〃	タイソウ	1.5 g
	〃	ショウキョウ	0.5 g
	〃	カンゾウ	1.0 g
	〃	シュクシャ	1.0 g
	〃	カッコウ	1.0 g
		全量	21.0 g
製造方法	以上の切断又は破砕した生薬をとり，1包として製する。		
用法及び用量	本品1包に水約500 mLを加えて，半量ぐらいまで煎じつめ，煎じかすを除き，煎液を3回に分けて食間に服用する。上記は大人の1日量である。15才未満7才以上　大人の2/3，7才未満4才以上　大人の1/2，4才未満2才以上　大人の1/3，2才未満　大人の1/4以下を服用する。		
効能又は効果	体力中等度以下で，気分が沈みがちで頭が重く，胃腸が弱く，食欲がなく，みぞおちがつかえて疲れやすく，貧血性で手足が冷えやすいものの次の諸症：胃炎，胃腸虚弱，胃下垂，消化不良，食欲不振，胃痛，嘔吐		

構成　11味よりなり人参湯を基幹としている。四君子湯，六君子湯（鑑別の所にこの2薬方の説明あり）の加味方である。

六君子湯に香附子・縮砂・藿香を加える。
香附子は駆瘀血，発散，血の道症，産後神経症，月経不順。
縮砂は辛温，脾胃を和し，滞気を通じ，健胃消化，鎮吐，消化不良，腹痛，嘔吐下痢。
藿香は甘温中を和し，胃を開き嘔吐，食欲不振，胃腸病に[2]。
すなわち，3味ともに芳香健胃剤にして，胃腸の機能を調整，亢進する一方，気剤として働き，気のうっ滞を散じ，気分を軽くして精神を安定させる。

原典・出典　脾虚弱にして，宿食痰気をかね，飲食すすまず，嘔吐，悪心を治す。
（六君子湯）即四君子加陳皮，半夏
治脾胃虚弱，飲食少思，或久患瘧痢，若見内熱，或飲食難化作酸，乃属虚火，須加炮姜，其功甚速
（香砂六君子湯）即用六君子湯加香附，藿香，砂仁（内科摘要・巻上・各症方薬）

| 目標 | (1) 胃腸の弱いもので食欲がなく，みぞおちがつかえ疲れやすく，貧血で手足が冷える。
(2) 六君子湯の適応症に似て，慢性になった軽い腹痛のあるものや，気分重く憂鬱で，不安感があり，頭重，疲労性亢進，倦怠感などの神経症状を訴えるもの[4]。

| 応用 | 胃炎，胃アトニー，胃下垂，消化不良，食欲不振，胃痛，嘔吐[1]。

| 鑑別 | ▶ 人参湯，理中丸：やや虚しているもの。
▶ 半夏白朮天麻湯：胃腸症状は六君子湯に似ている。頭痛，めまい，足冷を訴えるもの。

【257】K63　香蘇散料（太平恵民和剤局方）

弱 ← 虚弱 | やや虚弱 | 中程度 | 比較的ある | 充実 → 実

| 成分及び分量又は本質 | 日本薬局方　コウブシ　　3.5 g
〃　　　　　ソヨウ　　　1.5 g
〃　　　　　チンピ　　　3.0 g
〃　　　　　カンゾウ　　1.0 g
〃　　　　　ショウキョウ 1.0 g
　　　　　　全　量　　 10.0 g |
| 製造方法 | 以上の切断又は破砕した生薬をとり，1包として製する。 |
| 用法及び用量 | 本品1包に水約500 mLを加えて，半量ぐらいまで煎じつめ，熱いうちに煎じかすを除き，煎液を3回に分けて食間に服用する。上記は大人の1日量である。
15才未満7才以上　大人の2/3，7才未満4才以上　大人の1/2，4才未満2才以上　大人の1/3，2才未満　大人の1/4以下を服用する。
本剤は必ず1日分ずつ煎じ，数日分をまとめて煎じないこと。 |
| 効能又は効果 | 体力虚弱で，神経過敏で気分がすぐれず胃腸の弱いものの次の諸症：かぜの初期，血の道症 |

【258】K63-①　香蘇散（太平恵民和剤局方）

弱 ← 虚弱 | やや虚弱 | 中程度 | 比較的ある | 充実 → 実

| 成分及び分量又は本質 | 日本薬局方　コウブシ　　2.1 g
〃　　　　　ソヨウ　　　0.9 g
〃　　　　　チンピ　　　1.8 g
〃　　　　　カンゾウ　　0.6 g
〃　　　　　ショウキョウ 0.6 g
　　　　　　全　量　　　6.0 g |
| 製造方法 | 以上の生薬をそれぞれ末とし，散剤の製法により製する。ただし，分包散剤とする。 |
| 用法及び用量 | 1回量を次のとおりとし，1日3回，食前又は空腹時に服用する。
大人（15才以上）1包2.0 g，15才未満7才以上　大人の2/3，7才未満4才以上　大人の1/2，4才未満2才以上　大人の1/3，2才未満　大人の1/4を服用する。 |
| 効能又は効果 | 体力虚弱で，神経過敏で気分がすぐれず胃腸の弱いものの次の諸症：かぜの初期，血の道症 |

|構成| 本方は香附子と蘇葉が主薬をなすので香蘇散と名づけたもので，蘇葉は発汗剤で皮膚の表面の邪気を発散する．兼ねて血行を良くし，軽く神経を興奮させる能力がある．

また特に魚肉中毒を治する働きがあるので魚肉中毒による蕁麻疹を治する．

香附子は諸のうっ滞を疎通して神経を正常の活動に導き，陳皮は健胃去痰の作用があり，同時に諸うつを散ずる．甘草は諸薬を中和し，兼ねて健胃の働きがある．

|原典・出典| 四時の瘟疫傷寒を治す．

陳皮貳兩不去白　香附子炒香去毛　紫蘇葉各肆兩　甘草炙壹兩

右爲麁末，每服參錢，水壹盞煎柒分，去滓熱服，不拘時候，日參服，若作細末，只服貳錢壹本作壹錢　入鹽點服（太平恵民和剤局方・巻二）

|目標| 気のうっ滞から食の停滞を兼ねた感冒，胃の具合が悪く，桂枝湯や葛根湯が胸につかえるかぜ引き，その他気うつ，食うつによる諸症に用いられる．

脈は多くは沈で，心下つかえ，肩こり・頭痛・めまい・耳鳴り・嘔気などあって，気をふさぐものを目標とする[13]．

|応用| 胃腸虚弱な人のかぜ，発熱の初期．

平素虚弱で神経痛，気分が憂鬱で胃が弱く，食欲不振，精神不安，頭痛のあるもの．魚肉中毒による発疹．

|鑑別| ▶桂枝加竜骨牡蛎湯：胸腹の動悸や発汗異常がある．
▶桂枝湯：発熱の初期に用いられ，脈も浮かんでいることが多いなどの点が異なる（表虚症）．
▶半夏厚朴湯：咽喉部の異常感がある．

【259】K64　厚朴生姜半夏人参甘草湯（傷寒論）
（こうぼくしょうきょうはんげにんじんかんぞうとう）

弱←　　　　　　　　　　　　　　　　　　　　　　→実
虚弱　やや虚弱　中程度　比較的ある　充実

成分及び分量又は本質	日本薬局方	コウボク	3.0 g
	〃	ショウキョウ	0.5 g
	〃	ハンゲ	4.0 g
	〃	ニンジン	2.0 g
	〃	カンゾウ	2.0 g
		全量	11.5 g
製造方法	以上の切断又は破砕した生薬をとり，1包として製する．		
用法及び用量	本品1包に水約500 mLを加えて，半量ぐらいまで煎じつめ，煎じかすを除き，煎液を3回に分けて食間に服用する．上記は大人の1日量である．15才未満7才以上　大人の2/3，7才未満4才以上　大人の1/2，4才未満2才以上　大人の1/3，2才未満　大人の1/4以下を服用する．		
効能又は効果	体力虚弱で，腹部膨満感のあるものの次の諸症：胃腸虚弱，嘔吐		

|構成| 半夏厚朴湯の茯苓・紫蘇葉を去り，甘草，人参を加えたものである．生姜はひねショウガを用いるとよいといわれている．

|原典・出典| 発汗後，腹脹満する者は，厚朴生姜半夏甘草人参湯之を主る。(傷寒論・太陽中)
　　厚朴半斤去皮炙　生薑半斤切　半夏半斤洗　人参一兩　甘草二兩炙
　　右五味以水一斗煮取三升去滓温服一升日三服

|目　標| 胸腹膨満感・心下痞満・嘔吐するものを目標とする。これは虚満であって実満ではなく，熱候なく，食欲衰え，脈は弦で遅く，腹部にガスと水の停留を認める。
　　胃の運動や胃液の分泌が極度に低下し，腹中にガスと水が停滞して，みぞおちや，腹が張って，食物がとれず，食べれば嘔吐し，大便も通じないもの[2,4,6]。
　　発汗の後，あるいは下痢の後，内が虚し，胃の気和せず，腹内気と水が留滞し腹部虚満，脹満を現したものに用いる。

|応　用| 胃腸カタル，胃下垂症，胃拡張[2,4]。

|鑑　別| ▶**桂枝加芍薬湯**：腹満，腹痛を伴うもの。
　▶**生姜瀉心湯**：嘔吐，噯気，呑酸，心下痞硬，腹鳴
　▶**半夏厚朴湯**：気剤，咽中物あり。

|備　考| 傷寒論では厚朴生姜甘草半夏人参湯となっている。

【260】K65　五虎湯（ごことう）（万病回春）

弱←　　　　　　　　　　　　　　　　　　　→実
| 虚　弱 | やや虚弱 | 中程度 | 比較的ある | 充　実 |

成分及び分量又は本質	日本薬局方	マオウ	4.0 g
	〃	キョウニン	4.0 g
	〃	セッコウ	10.0 g
	〃	カンゾウ	2.0 g
	〃	ソウハクヒ	3.0 g
		全　量	23.0 g
製造方法	以上の切断又は破砕した生薬をとり，1包として製する。		
用法及び用量	本品1包に水約500 mLを加えて，半量ぐらいまで煎じつめ，煎じかすを除き，煎液を3回に分けて食間に服用する。上記は大人の1日量である。 15才未満7才以上　大人の2/3，7才未満4才以上　大人の1/2，4才未満2才以上　大人の1/3，2才未満　大人の1/4以下を服用する。		
効能又は効果	体力中等度以上で，せきが強くでるものの次の諸症：せき，気管支ぜんそく，気管支炎，小児ぜんそく，感冒，痔の痛み		

|構　成| 麻杏甘石湯に桑白皮を加えたもの。石膏は清熱剤で，麻黄・杏仁と協力して，熱を解し，喘咳を治す。麻黄・杏仁は血行を盛んにし，水分の停滞を疎通し，喘咳を治す。甘草は諸薬を調和し，薬効を助け，痙を緩和す。桑白皮は水分の代謝を促し，利尿の効あり，麻黄・杏仁の作用を強める。

|原典・出典| 傷寒喘急者。宜發表也
　　治傷寒喘急
　　麻黄三錢　杏仁去皮尖炒三錢　石膏五錢　甘草一錢　細茶一撮　桑白皮一錢

有痰加二陳湯

右剉一劑，生薑三片，葱白三根，煎熱服（万病回春・巻二）

麻杏甘石湯の変方にて喘急を治す。（方函口訣）

|目 標| 咽喉不利，咽塞して痰の喀出困難，喘鳴甚し。小児喘息，気管支喘息，気管支炎のような笛声，喘鳴あるもの。感冒咳嗽にもよし[6]。

|応 用| 気管支喘息，気管支炎，小児喘息，喘鳴の激しいもの。

麻杏甘石湯に桑白皮を加えたもので，麻黄湯の桂枝の代わりに石膏，越婢湯の生姜，大棗の代わりに杏仁が入ったとみてよい。

麻黄が主薬で表裏に熱候がなく，熱があるのは上焦すなわち肺である。

経絡の肺経と大腸経の陰陽の関係から痔疾患の方途も考えられる[6]。

|鑑 別| ▶麻杏甘石湯：ほぼ同じに使われるが麻杏甘石湯が頓服として使われるのに対し，五虎湯はやや長服して体質から改善する使い方をする。
▶桂枝二越婢一湯：発熱悪寒，熱多寒少。
▶桂枝二麻黄一湯：形瘧（マラリアのように悪寒と発熱を1日のうちに繰り返す）の状に以て一日再発する。寒熱交々起こり胸脇苦満がない。

【261】K66　牛膝散料（婦人良方）

弱 ←　　　　　　　　　　　　　　　　→ 実
虚弱　やや虚弱　中程度　比較的ある　充実

成分及び分量又は本質	日本薬局方	ゴシツ	3.0 g
	〃	ケイヒ	3.0 g
	〃	シャクヤク	3.0 g
	〃	トウニン	3.0 g
	〃	トウキ	3.0 g
	〃	ボタンピ	3.0 g
	〃	エンゴサク	3.0 g
	〃	モッコウ	1.0 g
		全　量	22.0 g
製 造 方 法	以上の切断又は破砕した生薬をとり，1包として製する。		
用法及び用量	本品1包に水約500 mLを加えて，半量ぐらいまで煎じつめ，煎じかすを除き，煎液を3回に分けて食間に服用する。上記は大人の1日量である。 15才未満7才以上　大人の2/3，7才未満4才以上　大人の1/2，4才未満2才以上大人の1/3，2才未満　大人の1/4以下を服用する。		
効能又は効果	比較的体力があるものの次の諸症：月経困難，月経不順，月経痛		

|構 成| 桂枝茯苓丸と四物湯の合方から，茯苓・地黄・川芎を去り，延胡索・木通・牛膝を加えたものである。

|原典・出典| これも臍腹作痛と云うが目的なり。経水二三月或は四五月閉め臍のぐるりにて痛み，或は腰，或は心胸へさされる様な痛みを現わす者あるなり。

しかれどもそれは兼証にて主の目的は臍腹なり。それより借り用いて産後，悪露滞りて痛み

をなす者に用う。(稿本方輿輗・閉経)
　　牛膝一兩　桂心　赤芍藥　桃仁　延胡索　當歸　牡丹皮　川芎　木香各三分
　　右爲末，毎服方寸匕，温酒調下，食前 (婦人良方・巻一)

|目標| 経血少なくて，しかも下腹部に瘀血があり，臍を中心に，疼痛甚だしく，あるいは下腹や腰に引きつり痛み，時に胸部までも痛むというものを目標とする[1]。

|応用| 比較的体力があるものの次の諸症に用いる。
　　月経困難，月経不順，月経痛，経血が少ないものの生理痛。

|鑑別| 共通点は生理痛である。
　▶折衝飲：牛膝散の木香を去り，川芎，紅花を加えたもので，子宮付属器炎が原因で起こる下腹部痛，生理痛で，帯下を伴うものに用いる。

【262】K67　五積散(ごしゃくさん)（太平恵民和剤局方）

弱 ←――――――――――――→ 実
| 虚弱 | やや虚弱 | 中程度 | 比較的ある | 充実 |

成分及び分量又は本質	日本薬局方	ブクリョウ	2.0 g
	〃	ビャクジュツ	3.0 g
	〃	チンピ	2.0 g
	〃	ハンゲ	2.0 g
	〃	トウキ	2.0 g
	〃	シャクヤク	1.0 g
	〃	センキュウ	1.0 g
	〃	コウボク	1.0 g
	〃	ビャクシ	1.0 g
	〃	キジツ	1.0 g
	〃	キキョウ	1.0 g
	〃	ショウキョウ	1.3 g
	〃	ケイヒ	1.0 g
	〃	マオウ	1.0 g
	〃	タイソウ	1.0 g
	〃	カンゾウ	1.0 g
		全　量	22.3 g
製造方法	以上の切断又は破砕した生薬をとり，1包として製する。		
用法及び用量	本品1包に水約500 mLを加えて，半量ぐらいまで煎じつめ，煎じかすを除き，煎液を3回に分けて食間に服用する。上記は大人の1日量である。15才未満7才以上　大人の2/3，7才未満4才以上　大人の1/2，4才未満2才以上大人の1/3，2才未満　大人の1/4以下を服用する。		
効能又は効果	体力中等度又はやや虚弱で，冷えがあるものの次の諸症：胃腸炎，腰痛，神経痛，関節痛，月経痛，頭痛，更年期障害，感冒		

|構成| 本方中の白朮・陳皮・厚朴・甘草はすなわち平胃散で，飲食の停滞を散じ，半夏・茯苓・陳皮・甘草はすなわち二陳湯で，枳殻とともに胃内停水，痰飲を去る。当帰・芍薬・川芎はすなわち四物湯去地黄で，血行を良くし貧血を補い，桂枝・乾姜・麻黄・白芷・桔梗は寒冷を温

め風邪を発散し，血行を良くする。
　薬味は複雑であるが，二陳湯，平胃散，四物湯，桂枝湯，続命湯，半夏厚朴湯等の意味を備えていて，気，血，痰，寒，食の停積を治し，それらによって起こった諸病に応用される。

|原典・出典|　中を調え，気を順らし，風冷を除き，痰飲を化す。脾胃宿冷，腹脇脹痛，胸隔停痰，嘔逆悪心，或は外風寒に感じ，内生冷に傷られ，心腹痞悶，頭目昏痛，肩背拘急，肢体怠惰，寒熱往来，飲食進まざるを治す。及び婦人血気調わず，心腹撮痛（つまむような痛み）経候勻(ひと)しからず（月経不順）或は閉じて通せず，並びに宜しく之を服すべし。（太平恵民和剤局方）

　陳橘皮去白　枳殻去穣麩炒　麻黄去根節各陸両　白芍薬　川芎　當歸去蘆洗　甘草炙剉　茯苓去皮　半夏湯洗柒次　肉桂去麁皮　白芷各参両　厚朴去麁皮薑製　乾薑炮各肆両　桔梗去蘆頭拾貳両　蒼朮米泔侵浄洗去皮貳拾肆両（太平恵民和剤局方・巻二）

|目　標|　体質的には肝と脾の虚弱のものが，寒と湿とに損傷されて起こる諸病に用いる。
　顔色はやや貧血気味で，上半身に熱感があって下半身が冷え，腰・股・下腹部などが冷え痛み，脈は一般に沈んでいて，腹は多くが軟らかいが，時に心下部の堅く張っているものもある[2]。
　津田玄仙は，この方を用いる目標として，腰冷痛・腰股攣急・上熱下冷・小腹痛の4つの症を挙げている。必ずしもそれと限定しにくいものである[2]。

|応　用|　慢性に経過し，症状の激しくない次の諸病：胃腸炎，腹痛，神経痛，関節痛，月経痛，頭痛，冷え症，更年期障害，感冒

|鑑　別|　▶加味逍遙散，**加味逍遙散料**：上熱下冷，胃症状，生理障害や更年期障害などの点で似るが，腹痛，腰痛などの症状が少なく，神経症状が著明である点が異なる[1,2,4]。
▶**桃核承気湯**：のぼせと下半身の冷え，腰痛，関節痛，月経痛などの点が似るが，瘀血性の炎症や便秘，興奮性の神経症状などが異なる。
▶**当帰四逆湯**：冷え症に用うる点は似るが，裏寒にて四肢が厥寒し，腹張満・腹鳴して下痢するなどの点が異なる。
▶**八味地黄丸**，**八味地黄丸料**：足腰の冷えと痛みに用うる点は似るが，口渇，夜間の頻尿，手足の煩熱，下脚の麻痺などの点が異なる。
▶**平胃散**，**平胃散料**：胃の消化が悪く，宿食停水して，心下部がつかえて膨満感があるものに用いるが，ほかの症状は少ない。

【263】K68　牛車腎気丸料（ごしゃじんきがんりょう）（済生方）

弱 ←——————————————→ 実
| 虚弱 | やや虚弱 | 中程度 | 比較的ある | 充実 |

成分及び分量又は本質	日本薬局方	ジオウ	6.0 g
	〃	サンシュユ	3.0 g
	〃	サンヤク	3.0 g
	〃	タクシャ	3.0 g
	〃	ブクリョウ	3.0 g
	〃	ボタンピ	3.0 g
	〃	ケイヒ	1.0 g
	〃	ゴシツ	3.0 g
	〃	シャゼンシ	3.0 g
	〃	ブシ	0.5 g
		全量	28.5 g
製造方法	以上の切断又は破砕した生薬をとり，1包として製する。		
用法及び用量	本品1包に水約500 mLを加えて，半量ぐらいまで煎じつめ，煎じかすを除き，煎液を3回に分けて食間に服用する。上記は大人の1日量である。 15才未満7才以上　大人の2/3，7才未満4才以上　大人の1/2，4才未満2才以上大人の1/3，2才未満　大人の1/4以下を服用する。		
効能又は効果	体力中等度以下で，疲れやすくて，四肢が冷えやすく尿量減少し，むくみがあり，ときに口渇があるものの次の諸症：下肢痛，腰痛，しびれ，高齢者のかすみ目，かゆみ，排尿困難，頻尿，むくみ，高血圧に伴う随伴症状の改善（肩こり，頭重，耳鳴り）		

構成　地黄と牡丹皮は循環障害（血証）に，沢瀉と茯苓は水分代謝障害（水証）に，山薬・山茱萸は下虚に，桂枝は気剤で茯苓とともに気動短気を治し，地黄とともに血行を促す。附子は虚寒の証を温補する。（竜野：漢方入門講座）

　牛膝は肝腎を補い，筋骨を強め，諸薬を引き下行し悪血を散ず。（薬性提要）

　車前子は水を行らしめ熱を瀉し，血を涼し，精を固む。（薬性提要）

原典・出典　厳氏済生方・巻五・水腫論治に「腎虚の腰重く脚腫れ，小便不利するを治す」

　治腎虚，腰重脚腫，小便不利

　附子炮二兩　白茯苓去皮　澤瀉　山茱萸取肉　山藥炒　車前子酒蒸　牡丹皮去木各一兩　官桂不見火　川牛膝去芦酒浸　熟地黄各半兩

　右爲細末，煉蜜爲圓，如梧桐子大，毎服柒拾圓，空心，米飮下（済生方・巻五）

目標　八味丸証に準じ，腰が重く，下肢の力が抜けて浮腫を生じたもので，八味丸証に比べて利尿減少と浮腫が甚だしいものを目標とする[4]。

応用　（八味丸に準ずるもので，八味丸の応用の一例を挙げる）

　老人性腰痛，ぎっくり腰，高血圧症，動脈硬化症，脳溢血後遺症，腎硬化症，前立腺肥大，慢性胃炎，膀胱炎，腎臓結石，糖尿病，勃起不全，夜尿症，産後の尿閉，脚気，婦人病，帯下など[4]。

鑑別　▶**小建中湯**：小便の回数，量ともに多い，腹壁薄く，上腹部腹直筋の緊張著明。中焦の虚労

- ▶ 猪苓湯：熱があり汗が出て渇して小便不利，排尿痛を伴う。
- ▶ 苓姜朮甘湯：腰の冷え甚だしく，水のような尿が多量に出る。

| 備考 | 原典では，地黄は熟地黄となっている。 |

【264】K69　呉茱萸湯（傷寒論，金匱要略）

弱 ──────────────────→ 実
虚弱 ｜ やや虚弱 ｜ 中程度 ｜ 比較的ある ｜ 充実

成分及び分量又は本質	日本薬局方	ゴシュユ	4.0 g
	〃	ニンジン	3.0 g
	〃	タイソウ	3.0 g
	〃	ショウキョウ	2.0 g
		全　量	12.0 g
製造方法	以上の切断又は破砕した生薬をとり，1包として製する。		
用法及び用量	本品1包に水約500 mLを加えて，半量ぐらいまで煎じつめ，煎じかすを除き，煎液を3回に分けて食間に服用する。上記は大人の1日量である。15才未満7才以上　大人の2/3，7才未満4才以上　大人の1/2，4才未満2才以上　大人の1/3，2才未満　大人の1/4以下を服用する。		
効能又は効果	体力中等度以下で，手足が冷えて肩がこり，ときにみぞおちが膨満するものの次の諸症：頭痛，頭痛に伴うはきけ・嘔吐，しゃっくり		

| 構成 | 本方は呉茱萸・人参・大棗・生姜の4味からなり，呉茱萸の味は辛く，温める力があり，寒えた水をおい，気の上衝するのを降下させる作用がある。生姜は人参を助けて裏の寒水を温め巡らし，上衝の気を鎮静する。人参は心下痞を治し，裏の虚を補い体力をつける。大棗は胸隔部の虚を補い，気の満を治す[2]。 |

| 原典・出典 | 穀を食して，嘔せんと欲するものは陽明に属す，呉茱萸これを主る。（傷寒論・陽名病）

少陰病，吐利し，手足逆冷，煩躁して死せんとするものは呉茱萸湯これを主る。（傷寒論・少陰病）

乾嘔して，涎沫を吐し，頭痛する者は茱萸湯これを主る。（金匱要略・嘔吐病），（傷寒論・厥陰病）

嘔して胸満するものは茱萸湯これを主る。（金匱要略・嘔吐病）

呉茱萸一斗洗　人參三兩　生薑六兩切　大棗十二枚擘
右四味以水七升煮取二升去滓温服七合日三服 |

| 目標 | 裏に寒があり，胃に寒水があって，気の動揺激しく，興奮状態を呈するものに用いる。虚証で，冷え症・嘔吐・頭痛・煩躁などを主症とし，今にも死にそうだと訴える。心下部の圧重感・涎沫を吐し，下痢などがあり，脈は沈細遅・心下部やや膨満し，あるいは陥没し，胃内停水・拍水音のあることがある[2]。 |

| 応用 | 寒飲が上下に動いて，吐いたり下したり，煩躁して，重症の状を呈するものに用いる。虚証で冷え症のものに起こる。 |

本方は主として（1）急に頭痛と嘔吐と煩躁するもの，（2）片頭痛で，発作時は目くらみ，手足厥冷し，冷や汗が出て，脈沈遅のもの，（3）嘔吐の癖のあるもの，（4）涎沫を吐く癖のあるもの，（5）食中毒ののち嘔気乾嘔のやまないもの，（6）回虫症で嘔吐し，涎沫を吐くもの，（7）胃酸過多症で，呑酸・頭痛・嘔吐のあるもの，（8）尿毒症で嘔吐・煩躁するもの，（9）子癇で嘔吐・煩躁するもの，（10）吃逆，（11）脚気衝心，（12）慢性頭痛，発作的に頭痛・嘔吐・めまいを起こすもの，（13）その他虚脱・昏倒・脳腫瘍・薬物中毒などに応用される[2]。

鑑別 ▶小青竜湯，人参湯，理中丸，甘草乾姜湯：涎沫を吐する場合は胃寒で，小青竜湯，人参湯，甘草乾姜湯がある。小青竜湯は表熱症状，人参湯には心下痞硬があり，甘草乾姜湯には頭痛は少ない。

▶五苓散，五苓散料：頭痛，嘔吐，煩躁を訴える場合，五苓散がよく似るが，五苓散には冷えの症状はない（陽証）が呉茱萸湯は冷え（陰証）である。

【265】K70　五物解毒散料（ごもつげどくさんりょう）（校正方輿輗）

弱←　　　　　　　　　　　　　　　　　　　　→実
| 虚弱 | やや虚弱 | 中程度 | 比較的ある | 充実 |

成分及び分量又は本質	日本薬局方	センキュウ	5.0 g
	〃	ジュウヤク	2.0 g
	〃	ケイガイ	1.5 g
	〃	ダイオウ	1.0 g
	局外生規	キンギンカ	2.0 g
		全　量	11.5 g

製造方法	以上の切断又は破砕した生薬をとり，1包として製する。
用法及び用量	本品1包に水約500 mLを加えて，半量ぐらいまで煎じつめ，煎じかすを除き，煎液を3回に分けて食間に服用する。上記は大人の1日量である。 15才未満7才以上　大人の2/3，7才未満4才以上　大人の1/2，4才未満2才以上大人の1/3，2才未満　大人の1/4以下を服用する。
効能又は効果	体力中等度以上のものの次の諸症：かゆみ，湿疹・皮膚炎

構成　魚鯉湯（十薬・金銀花・川芎・大黄）に荊芥を加えたものである[1]。

主薬の十薬は辛く微温にして熱毒，癰腫（おでき），痔，脱肛の毒を発散（李時珍）する。川芎は気血を巡らし，血を補い毒を解し虚を補う。荊芥は発毒剤とし金銀花は体力をつけながら諸毒を解し熱を散する。大黄は胃腸中の諸毒を体外へ下し，血中の邪熱，便中に排泄する。

原典・出典　話法であるが原方は仙遺糧湯（治湯梅風毒の薬方）に始まり捜風解毒湯より魚鯉湯となり之に主薬の十薬が入り経験方となる。

魚鯉湯

魚鯉草五分　金銀花七分　川芎三分　大黄二分

右四味以水二合煮取一合

此方は一通の解毒の剤也凡黴瘡にて格別の証候なきときは此方にておしてよき也何そ制せねはならぬ事あれはそれそれの方を用いれちに不然ときは此方おす也凡解毒の剤華方にて捜風解毒を始として和方にもいろいろあれとも此方純粋にして効あり故に解毒の剤じゃ此一方にてか

たつけてよきほどのもの也此の上に荊芥を入て五物解毒湯と云也（稲本方輿輗・巻六・癰瘡）

目標 体内にある諸毒が皮膚に現れ、または麻疹など治った体表へ小発疹湿疹など繰り返し出てかゆい。

応用 脱肛のような虚証の痔以外の痔に大黄を加減して用いる。

鑑別 皮膚疾患より見たとき。
- ▶桂枝茯苓丸, 桂枝茯苓丸料：丘疹状紅暈を帯び瘀血体質。
- ▶桂麻各半湯：熱気あり、初発が発疹かゆみ強い。
- ▶香蘇散, 香蘇散料：蕁麻疹様発疹のぼせ、かゆみを伴う。魚毒中毒によい。
- ▶五苓散, 五苓散料：発疹は小疱疹色うす赤、かゆみが少ない。
- ▶三物黄芩湯：皮膚枯燥、手足煩熱
- ▶消風散, 消風散料：発赤分泌物多く、完成結痂性にして暑さ熱により悪化。
- ▶升麻葛根湯：発熱、口腔粘膜発赤、赤斑、咳嗽、食欲不振、発疹の色は赤く大きさは針頭大、エンドウ大が頭部口内より全身へ。
- ▶十味敗毒湯：滲出液多い、炎症目立つ、かゆみも同じく強い。

【266】K71　五淋散料（太平恵民和剤局方）

弱←　　　　　　　　　　　　　　→実
| 虚弱 | やや虚弱 | 中程度 | 比較的ある | 充実 |

成分及び分量又は本質	日本薬局方 〃 〃 〃 〃 〃	ブクリョウ トウキ オウゴン カンゾウ シャクヤク サンシシ 全量	5.0 g 3.0 g 3.0 g 2.0 g 2.0 g 2.0 g 17.0 g
製造方法	以上の切断又は破砕した生薬をとり、1包として製する。		
用法及び用量	本品1包に水約500 mLを加えて、半量ぐらいまで煎じつめ、煎じかすを除き、煎液を3回に分けて食間に服用する。上記は大人の1日量である。15才未満7才以上　大人の2/3、7才未満4才以上　大人の1/2、4才未満2才以上　大人の1/3、2才未満　大人の1/4以下を服用する。		
効能又は効果	体力中等度のものの次の諸症：頻尿、排尿痛、残尿感、尿のにごり		

構成 本方を構成する生薬と薬物作用は以下の通りである。
　①利尿：茯苓・山梔子
　②消炎：山梔子・黄芩
　③解熱：黄芩
　④鎮痛：当帰・甘草・芍薬
　⑤補血：当帰
　本方は特に尿道膀胱に作用し、利尿、消炎・解熱の効果があり、鎮痛・補血も兼ねる。

|原典・出典| 肺気不足して，膀胱に熱有り，水道通ぜず，淋瀝して出でず，或は尿豆汁の如く，或は砂石の如く，或は冷淋膏の如く，或は熱淋尿血するは並に皆之を治す。

　　　赤茯苓陸兩　當歸去蘆　甘草生用各伍兩　山梔子仁　赤芍藥去蘆剉各貳拾兩

　　　右爲細末，每服貳錢，水壹盞，煎至捌分，空心食前服（万病回春・巻四）

　　　和剤局方の五淋散は黄芩が入っていない5味のもので薬局製剤の五淋散は万病回春を出典としている。

|目　標| 尿が出にくく，淋瀝するもの，尿は混濁したり，血尿や膿尿が出たりするものを目標とする[4]。

|応　用| （1）尿道炎・膀胱炎・膀胱結石。淋疾・虫垂炎などに応用される[2]。
（2）前条のほか，衰弱などによる排尿異常[4]。
（3）膀胱炎のみならず，男子では前立腺炎や，女子では，膣炎，子宮内膜炎，頸管カタール，卵管炎，卵管周囲炎，骨盤腹膜炎，虫垂炎，にも用いる（山本巖）。

|鑑　別| ▶加味逍遙散，**加味逍遙散料**：神経性頻尿，下腹膨満・淋瀝，貧血（和剤局方）
▶**清心蓮子飲**：上盛下虚（頻尿・濁尿・遺尿・残尿感など）（和剤局方）
▶**猪苓湯**：裏熱による口渇，心煩，不眠，尿不利および湿熱症。五淋散は冷えによる淋瀝，濁尿が目標（傷寒論）
▶**当帰建中湯**：主として膀胱結石・尿管結石などの閉塞排除に適する（金匱要略）
▶**八味地黄丸，八味地黄丸料**：強い疲労，倦怠感，腰脚の弱化，手足の冷え，悪冷をおそれる。夜間多尿，臍下不仁など，五淋散の目標にはそのような症状がない（金匱要略）
▶**竜胆瀉肝湯**：肝経に実火があって，下焦に肝経の湿熱が下注する病態で，小便淋濁は主治の中の一症例にすぎない（薛氏十六種，万病回春）
▶**八正散**：燥が主で，燥と（実）熱である。五淋散は排尿異常だけ（和剤局方）

【267】K72 五苓散料（傷寒論，金匱要略）

弱 ← 虚弱　やや虚弱　**中程度**　比較的ある　充実 → 実

成分及び分量又は本質	日本薬局方	チョレイ	3.0 g
	〃	ブクリョウ	4.0 g
	〃	タクシャ	4.0 g
	〃	ケイヒ	2.5 g
	〃	ビャクジュツ	3.0 g
		全　量	16.5 g
製造方法	以上の切断又は破砕した生薬をとり，1包として製する。		
用法及び用量	本品1包に水約500 mLを加えて，半量ぐらいまで煎じつめ，煎じかすを除き，煎液を3回に分けて食間に服用する。上記は大人の1日量である。15才未満7才以上　大人の2/3，7才未満4才以上　大人の1/2，4才未満2才以上　大人の1/3，2才未満　大人の1/4以下を服用する。		

効能又は効果	体力に関わらず使用でき，のどが渇いて尿量が少ないもので，めまい，はきけ，嘔吐，腹痛，頭痛，むくみなどのいずれかを伴う次の諸症：水様性下痢，急性胃腸炎（しぶり腹のものには使用しないこと），暑気あたり，頭痛，むくみ，二日酔

【268】K72-① 五苓散（ごれいさん）（傷寒論，金匱要略）

弱 ← 虚弱 | やや虚弱 | 中程度 | 比較的ある | 充実 → 実

成分及び分量又は本質	日本薬局方	チョレイ末	1.1 g
	〃	ブクリョウ末	1.1 g
	〃	タクシャ末	1.9 g
	〃	ケイヒ末	0.8 g
	〃	ビャクジュツ末	1.1 g
		全　量	6.0 g
製造方法	以上をとり，散剤の製法により製し，3包とする。		
用法及び用量	大人1日3回1包宛，食前又は空腹時に服用する。15才未満7才以上　大人の2/3，7才未満4才以上　大人の1/2，4才未満2才以上　大人の1/3，2才未満　大人の1/4以下を服用する。		
効能又は効果	体力に関わらず使用でき，のどが渇いて尿量が少ないもので，めまい，はきけ，嘔吐，腹痛，頭痛，むくみなどのいずれかを伴う次の諸症：水様性下痢，急性胃腸炎（しぶり腹のものには使用しないこと），暑気あたり，頭痛，むくみ，二日酔		

構成　本方の沢瀉・猪苓・茯苓・朮はどれも体液の調整剤で，胃腸内の停水を去り，利尿を良くして浮腫を去る。沢瀉・猪苓は口渇を治し，茯苓とともに鎮静の効があり，桂枝は表熱を去り，気の上衝を直し，他薬の利尿の効を助ける[1]。

　五苓散は胃内その他の体腔管外の水を血中に送り，血液は潤って口渇はやみ，血液が潤うため自然に尿利がつき，煩躁もやんで眠れるようになるものと解釈される[2]。

原典・出典　太陽病，汗を発して後，大いに汗出で胃中乾き，煩躁眠るを得ず，水を飲まんと欲する者は，少々与えてこれを飲ましめ，胃気をして和せしむれば癒ゆ。もし脈浮，小便不利，微熱，消渇する者は五苓散これを主る。（傷寒論・太陽病中）

　発汗已って脈浮数煩渇するもの五苓散これを主る。（傷寒論・太陽病中）

　中風，発熱六七日解せずして煩し，表裏の證有り，渇して水を飲まんと欲し，水入れば即ち吐する者を名づけて水逆という。五苓散これを主る。（傷寒論・太陽病中）（金匱要略・消渇論）

　もし痩人，臍下に悸あり，涎沫を吐して癲眩するは，これ水なり，五苓散これを主る。（金匱要略・痰飲病）

　病陽に在りまさに汗を以って之れを解するに応ずるを反って冷水を以って之に潠ぎ若し之れに潅げば，其の熱却けられていよいよ，ますます煩し肉上粟起す。意は水を飲まんと欲して反って渇せざる者は文蛤散を服す。若し差えざるものは五苓散を与う。（傷寒論・太陽病下）

　霍乱頭痛発熱身疼痛熱多く水を飲まんと欲するものは五苓散之を主る。（傷寒論・霍乱病）

　仮令痩人臍下有悸吐涎沫而癲眩此水也五苓散主之（金匱要略・痰飲咳嗽）

　脈浮小便不利微熱消渇者宜利小便発汗五苓散主之（金匱要略・消渇小便利淋）

渇欲飲水水入則吐者名曰水逆五苓散主之（金匱要略・消渇小便利淋）
猪苓十八銖去皮　沢瀉一両六銖　茯苓十八銖　桂枝半両去皮　白朮十八銖
右五味為末以白飲和服方寸匕日三服多飲暖水汗出癒

|目標| 口渇，尿利減少，嘔吐または吐き気，水瀉性下痢，頭痛，めまい，浮腫などを目標とする。本方の適用する嘔吐は，激しい口渇に応じて飲んだ水を，まもなく全部吐き出し，ほとんど苦痛を感じない（水逆の嘔吐）。

|応用| 本方は主として（1）水逆の病，（2）急性胃腸炎，（3）胃拡張，胃アトニー症，胃下垂症，留飲症，（4）糖尿病，（5）船酔い，（6）急性・慢性腎炎，ネフローゼ，浮腫，（7）急性膀胱炎，（8）尿毒症などによく用いられ，また，（9）てんかん，（10）陰のう水腫，（加車前子，木通），（11）結膜炎，（12）皮膚水泡，（13）日射病，（14）頭痛，（15）三叉神経痛，（16）膀胱直腸瘻，（17）脱毛症，（18）夜盲症，（19）ヘルニア（加牡丹皮，防風），（20）痰喘煩躁して眠らないもの（加阿膠），（21）舌病，（22）二日酔い，（23）メニエール症候群，（24）疝気（腰痛には加小茴香）など広範な雑病にまで応用される[2]。

|鑑別| ▶ **猪苓湯**：排尿異常，尿路の炎症あって嘔吐はない。
▶ **八味地黄丸，八味地黄丸料**：尿利減少，下腹部の知覚麻痺，消化器に障害のないもの。
▶ **白虎加人参湯**：陽明病で煩渇がひどく，水を多く飲む。
▶ **茯苓沢瀉湯**：食後しばらくして嘔吐し，口渇があり，尿利減少。
▶ **苓桂朮甘湯**：心下逆満，胸脇支満，気の上衝によるめまい，心悸亢進，動揺感。

|備考| 原典では，重湯に和して服用し，その後多めのお湯を飲み，汗を出させることとなっている。

【269】K73　柴陷湯（さいかんとう）（医学入門）

弱 ←　　　　　　　　　　　　　　　　　　　→ 実
| 虚弱 | やや虚弱 | 中程度 | 比較的ある | 充実 |

成分及び分量又は本質	日本薬局方	サイコ	7.0 g
	〃	ハンゲ	5.0 g
	〃	オウゴン	3.0 g
	〃	タイソウ	3.0 g
	〃	ニンジン	3.0 g
	〃	カンゾウ	2.0 g
	〃	ショウキョウ	1.0 g
	〃	オウレン	1.5 g
	局外生規	カロニン	3.0 g
		全量	28.5 g
製造方法	以上の切断又は破砕した生薬をとり，1包として製する。		
用法及び用量	本品1包に水約500 mLを加えて，半量ぐらいまで煎じつめ，煎じかすを除き，煎液を3回に分けて食間に服用する。上記は大人の1日量である。 15才未満7才以上　大人の2/3，7才未満4才以上　大人の1/2，4才未満2才以上　大人の1/3，2才未満　大人の1/4以下を服用する。		

効能又は効果	体力中等度以上で，ときに脇腹（腹）からみぞおちあたりにかけて苦しく，食欲不振で口が苦く，舌に白苔がつき，強いせきが出てたんが切れにくく，ときに胸痛があるものの次の諸症：せき，胸痛，気管支炎

構 成　小柴胡湯と小陥胸湯の合方である。すなわち，小柴胡湯に黄連と栝楼仁を加えたものである。

原典・出典　傷寒五六日，中風，往来寒熱，胸脇苦満，黙々として飲食を欲せず，心煩喜嘔し，あるいは胸中煩して嘔せず，あるいは渇し，あるいは腹中痛み，あるいは脇下痞鞕し，あるいは心下悸し，小便利せず，あるいは渇せず，身に微熱あり，あるいは咳するものは小柴胡湯これを主る。（傷寒論・太陽病中）

　　柴胡半斤　黄芩三兩　人参三兩　甘草三兩炙　半夏半升洗　生薑三兩切　大棗十二枚擘
　　右七味以水一斗二升煮取六升去滓再煎取三升去滓分温三服

　　小結胸の病は，正に心下にありて，之を按ずれば則ち痛む。脈浮滑なる者は小陥胸湯之を主る（傷寒論・太陽病下）

　　黄連一兩　半夏半升洗　栝蔞実大者一箇
　　右三味以水六升先煮栝蔞取三升去滓内諸薬煮取二升去滓分温三服

目 標　小柴胡湯の証に準じ，咳がひどく，かつ心下部痛むものに用いる。
　　小柴胡湯単独より消炎鎮痛の力がある。胸脇部の充満感，圧迫感と咳が出るときや，呼吸を深くしたとき，胸が痛み痰が切れにくいなどを特徴とする[4]。

応 用　咳，咳による胸痛，肋間神経痛，亀背，亀胸

鑑 別　▶小青竜湯：薄くて多量の泡沫状の痰や鼻水を伴う咳嗽で乾嘔や利尿減少などがある。
　▶人参湯，理中丸：虚寒性の胸痛に用いる。虚寒性であるからほとんど無熱で咳なども伴わない。
　▶麦門冬湯：咽喉が乾燥し痰が切れにくく，顔を赤くして激しく咳込む。
　▶麻杏甘石湯：喘咳があり，発作時に脂汗が出て軽い口渇がある。

【270】K74　柴胡加竜骨牡蛎湯（傷寒論）
さいこかりゅうこつぼれいとう

弱 ←　　　　　　　　　　　　　　　→ 実
| 虚 弱 | やや虚弱 | 中程度 | 比較的ある | 充 実 |

成分及び分量又は本質	日本薬局方	サイコ	5.0 g
	〃	ハンゲ	4.0 g
	〃	ブクリョウ	3.0 g
	〃	ケイヒ	3.0 g
	〃	タイソウ	2.5 g
	〃	ニンジン	2.5 g
	〃	リュウコツ	2.5 g
	〃	ボレイ	2.5 g
	〃	ショウキョウ	0.5 g
	〃	ダイオウ	1.0 g
		全　量	26.5 g

製造方法	以上の切断又は破砕した生薬をとり，1包として製する。
用法及び用量	本品1包に水約500 mLを加えて，半量ぐらいまで煎じつめ，煎じかすを除き，煎液を3回に分けて食間に服用する。上記は大人の1日量である。 15才未満7才以上　大人の2/3，7才未満4才以上　大人の1/2，4才未満2才以上　大人の1/3，2才未満　大人の1/4以下を服用する。
効能又は効果	体力中等度以上で，精神不安があって，動悸，不眠，便秘などを伴う次の諸症：高血圧の随伴症状（動悸，不安，不眠），神経症，更年期神経症，小児夜泣き，便秘

構成　本方の柴胡は胸脇部に働いて，この部の鬱を開き熱を解き，竜骨・牡蛎は鎮静の効があり，胸腹部の動悸を鎮め，神経過敏，不眠，心悸亢進などを治する。桂皮は上衝を治し茯苓には鎮静，強壮，利尿の効があり，半夏は生姜とともに胃内停水を去る。大棗には緩和の効と血の巡りを良くする効があり，また，強壮の効あり，生姜は諸薬の吸収を促し，健胃の効がある。大黄は大便の通じを良くし，胃熱を去り，消炎の効がある[1]。

原典・出典　傷寒八九日，これを下し，胸満煩驚し，小便不利，譫語し，一身尽く重くして，転側すべからざるものは柴胡加竜骨牡蛎湯これを主る。（傷寒論・太陽病中）

　　半夏二合洗　大棗六枚　柴胡四兩　生薑一兩半切　人參一兩半　龍骨一兩半　鉛丹一兩半
桂枝一兩半去皮　茯苓一兩半　大黄二兩　牡蛎一兩半煅

　　右十一味以水八升煮取四升内大黄切如碁子　更煮一二沸去滓温服一升

　　柴胡四兩，龍骨，黄芩，生姜切，鉛丹，人參，桂枝去皮，茯苓各一兩半，半夏二合洗，大黄二兩，牡蛎一兩半熬，大棗六枚擘

　　水八升を以て煮て四升を取り大黄切りて碁子の如きを入れて更に煮ること一，二沸滓を去り一升を温服す。

目標　(1) 体質的には実証に属し，胸脇苦満，心下部のつかえがあり，臍辺の動悸を認めることが多く，上衝，心悸亢進，不眠，煩悶などの症状があり，驚きやすく，あるいはイライラして怒りやすく，甚だしいときは狂乱，痙攣などの神経症状を伴う。小便不利，便秘の傾向がある。

(2) 「一身尽く重く，転側（寝返り）すべからず」の傷寒論の条文により，動作の不活発，浮腫や麻痺のため，体の自由が効かないときにも用いられる。この場合，多少なりとも (1) の神経的，肉体的状態を伴う。

応用　目標 (1) のような各種の刺激性神経症状を呈する神経衰弱，ノイローゼ，更年期障害，動悸，不安，不眠，耳鳴り，めまいなどに用いられ，また麻痺，浮腫などがある。実証体質で，運動障害，小便不利，腹動，神経症状を伴う各種の病，神経症，てんかん，ヒステリー，神経性心悸亢進症，陰萎，高血圧症，動脈硬化症，脳出血，心臓弁膜症，バセドウ病，不眠症などに用いられる。

鑑別　▶**甘草瀉心湯**：下痢がちで，腹鳴があり，腹動はない。

▶**桂枝加竜骨牡蛎湯**：救逆湯など竜骨牡蛎の入った薬方は，いずれも腹動と気の上衝がある。柴竜牡は驚きやすいという心的傾向と，身重という肉体的傾向があるのが特徴である。

▶**柴胡桂枝乾姜湯**：柴胡加竜骨牡蛎湯とよく似た症状を呈するが，はるかに虚証である。

▶**大柴胡湯**：心的傾向は怒（本方は驚）であり，心下部の緊張は著明で，腹動，身重，小便不

利はない。

備考 傷寒論版本によっては，黄芩の入った処方がある。
- 大黄以外の薬を先に煮た後，最後に大黄を加え軽く煎じて火から下ろすことになっている。
- 柴胡加竜骨牡蛎湯（黄芩）は，傷寒論（成本）に記載がなく，宋版傷寒論巻三や金匱要函経巻三十に記載がある。

【271】K74-① 柴胡加竜骨牡蛎湯（黄芩）（傷寒論）
さいこかりゅうこつぼれいとう

弱←　　　　　　　　　　　　　　　　　　　　　　→実
| 虚弱 | やや虚弱 | 中程度 | 比較的ある | 充実 |

成分及び分量 又は本質	日本薬局方	サイコ	5.0 g
	〃	ハンゲ	4.0 g
	〃	ブクリョウ	3.0 g
	〃	ケイヒ	3.0 g
	〃	オウゴン	2.5 g
	〃	タイソウ	2.5 g
	〃	ニンジン	2.5 g
	〃	リュウコツ	2.5 g
	〃	ボレイ	2.5 g
	〃	ショウキョウ	0.5 g
	〃	ダイオウ	1.0 g
		全　量	29.0 g
製造方法	以上の切断又は破砕した生薬をとり，1包として製する。		
用法及び用量	本品1包に水約500 mLを加えて，半量ぐらいまで煎じつめ，熱いうちに煎じかすを除き，煎液を3回に分けて食間に服用する。上記は大人の1日量である。 15才未満7才以上　大人の2/3，7才未満4才以上　大人の1/2，4才未満2才以上　大人の1/3，2才未満　大人の1/4以下を服用する。 本剤は必ず1日分ずつ煎じ，数日分をまとめて煎じないこと。		
効能又は効果	体力中等度以上で，精神不安があって，動悸，不眠，便秘などを伴う次の諸症：高血圧の随伴症状（動悸，不安，不眠），神経症，更年期神経症，小児夜泣き，便秘		

【272】K75 柴胡桂枝乾姜湯（傷寒論）
さいこけいしかんきょうとう

弱←　　　　　　　　　　　　　　　　　　　　　　→実
| 虚弱 | やや虚弱 | 中程度 | 比較的ある | 充実 |

成分及び分量 又は本質	日本薬局方	サイコ	6.0 g
	〃	ケイヒ	3.0 g
	〃	カロコン	4.0 g
	〃	オウゴン	3.0 g
	〃	ボレイ	3.0 g
	〃	カンキョウ	2.0 g
	〃	カンゾウ	2.0 g
		全　量	23.0 g
製造方法	以上の切断又は破砕した生薬をとり，1包として製する。		

用法及び用量	本品1包に水約500 mLを加えて，半量ぐらいまで煎じつめ，煎じかすを除き，煎液を3回に分けて食間に服用する。上記は大人の1日量である。 15才未満7才以上　大人の2/3，7才未満4才以上　大人の1/2，4才未満2才以上　大人の1/3，2才未満　大人の1/4以下を服用する。
効能又は効果	体力中等度以下で，冷え症，貧血気味，神経過敏で，動悸，息切れ，ときにねあせ，頭部の発汗，口の乾きがあるものの次の諸症：更年期障害，血の道症，不眠症，神経症，動悸，息切れ，かぜの後期の症状，気管支炎

構成　柴胡，黄芩は，主として胸脇部に作用して，解熱，疎通，鎮静の効がある。
桂皮は表証と気の上衝とを治し，牡蛎とともに胸腹の動悸を鎮め，かつ盗汗を止める。乾姜は温薬で，裏の寒を温め，組織の機能を鼓舞する。栝楼根は滋潤，止渇，鎮咳の作用があり，水分の不足を潤す。甘草は諸薬を調和し，気の上衝を調え，健胃の効がある[2]。
小柴胡湯の人参，半夏の代わりに栝楼根と牡蛎が加わり，さらに桂皮と乾姜が加味され，大棗と生姜を去ったものである。

原典・出典　傷寒五六日，已に汗を発し，而して復たこれを下し，胸脇満微結，小便不利し，渇して嘔せず，但頭汗出て，往来寒熱，心煩する者は，此れ未だ解せずと為す也。柴胡桂枝乾姜湯これを主る。（傷寒論・太陽病下）
柴胡桂姜湯は，瘧，寒多くして，微に熱あり，但関して熱せざるを治す。（金匱要略・瘧病）
柴胡半斤　桂枝三兩去皮　乾薑三兩　栝蔞根四兩　黄芩三兩　牡蛎二兩熬　甘草二兩炙
右七味以水一斗二升煮取六升去滓再煎取三升温服一升日三服初服微煩復服汗出便愈

目標　胸脇がかすかに実し，表に熱があって裏に寒があり，水分不足を来して枯燥し，気の上衝がある。本方は発汗して表が虚し，下したために裏が寒に陥ったものである。発汗と瀉下によって体内の水分が欠乏し，尿量が減じて渇してくる。表熱が残って裏の気が上衝し，水分欠乏のため体の陽気を失い，全身が発汗せず，ただ頭汗だけが出る。
本方は柴胡加竜骨牡蛎湯と似ているが，体が虚弱で体力は衰え，あるいは長年の病気で衰弱しているもので，貧血性で，脈腹ともに力のないものが目標である。
主訴として心悸亢進，息切れ，口渇があり，あるいは往来寒熱の状があり，あるいは時に自汗や盗汗があり，頭部や顔面が発汗することが多い。また大便軟らかく，尿利減少の傾向がある。舌は一定せず，白苔のあることもあり，舌乳頭が消失して一皮むけたような赤いものもあり，また舌に変化のないものもある[2]。

応用　本方は主として諸熱性病のうち，感冒，肺結核，肋膜炎，瘰癧，気管支炎，肺炎などに用いられ，また肺壊疽（化膿性皮膚疾患），癰疽，痔瘻，マラリア，肝炎，黄疸，胆嚢炎，胃酸過多症，結核性腹膜炎（黄耆，鼈甲を加える），神経衰弱，不眠症，更年期障害，ノイローゼ，血の道症，心悸亢進症，脚気，蓄膿症，腎盂炎，頸筋のこり，中耳炎，耳下腺炎，どもり，頭のおでき，紫斑病，産褥熱などに広く応用される[2]。

鑑別　▶加味逍遙散，**加味逍遙散料**：微熱が続いて，腹部に軽度の胸脇苦満があるとき，柴胡桂枝乾姜湯と非常に紛らわしいものである。一般に虚弱体質，水毒体質で肩こりが多く，疲れやすく，神経症状や精神不安が出る。心下部の振水音を認めれば，区別しやすい。
▶**柴胡桂枝湯**：柴胡桂姜湯より実証で，またこの方は表証を兼ねて，頭痛，脈浮などがあるほか，腹証の特徴に腹直筋の拘攣がみられる。

▶大柴胡湯・小柴胡湯：往来寒熱のあるとき，区別しなければならないことがある。
　方輿輗に，『柴胡桂姜湯は主とする処は同じように胸脇であるが，大・小柴胡湯と比較して，大柴胡湯のように心下急ということがなく，小柴胡湯のように心下痞鞕ということがなく，腹部は力がなくて微結するものである。この腹は多くは水飲があったりする』とある。
▶補中益気湯：病人が衰弱し，生気が衰え，音声眼光に力がなく，食欲がなく，微熱の続くもので，柴胡桂姜湯とよく似ている。ただこの方は，病気が慢性化して衰弱の甚だしいものが多く，さらに虚証である。

|備　考| 原典では半量に煎じた後，滓を去り再び半量に煮詰めている。

【273】K76　柴胡桂枝湯（傷寒論，金匱要略）

成分及び分量又は本質	日本薬局方	サイコ	5.0 g
	〃	ハンゲ	4.0 g
	〃	ケイヒ	2.0 g
	〃	シャクヤク	2.0 g
	〃	オウゴン	2.0 g
	〃	ニンジン	2.0 g
	〃	タイソウ	2.0 g
	〃	カンゾウ	1.5 g
	〃	ショウキョウ	1.0 g
		全　量	21.5 g
製造方法	以上の切断又は破砕した生薬をとり，1包として製する。		
用法及び用量	本品1包に水約500 mLを加えて，半量ぐらいまで煎じつめ，煎じかすを除き，煎液を3回に分けて食間に服用する。上記は大人の1日量である。15才未満7才以上　大人の2/3，7才未満4才以上　大人の1/2，4才未満2才以上大人の1/3，2才未満　大人の1/4以下を服用する。		
効能又は効果	体力中等度又はやや虚弱で，多くは腹痛を伴い，ときに微熱・寒気・頭痛・はきけなどのあるものの次の諸症：胃腸炎，かぜの中期から後期の症状		

|構　成| 小柴胡湯と桂枝湯を合わせたもので，小柴胡湯は少陽の邪を解し，胸脇苦満を治し，桂枝湯は太陽表熱症状を治す。よく協力して心下の支結，腹筋の緊張や疼痛を治すものである[2]。

|原典・出典| 傷寒六，七日，発熱，微悪寒，肢節煩疼，微嘔，心下支結，外証未だ去らざる者は柴胡桂枝湯これを主る。（傷寒論・太陽病下）
　発汗多く，亡陽譫語する者は下すべからず，柴胡桂枝湯を与えて，その栄衛を和し，以って津液を通ずれば，後ち自ら癒ゆ。（傷寒論・発汗後病）
　心腹卒中痛する者を治す。（金匱要略・腹満寒疝病）
　桂枝去皮　黄芩　人参各一兩半　甘草一兩炙　半夏二合半　芍薬一兩半　大棗六枚擘　生薑一兩半切　柴胡四兩
　右九味以水七升煮取三升去滓温服

|目　標| 太陽の邪と少陽の邪とを兼ねたもので，表熱症状，心下部の緊張症状が主な目標である。

太陽の表熱症状は，頭痛，頭重，関節痛，発熱，微悪寒，脈浮などであり，少陽の心下部を中心とした腹部の所見は，心下支結（みぞおちのところがつかえて硬くなる）臍傍あるいは下腹部などに腹筋の緊張，苦満や疼痛を訴え，腹直筋の緊張が強い。この心下部症状の場合は熱がなくてもよい。
　また，多分に神経症状を目的にとることもある[2]。

応用　本方は主として表熱症状と心下部の緊張症状，神経症状を目標として，感冒，インフルエンザ，肺炎，肺結核，肋膜炎などの熱性疾患と，胃痛，胃酸過多，胃酸過少，胃潰瘍，十二指腸潰瘍，急性虫垂炎，急性大腸炎，潰瘍性大腸炎，膵臓炎，胆石症，肝炎，黄疸，マラリア，肝機能障害などの心下部緊張疼痛するものに用いられ，また肋間神経痛，頭痛，関節痛，腎炎，腎盂炎，ノイローゼ，神経衰弱，多怒，不眠，血の道症，ヒステリー，てんかん，脳症などの神経症にも応用される。
　さらに盗汗，夜尿症，結膜炎，フリクテン性結膜炎，緑内障，皮膚掻痒症などにも転用されることがある[2]。

鑑別　▶柴胡桂枝乾姜湯：柴胡桂枝湯はまだ太陽病の表証が残っているので頭痛，脈浮などがある。柴胡桂枝乾姜湯は体質が虚弱で，悪寒が強く虚証の口渇があり，体力衰え，疲れやすく，動悸，息切れ，頭汗があり，腹部の動悸が亢進し，尿利減少，睡眠すれば盗汗が出ることが多い。
▶小建中湯：痛みの様相が似ている。ただ平素虚弱な人に多く，胸脇苦満がなく，柴胡桂枝湯より腹部の緊張が弱く，腹直筋の攣急だけである。
▶小柴胡湯：柴胡桂枝湯よりやや実証で表証（頭痛，悪寒，発熱感，脈浮など）がなく，小柴胡湯は胸脇苦満があるが，心下支結はない。ただし，この区別は雑病の場合にははっきりしているが，傷寒（熱病）では明らかでないことが多い。

【274】K77　柴胡清肝湯（外台秘要方）

弱 ←　　　　　　　　　　　　　　　　→ 実
虚弱 ｜ やや虚弱 ｜ 中程度 ｜ 比較的ある ｜ 充実

成分及び分量又は本質	日本薬局方	サイコ	2.0 g
	〃	トウキ	1.5 g
	〃	シャクヤク	1.5 g
	〃	センキュウ	1.5 g
	〃	ジオウ	1.5 g
	〃	オウレン	1.5 g
	〃	オウゴン	1.5 g
	〃	オウバク	1.5 g
	〃	サンシシ	1.5 g
	〃	カロコン	1.5 g
	〃	ハッカ	1.5 g
	〃	カンゾウ	1.5 g
	〃	レンギョウ	1.5 g
	〃	キキョウ	1.5 g
	〃	ゴボウシ	1.5 g
		全　量	23.0 g

製造方法	以上の切断又は破砕した生薬をとり，1包として製する。
用法及び用量	本品1包に水約500 mLを加えて，半量ぐらいまで煎じつめ，煎じかすを除き，煎液を3回に分けて食間に服用する。上記は大人の1日量である。 15才未満7才以上　大人の2/3，7才未満4才以上　大人の1/2，4才未満2才以上　大人の1/3，2才未満　大人の1/4以下を服用する。
効能又は効果	体力中等度で，疳の強い傾向（神経過敏）にあるものの次の諸症：神経症，慢性扁桃炎，湿疹・皮膚炎，虚弱児の体質改善

構成　四物湯と黄連解毒湯（万病回春などでは柴胡・連翹が入っている）の合方（温清飲）に，桔梗・薄荷葉・牛蒡子・栝楼根（天花粉）・甘草を加えたものである。

温清飲は古くなった熱を冷まし，血を潤し，甘草の働きを良くするものである。桔梗は頭目，咽喉・胸膈の滞熱を清くし，牛蒡子は肺を潤し，熱を解し，咽喉を利し，皮膚発疹の毒を解す。栝楼根は津液を生じ，火を降ろし，燥を潤し，腫れを消し，膿を排すというものである[2)]。

原典・出典　鬢疽（びんそ）及び肝胆三焦，風熱怒火の症，或は項胸痛みを作し，或は瘡毒発熱するを治す。（外科枢要）

柴胡清肝散は幼児期の解毒症體質を主宰する処方で，小児の疾病の大部分はこの処方をもって治療にあたっている。

當歸　川芎　芍藥　生地黄　黄連　黄芩　黄柏　梔子　連翹　柴胡

甘草　桔梗　牛蒡子　天花粉各等量　薄荷葉半減

一日三回量三匁乃至六匁乃至九匁

即ち右處方は四物黄連解毒湯加桔梗，薄荷葉，牛蒡子，天花粉となる。（一貫堂経験方）

外科枢要，明医雑著・寿世保元，外科正宗に内容が少しずつ異なった処方内容の同名処方がある。

目標　上記のごとく，肝・胆・三焦経の風熱を治すといって，この三経絡は咽頭・頸部・耳前・耳後・耳中を絡まっているもので，これらの経絡上に生じた風熱，すなわち炎症を治すものである。

一般にやせ型，または筋肉型で，皮膚の色は浅黒く，あるいは青白いものもあるが，くすんでいるものが多い[2)]。

応用　小児腺病体質の改善薬として用いられ，肺門リンパ腺腫，頸部リンパ腺腫，慢性扁桃炎，咽喉炎，アデノイド，皮膚病，微熱，麻疹後の不調和，疳症，肋膜炎，神経質，神経症などに応用される[2)]。

鑑別　▶小建中湯：小児腺病体質の改善薬として用いられるが，水をよく飲む，甘味を好む，偏食，すぐおなかを壊す，手足のだるさなどのものに用いられる。

▶小柴胡湯：小児腺病体質の改善薬として用いられるが，食欲がなく，疲れやすく，かぜをひきやすいものに用いられる。

【275】K78　柴芍六君子湯（勿誤薬室方函）
さいしゃくりっくんしとう

		弱 ←　　　　　　　　　　　　　　　　　→ 実
		虚弱　やや虚弱　中程度　比較的ある　充実

成分及び分量 又 は 本 質	日本薬局方 〃 〃 〃 〃 〃 〃 〃 〃 〃	ニンジン　　　　4.0 g ビャクジュツ　4.0 g ブクリョウ　　4.0 g ハンゲ　　　　4.0 g チンピ　　　　2.0 g タイソウ　　　2.0 g カンゾウ　　　1.0 g ショウキョウ　0.5 g サイコ　　　　3.0 g シャクヤク　　3.0 g 　　全　量　　27.5 g
製 造 方 法	以上の切断又は破砕した生薬をとり，1包として製する。	
用法及び用量	本品1包に水約500 mLを加えて，半量ぐらいまで煎じつめ，煎じかすを除き，煎液を3回に分けて食間に服用する。上記は大人の1日量である。 15才未満7才以上　大人の2/3，7才未満4才以上　大人の1/2，4才未満2才以上　大人の1/3，2才未満　大人の1/4以下を服用する。	
効能又は効果	体力中等度以下で，神経質であり，胃腸が弱くみぞおちがつかえ，食欲不振，腹痛，貧血，冷え症の傾向のあるものの次の諸症：胃炎，胃腸虚弱，胃下垂，消化不良，食欲不振，胃痛，嘔吐，神経性胃炎	

構成　脾胃虚弱を治す四君子湯と胃内停水を治す二陳湯との合方（六君子湯）に，柴胡・芍薬を加えたものである。

原典・出典　六君子湯の条文に「脾胃虚弱飲食少しく思い，或は久しく瘧痢を患い，もしくは内熱を覚え，あるいは飲食化し難く酸を作し，虚火に属するを治す。須らく炮姜を加えて其の効甚だ速かなり。」との記載がある（万病回春・巻四）

　此方は四君子の口訣に在通り，脾氣虚加芍藥と云意にて，脾氣病は腹筋拘急して痛み，又胸脇へ引付る形ある故に柴芍と伍する也。畢竟は四逆散の症にして，脾胃一層虚候あり。後世，所謂肝實脾虚と云處に用ゆべし。（勿誤薬室方函口訣）
　柴胡大　芍藥大　茯苓大中　白朮大中　橘皮中　甘草中　人參中　半夏中
　治四逆散證而兼胃虚者（方函類聚・脾胃諸病）
　本方は六君子湯に柴胡・芍薬を加えたもので六君子湯の証で腹直筋の拘攣あるいは腹痛のあるものに用いられる[7]。

目標　六君子湯の証で，腹直筋の拘攣と胸脇苦満の証とが少しく認められ，あるいは腹痛を伴っているものに用いる[2]。

応用　本方は主に胃弱による種々の症状に用いられる。これを要約すれば，次のような場合に相当する。
(1) 六君子湯を用いたような場合で，しかも胸脇苦満と腹直筋の攣急がみられるもの。この場合の胸脇苦満は軽症のことが多い。
(2) 柴胡桂枝湯を用いたような腹証で，しかも心下部に振水音が著明で虚状を呈するもの。

(3) 四逆散を用いたような腹証で，しかも腹部全体がやや虚軟であったり，心下部に振水音があって虚状を呈するもの。

また，胃炎，胃下垂症，胃アトニー症，肝臓疾患，膵臓炎，神経症，常習便秘など[4]。

鑑別 ▶柴胡桂枝湯：太陽の邪と少陽の邪とを兼ねたもので，表熱症状，心下部の緊張症状が主な目標である。

▶六君子湯：胃弱の者で，胃内停水があり，脈腹ともに軟弱で，心下部痞塞感があり，食欲衰え，疲労しやすく，貧血して日常手足が冷えやすく，全体に虚証のものを目標とし，腹直筋の拘攣，あるいは腹痛は少ない。

【276】K79 柴朴湯（さいぼくとう）（本朝経験方）

弱 ←———————————→ 実
| 虚弱 | やや虚弱 | 中程度 | 比較的ある | 充実 |

成分及び分量 又は本質	日本薬局方 〃 〃 〃 〃 〃 〃 〃 〃 〃	サイコ ハンゲ ショウキョウ オウゴン タイソウ ニンジン カンゾウ ブクリョウ コウボク ソヨウ 全　量	7.0 g 5.0 g 1.0 g 3.0 g 3.0 g 3.0 g 2.0 g 5.0 g 3.0 g 2.0 g 34.0 g
製造方法	以上の切断又は破砕した生薬をとり，1包として製する。		
用法及び用量	本品1包に水約500 mLを加えて，半量ぐらいまで煎じつめ，煎じかすを除き，煎液を3回に分けて食間に服用する。上記は大人の1日量である。 15才未満7才以上　大人の2/3，7才未満4才以上　大人の1/2，4才未満2才以上　大人の1/3，2才未満　大人の1/4以下を服用する。		
効能又は効果	体力中等度で，気分がふさいで，咽喉，食道部に異物感があり，かぜをひきやすく，ときに動悸，めまい，嘔気などを伴うものの次の諸症：小児ぜんそく，気管支ぜんそく，気管支炎，せき，不安神経症，虚弱体質		

構成 小柴胡湯と半夏厚朴湯との合方である。

原典・出典 傷寒五六日中風，往来寒熱，胸脇苦満，黙々として飲食を欲せず或いは心煩喜嘔或いは胸中煩して嘔せず，或いは渇し，或いは腹中痛み，或いは心下痞硬し，或いは小便不利し，或いは渇せず身に微熱あり。或いは咳する者は小柴胡湯これを主る。

小柴胡湯方

柴胡半斤　黄芩三兩　人參三兩　甘草三兩炙　半夏半升洗　生薑三兩切　大棗十二枚擘
右七味以水一斗二升煮取六升去滓再煎取三升溫服一升日三服（傷寒論・太陽病中）

婦人，咽中炙臠あるが如き者は半夏厚朴湯これを主る。

半夏厚朴湯方

半夏一升　厚朴三兩　茯苓四兩　生薑五兩　乾蘇葉二兩

右五味以水七升煮取四升分温四服日三夜一服（金匱要略・婦人雑病）

|目 標| 胸脇苦満も，上腹部の膨満も，抵抗もともに軽微のもので，喘息，咳などの発作を心配するなどの神経質な症状を目標とする。激しい呼吸困難はない。患者の多くはやせ型で，胃腸があまり丈夫でないものが多い[1]。

|応 用| 心臓神経症，呼吸困難

百日咳の発作をおそれる神経質な小児，精神不安と食欲の減退の傾向のあるもの，百日咳の小児に用いる。喘息性発作などによる呼吸困難[1]。

神経衰弱，ノイローゼ，発作が起きないかと気にしすぎる，気管支喘息などによく用いられる。

|鑑 別| ▶**大柴胡湯**：胸脇苦満があって，上腹部が膨満して抵抗が強く，筋骨質の体格である。便秘の傾向があり，口渇を訴える。
▶**木防已湯**：心下痞硬があり，呼吸促迫，喘鳴浮腫などがあって血色優れず，尿利減少のあるものを目標とする。

【277】K80 柴苓湯（世医得効方）

弱 ←──────────────→ 実
虚弱 / やや虚弱 / **中程度** / 比較的ある / 充実

成分及び分量又は本質	日本薬局方	サイコ	5.0 g
	〃	ハンゲ	4.0 g
	〃	ショウキョウ	1.0 g
	〃	オウゴン	3.0 g
	〃	タイソウ	2.5 g
	〃	ニンジン	2.5 g
	〃	カンゾウ	2.0 g
	〃	タクシャ	5.0 g
	〃	チョレイ	3.0 g
	〃	ブクリョウ	3.0 g
	〃	ビャクジュツ	3.0 g
	〃	ケイヒ	2.5 g
		全 量	36.5 g
製 造 方 法	以上の切断又は破砕した生薬をとり，1包として製する。		
用法及び用量	本品1包に水約500 mLを加えて，半量ぐらいまで煎じつめ，煎じかすを除き，煎液を3回に分けて食間に服用する。上記は大人の1日量である。15才未満7才以上　大人の2/3，7才未満4才以上　大人の1/2，4才未満2才以上大人の1/3，2才未満　大人の1/4以下を服用する。		
効能又は効果	体力中等度で，のどが渇いて尿量が少なく，ときにはきけ，食欲不振，むくみなどを伴うものの次の諸症：水様性下痢，急性胃腸炎，暑気あたり，むくみ		

|構 成| 小柴胡湯と五苓散の合方である。

|原典・出典| 傷寒五六日中風，往来寒熱，胸脇苦満，黙々として飲食を欲せず，心煩喜嘔す。あるいは胸中煩して嘔せず，あるいは渇し，あるいは腹中痛み，あるいは脇下痞硬し，あるいは

心下悸し，小便利せず，あるいは渇せず，身に微熱あり，或いは咳する者は小柴胡湯これを主る。

　小柴胡湯方
　柴胡半斤　黄芩三兩　人參三兩　甘草三兩炙　半夏半升洗　生薑三兩切　大棗十二枚擘
　右七味以水一斗二升煮取六升去滓再煎取三升温服一升日三服（傷寒論・太陽病中）

太陽病，発汗後，大いに汗出で，胃中乾き，煩躁して眠ることを得ず，水を飲まんと欲するものは少々与えてこれを飲ましめ，胃気を和せしむれば則ち癒ゆ。もし脈浮，小便不利，微熱消渇する者はこれを主る。

　五苓散方
　猪苓十八銖去皮　沢瀉一兩六銖　茯苓十八銖　桂枝半兩去皮　白朮十八銖
　右五味為末以白飲和服方寸匕日三服多飲暖水汗出癒（傷寒論・太陽病中）

|目 標|　小柴胡湯の証と五苓散の証を合併したもので，煩渇，水瀉性下痢，暑中の疫病に多く用いられる。
　往来寒熱して下痢するもの熱高く，下腹が張り，小便が濁り気味で，のどの渇くものによい。

|応 用|　小柴胡湯の証で口渇，小便不利のものに用い，水瀉性下痢，急性胃腸炎，暑気あたり，むくみ，腎盂炎，腎炎，ネフローゼ，マラリア，肝炎，肝硬変，妊娠中毒症，紅斑性狼瘡（SLE）[1]。

|鑑 別|　▶**茵蔯五苓散，茵蔯五苓散料**：五苓散の証で，肝臓障害，黄疸などがあり，小便不利のあるものに用いる。
　▶**人参湯，理中丸**：人参湯は，太陰病，裏が虚して冷えて水のあるもので，体質は虚証で，筋肉は弛緩し，貧血性で疲れやすい。衰弱がひどく，しかも腹水，下半身に浮腫がある場合などに用いる。

【278】K81 三黄散（さんおうさん）

弱 ←　　　　　　　　　　　　　　　　→ 実
| 虚弱 | やや虚弱 | 中程度 | 比較的ある | 充実 |

成分及び分量又は本質	日本薬局方	ダイオウ末	4.0 g
	〃	オウゴン末	4.0 g
	〃	オウレン末	2.0 g
		全　量	10.0 g
製 造 方 法	以上をとり，散剤の製法により製する。		
用法及び用量	1回量を次のとおりとし，1日3回食間に服用する。大人（15才以上）1包0.8g，15才未満7才以上　大人の2/3，7才未満4才以上　大人の1/2，4才未満2才以上　大人の1/3，2才未満　大人の1/4以下を服用する。		
効能又は効果	体力中等度以上で，のぼせ気味で顔面紅潮し，精神不安，みぞおちのつかえ，便秘傾向などのあるものの次の諸症：高血圧の随伴症状（のぼせ，肩こり，耳なり，頭重，不眠，不安），鼻血，痔出血，便秘，更年期障害，血の道症		

【279】K82 三黄瀉心湯（さんおうしゃしんとう）（金匱要略）

成分及び分量 又 は 本 質	日本薬局方	ダイオウ	2.0 g
	〃	オウゴン	1.0 g
	〃	オウレン	1.0 g
		全　量	4.0 g
製　造　方　法	以上の切断又は破砕した生薬をとり，1包として製する。		
用法及び用量	本品1包に水約500 mLを加えて，半量ぐらいまで煎じつめ，煎じかすを除き，煎液を3回に分けて食間に服用する。上記は大人の1日量である。 15才未満7才以上　大人の2/3，7才未満4才以上　大人の1/2，4才未満2才以上　大人の1/3，2才未満　大人の1/4以下を服用する。		
効能又は効果	体力中等度以上で，のぼせ気味で顔面紅潮し，精神不安，みぞおちのつかえ，便秘傾向などのあるものの次の諸症：高血圧の随伴症状（のぼせ，肩こり，耳なり，頭重，不眠，不安），鼻血，痔出血，便秘，更年期障害，血の道症		

弱 ← → 実
虚弱 / やや虚弱 / 中程度 / 比較的ある / 充実

構成　苦味のものだけでできており，苦味には消炎と瀉下の作用がある。瀉下で有名な大黄は，黄芩と黄連と組むと炎症と充血をとる作用が増強する。黄芩と黄連は心窩部の閉塞感をゆるめ，鎮静効果を増す。

原典・出典　心気不足（千金方では不定）吐血・衄血するは，瀉心湯これを主る。
　　大黄二兩　黄連　黄芩各一兩
　　右三味以水三升煮取一升頓服之（金匱要略・驚悸吐衄下血胸満瘀血）

目標　赤ら顔ののぼせ症，精神不安があり，心下部のつかえを自覚し，便秘がちのもので，鼻血など上半身の出血，高血圧，口渇などがあるものを目標とする。

応用　本方は脳充血，脳出血，喀血，吐血，子宮出血，痔出血などに用いられ，また切創その他の出血で，驚きと不安の状があるときに，頓服として用いて気分を落ち着け，止血の効を発揮する。ただし，出血が長引いて変血が著しいもの，脈の微弱なものには用いない方がよい。以上のほかに高血圧，神経症，不眠，胃潰瘍，胃炎，血の道症，更年期障害，皮膚病，てんかん，精神病，やけどなどにも用いられる[1]。

鑑別　▶黄連解毒湯：（外台秘要方），症状の激しくないものによい。胸中の熱邪を清解する。
　▶酸棗仁湯：胸中煩，虚労の不眠
　▶炙甘草湯：心動悸（心悸亢進）・陽虚証・皮膚枯燥
　▶半夏厚朴湯：神経不安，咽喉部異常感，胃内停水
　▶大黄黄連瀉心湯：この方は炎症充血の状が軽いが心下部痞塞感のあるものに用いる。
　▶茯苓甘草湯：発熱，汗出て咽乾かず，手足冷えやすく，心下悸。

備考　三黄瀉心湯の原典では頓服することになっている。頓服するには，水120 mLで40 mLに煮詰め，冷後服用するか，水100 mLを加えて約3分ぐらい煮沸し，滓を去り冷後服用する。充実型の常習便秘に本方を丸剤として用いることがある。
　　原典では瀉心湯となっている。

【280】K83　酸棗仁湯（さんそうにんとう）（金匱要略）

弱 ←→ 実
虚弱　やや虚弱　中程度　比較的ある　充実

成分及び分量又は本質	日本薬局方	サンソウニン	15.0 g
	〃	チモ	3.0 g
	〃	センキュウ	3.0 g
	〃	ブクリョウ	5.0 g
	〃	カンゾウ	1.0 g
		全　量	27.0 g
製 造 方 法	以上の切断又は破砕した生薬をとり，1包として製する。		
用法及び用量	本品1包に水約500 mLを加えて，半量ぐらいまで煎じつめ，煎じかすを除き，煎液を3回に分けて食間に服用する。上記は大人の1日量である。 15才未満7才以上　大人の2/3，7才未満4才以上　大人の1/2，4才未満2才以上　大人の1/3，2才未満　大人の1/4以下を服用する。		
効能又は効果	体力中等度以下で，心身が疲れ，精神不安，不眠などがあるものの次の諸症：不眠症，神経症		

■構　成　主薬の酸棗仁には一種の神経の強壮鎮静薬としての作用がある。元気が衰えて，胃内の停水が熱を帯び，上衝して心を攻め，煩えて眠れないという。知母と甘草は熱を清して燥を潤す。すなわち滋養強壮の作用となる。茯苓と川芎は気を行らし，停飲を除くものである。川芎は気の鬱を開いて，気分を明るくし，血行を良くして頭痛を治す効がある。茯苓は脾を益し，湿を除き，心を補い，水を行らし，魂を安んじ，神を養うといわれているが，強壮・利尿・鎮静の効がある。

これらの薬味の協力によって，陰陽の調和がとれ，不眠・嗜眠・虚煩に有効的に働くものと解釈される[2]。

■原典・出典　虚労・虚煩眠るを得ざるは，酸棗仁湯之を主る。（金匱要略・血痺虚労）
　　酸棗仁二升　甘草一兩　知母二兩　茯苓二兩　川藭二兩
　　右五味以水八升煮酸棗仁得六升内諸藥煮取三升分温三服

■目　標　臨床的には特徴的な所見がなく，疲れてかえって眠れないものに使う。また漢方では不眠と嗜眠を同じように取り扱い，嗜眠にも本方を使う[6]。

■応　用　不眠症，嗜眠症

■鑑　別　▶温胆湯：胃内停水あり，動悸のあるもの。
　▶甘草瀉心湯：腹鳴，下痢気味の不眠。
　▶帰脾湯：神経症状，うつ状態，貧血
　▶柴胡加竜骨牡蛎湯：実証で煩驚，動悸あるもの。
　▶三黄瀉心湯：充血，心煩，上衝など実証の証。

■備　考　原典では酸棗仁を先に煮て，後に諸薬を入れて煎じることになっている。
「酸棗仁は香ばしい香りのするまで炒って用いる」と本草綱目に記載がある。軽く砕いてから使用する。

【281】K84　三物黄芩湯（さんもつおうごんとう）（金匱要略）

| 虚弱 | やや虚弱 | 中程度 | 比較的ある | 充実 |
弱 ←―――――――――――――――――――→ 実

成分及び分量又は本質	日本薬局方	オウゴン	3.0 g
	〃	クジン	3.0 g
	〃	ジオウ	6.0 g
		全量	12.0 g
製造方法	以上の切断又は破砕した生薬をとり，1包として製する。
用法及び用量	本品1包に水約500 mLを加えて，半量ぐらいまで煎じつめ，煎じかすを除き，煎液を3回に分けて食間に服用する。上記は大人の1日量である。 15才未満7才以上　大人の2/3，7才未満4才以上　大人の1/2，4才未満2才以上　大人の1/3，2才未満　大人の1/4以下を服用する。
効能又は効果	体力中等度又はやや虚弱で，手足のほてりがあるものの次の諸症：湿疹・皮膚炎，手足のあれ（手足の湿疹・皮膚炎），不眠

構成　本方は黄芩・苦参・地黄よりなり，黄芩が君薬で熱を冷ます。消炎と健胃の効があり，苦参は臣薬で，風を去り，虫を殺し，解熱・利尿・殺虫の作用がある。地黄は量が最も多く，一般に君薬とされているが，本来は佐薬で，滋養補血の効があり，血熱を冷ます。

原典・出典　婦人草蓐に在り自ら発露して風を得，四肢煩熱に苦しむを治す。頭痛する者は小柴胡湯を与う，頭痛せず但だ煩する者は此の湯之を主る。（金匱要略・婦人産後病）
　　黄芩一兩　苦参二兩　乾地黄四兩
　　右三味以水六升煮取二升温服一升多吐下虫

目標　四肢の煩熱を主訴とするものに用いる。すなわち手足がほてって苦しいというのが目標である。

応用　不眠症，湿疹，膿疱症，口内炎，汗疱状白癬，高血圧症[2,4,6]

鑑別　▶**温経湯**：手掌煩熱，少腹裏急
　▶**小柴胡湯**：四肢煩熱，胸脇苦満，往来寒熱，頭痛
　▶**八味地黄丸，八味地黄丸料**：足裏煩熱，渇，小便不利
　▶**白虎湯**：身熱，舌苔乾燥，煩渇

備考　原典では2回分に服用することとなっており，地黄は乾地黄を使っている。

【282】K85　滋陰降火湯（万病回春）

成分及び分量 又は本質	日本薬局方	トウキ	2.5 g
	〃	シャクヤク	2.5 g
	〃	ジオウ	2.5 g
	〃	テンモンドウ	2.5 g
	〃	バクモンドウ	2.5 g
	〃	チンピ	2.5 g
	〃	ビャクジュツ	3.0 g
	〃	チモ	1.5 g
	〃	オウバク	1.5 g
	〃	カンゾウ	1.5 g
		全量	22.5 g
製造方法	以上の切断又は破砕した生薬をとり，1包として製する。		
用法及び用量	本品1包に水約500 mLを加えて，半量ぐらいまで煎じつめ，煎かすを除き，煎液を3回に分けて食間に服用する。上記は大人の1日量である。 15才未満7才以上　大人の2/3，7才未満4才以上　大人の1/2，4才未満2才以上　大人の1/3，2才未満　大人の1/4以下を服用する。		
効能又は効果	体力虚弱で，のどにうるおいがなく，たんが切れにくくてせきこみ，皮膚が浅黒く乾燥し，便秘傾向のあるものの次の諸症：気管支炎，せき		

構成　王節斉が「陰を補い，火を消す」の目的をもって創方したもので，八珍湯を加減し，潤燥を主とし，瀉火を兼ねたものである。陰を滋し，火を降ろすという意味から滋陰降火湯と名づけ，労瘵（肺結核）の主方とした。火とは肝腎の火でこれが上炎して脾肺を薫灼するのを，腎の水を滋して消炎させるものである。結核などの熱性病のとき，いわゆる消耗熱のために体液が虚耗し，枯燥したものを潤す作用がある。

　　当帰・芍薬・地黄は肝火を潤し，天門冬・麦門冬は肺を潤し，地黄・知母・黄柏は腎中の熱を清涼し，白朮・陳皮・甘草・大棗は脾骨を補い，消化器の働きを助ける[2]。

原典・出典　陰虚火動，発熱咳嗽，吐痰，喘息，盗汗，口渇を治す。此の方六味丸を与へて相兼ねて之を服す。大いに虚労を補ふ。神効あり。

　　甘草炙五分　當歸酒洗一錢三分　白芍酒洗二錢三分　生地黄八分　熟地黄薑汁炒
　　天門冬去心　麥門冬去心　白朮去蘆各一錢　陳皮七分　黄柏去皮蜜水炒　知母各七分
　　右剉一劑，生薑三片，大棗一枚，水煎，入竹瀝，童便，薑汁，各少許同服（万病回春・巻四）

目標　回春の主治による病状のみによって用いるときは，よく下痢を起こして諸症状悪化することがある。これを肺結核や慢性気管支炎に用いる場合，咳嗽はあるが乾咳で痰は粘稠で切れ難く，皮膚は浅黒く枯燥し，便秘の傾向のあるものを目標とする。腎盂炎，腎結核，糖尿病などに用いる場合も，皮膚枯燥便秘がちのものを目標とすべきである。これに反して皮膚蒼白で発汗があり，咳嗽や吐痰多く，胃腸の虚弱な下痢しやすいものには禁忌である。本方を服薬して下痢するものは速やかに中止し，参苓白朮散に変方すべきである。すなわち，肺結核の場合は病状が進行性で滲出性のものには禁忌で，増殖性のものによく適応するもののようであ

る[1,2,4,9)]。

[応用] 方名の「陰を滋し，火を降ろす」というのは，泌尿器あるいは呼吸器における高熱疾患のため津液枯燥した場合で，腎水の欠乏を滋養し胸部の熱を清解する意味である。多く肺結核，腎盂炎などの消耗性高熱時に用いられる。すなわち本方は増殖性肺結核，乾性肋膜炎，急性・慢性気管支炎，急性・慢性腎盂炎，糖尿病，腎臓結核，淋病などに応用される。ただし現在では抗生物質の併用が望ましい[1,2,4,9)]。

[鑑別] ▶柴胡桂枝乾姜湯：発熱，咳嗽，胸腹動，往来寒熱，心煩上衝
▶炙甘草湯：虚労，欬逆，心悸亢進，脈結代
▶清肺湯：肺熱咳嗽，痰切れ難し。
▶麦門冬湯：久痰，咽喉乾燥，大逆上気

[備考] 原典では，地黄は生地黄と熟地黄の両方を使っている。

【283】K86 滋陰至宝湯（万病回春）
じいんしほうとう

弱 ←→ 実
虚弱 | やや虚弱 | 中程度 | 比較的ある | 充実

成分及び分量又は本質			
日本薬局方	トウキ	3.0 g
〃	シャクヤク	3.0 g
〃	ビャクジュツ	3.0 g
〃	ブクリョウ	3.0 g
〃	チンピ	3.0 g
〃	サイコ	3.0 g
〃	チモ	3.0 g
〃	コウブシ	3.0 g
〃	ジコッピ	3.0 g
〃	バクモンドウ	3.0 g
〃	バイモ	2.0 g
〃	ハッカ	1.0 g
〃	カンゾウ	1.0 g
	全　量	34.0 g

製造方法	以上の切断又は破砕した生薬をとり，1包として製する。
用法及び用量	本品1包に水約500 mLを加えて，半量ぐらいまで煎じつめ，熱いうちに煎じかすを除き，煎液を3回に分けて食間に服用する。上記は大人の1日量である。15才未満7才以上　大人の2/3，7才未満4才以上　大人の1/2，4才未満2才以上　大人の1/3，2才未満　大人の1/4以下を服用する。本剤は必ず1日分ずつ煎じ，数日分をまとめて煎じないこと。
効能又は効果	体力虚弱なものの次の諸症：慢性のせき，たん，気管支炎

[構成] 逍遙散に滋陰の麦門冬，化痰の貝母，虚火を清する知母，地骨皮，理気の香附子，陳皮を加え，生姜を去ったもの。

[原典・出典] 万病回春・巻六・婦人虚労に「婦人の諸虚百損，五労七傷，経脈調はず，肢体羸瘦するを治す。この薬は専ら経水を調え，血脈を滋し，虚労を補し，元気を扶け，脾胃を健やか

にし，心肺を養い，咽喉を潤し，頭目を清くし，心慌を定め，神魂を安んじ，潮熱を退け，骨蒸を除き，喘嗽を止め，痰涎を化し，盗汗を収め，泄瀉を住(とど)め，鬱気を開き，腹痛を療し，胸膈を利し，煩渇を解し，寒熱を散じ，体疼を袪る。甚だ奇効あり」とある。

　　當歸酒洗　白朮去蘆　白芍酒炒　白茯苓去皮　陳皮　知母生用最能瀉虛中之火　貝母去心　香附子童便炒　地骨皮去骨　麥門冬去心各八分　薄荷　柴胡酒炒　甘草各三分
　　右剉一劑，用煨薑三片，水煎温服（万病回春・巻六・婦人虛勞）

［目標］ 慢性の肺・気管支の炎症に，栄養状態や消化機能の低下，自律神経の失調が加わったものによい。

［応用］ 慢性気管支炎，自律神経失調症，うつ状態，ヒステリー，盗汗，咳嗽，原因不明の微熱，更年期の咳嗽，衰弱。

【284】K87　紫雲膏(しうんこう)（春林軒膏方）

弱 ←――――――――――→ 実
外用処方

成分及び分量又は本質	日本薬局方	シコン	120 g
	〃	トウキ	60 g
	〃	ゴマ油	1000 g
	〃	ミツロウ	340 g
	〃	豚脂	20 g
		全量	1540 g
製造方法	ゴマ油を煮て，ミツロウ及び豚脂を入れて溶かし，次いでトウキを入れる。トウキの色が焦げるのを度として火力を増し，シコンを入れて2～3沸させ，鮮明な紫赤色になったら速やかに火よりおろし，布でこして冷却して軟膏とする。		
用法及び用量	適量を皮膚に塗布する。		
効能又は効果	ひび，あかぎれ，しもやけ，魚の目，あせも，ただれ，外傷，火傷，痔核による疼痛，肛門裂傷，湿疹・皮膚炎		

［構成］ 当帰は筋肉や皮膚をよく潤す滋潤通和の剤で，内用・外用ともにその作用がある。また排膿を良くし，肉芽の発生を促す。紫根はムラサキの根で，解毒・解熱・殺菌の効があり，肉芽の発生を促す[2]。

［原典・出典］ 一名潤肌膏，治禿瘡乾枯，白斑為痒，毛髪脱落，手足破裂，皸等之症
　　香油四十戔八杯一本作一合四十目　當皈五戔　紫根四戔一本作五戔
　　蜜蠟百目十戔或十五戔一本作十五戔　マンテイカ（豚脂）一戔
　　右五味，先四味を鍋に入，能とけるまで煮て，紫根を入，一二沸してこすべし。然らざれば紫色を失するなり。（春林軒膏方）

　　本方は外科正宗の白禿瘡門（白癬，しらくも）にある潤肌膏を取捨して，華岡青洲が工夫したものである。外科正宗（白禿瘡門）に，「禿瘡，乾枯白斑痒を作し，髪脱するを治す。麻油四両，当帰五銭，紫草一銭，用い，同じく蒸し(ごう)（火にて炒る），薬枯れて濾し清くし，油を将て再びいり，黄蠟五銭を加え，化し尽す。碗内(ちゃわん)に傾け入れ，頓に冷し，患上に搽(もっ)

擦す」とある。青洲はこれに豚脂を加え，「肌を潤し，肉を平らかにし，瘢痕色変じたるものを治す」とした[2]。

目標 肌の乾燥，あれ，潰瘍，増殖性の皮膚異常を目標とするが，必ずしも乾燥したものに限ることはない。また排膿や掻痒のあるものには奏功しがたいとされているが，よく効くこともある[2]。

応用 よく肌を潤し，肉を平らかにするというもので，漢方外用薬のうち最も重要なものとされている。従来の報告によれば，湿疹，乾癬，角皮症，水虫，うおのめ，たこ，膿痂疹，面皰（にきび），水疱，いぼ，ひび，あかぎれ，あせも，かぶれ，わきが，円形脱毛症，尋常性白斑，白癬などの皮膚疾患，外傷（切傷，擦過傷，打撲傷），凍傷，褥瘡，火傷，毒虫に刺されたもの，潰瘍，下腿潰瘍，瘻孔，痔，痔ろう，脱肛，ひょう疽，びらんなどの外科的疾患に広く応用される。しみにも使われる。

【285】K88 四逆散料（傷寒論）

弱 ←　　　　　　　　　　　　　　　　→ 実
| 虚弱 | やや虚弱 | **中程度** | 比較的ある | 充実 |

成分及び分量又は本質	日本薬局方	サイコ	2.0 g
	〃	シャクヤク	2.0 g
	〃	キジツ	2.0 g
	〃	カンゾウ	1.0 g
		全　量	7.0 g
製 造 方 法	以上の切断又は破砕した生薬をとり，1包として製する。		
用法及び用量	本品1包に水約500 mLを加えて，半量ぐらいまで煎じつめ，熱いうちに煎じかすを除き，煎液を3回に分けて食間に服用する。上記は大人の1日量である。15才未満7才以上　大人の2/3，7才未満4才以上　大人の1/2，4才未満2才以上　大人の1/3，2才未満　大人の1/4以下を服用する。本剤は必ず1日分ずつ煎じ，数日分をまとめて煎じないこと。		
効能又は効果	体力中等度以上で，胸腹部に重苦しさがあり，ときに不安，不眠などがあるものの次の諸症：胃炎，胃痛，腹痛，神経症		

【286】K88-① 四逆散（傷寒論）

弱 ←　　　　　　　　　　　　　　　　→ 実
| 虚弱 | やや虚弱 | 中程度 | 比較的ある | **充実** |

成分及び分量又は本質	日本薬局方	サイコ	1.8 g
	〃	シャクヤク	1.8 g
	〃	キジツ	1.8 g
	〃	カンゾウ	0.9 g
		全　量	6.3 g
製 造 方 法	以上の生薬をそれぞれ末とし，散剤の製法により製する。ただし，分包散剤とする。		

用法及び用量	1回量を次のとおりとし，1日3回，食前又は空腹時に服用する。大人（15才以上）1包2.0g，15才未満7才以上　大人の2/3，7才未満4才以上　大人の1/2，4才未満2才以上　大人の1/3，2才未満　大人の1/4を服用する。
効能又は効果	体力中等度以上で，胸腹部に重苦しさがあり，ときに不安，不眠などがあるものの次の諸症：胃炎，胃痛，腹痛，神経症

[構 成] 大柴胡湯の黄芩・半夏・大黄・生姜・大棗の代わりに甘草を加えたもので，大柴胡湯に近い病状に使う。肝部の実は同じであるが，脾胃がやや虚していると解釈される。

　柴胡は胸脇に気血が凝滞し，血熱を生じ，水の流通を妨げられているのを治すものである。枳実は気を開き，凝結を破り，水の流通を良くする。芍薬は血液の凝滞を巡らし，四肢の筋肉の攣縮を緩める。甘草は胃の虚を補い，心下や四肢筋肉の緊張を緩め，急迫症状を緩和させる。

　胸脇部と心下に気が凝滞し，緊張症状を起こして，四肢に気が巡らぬ状態を治す能がある。すなわち，肝の病，胃の病，筋緊張の病，神経症状の心疾患に適用される[2]。

[原典・出典] 少陰病，四逆，其の人或は欬し，或は悸し，或は小便利せず，或は腹中痛み，或は泄利下重するものは四逆散之を主る。（傷寒論・少陰病）

　　甘草炙　枳実破水漬炙乾　柴胡　芍薬
　　右四味各十分搗篩白飲和服方寸匕日三服
　　欬者加五味子乾薑各五分　併主下痢悸者加桂枝五分　小便不利者加茯苓五分　腹中痛者加附子一枚炮令坼　泄痢下重者先以水五升煮薤白三升　煮取三升去滓以散三方寸匕内湯中煮取一升半分温再服

[目 標] 大柴胡湯より虚証で，小柴胡湯よりは少し実証，二方の中間に位する病証というのが目標である。腹証は胸脇苦満があり，腹直筋が季肋下で拘急している。柴胡の証で手足が厥冷するもの，あるいは癇の高ぶる神経過敏症のものに用いられる。大柴胡湯証よりも熱状が少なく，胸脇苦満，心下痞硬の程度が軽く，腹直筋は硬く緊張して臍傍にまで及んでいる[2]。

[応 用] 主として胆嚢炎，胆石炎，胃炎，胃酸過多症，胃潰瘍，肋膜炎などに用いられ，また肺結核，急慢性気管支炎，喘息，心悸亢進，急慢性大腸炎，直腸炎，直腸潰瘍，結核性腹膜炎の肥厚または硬結，肩こり，ヒステリー，神経質，てんかん，癇症，神経過敏症，鼻炎，上顎洞炎などに応用される[2]。腰痛，歯痛にも使われる。

[鑑 別] ▶小柴胡湯：体力が中等度のもの
　　　　▶大柴胡湯：体力が充実

[備 考] 原典では，柴胡，芍薬，枳実，甘草各等分を末とすることになっている。また1回量を重湯で服用することになっている。

【287】K89　四君子湯(しくんしとう)（太平恵民和剤局方）

虚弱 ← → 実
| 虚弱 | やや虚弱 | 中程度 | 比較的ある | 充実 |

成分及び分量 又は本質	日本薬局方 〃 〃 〃 〃 〃	ニンジン ビャクジュツ ブクリョウ カンゾウ ショウキョウ タイソウ	4.0 g 4.0 g 4.0 g 1.0 g 0.3 g 1.0 g
		全　量	14.3 g
製造方法	以上の切断又は破砕した生薬をとり，1包として製する。		
用法及び用量	本品1包に水約500 mLを加えて，半量ぐらいまで煎じつめ，煎じかすを除き，煎液を3回に分けて食間に服用する。上記は大人の1日量である。 15才未満7才以上　大人の2/3，7才未満4才以上　大人の1/2，4才未満2才以上　大人の1/3，2才未満　大人の1/4以下を服用する。		
効能又は効果	体力虚弱で，痩せて顔色が悪くて，食欲がなく，疲れやすいものの次の諸症：胃腸虚弱，慢性胃炎，胃のもたれ，嘔吐，下痢，夜尿症		

構成　人参は甘くして性は微寒で胃の虚熱をとり正熱を益す，五臓の元気を補い，特に脾胃の元気をつける。朮は表を温め，胃内に停滞した水を乾かし，胃の下垂や弛緩を引き締める効がある。

茯苓は胃内の濁水を導いて下し，甘草はそれらの作用を調節して五臓の違和を調える[2]。

原典・出典　栄衛気虚・臓腑怯弱・心腹脹満・全く食を思わず，腸鳴泄瀉，嘔噦吐逆するを治す。大いに宜しく之を服すべし。（太平恵民和剤局方・巻三）

　　人參去蘆　茯苓去皮　甘草炙　白朮各等分

　右為細末，毎服貳錢，水壹盞，煎至柒分，通口服不拘時，入鹽少許，白湯點服，亦得常服，温和脾胃，進益飲食，辟寒邪瘴霧氣

目標　元気の衰えたもの，胃腸の虚弱と貧血を目標とし，種々の疾患に用いる。

脈は軟弱，腹証も弛緩性，アトニー性で軟弱である。胃内停水を認め，食欲不振，全体に元気の衰えたものを目標とする。貧血気味で顔面蒼白，言語に力がなく，手足倦怠で，脈に力がないという5つの症があれば，四君子湯を使うという口訣がある。

応用　胃腸虚弱で貧血の傾向があり，元気の衰えたものに用いる基本の処方である。すなわち，本方は主として胃腸虚弱，食欲不振，貧血，嘔吐，下痢などに用い，その他老人や虚弱者の出血，甚だしく貧血のもの，四肢の無力症，痔疾，脱肛，半身不随，遺尿症，夜尿症などに応用される[2]。

鑑別　(1) 食欲不振，胃部膨満について

▶**小柴胡湯**：胸脇苦満，熱が出て数日後にこの証が多い。

▶**人参湯**：腹部が軟弱無力で，心下部に振水音があるもののほか，腹壁が薄く，腹痛，口に薄い唾液が溜まる。

▶**半夏瀉心湯**：胃部がつかえて嘔・腹鳴あり。食欲はないが脈・腹とも緊張がよく，体力は中

等度に保たれて心下痞硬がある。
- ▶茯苓飲：常に胃部が張って食物がつかえ，胸やけ，あるいは水を吐き，胃内停水が著明。
- ▶補中益気湯：衰弱して食欲のないとき，熱があったり，発熱したあとで起こることが多い。
- ▶六君子湯：腹部その他の筋肉が軟弱。

(2) 生気に乏しく疲労倦怠する場合
- ▶小建中湯：身体虚弱で元気がなく，手足が冷えてだるいもの。小児に多く，やせて顔色が悪く，時には腹痛を訴え，腹部は腹壁が薄く，腹直筋が攣急している。
- ▶十全大補湯：やせて貧血し，全身虚弱，手足倦怠，煩熱，食欲不振などを訴えるが，胃内停水はなく，胃腸障害が少ない。
- ▶半夏白朮天麻湯：頭が始終重く，しばしば頭痛が起き，あるいはめまいがする。腹部は全体に軟弱で心下部に振水音があるものと，鼓音を呈するものとがある。
- ▶補中益気湯：疲労しやすく，倦怠甚だしく，言語に力がなく，眼光鈍く，口中に白沫を生じ，食欲不振，食物の味がまずいなどの症状を呈する[4]。
- ▶六君子湯：食事のあとで手足がだるくなり，眠気がさす。

【288】K90 七物降下湯（修琴堂）

弱 ←──────────────────→ 実

| 虚弱 | やや虚弱 | 中程度 | 比較的ある | 充実 |

成分及び分量又は本質	日本薬局方	トウキ	3.0 g
	〃	シャクヤク	3.0 g
	〃	センキュウ	3.0 g
	〃	ジオウ	3.0 g
	〃	オウギ	3.0 g
	〃	オウバク	2.0 g
	〃	チョウトウコウ	4.0 g
		全量	21.0 g
製造方法	以上の切断又は破砕した生薬をとり，1包として製する。		
用法及び用量	本品1包に水約500 mLを加えて，半量ぐらいまで煎じつめ，煎じかすを除き，煎液を3回に分けて食間に服用する。上記は大人の1日量である。 15才未満7才以上　大人の2/3，7才未満4才以上　大人の1/2，4才未満2才以上　大人の1/3，2才未満　大人の1/4以下を服用する。		
効能又は効果	体力中等度以下で，顔色が悪くて疲れやすく，胃腸障害のないものの次の諸症：高血圧に伴う随伴症状（のぼせ，肩こり，耳なり，頭重）		

構成　四物湯に黄耆・黄柏・釣藤鈎を加味して大塚敬節が創製した処方である。四物湯は補血，造血，鎮静の効があり，血行を良くする（四物湯参照）。これに利尿，強壮の効がある黄耆，消炎作用のある黄柏，釣藤鈎の鎮静・鎮痙作用を加えて，虚証の高血圧症に用いる。

原典・出典　大塚が創作した処方で，その頃，大塚は高血圧症で最低血圧が高く，眼底出血が反復し，下肢のしびれ，疲労倦怠，頭痛，衄血，盗汗などに苦しめられたが，この処方を用いるようになって軽快した。その後，高血圧が慢性化して，最低血圧の高いもの，腎炎または腎硬化症のある高血圧患者に用いて効のあることを知った。（漢方診療医典・治療各論・循環器疾

患・高血圧症）

目標 虚証ではあるが胃腸の働きが良い人の血圧亢進や本態性高血圧症，慢性腎炎，動脈硬化症に用いる[4]。

備考 本方は柴胡剤や大黄剤を用いることのできない虚証に用いるが，四物湯を服用して胃腸障害を起こすような人には用いられない。

本方は四物湯の加減方であるが，大塚の書籍では熟地黄が地黄となっている。

【289】K91 柿蒂湯（してぃとう）（済生方）

弱←　　　　　　　　　　　　　　　　　　　　　→実
| 虚弱 | やや虚弱 | 中程度 | 比較的ある | 充実 |

成分及び分量又は本質	日本薬局方	チョウジ	1.5 g
	〃	ショウキョウ	1.0 g
	局外生規	シテイ	5.0 g
		全量	7.5 g
製造方法	以上の切断又は破砕した生薬をとり，1包として製する。		
用法及び用量	本品1包に水約500 mLを加えて，半量ぐらいまで煎じつめ，煎じかすを除き，煎液を3回に分けて食間に服用する。上記は大人の1日量である。15才未満7才以上　大人の2/3，7才未満4才以上　大人の1/2，4才未満2才以上大人の1/3，2才未満　大人の1/4以下を服用する。		
効能又は効果	しゃっくり		

構成 主薬の柿蒂は気味苦温にして気を降ろし，丁子，生姜と協力して鬱と痰を散じしゃっくりを治す。

原典・出典 胸満して吃逆が止まないものを治す（済生方）

治胸満咳逆不止

柿蒂　丁香各壹兩

右哎咀，毎服肆錢，水壹盞半，姜伍片，煎至柒分，去滓熱服，不拘時候（厳氏済生方・巻二）

目標 しゃっくりでごく一般的な場合に用いる。

応用 しゃっくりの第一番に用いる薬である。

鑑別 ▶呉茱萸湯：胃の冷えによるしゃっくり。
▶半夏瀉心湯：心下部がつかえて硬く張って圧痛がある。腹が鳴って下痢するものに用いる。
▶加減二陳湯：痰飲によるげっぷ，胃酸過多。
▶橘皮竹茹湯：久しく病み衰弱して嘔逆やまないとき。
▶丁香柿蒂湯：胸痞，胃虚を伴う。

【290】K92　四物湯（太平恵民和剤局方）
しもつとう

弱 ←　　　　　　　　　　　　　　　　　　　　　　→ 実
| 虚 弱 | やや虚弱 | 中程度 | 比較的ある | 充 実 |

成分及び分量 又 は 本 質	日本薬局方 〃 〃 〃	トウキ シャクヤク センキュウ ジオウ 全　量	3.0 g 3.0 g 3.0 g 3.0 g 12.0 g
製 造 方 法	以上の切断又は破砕した生薬をとり，1包として製する。		
用法及び用量	本品1包に水約500 mLを加えて，半量ぐらいまで煎じつめ，煎じかすを除き，煎液を3回に分けて食間に服用する。上記は大人の1日量である。 15才未満7才以上　大人の2/3，7才未満4才以上　大人の1/2，4才未満2才以上　大人の1/3，2才未満　大人の1/4以下を服用する。		
効能又は効果	体力虚弱で，冷え症で皮膚が乾燥，色つやの悪い体質で胃腸障害のないものの次の諸症：月経不順，月経異常，更年期障害，血の道症，冷え症，しもやけ，しみ，貧血，産後あるいは流産後の疲労回復		

|構 成|　本方は金匱要略の芎帰膠艾湯より阿膠・艾葉・甘草を去ったものである。
　方中の当帰・地黄は造血，鎮静，滋潤の能があり，芍薬・川芎は鬱血を疎通し，血行を良くし，血熱を冷ますものである。

|原典・出典|　栄衛を調益し，気血を滋養し，衝任虚損（衝脈任脈はすなわち婦人性器をつかさどる経路），月水不調，臍腹疠痛，崩中漏下，血瘕塊硬，発歇疼痛，妊娠宿冷，将理（養生法）宜を失し，胎動して安からず，血下りて止まずおよび産後虚に乗じ，風寒内に搏ち，悪露下らず，結して癥聚を生じ，少腹堅痛，時に寒熱を作すを治す。（太平恵民和剤局方・巻九・婦人諸病門）

　　熟乾地黄淨洗酒，酒蒸焙　白芍藥　當歸去蘆酒浸微炒　川芎各等分
　　右爲麤末，毎服參錢，水壹盞半，煎至捌分，去滓熱服，空心食前，若姙娠胎動不安，下血不止者，加艾捨葉，阿膠壹片，同煎如前方，或血藏虛冷，崩中去血過多，亦加膠艾煎
　　「此方は血虛栄弱，一切の血病，婦人調経，補血の本薬也」[10]。

|目 標|　一般に貧血の症があって皮膚が枯燥し，脈は沈んで弱く，腹は軟弱で臍上に動悸が触れるものを目標とする。
　本方は婦人の血の道症といわれる神経症状を鎮静させる効能がある。貧血を治すものであるが，血の熱を冷まし，滋潤の作用があるので，口唇が蒼白となるほどの貧血あるもの，および胃腸虚弱で排瀉しやすいものには用いられない。

|応 用|　婦人の諸疾患を治す聖薬とされている。貧血の傾向があり，月経の不調があり，自律神経の失調などがあるものに用いる。
　また月経異常，不妊症，血の道症，産前産後諸病（産後の脚弱，産後の舌ただれ，産後血脚気），皮膚病（乾燥性），下肢運動麻痺，カリエスなどに応用される[2]。

加減方
▶四物湯脚気加減（四物湯加，木瓜，蒼朮，薏苡仁）：産後の血脚気にて両脚痿弱，倦怠，浮腫のあるものに用いてよい。

- ▶八物湯（八珍湯，四物湯と四君子湯の合方）：気血両弱で胃腸虚弱，元気なく，貧血して皮膚枯燥のものに用いる。
- ▶連珠飲（四物湯と苓桂朮甘湯の合方）：貧血によって起こる動悸，めまい，耳鳴，顔面浮腫などに用いる。

鑑別 ▶温経湯：少陰病に属し，陰虚証のもので気血両虚と寒冷が主目標で，手掌の煩熱と口唇の乾燥，下腹部の膨満感または不快感がある。
- ▶加味逍遙散，加味逍遙散料：本方は虚証体質に現れる肝障害症状，特に婦人の神経症状を伴う諸疾患に用いられる。主訴は四肢倦怠感，頭重，めまい，不眠，多怒，ホットフラッシュ，月経異常，午後の逆上感と顔面紅潮，また背部に悪寒や蒸熱感や発汗を起こすこともある。
- ▶芎帰膠艾湯：本方は虚証の諸種の出血，特に下半身の出血を止める目的で用いる。うっ血の傾向があって，出血が長引き，貧血の傾向のあるものを目標とする。
- ▶当帰芍薬散，当帰芍薬散料：虚証の瘀血と水毒による症状で体質は陰虚証である。主訴は貧血と腹痛である。四物湯のような手足煩熱はなく，冷えて水毒症状が著明で，貧血はあっても出血はない。

備考 原典では，地黄は熟地黄を使っている。

【291】K93 炙甘草湯（しゃかんぞうとう）（傷寒論，金匱要略）

弱 ←　　　　　　　　　　　　　　　　　　→ 実
| 虚弱 | やや虚弱 | 中程度 | 比較的ある | 充実 |

成分及び分量又は本質	日本薬局方	カンゾウ	4.0 g
	〃	ショウキョウ	1.0 g
	〃	ケイヒ	3.0 g
	〃	タイソウ	5.0 g
	〃	ニンジン	2.0 g
	〃	ジオウ	4.0 g
	〃	バクモンドウ	6.0 g
	〃	マシニン	3.0 g
		全量	28.0 g
	局外生規	アキョウ	2.0 g
製造方法	アキョウを除く以上の切断又は破砕した生薬をとり，1包として製し，これにアキョウ2.0 gを添付する。		
用法及び用量	本品1包に，水約500 mLを加えて，半量ぐらいまで煎じつめ，煎じかすを除き，添付のアキョウを煎液に入れ，再び5分ほど熱して溶かし，煎液を3回に分けて食間に服用する。上記は大人の1日量である。 15才未満7才以上 大人の2/3，7才未満4才以上 大人の1/2，4才未満2才以上 大人の1/3，2才未満 大人の1/4以下を服用する。		
効能又は効果	体力中等度以下で，疲れやすく，ときに手足のほてりなどがあるものの次の諸症：動悸，息切れ，脈のみだれ		

構成 本方の甘草は桂皮と組んで心悸亢進を治し，地黄・麦門冬・人参・麻子仁・阿膠には滋

潤，鎮静，強壮の効があり，麻子仁には緩下の効もある。また人参には健胃の効もあり，大棗と生姜は諸薬を調和して吸収を促す[1]。

|原典・出典| 傷寒，脉結代し，心動悸するは炙甘草湯之を主る。（傷寒論・太陽病下）
　虚労不足，汗出でて悶え，脉結，悸するを治す。（金匱要略・血痺虚労病）
　肺痿，涎唾多く，心中温温液液たる者を治す。（金匱要略・肺痿病）
　甘草四兩炙　生薑切　桂枝去皮各三兩　人参二兩　生地黄一斤　阿膠二兩　麥門冬去心　麻子仁各半升　大棗十二枚擘
　右九味以清酒七升水八升先煮八味取三升去滓内膠烊消尽温服一升日三服一名復脉湯

|目　標| 虚証で，栄養衰え，燥きが強く，皮膚枯燥し，疲労しやすく，手足の煩熱，口乾き，便秘がちで，心悸亢進，あるいは不整脈，息切れを訴えるのを目標とする[2]。また咳にも使われる。

|応　用| チフス・肺炎等熱性病で熱高く，動悸虚煩不眠があり，脈の結代などあるとき，心臓弁膜症，心悸亢進症，不整脈，心内膜炎，交感神経緊張症，高血圧症，バセドー病，産褥熱，胃潰瘍，肺結核，咽頭結核等[2]。

|鑑　別|　▶黄連阿膠湯：喉燥口渇し，心悸煩躁し，清血（大便に血が混じる）するものを治する。
　▶鍼砂湯・苓桂朮甘湯：胃内停水による動悸を目標にする。
　▶竹葉石膏湯：この方中の石膏，竹葉が燥渇煩悶を治すところで実証（石膏）である。炙甘草湯は虚証（地黄）である。
　▶茯苓杏仁甘草湯：胸中痞塞して痛み，短気になり，心下悸し喘するものに用う。

|備　考| 原典では，酒（1合4勺）と水（1合6勺）を混ぜた液で煎じることになっている。
　金匱要略では，地黄は生地黄を使っている。

【292】K94　芍薬甘草湯（傷寒論）

弱 ←→ 実

| | | 虚弱 | やや虚弱 | 中程度 | 比較的ある | 充実 |

成分及び分量又は本質	日本薬局方　　シャクヤク　　4.0 g 〃　　　　　　カンゾウ　　　4.0 g 全量　　　　　　　　　　　8.0 g
製造方法	以上の切断又は破砕した生薬をとり，1包として製する。
用法及び用量	本品1包に水約500 mLを加えて，半量ぐらいまで煎じつめ，煎かすを除き，煎液を3回に分けて食間に服用する。上記は大人の1日量である。15才未満7才以上　大人の2/3，7才未満4才以上　大人の1/2，4才未満2才以上大人の1/3，2才未満　大人の1/4以下を服用する。
効能又は効果	体力に関わらず使用でき，筋肉の急激なけいれんを伴う痛みのあるものの次の諸症：こむらがえり，筋肉のけいれん，腹痛，腰痛

|構　成| 本方の芍薬は筋の拘攣を緩め，血液の渋滞を散じ，痛みを止め，麻痺を除くなどの薬能が考えられる。また甘草は急迫，攣急を緩解する聖薬で，毒を解し，経脈を通ずるなどの薬能が作用し，発汗後の残った邪を解し，急を緩め，気血を調和して脚攣急，その他の筋痙攣を治す

ものと考えられる[2]。

|原典・出典| 傷寒，脈浮，自汗出で小便数，心煩，微悪寒，脚攣急するに，反って，桂枝湯を与えて，その表を攻めんと欲するはこれ誤りなり。これを得れば便ち厥し，咽中乾き，煩躁，吐逆する者には，甘草乾姜湯を作りて，これを与え，以って其の陽を復す。

もし厥癒え，足温なる者には更に芍薬甘草湯を作ってこれを与うれば其の脚即ち伸ぶ。（傷寒論・太陽上）

　　白芍薬四兩　甘草四兩炙
　　右二味㕮咀以水三升煮取一升半去滓分温再服之
　　去杖湯（本方の別名）脚弱力なく，歩行困難なるを治す。（朱氏集験方）

|目標| 急迫性の激しい筋肉の攣急と疼痛が主目標で，多くは腹直筋の攣急を現す。本方は表裏ともに作用し，四肢腹部腰背の筋攣急ばかりでなく，胃痙攣や胆石症，腎石の痛みなど裏の急迫性疼痛にもよく奏効し，その疼痛は筋肉局所のみの症状であることが多い。

局所の筋肉が硬く，強く収縮し，痙攣を起こしているものによいので，多くの場合，腹直筋の攣急を伴っている。しかし，腹壁の弛緩しているものでも腹底のどこかに引っ張りのあるものに用いてよいことがある。

|応用| 本方は発汗過多の後，邪気が内に迫って，筋肉の拘急，腰脚の攣急等を現したとき，この筋肉の攣急や疼痛を緩解させる目的で頓服として用いる。四肢の筋肉ばかりでなく腹直筋をはじめ，胃，腸，気管支，胆のう，輸尿管などの平滑筋の攣急にも用いられる。

本方は主としてこむらがえり，坐骨神経痛，腰痛，ぎっくり腰，五十肩，リウマチ性多発筋痛症，アキレス腱痛，脚気，胃痙攣，腸疝痛，嵌頓，ヘルニア，腸閉塞，胆石疝痛，腎石疝痛，膵臓炎，舌強直，寝違えによる筋痛などにしばしば用いられ，また排尿痛，痙攣性咳嗽，小児の夜泣き，気管支喘息，痔痛，膀胱痛，歯痛，小児腹痛などにも広く応用される。さらに下肢運動麻痺，下肢無力症，脚弱，放屁症などにも転用される[2]。

|鑑別| ▶**大建中湯**：虚状と寒状を帯び，水とガスの停滞が著しく腸の蠕動亢進が発作的にきたり，腹痛の激しいものに用いる。芍薬甘草湯は筋肉の拘攣，攣急から起こる腹痛である。

▶**八味地黄丸，八味地黄丸料**：腎気（腎臓，副腎，性器などの作用を含めた機能）が虚して，尿利不調となり下虚のため血行停滞して血熱を起こし，下焦の麻痺を招来し，脚弱になったものに用いる。これは腎虚から起こった脚弱歩行困難であり，芍薬甘草湯は筋肉拘攣，腰脚の攣急である点の違いがある。

|備考| 原典では1剤を2回に分けて服用するよう書いてある。

本方に附子が加わったものが芍薬甘草附子湯である。

別名，去杖湯ともいう。

【293】K95　鷓鴣菜湯(しゃこさいとう)（撮要方函）

弱 ←　　　　　　　　　　　　　　　　　　　→ 実
| 虚 弱 | やや虚弱 | 中程度 | 比較的ある | 充 実 |

成分及び分量又は本質	日本薬局方	マクリ	5.0 g
	〃	ダイオウ	1.5 g
	〃	カンゾウ	1.5 g
		全　量	8.0 g
製 造 方 法	以上の切断又は破砕した生薬をとり，1包として製する。		
用法及び用量	本品1包に水約500 mLを加えて，半量ぐらいまで煎じつめ，煎じかすを除き，煎液を3回に分けて食間に服用する。上記は大人の1日量である。15才未満7才以上　大人の2/3，7才未満4才以上　大人の1/2，4才未満2才以上大人の1/3，2才未満　大人の1/4以下を服用する。		
効能又は効果	回虫の駆除		

構　成　マクリ（海人草）鷓鴣菜の成分はカイニン酸で特異の臭気があり，味は不快で塩辛い。大黄は緩下薬。甘草は緩和，鎮痙，矯味薬，薬毒の解消以上3味より成り，三味鷓鴣菜湯ともいう。

原典・出典　古方兼用丸散方にいわく「蟲有りて吐下し，諸証を見はす者を治す。一方を見るに，曰く，蚘蟲，涎沫を吐し，心痛（胃痛の意）発作，時有る者を治す」と。
　　三家丸散方解
　　治蚘虫也
　　鷓鴣菜二戔　大黄　甘艸各五分
　　右三昧，内水一盞半，煮二味一盞，取即内大黄，再煮取六分

目　標　回虫の駆除，普通一般に用いる駆虫剤で，虚実にかかわらない。回虫が胃に上っているときは効がなく，腸にいるときがよい。

鑑　別　▶**清肌安蛔湯**：寒熱往来，皮膚枯燥，慢性衰弱の状態にあるもの。
　▶**烏梅丸**：古人が蛔厥と呼んだものに用いる。寒と熱が錯綜して，手足厥冷，煩燥，胸腹痛などあって，回虫を吐くもの[1]。
　▶**理中安蛔湯**：腸チフスのような熱病の際に回虫を吐き，手足の厥冷あるもの[1]。

備　考　原典では回虫症には1剤を朝晩の空腹時に2回服用することになっている。
　　明治以降の長寿法では回虫対策が重要で，鷓鴣菜湯とともに酢で浣腸が行われていた。

【294】K96　十全大補湯（太平恵民和剤局方）

虚弱 ←　　　　　　　　　　　　　　　　　　　　　　　　→ 実
| 虚　弱 | やや虚弱 | 中程度 | 比較的ある | 充　実 |

成分及び分量 又　は　本　質	日本薬局方 〃 〃 〃 〃 〃 〃 〃 〃 〃	ニンジン オウギ ビャクジュツ ブクリョウ トウキ シャクヤク ジオウ センキュウ ケイヒ カンゾウ	3.0 g 3.0 g 3.0 g 3.0 g 3.0 g 3.0 g 3.0 g 3.0 g 3.0 g 1.5 g
		全　　量	28.5 g
製　造　方　法	以上の切断又は破砕した生薬をとり，1包として製する。		
用法及び用量	本品1包に水約500 mLを加えて，半量ぐらいまで煎じつめ，煎じかすを除き，煎液を3回に分けて食間に服用する。上記は大人の1日量である。 15才未満7才以上　大人の2/3，7才未満4才以上　大人の1/2，4才未満2才以上　大人の1/3，2才未満　大人の1/4以下を服用する。		
効能又は効果	体力虚弱なものの次の諸症：病後・術後の体力低下，疲労倦怠，食欲不振，ねあせ，手足の冷え，貧血		

構　成　四物湯（当帰・芍薬・地黄・川芎：血虚を補う，心と肝の力をつける）と四君子湯（茯苓・朮・生姜・大棗・人参・甘草：気虚を補う。脾と胃の力をつける）の合方である八珍湯（八物湯）に，さらに黄耆と桂皮を加えたものである。気血，陰陽，表裏，内外いずれも補うという意味である。

　　人参・白朮・茯苓・甘草は気を補い，脾胃消化器系の働きを良くする。気が盛んになると肌肉が充実する。当帰・川芎・芍薬・地黄は気血の巡りを良くし，その枯燥を潤し，心と肝の機能を盛んにする。桂皮・黄耆はそれらの作用を補強するものである[2]。

原典・出典　男子，婦人，諸虚不足，五労七傷，飲食進まず，久病虚損，時に潮熱を発し，気骨脊を攻め，拘急疼痛，夜夢遺精，面色痿黄，脚膝力無く，一切病後，気旧の如からず，憂愁思傷，気血を傷動し，喘嗽中満，脾腎の気弱く，五心煩悶するを治す。並に皆之を治す。此の薬性温にして熱せず，平補にして効あり。気を養い，神を育し，脾を醒まし，渇を止め，正を順らし，邪を辟く。脾胃を温煖して其効具さに述ふべからず。（太平恵民和剤局方・巻五・治諸虚）

　　白茯苓焙　白朮焙　人参去蘆　熟乾地黄洗酒蒸焙　白芍薬　粉草炙　黄耆去蘆　肉桂去麁皮不見火　川當歸去蘆洗　川芎各等分

　　右捌味剉為麁散，毎服貳大錢，水壹盞，生薑参片，棗子貳箇同煎，至柒分，不拘時候，温服此薬，補虚損大有神効

　　局方の主治によれば気血虚すと云ふが八物湯の目的にて，寒と云ふが黄耆肉桂の目的なり。（中略）又薛血斎生治によれば黄耆を用ふるは人参に力を合せて自汗盗汗を止め表気を固むるの意なり。肉桂を用ふるは参耆に力を合せて遺精白濁或は大便滑泄小便短少或は頻数なるを治す。〔勿誤薬室方函口訣〕

|目標| この方は気血，陰陽，表裏，内外，みな虚したものを大いに補うもので十全の効あり。諸病の後で全身の衰弱がひどく，貧血し，心臓も疲れ，胃腸の力も衰え，やせて脈も腹も軟弱，温かい手でもって腹を按ずることを好み，熱状のないものを目標とする。本方は服用後に食欲減退，下痢，発熱などを来すものは禁忌である。

|応用| 慢性諸病，大病後，虚弱者，老人，幼児などの虚証で全身の衰弱甚だしく，胃腸の働きも弱く，貧血し，皮膚は枯燥して熱状のないものに用いる。

諸貧血症，産後，手術後の衰弱，諸熱性病後の衰弱，癰疽の後，痔ろう，カリエス，腎臓結核，瘰癧，白血病，諸出血の後，視力減退，脱肛，子宮がん，乳がんなどに広く応用される[2]。

|鑑別| ▶帰耆建中湯：虚労は共通の症状で，十全大補湯に比べ貧血と枯燥が軽度である。
▶補中益気湯：補中益気湯は脾胃が虚したために元気がなくなったので，食欲不振が原因になっている。全身衰弱はよく似ているが，十全大補湯には皮膚の枯燥，遺精，貧血などの体力喪失の徴候がある。
▶八珍湯：気血両虚で胃腸虚弱，元気なく貧血して皮膚が枯燥し，十全大補湯よりやや熱感がある。

|備考| 原典では，地黄は熟地黄を使っている。

【295】K97　十味敗毒湯（瘍科方筌）

弱 ← 虚弱 | やや虚弱 | 中程度 | 比較的ある | 充実 → 実

成分及び分量又は本質	日本薬局方	サイコ	3.0 g
	〃	オウヒ	3.0 g
	〃	キキョウ	3.0 g
	〃	センキュウ	3.0 g
	〃	ブクリョウ	3.0 g
	〃	ドクカツ	2.0 g
	〃	ボウフウ	3.0 g
	〃	カンゾウ	2.0 g
	〃	ショウキョウ	1.0 g
	〃	ケイガイ	2.0 g
		全量	25.0 g
製造方法	以上の切断又は破砕した生薬をとり，1包として製する。
用法及び用量	本品1包に水約500 mLを加えて，半量ぐらいまで煎じつめ，煎じかすを除き，煎液を3回に分けて食間に服用する。上記は大人の1日量である。15才未満7才以上　大人の2/3，7才未満4才以上　大人の1/2，4才未満2才以上　大人の1/3，2才未満　大人の1/4以下を服用する。
効能又は効果	体力中等度なものの皮膚疾患で，発赤があり，ときに化膿するものの次の諸症：化膿性皮膚疾患・急性皮膚疾患の初期，じんましん，湿疹・皮膚炎，水虫

|構成| 万病回春の荊防敗毒散より前胡・薄荷葉・連翹・枳殻・金銀花を除き桜皮を加えたものである。荊芥・防風・柴胡・川芎・桜皮が解毒的に効があると考えられる。

| 原典・出典 | 諸疔，発熱悪寒し頭痛燉腫する者を治す。(瘍科方筌)
柴胡，桔梗，独活，川芎，荊芥，防風，茯苓，甘草，櫻皮，右九味，加生姜水煎勿誤薬室方函　以樸樕代櫻皮
癰疽及び諸瘡腫で初期に憎寒壮熱して疼痛するものを治す。(浅田方函口訣) |

| 目　標 | 小柴胡湯の適応する体質傾向を有し，神経質で，胸脇苦満があり，化膿を繰り返すフルンクロージス，アレルギー性の湿疹，蕁麻疹などを起こしやすい体質者が目標である[2]。 |

| 応　用 | 乳腺炎，リンパ節炎，上顎洞炎，水虫，面疱，中耳炎，麦粒腫，外耳炎などに応用される[2]。 |

| 鑑　別 | ▶排膿散，排膿散料，排膿湯：排膿散は疼痛を伴う化膿性の腫物で，患部が緊張，硬結の状態を示すものに用いる。排膿湯は排膿散を用いる前（これらの腫物の極めて初期）または排膿散を用いて排膿が終わった後に用いる[1]。
東洞以来両者を合方しさらに薏苡仁を加えて以上の区別なく化膿の初期から排膿が終わるまで一貫して使用している。十味敗毒湯では力の及ばないもの，汗疹（あせも）の悪化したもの，歯槽膿漏などにも活用し得る。
▶千金内托散：体質虚弱または疲労衰弱のために病毒を発散できず遷延するものに用いる。
▶托裏消毒飲：やや虚状を帯びた化膿性疾患の解毒と強壮を兼ねたもので，膿を消散せしむる効がある[2]。 |

| 備　考 | しばしば連翹，金銀花，薏苡仁などを加えることがある。 |

【296】K98　潤腸湯（万病回春）

弱←　　　　　　　　　　　　→実
| 虚弱 | やや虚弱 | 中程度 | 比較的ある | 充実 |

成分及び分量又は本質	日本薬局方	トウキ	3.0 g
	〃	ジオウ	6.0 g
	〃	トウニン	2.0 g
	〃	キョウニン	2.0 g
	〃	キジツ	2.0 g
	〃	オウゴン	2.0 g
	〃	コウボク	2.0 g
	〃	ダイオウ	2.0 g
	〃	カンゾウ	1.5 g
	〃	マシニン	2.0 g
		全　量	24.5 g

| 製造方法 | 以上の切断又は破砕した生薬をとり，1包として製する。 |
| 用法及び用量 | 本品1包に水約500 mLを加えて，半量ぐらいまで煎じつめ，煎じかすを除き，煎液を3回に分けて食間に服用する。上記は大人の1日量である。
15才未満7才以上　大人の2/3，7才未満4才以上　大人の1/2，4才未満2才以上　大人の1/3，2才未満　大人の1/4以下を服用する。 |
| 効能又は効果 | 体力中等度又はやや虚弱で，ときに皮膚乾燥などがあるものの次の症状：便秘 |

| 構　成 | 当帰・地黄は血燥を潤し，杏仁は大腸の気閉（発散作用），堅い便を軟らかにする（緩和

作用）。枳実は血の結を治し，腸を寛める。桃仁，麻子仁は腸を潤す。厚朴は腹を温め腹満を除く。大黄，黄芩は腸の熱を冷まして通利を良くする。

本方は麻子仁丸より芍薬を去り，当帰・地黄・桃仁・黄芩・甘草を加えたものである。麻子仁は砕いて用いる。

潤腸湯は麻子仁丸の変方で，滋潤の剤である。

|原典・出典| 大便閉結して通ぜざるを治す（万病回春）

脈，燥結之脈，沉伏勿疑，熱結沉數，虛結沉遲，若是風燥，右尺浮肥，身熱煩渴，大便不通者，熱閉也，久病人虛，大便不通者，是虛閉也，因汗出多，大便不通者，津液枯竭而閉也，風症大便不通者，是風閉也，老人大便不通者，是血氣枯燥而閉也，虛弱并產婦及失血，大便不通者，血虛而閉也，多食辛熱之物，大便不通者，實熱也治大便閉結不通

當歸　熟地　生地　麻仁去殼　桃仁去皮　杏仁去皮　枳殼　黃芩　厚朴去粗皮　大黃各等分
甘草減半

右剉一劑，水煎，空心溫服，大便通即止藥（万病回春・巻四）

|目標| 体液枯燥により，腸内に熱をかもし，腸管が乾いて潤を失い，常習性便秘を来したもので，皮膚枯燥，腹壁弛緩，糞塊の触知等を目標とする[2]。

|応用| 虚証の傾向にある弛緩性便秘，時には弛緩と緊張と同時に起きた場合でもよく，体液枯燥と腸内の燥熱があるものに用いる。常習性便秘・高血圧・動脈硬化症・慢性腎炎などを合併した便秘症に応用する[2]。

|鑑別| ▶麻子仁丸，麻子仁丸料：老人や虚証のものに。津液少なく血燥き，胃腸に熱あるもの。

|備考| 原典では，地黄は生地黄と熟地黄の両方が使われている。

【297】K99　生姜瀉心湯（傷寒論）

弱 ←　　　　　　　　　　　　　　　　　　→ 実

| 虚弱 | やや虚弱 | 中程度 | 比較的ある | 充実 |

成分及び分量 又は本質	日本薬局方 〃 〃 〃 〃 〃 〃 〃	ハンゲ ニンジン オウゴン カンゾウ タイソウ オウレン カンキョウ ショウキョウ 全　量	5.0 g 2.5 g 2.5 g 2.5 g 2.5 g 1.0 g 1.5 g 2.0 g 19.5 g
製造方法		以上の切断又は破砕した生薬をとり，1包として製する。	
用法及び用量		本品1包に水約500 mLを加えて，半量ぐらいまで煎じつめ，煎じかすを除き，煎液を3回に分けて食間に服用する。上記は大人の1日量である。 15才未満7才以上　大人の2/3，7才未満4才以上　大人の1/2，4才未満2才以上　大人の1/3，2才未満　大人の1/4以下を服用する。	

| 効能又は効果 | 体力中等度で，みぞおちがつかえた感じがあり，はきけやげっぷを伴うものの次の諸症：食欲不振，胸やけ，はきけ，嘔吐，下痢，胃腸炎，口臭 |

構成 本方は半夏瀉心湯中の乾姜の量を減じて，生姜を加えた薬方である。半夏瀉心湯の構成は「黄連と黄芩は心下の実熱をさますものである。(中略) また両者は協力して心下の気の痞えを治し，(中略) 半夏・乾姜はよく気をめぐらし，胃の停水をさばき，(中略) 人参，甘草・大棗は諸薬を調和する[2]。」といわれ，生姜は胸満，嘔逆，上気を治める効がある。

原典・出典 傷寒，汗出でて解するの後，胃中和せず，心下痞鞕，乾噫食臭，脇下水気あり，腹中雷鳴下痢する者は生姜瀉心湯これを主る。(傷寒論・太陽下)
　　　生薑四兩切　甘草三兩炙　人參三兩　乾薑一兩　黃芩三兩　半夏半升洗　黃連一兩　大棗十二枚擘　右八味以水一斗煮取六升去滓再煎取三升溫服一升日三服

目標 半夏瀉心湯の証でげっぷ，食臭を発し，腹中雷鳴，下痢するものを目標とする。げっぷ，食臭および腹中雷鳴，下痢は胃腸内での醱酵が盛んなためであって，生姜の司るところである (下痢がなくても用いられる)[2]。

応用 胃腸炎，醱酵性下痢，過酸症，胃拡張などに応用される[2]。

鑑別
▶**甘草瀉心湯**：気の動揺が強く，心煩，神経症状が強い。
▶**半夏瀉心湯**：本方と非常によく似ているが，悪心，嘔吐が主。生姜瀉心湯は，胸やけ，げっぷなどが主となる。
▶**茯苓飲**：心下部停水が著明，心下膨満，本方は心下痞硬。
▶**旋覆花代赭石湯**：胸やけ，げっぷ，腹鳴等は共通するが，本方より一層虚状で便秘ぎみである。

備考 原典では再煎することとなっている。

【298】K100　小建中湯 (傷寒論，金匱要略)
しょうけんちゅうとう

弱 ←　　　　　　　　　　　　　　　　　　　→ 実
| 虚弱 | やや虚弱 | 中程度 | 比較的ある | 充実 |

成分及び分量又は本質	日本薬局方	ケイヒ	4.0 g
	〃	ショウキョウ	1.0 g
	〃	タイソウ	4.0 g
	〃	シャクヤク	6.0 g
	〃	カンゾウ	2.0 g
		全　量	17.0 g
	日本薬局方	コウイ	20.0 g
製造方法	コウイを除く以上の切断又は破砕した生薬をとり，1包として製し，これにコウイ20 gを添付する。			

用法及び用量	本品1包に水約500 mLを加えて，半量ぐらいまで煎じつめ，熱いうちに煎じかすを除き，添付の膠飴を煎液に入れ，かきまぜながら5分ほど熱して膠飴を溶かし，3回に分けて食間に服用する。上記は大人の1日量である。 15才未満7才以上　大人の2/3，7才未満4才以上　大人の1/2，4才未満2才以上　大人の1/3，2才未満　大人の1/4以下を服用する。 本剤は必ず1日分ずつ煎じ，数日分をまとめて煎じないこと。
効能又は効果	体力虚弱で，疲労しやすく腹痛があり，血色がすぐれず，ときに動悸，手足のほてり，冷え，ねあせ，鼻血，頻尿および多尿などを伴うものの次の諸症：小児虚弱体質，疲労倦怠，慢性胃腸炎，腹痛，神経質，小児夜尿症，夜泣き

[構 成]　膠飴は急迫証の緩和で甘草に似るが，三陰三陽の陰の虚証に用いる。また，便の滑りをよくする作用があり，乳幼児の便秘に使われている[2,6]。

[原典・出典]　傷寒，陽脈渋，陰脈弦，法当に腹中急痛すべし，先ず小建中湯を与え，瘥えざるものは小柴胡湯之を主る。(傷寒論・太陽病中)

　傷寒二三日心中悸而煩者小建中湯主之（傷寒論・太陽病中）

　虚労，裏急，悸，衄，腹中痛み，夢に失精し，四肢酸疼，手足煩熱，喉乾口燥するものは小建中湯之を主る。（金匱要略・虚労病）

　男子黄小便自利当与虚労小建中湯（金匱要略・黄疸病）

　婦人腹中痛小建中湯主之（金匱要略・婦人雑病）

　桂枝三兩去皮　甘草三兩炙　大棗十二枚擘　芍薬六兩　生薑三兩切　膠飴一升

　右六味以水七升煮取三升去滓内膠飴更上微火消解温服一升日三服嘔家不可用建中湯以甜故也

[目 標]　本方を用いる目標の第一は全身の疲労状況，精力の虚乏である。脈は大であるか，または沈微細のこともあり，腹痛のあるときは弦また芤の場合もある。腹証としては腹直筋が表面に浮かんで拘攣していることが多い。または軟弱のこともある。そしてしばしば腹痛，心悸亢進，衄血，盗汗，手足煩熱，四肢倦怠，夢精，口内乾燥，頻尿などがある[2]。

[応 用]　虚証の体質で，脾胃（消化器系）の虚弱なものに多く，痛みや急迫症状を伴うものであり小児に用いることが多い。すなわち，本方は虚弱児の体質改善薬として重要なものである。主として夜尿症，頻尿症，夜泣き，腎硬化症，前立腺肥大，慢性腹膜炎の軽症で腹水なく硬結のあるもの。またカリエス，脊椎不全，関節炎，神経衰弱，ノイローゼ，小児常習性頭痛，フリクテン性結膜炎，眼瞼炎，ヘルニア，虚証で疲れやすいという目標のもとに眼底出血，衄血，紫斑病，痔疾，脱肛，脱毛症，遺精，勃起不全，扁桃肥大症，アデノイド，頸部リンパ腺炎，過労，疲労，脚気，夏負け，黄疸，胆石症，急性肝炎，肝硬変症，弛緩性便秘，慢性腸炎，直腸潰瘍，直腸がん，胃酸過多症，胃酸欠乏症，慢性胃炎，胃潰瘍，胃下垂症，心臓弁膜症，神経性心悸亢進症，動脈硬化症，高血圧症，低血圧症，気管支喘息，肺気腫，結核症，肋膜炎，どもり，歯痛，遊走腎などに多く応用される[2]。

[鑑 別]　▶桂枝加竜骨牡蠣湯：疲労，動悸，下虚，夢精，神経症
　▶炙甘草湯：疲労，心悸煩熱，脈の結代，便秘
　▶小建中湯：腹痛，本から虚，疑わしいときは先に小建中湯を用いる。
　▶小柴胡湯：腹痛，実熱証，胸脇苦満
　▶十全大補湯：煩熱，疲労，気血両虚，腹軟弱

- ▶大建中湯：腹痛，腸蠕動亢進，激痛，脈沈弱
- ▶人参湯，理中丸：腹痛，慢性的緩症，下痢，腹軟弱
- ▶八味地黄丸，八味地黄丸料：手足煩熱，口乾，少腹不仁，腰痛，枯燥
- ▶真武湯：疲労，頻尿，腹軟弱，下痢，冷え

【299】K101　小柴胡湯（傷寒論，金匱要略）

弱←　　　　　　　　　　　　　　　　　　→実
| 虚弱 | やや虚弱 | 中程度 | 比較的ある | 充実 |

成分及び分量又は本質	日本薬局方	サイコ	6.0 g
	〃	ハンゲ	5.0 g
	〃	オウゴン	3.0 g
	〃	ニンジン	3.0 g
	〃	タイソウ	3.0 g
	〃	ショウキョウ	1.0 g
	〃	カンゾウ	2.0 g
		全量	23.0 g
製造方法	以上の切断又は破砕した生薬をとり，1包として製する。			
用法及び用量	本品1包に水約500 mLを加えて，半量ぐらいまで煎じつめ，煎じかすを除き，煎液を3回に分けて食間に服用する。上記は大人の1日量である。15才未満7才以上　大人の2/3, 7才未満4才以上　大人の1/2, 4才未満2才以上　大人の1/3, 2才未満　大人の1/4を服用する。			
効能又は効果	体力中等度で，ときに脇腹（腹）からみぞおちあたりにかけて苦しく，食欲不振や口の苦味があり，舌に白苔がつくものの次の諸症：食欲不振，はきけ，胃炎，胃痛，胃腸虚弱，疲労感，かぜの後期の諸症状			

【300】K101-①　小柴胡湯（竹参）

弱←　　　　　　　　　　　　　　　　　　→実
| 虚弱 | やや虚弱 | 中程度 | 比較的ある | 充実 |

成分及び分量又は本質	日本薬局方	サイコ	6.0 g
	〃	ハンゲ	6.0 g
	〃	オウゴン	3.0 g
	〃	チクセツニンジン	3.0 g
	〃	タイソウ	3.0 g
	〃	ショウキョウ	1.0 g
	〃	カンゾウ	2.0 g
		全量	24.0 g
製造方法	以上の切断又は破砕した生薬をとり，1包として製する。			
用法及び用量	本品1包に水約500 mLを加えて，半量ぐらいまで煎じつめ，熱いうちに煎じかすを除き，煎液を3回に分けて食間に服用する。上記は大人の1日量である。15才未満7才以上　大人の2/3, 7才未満4才以上　大人の1/2, 4才未満2才以上　大人の1/3, 2才未満　大人の1/4以下を服用する。本剤は必ず1日分ずつ煎じ，数日分をまとめて煎じないこと。			

効能又は効果	体力中等度で，ときに脇腹（腹）からみぞおちあたりにかけて苦しく，食欲不振や口の苦味があり，舌に白苔がつくものの次の諸症：食欲不振，はきけ，胃炎，胃痛，胃腸虚弱，疲労感，かぜの後期の症状

構成 小柴胡湯において，主薬である柴胡は，黄芩の協力を得て胸脇部に働き，消炎解熱とともに胸脇分のうっ滞を疎通する効がある。半夏と生姜は悪心，嘔吐を止め，食を進め，柴胡・黄芩に協力する。人参は甘草・大棗ともに胃の機能を高め，胸脇部の充塞感（つかえる感じ）を緩解する[1]。

小柴胡湯（竹参）は小柴胡湯（傷寒論，金匱要略）の人参を竹節人参にしたものであり，効能はほぼ同じである。吉益東洞は竹節人参を使い，心下痞には人参よりも良いとしている。

原典・出典 傷寒五六日中風，往来寒熱，胸脇苦満，黙々として飲食を欲せず，心煩喜嘔，あるいは胸中煩して嘔せず，あるいは渇し，あるいは腹中痛み，あるいは脇下痞硬し，あるいは心下悸して小便利せず，あるいは渇せずして身に微熱あり，あるいは咳するものは小柴胡湯これを主る。（傷寒論・太陽病中）

傷寒四五日，身熱悪風し，頸項強ばり，脇下満し，手足温かにして渇するものは小柴胡湯これを主る。（傷寒論・太陽病中）

傷寒陽脉渋陰脉弦なるものは法當に腹中急痛すべきものは，小建中湯を与え，差えざる者は小柴胡湯を与えて之を主る。（傷寒論・太陽中）

婦人中風七八日続いて寒熱を来たす。発作時有り経水たまたま断つは此れ熱血室に入るとなす。その血必ず結ばる。故に瘧状の如く発作時あらしむ。小柴胡湯之を主る。（傷寒論・太陽病中）（金匱要略・婦人雑病）

陽明病潮熱を発し大便溏し小便自から可，胸脇満去らざる者は小柴胡湯之を主る。（傷寒論・陽明病）

婦人草蓐に在り自から発露し風を得，四肢煩熱に苦しみ頭痛する者は小柴胡湯を与う。（金匱要略・婦人産後病）

柴胡半斤　黄芩三両　人参三両　甘草三両炙　半夏半升洗　生薑三両切　大棗十二枚擘

右七味以水一斗二升煮取六升去滓再煎取三升温服一升日三服

後加減法若胸中煩而不嘔去半夏人参加括蔞実一枚若渇者去半夏加人参合前成四両半括蔞根四両若腹中痛者去黄芩加芍薬三両若脇下痞硬去大棗加牡蛎四両若心下悸小便不利者去黄芩加茯苓四両若不渇外有微熱者去人参加桂三両温覆取微汗癒若咳者去人参大棗生薑加五味子半升乾薑二両（条文一部省略）

目標 胸部の充塞感または季肋部に抵抗圧痛があり，食欲がなく，口中が粘り，苦い感じがして舌に白苔あり，胃部がつかえて硬いものを目標とする。また弛張熱あるいは間欠熱型の発熱，吐き気，口渇，腹痛，頸項の緊張などのいずれかを伴うものを目標とする。

応用 本方は応用範囲が広く，諸種の熱性病，感染，インフルエンザ，咽喉炎，耳下腺炎，肺炎，胸膜炎，気管支炎，肺結核，リンパ腺結核，肝炎，胃腸炎などに用いられる[1]。

その他繁用されるケースには中耳炎，小児の吐乳，麻疹，黄疸，マラリア，瘰癧（加夏枯草），糖尿病（加地黄）などがある。

鑑別 ▶呉茱萸湯：虚弱で，手足が冷え，発作的に激しい頭痛と吐き気を起こすことがあるもの

に用いる。
- ▶柴胡加竜骨牡蛎湯：胸・腹部で動悸がする，驚きやすい，尿利減少などがあるものに用いる。
- ▶柴胡桂枝乾姜湯：体質虚弱，動悸息切れ，頭汗，腹部の動悸，尿利減少，盗汗などがあるものに用いる。
- ▶柴胡桂枝湯：みぞおちのつかえがあり，右側腹直筋の引きつれ，微熱または熱感があるものに用いる。
- ▶小建中湯：胸部の充塞感がなく，腹皮が突っ張るものに用いる。
- ▶大柴胡湯：より充実したタイプで，みぞおちの充塞感強く，便秘することが多いものに用いる。

備考　本方は漢方処方中，最も頻繁に用いられる重要処方で，ほかの処方と合して用いられる場合も多い。その主なものを挙げると次のようなものがある。
- ▶柴苓湯（小柴胡湯（竹参）＋五苓湯）：腎炎，ネフローゼなどに繁用。
- ▶柴陥湯（小柴胡湯（竹参）＋小陥胸湯）：胸膜炎に繁用される。
- ▶柴朴湯（小柴胡湯（竹参）＋半夏厚朴湯）：気管支喘息など。
- ▶小柴胡湯，小柴胡湯（竹参）＋香蘇散：かぜのこじれによる難聴。
- ▶小柴胡湯，小柴胡湯（竹参）＋四物湯：産褥熱，腎盂炎など。
- ▶小柴胡湯，小柴胡湯（竹参）＋猪苓湯：腎炎，ネフローゼなどで排尿異常を伴うときに繁用。

インターフェロンを用いている患者に対して，また本方を肝炎の患者に投与していて間質性肺炎で死亡に至った事例に対して「使用上の注意」が改訂され，小柴胡湯，小柴胡湯（竹参）の「効能又は効果」が改められているので留意すること。

原典では，再煎することになっている。

【301】K102　小柴胡湯加桔梗石膏（皇漢医学）

弱 ← → 実
虚弱｜やや虚弱｜中程度｜比較的ある｜充実

成分及び分量又は本質	日本薬局方	サイコ	7.0 g
	〃	ハンゲ	5.0 g
	〃	オウゴン	3.0 g
	〃	タイソウ	3.0 g
	〃	ニンジン	3.0 g
	〃	ショウキョウ	1.0 g
	〃	カンゾウ	2.0 g
	〃	キキョウ	3.0 g
	〃	セッコウ	10.0 g
		全　量	37.0 g
製 造 方 法	以上の切断又は破砕した生薬をとり，1包として製する。		
用法及び用量	本品1包に水約500 mLを加えて，半量ぐらいまで煎じつめ，煎じかすを除き，煎液を3回に分けて食間に服用する。上記は大人の1日量である。 15才未満7才以上　大人の2/3, 7才未満4才以上　大人の1/2, 4才未満2才以上　大人の1/3, 2才未満　大人の1/4以下を服用する。		

効能又は効果	比較的体力があり，ときに脇腹（腹）からみぞおちあたりにかけて苦しく，食欲不振や口の苦味があり，舌に白苔がつき，のどがはれて痛むものの次の諸症：のどの痛み，扁桃炎，扁桃周囲炎

構 成　小柴胡湯に桔梗と石膏を加味したものである。
　　　　桔梗の成分はキキョウサポニン，フィトステロール，イヌリンなどで去痰，排膿効果があり，石膏は含水硫酸Caで，収斂，解熱薬である。

原典・出典　駆風解毒湯は原典に桔梗，石膏を加えている。のどの痛みに桔梗石膏を加えて使う経験からであると考えられる。

目 標　小柴胡湯の証で，のどが腫れ，痛むものを目的とする。

応 用　耳鼻咽喉科，呼吸器科における諸症状。扁桃腺，扁桃周囲炎，耳下腺炎，頸部リンパ腺炎，蓄膿症，かぜの後期の症状，あるいは膿痰の出るとき[6,13]，乳腺炎。

鑑 別　▶葛根湯加桔梗石膏：のどが腫れ，痛む症状で，葛根湯証すなわち発熱，頭痛，項背強がある。しかし舌苔，食欲不振があると小柴胡湯加桔梗石膏の方がよい[6]。

【302】K103　小承気湯（しょうじょうきとう）（傷寒論，金匱要略）

弱←　　　　　　　　　　　　　　→実
虚弱　やや虚弱　中程度　比較的ある　充実

成分及び分量又は本質	日本薬局方	ダイオウ	2.0 g
	〃	キジツ	2.0 g
	〃	コウボク	3.0 g
		全　量	7.0 g
製造方法	以上の切断又は破砕した生薬をとり，1包として製する。		
用法及び用量	本品1包に水約500 mLを加えて，半量ぐらいまで煎じつめ，煎じかすを除き，煎液を3回に分けて食間に服用する。上記は大人の1日量である。15才未満7才以上　大人の2/3，7才未満4才以上　大人の1/2，4才未満2才以上　大人の1/3，2才未満　大人の1/4以下を服用する。		
効能又は効果	比較的体力があり，腹部が張って膨満し，ときに発熱するものの次の症状：便秘		

構 成　本方は大承気湯中の芒硝を去った方で，大承気湯よりも症状の軽微なものに用いる（ただし，大黄は適宜増減する）[1,2,4,6]。

原典・出典　陽明病其人多汗以津液外出胃中燥大便必硬硬則譫語小承気湯主之若一服譫語止更莫復服（陽明病，その人汗多く，津液外出するを以って，胃中燥き，大便必ず鞕し，鞕ければ則ち譫語す，小承気湯之を主る。若し一服にて譫語止む者は，更に復た服すること莫れ。）
　　　　陽明病譫語発潮熱脈滑而疾者小承気湯主之因与承気湯一升腹中転屎失者更一升若不転屎気勿更与之明日不大便脈反微渋者裏虚也為難治不可与承気湯也（陽明）
　　　　陽明病，譫語，潮熱，脈滑にして疾する者は小承気湯之を主る。承気湯一升を与うるに因って腹中転矢気する者更に一升服す。もし転失気せざるに更に之を与う勿れ。明日大便せず脈

反って微渋の者は虚なり，難治となす。更に与えるべからず。
　　大黄四両　厚朴二両炙去皮　枳実三枚大者炙
　　已上三味以水四升煮取一升二合去滓分温二服初服湯当更衣不爾者尽飲之若更衣者勿服之

|目標| 腹満便秘・あるいは潮熱，悪熱自汗・あるいは譫語，あるいは吃逆。（傷寒論，金匱要略）

|応用| 急性熱病，便秘，脳症

|鑑別| ▶**調胃承気湯**：腹痛，便秘，心煩，悪熱汗出なし
　▶厚朴七物湯：腹痛，上衝，嘔吐
　▶大承気湯：腹堅腹圧痛

|備考| 本方は傷寒論では分2服用となっている。なお，服薬後便通があれば服薬させない方がよく，便通がないときは再び服用すべしとされている。

【303】K104　小青竜湯（しょうせいりゅうとう）（傷寒論，金匱要略）

弱 ──────────────→ 実
| 虚弱 | やや虚弱 | 中程度 | 比較的ある | 充実 |

成分及び分量又は本質	日本薬局方	マオウ	3.0 g
	〃	シャクヤク	3.0 g
	〃	カンキョウ	3.0 g
	〃	カンゾウ	3.0 g
	〃	ケイヒ	3.0 g
	〃	サイシン	3.0 g
	〃	ゴミシ	3.0 g
	〃	ハンゲ	6.0 g
		全　量	27.0 g
製造方法	以上の切断又は破砕した生薬をとり，1包として製する。		
用法及び用量	本品1包に水約500 mLを加えて，半量ぐらいまで煎じつめ，煎じかすを除き，煎液を3回に分けて食間に服用する。上記は大人の1日量である。15才未満7才以上　大人の2/3，7才未満4才以上　大人の1/2，4才未満2才以上　大人の1/3，2才未満　大人の1/4以下を服用する。		
効能又は効果	体力中等度又はやや虚弱で，うすい水様のたんを伴うせきや鼻水が出るものの次の諸症：気管支炎，気管支ぜんそく，鼻炎，アレルギー性鼻炎，むくみ，感冒，花粉症		

|構成| 桂皮は麻黄と組んで表邪を去り，麻黄・細辛・半夏は水毒を去り，利尿の効がある。乾姜は，裏の寒を去り，五味子は麻黄・細辛ともに咳嗽を治する。芍薬は桂皮と組んで，血行を促し，うっ血を去る[1]。

|原典・出典| 傷寒，表解せず。心下に水気あり，乾嘔，発熱して咳し，あるいは渇し，あるいは利し，あるいは噎し，あるいは小便利せず，少腹満し，あるいは喘するものは小青竜湯これを主る。（傷寒論）
　病溢飲のものはまさにその汗を発すべし，大青竜湯これを主る。小青竜湯もまたこれを主る。（金匱要略・痰飲咳嗽病）

咳逆倚息，臥するを得ざるは，小青竜湯これを主る。(金匱要略・痰飲咳嗽病)
　麻黄三兩去節　芍薬三兩　五味子半升　乾薑三兩　甘草三兩炙　桂枝三兩去皮　半夏半升湯洗　細辛三兩
　右八味以水一斗先煮麻黄減二升去上沫内諸薬煮取三升去滓温服一升
　加減法若微痢者去麻黄加蕘花如雞子大熬令赤色若渇者去半夏加括蔞根三両若噎者去麻黄加附子一枚炮若小便不利少腹満去麻黄加茯苓四両若喘者去麻黄加杏仁半升去皮尖（条文一部省略）

|目標| 心下に水飲があって，しかも表の邪が解せず，この水によって諸症状を現す。表の熱症状と喘咳のある場合，熱なく喘咳のある場合，浮腫や涎沫過多など溢飲のあるものを目標とする。喘鳴や呼吸困難を伴う咳嗽で，泡沫水様痰を出し，心下部にしばしば抵抗があり，腹部は比較的軟らかく，尿量減少することが多い。背中が冷えるものもあり。石膏，杏仁を加えるとき，証が激しく，煩躁を現す場合あり[2,6]。

|応用| 本方は気管支炎，気管支喘息，百日咳，肺炎，胸膜炎，アレルギー性鼻炎，関節炎，結膜炎などに用いられ，またネフローゼ，腎炎の発病初期の浮腫に用いることがあるが，浮腫が長引いたものに用いるとかえって悪化することがあるので，注意を要する。気管支喘息では皮膚病を伴うものには本方の適応することが多い[1]。

|鑑別|　▶**神秘湯**：呼吸困難が主。
　▶**麦門冬湯**：咽喉乾燥し，乾いた激しい咳嗽，痰が切れにくい。
　▶**麻杏甘石湯**：口渇，喘咳，発作時に脂汗が出る。
　▶**苓甘姜味辛夏仁湯**：冷え症，貧血，息切れ，水様性の痰，浮腫など，小青竜湯に似て表証のないもの。

|備考| 原典では，麻黄を先に煮た後諸薬を入れて煎じることになっている。
　　出典にあるように，各種の加減方がある。

【304】K105　小青竜湯加石膏（しょうせいりゅうとうかせっこう）（金匱要略）

弱 ←──────────────────→ 実
虚弱 / やや虚弱 / 中程度 / 比較的ある / 充実

成分及び分量又は本質	日本薬局方	マオウ	3.0 g
	〃	シャクヤク	3.0 g
	〃	カンキョウ	3.0 g
	〃	カンゾウ	3.0 g
	〃	ケイヒ	3.0 g
	〃	サイシン	3.0 g
	〃	ゴミシ	3.0 g
	〃	ハンゲ	6.0 g
	〃	セッコウ	5.0 g
		全量	32.0 g
製造方法	以上の切断又は破砕した生薬をとり，1包として製する。		

用法及び用量	本品 1 包に水約 500 mL を加えて，半量ぐらいまで煎じつめ，煎じかすを除き，煎液を 3 回に分けて食間に服用する。上記は大人の 1 日量である。 15 才未満 7 才以上　大人の 2/3，7 才未満 4 才以上　大人の 1/2，4 才未満 2 才以上　大人の 1/3，2 才未満　大人の 1/4 以下を服用する。
効能又は効果	体力中等度で，うすい水様のたんを伴うせきや鼻水が出て，のどの渇きがあるものの次の諸症：気管支炎，気管支ぜんそく，鼻炎，アレルギー性鼻炎，むくみ，感冒

|構 成|　小青竜湯に石膏を加えたものである。石膏の主な効能は，熱を清し，心を寧（やす）らげ，火を降し，津を生じ，渇を止める[2]。

|原典・出典|　肺脹，欬して上記煩躁して喘し，脈浮の者は心下に水あり，小青竜加石膏湯之を主る。（金匱要略・肺痿肺癰）

　　麻黄三兩　　芍薬三兩　　桂枝三兩　　細辛三兩　　甘草三兩　　乾薑三兩　　五味子半升　　半夏半升
石膏二兩
　　右九味以水一斗先煮麻黄去上沫内諸薬煮取三升強人服一升羸者減之日三服小児四合

|目 標|　麻黄と桂皮をもって表証を解し，桂枝は気の上衝を抑え，麻黄は喘咳をしずめる。細辛・乾姜・半夏は胃内停水を去り，芍薬と五味子は咳漱を収め，甘草は諸薬を調和し，上衝の気を静める。一方組織の緊縮を緩和する[2]。（小青竜湯）
　　小青竜湯の証が激しく，煩躁を現す場合に用いる[2]。（小青竜湯加石膏）

|応 用|　表に寒が当たり表が塞がり，水毒が下降しなくなったため水は目や気道からあふれ，咳漱，喀痰や喘息，浮腫などを発したものが小青竜湯証で，体内に熱を持ち，のどの渇き，のどの疲れ，熱状が強いときに使う。
　　感冒・流行性感冒・湿性肋膜炎，気管支拡張症・肺気腫・肋間神経痛，涙嚢炎・湿疹・水疱・腹水，留飲症・生唾過多症（よだれを流す症）・また上顎洞化膿症・肥厚性鼻炎・くしゃみ頻発症などに応用される。（小青竜湯の応用[2]）

|鑑 別|　▶**桂枝加厚朴杏仁湯**：咳，喘鳴，自汗，桂枝湯証，脈浮緊（数）またはやや緩，小青竜湯より表虚。
　▶**小柴胡湯**：咳，喘，胸脇苦満，食不振，（往来寒熱），脈沈弦。
　▶**神秘湯**：咳，呼吸困難が長引く，喘，痰少ない，軽度の胸脇苦満。
　▶**半夏厚朴湯**：咳，喘，咽喉不利と気のつかえ，胃内停水，脈多くは沈弱。
　▶**麦門冬湯**：大逆，上気，喘，切れにくい痰，乾性痙攣性咳，咽喉不利，嘔逆，脈多くは浮大弱。
　▶**麻黄湯**：咳嗽，喘，無汗，身疼痛，表熱実証，脈浮緊（数）。
　▶**麻杏甘石湯**：咳，喘，脂汗，口渇，大熱（体表の熱）は無い，脈浮数または遅。
　▶**大青竜湯**：咳，喘，煩躁，無汗，口渇，身疼痛，（悪寒・発熱），（浮腫・腹水），病勢激しい。脈浮緊（数）時に浮緩。
　▶**苓甘姜味辛夏仁湯**：湿性咳，喘，水様性の痰，涎沫，浮腫，冷え，貧血，小青竜湯より虚，脈沈（弱）または軟弱。
　▶**木防已湯**：咳嗽，呼吸困難，（口渇），（浮腫），心下痞硬，動悸，煩悶，脈多くは沈緊，脈の結代は不適。

|備考| 原典では，麻黄を先に煮た後，諸薬を入れて煎じることになっている。

【305】K106　小青竜湯加杏仁石膏（小青竜湯合麻杏甘石湯）（内科秘録）

弱 ←　　　　　　　　　　　　　　　　　　　　→ 実
| 虚弱 | やや虚弱 | 中程度 | 比較的ある | 充実 |

成分及び分量又は本質	日本薬局方	マオウ	4.0 g
	〃	シャクヤク	3.0 g
	〃	カンキョウ	3.0 g
	〃	カンゾウ	3.0 g
	〃	ケイヒ	3.0 g
	〃	サイシン	3.0 g
	〃	ゴミシ	3.0 g
	〃	ハンゲ	6.0 g
	〃	キョウニン	4.0 g
	〃	セッコウ	10.0 g
		全量	42.0 g
製造方法	以上の切断又は破砕した生薬をとり，1包として製する。		
用法及び用量	本品1包に水約500 mLを加えて，半量ぐらいまで煎じつめ，煎じかすを除き，煎液を3回に分けて食間に服用する。上記は大人の1日量である。15才未満7才以上　大人の2/3，7才未満4才以上　大人の1/2，4才未満2才以上　大人の1/3，2才未満　大人の1/4以下を服用する。		
効能又は効果	体力中等度で，せきが出て，のどの渇きがあるものの次の諸症：気管支ぜんそく，小児ぜんそく，せき		

|構　成|　本方は小青竜湯に杏仁・石膏を加味したものであり，小青竜湯と麻杏甘石湯の合方である。

　麻黄と桂皮で表証を解し，桂皮は上衝を抑え，細辛は肺を温め，乾姜は胃を温めて水を去る。芍薬は筋肉を緩め，五味子は気を益し，欬逆上気を主る。甘草に諸薬を調和し，上衝の気を静め，組織の緊急を緩和する。杏仁は胸間の水を去り喘咳を治す。石膏は悶渇を治する[2]。

|目　標|　体力中等度で傷寒にかかり表証がとれず，心下に水飲があって，空えずきし，発熱して欬をするもの，また煩躁して喘するもの。小青竜湯も麻杏甘石湯も水毒を体に持っているが，小青竜湯の場合にはそれが水鼻，涙，唾，水様性の痰となって出るのに対し，麻杏甘石湯は汗して喘し，口渇があり，呼吸困難と咳嗽が激しいものに使う。

|応　用|　心下や胸中に水毒と寒があり，気の上衝が起こったり表熱があるため，その水気が上方または表面にあふれ出て，咳嗽，喀痰，喘息，浮腫などを発したものに用いる。
　感冒，インフルエンザ，気管支炎，肺炎，湿性肋膜炎，気管支喘息，気管支拡張症，肺気腫，百日咳，肋間神経痛，慢性胃炎，ネフローゼ，結膜炎，湿疹，水疱，浮腫，心下の水気である胃酸過多症，留飲症，くしゃみ多発，アレルギー鼻炎等に応用される[2,6]。

|鑑　別|　▶小柴胡湯：喘咳，胸脇苦満，食を欲しない。
　▶神秘湯：咳，喘，軽度の胸脇苦満，呼吸困難が長引く。
　▶麦門冬湯：喘咳，大逆上気，乾咳

- ▶**麻黄湯**：咳嗽喘息，発熱，悪寒，表証，筋肉痛，脈は緊
- ▶**麻杏甘石湯**：喘咳，汗出，口渇
- ▶大青竜湯：喘咳，病熱激しい，煩躁
- ▶苓甘姜味辛夏仁湯：喘咳嗽，喘鳴，浮腫，熱なく，冷え，陰証
- ▶木防已湯：呼吸困難，動悸，心下堅，脈沈緊

【306】K107　小半夏加茯苓湯（金匱要略）
（しょうはんげかぶくりょうとう）

弱 ← → 実
| 虚弱 | やや虚弱 | 中程度 | 比較的ある | 充実 |

成分及び分量又は本質	日本薬局方	ハンゲ	8.0 g
	〃	ブクリョウ	3.0 g
	〃	ショウキョウ	2.0 g
		全量	13.0 g
製造方法	以上の切断又は破砕した生薬をとり，1包として製する。		
用法及び用量	本品1包に水約500 mLを加えて，半量ぐらいまで煎じつめ，煎じかすを除き，煎液を3回に分けて食間に服用する。上記は大人の1日量である。15才未満7才以上　大人の2/3, 7才未満4才以上　大人の1/2, 4才未満2才以上　大人の1/3, 2才未満　大人の1/4以下を服用する。		
効能又は効果	体力に関わらず使用でき，悪心があり，ときに嘔吐するものの次の諸症：つわり，嘔吐，悪心，胃炎		

構成　半夏と生姜はともに嘔吐を治し，健胃作用のある主剤である。茯苓と半夏は協力して水毒によるめまいや動悸を除く作用がある。

原典・出典　にわかに嘔吐し，心下痞し，膈間に水あって眩悸するものは，小半夏加茯苓湯これを主る。（金匱要略・痰飲病）

まず渇して後嘔するは水心下に停まるとなす。これ飲家に属するなり。小半夏加茯苓湯これを主る。（金匱要略・痰飲病）

　半夏一升　生薑半斤　茯苓三兩
　右三味以水七升煮取一升五合分温再服

目標　胃内停水，嘔吐または吐き気があり，尿量減少するもので，軽い口渇，めまい，動悸などあるものを目標とする。

応用　本方は嘔吐を目標に用いるが，五苓散の適応症である水逆性の嘔吐と区別して用いる。すなわち，五苓散で奏効する嘔吐は，ひどく口渇を訴え，水を飲むとたちまちその水を吐く，吐くとまた渇く，飲むとまた吐く，また尿がよく出ないときに用いるが，本方は激しい口渇はなく悪心のあるものに用いる[13]。

しばしば用いられるのは悪阻である。そのほか諸病で嘔吐の止まないもの，急性胃腸炎，水腫性脚気に伴う嘔吐，小児の嘔吐，湿性胸膜炎や蓄膿症に応用されることもある[2]。

鑑別　▶乾姜人参半夏丸，乾姜人参半夏丸料：悪心より吐出が主で，小半夏加茯苓湯で無効のもの。

- ▶呉茱萸湯：陰虚証，冷えが強い，発作性の頭痛に伴う嘔吐。
- ▶五苓散，五苓散料：目標欄参照。
- ▶大半夏湯：嘔吐止まぬもの（朝食暮吐）。
- ▶半夏厚朴湯：神経質，咽中異物感がある。
- ▶茯苓沢瀉湯：悪心があり，食後しばらくして吐くもの。
- ▶伏竜肝湯（小半夏加茯苓湯＋伏竜湯）：激しい妊娠悪阻で，小半夏加茯苓湯で無効のもの。

備考　生姜は，生の生姜を使う方がよいとされている。

【307】K108　消風散料（しょうふうさんりょう）（外科正宗）

弱 ←――――――――――――――→ 実
| 虚弱 | やや虚弱 | 中程度 | 比較的ある | 充実 |

成分及び分量 又 は 本 質	日本薬局方 〃 〃 〃 〃 〃 〃 〃 〃 局外生規 日本薬局方 〃 〃	トウキ ジオウ セッコウ ボウフウ ソウジュツ モクツウ ゴボウシ チモ ゴマ センタイ クジン ケイガイ カンゾウ	3.0 g 3.0 g 3.0 g 2.0 g 2.0 g 2.0 g 2.0 g 1.5 g 1.5 g 1.0 g 1.0 g 1.0 g 1.0 g
		全量	24.0 g
製 造 方 法	以上の切断又は破砕した生薬をとり，1包として製する。		
用法及び用量	本品1包に水約500 mLを加えて，半量ぐらいまで煎じつめ，煎じかすを除き，煎液を3回に分けて食間に服用する。上記は大人の1日量である。 15才未満7才以上　大人の2/3，7才未満4才以上　大人の1/2，4才未満2才以上　大人の1/3，2才未満　大人の1/4を服用する。		
効能又は効果	体力中等度以上の人の皮膚疾患で，かゆみが強くて分泌物が多く，ときに局所の熱感があるものの次の諸症：湿疹・皮膚炎，じんましん，水虫，あせも		

構成　石膏，知母，苦参は体内の乾燥と熱を除き，当帰，地黄は補血作用があり，防風，牛蒡子，荊芥，胡麻，蝉退，甘草は患部の熱を除き，かゆみを鎮める。さらに蒼朮，木通は患部の分泌物を排除する。

原典・出典　風湿，血脈に浸淫し，瘡疥を生ずることを致し，瘡疥絶えざるを治す。及び大人，小児・風熱・癮疹身に遍く，雲片斑点，たちまち有る，たちまち無きを，並びに効あり（外科正宗・疥瘡門）

　　當歸　生地　防風　蟬蛻　知母　苦參　胡麻　荊芥　蒼朮　牛蒡子　石膏各一錢　甘草　木通各五分
　　水二鍾，煎八分，食遠服

|目標| 若くて元気な人の頑固な湿疹で、分泌物が多く、そのために体内の血液が乾燥し、熱が発生して患部は赤みを呈して掻痒が強く、痂皮（かさぶた）になり、口渇を訴えるのを目標とする。

|応用| 内熱があって、分泌物が強く、掻痒の甚だしい皮膚病に用いる。
　　　頑固な皮膚病、湿疹、蕁麻疹、水虫、あせも、皮膚掻痒症、夏期に悪化する皮膚病などに応用される。

|鑑別| ▶温清飲：皮膚掻痒，出血性，患部が赤味，冬期悪化，皮膚はかさかさして色艶が悪く，のぼせるもの。
▶黄連解毒湯：体力中等度以上ののぼせ気味で顔色赤く、いらいら落ちつかない傾向あるものの湿疹、皮膚炎、皮膚のかゆみなど。
▶桃核承気湯：掻痒，瘀血，うっ血症，実証，便秘
▶当帰飲子：虚症で冷え症で分泌物の少ない乾燥と掻痒を主訴とする皮膚炎。
▶白虎加人参湯：体力があり熱感と口渇が強いもののほてり、湿疹、皮膚炎。

|備考| 原典では、地黄は生地黄を使っている。

【308】K109　升麻葛根湯（太平恵民和剤局方）

弱◀────────────────────────▶実
| 虚弱 | やや虚弱 | 中程度 | 比較的ある | 充実 |

成分及び分量又は本質	日本薬局方	カッコン	5.0 g
	〃	シャクヤク	3.0 g
	〃	ショウマ	1.0 g
	〃	ショウキョウ	1.0 g
	〃	カンゾウ	1.5 g
		全　量	11.5 g
製造方法	以上の切断又は破砕した生薬をとり、1包として製する。		
用法及び用量	本品1包に水約500 mLを加えて、半量ぐらいまで煎じつめ、煎じかすを除き、煎液を3回に分けて食間に服用する。上記は大人の1日量である。 15才未満7才以上　大人の2/3、7才未満4才以上　大人の1/2、4才未満2才以上　大人の1/3、2才未満　大人の1/4以下を服用する。		
効能又は効果	体力中等度で、頭痛、発熱、悪寒などがあるものの次の諸症：感冒の初期、湿疹・皮膚炎		

|構成| 升麻、葛根、生姜は風寒を排出し、葛根、芍薬、甘草により緊張を和らげ痛みを取り除く。升麻は粘膜の炎症、疼痛によい。

|原典・出典| 大人小児時気瘟疫、頭痛、発熱、肢体煩疼を治す。及び瘡疹已に発し及び未発疑似の間並に宜しく之を服すべし。（太平恵民和剤局方・治傷寒）
　　傷寒、頭痛、時疫、増寒、壮熱、肢体痛を治す。発熱、悪寒、鼻乾、睡ることを得ず、兼て寒暄時ならず。人多く病疫し、たちまち温かく衣を脱ぎ及び瘡疹已に発し、未だ発せざるの疑の間に宜しく服すべし。（万病回春・傷寒門）

陽明の傷寒中風にして頭疼身痛し，発熱悪寒し汗なく口渇き目痛み鼻乾き眠られず及び，陽明の発斑出でんとして出でず，寒暄が時ならず人多く疾疫するを治す。(医方集解)

升麻　葛根壹本作壹拾五兩　白芍薬　甘草炙各壹拾兩

右爲麁末，毎服參錢，用水壹盞半，煎取壹中盞壹本作壹鍾盞　去滓，稍熱服，不拘時候，日貳參服　以病氣去，身清涼為度，小兒量歳數加減與服

目標　体力中等度で頭痛，悪寒を伴うもので諸熱性病や感冒の初期，咽頭痛，湿疹，皮膚炎，鼻乾，不眠，鼻血，目充血，扁桃腺炎のもの。足の陽明経は目鼻を挟むゆえに悪寒発熱とともに目痛み鼻乾き，それゆえ眠れず，それゆえこれは陽明の胃経に属す。大人邪胃に受ければ安眠できず。ゆえに太陽少陽の発熱悪寒などと違い，胃実の陽明病の承気湯類の症候とも異なり，発疹，発斑出でんとするところを区分して本剤の主用を定めて，その外気候不順にして多くの人がかかる時節も用いる所である。

なお，本剤は発斑が出たあと熱が退けば治っていくもので過用を慎む。ただし，便秘して潮熱譫語するときは，調胃承気湯，大柴胡湯加芒硝で下せば治っていくものである[4]。

応用　麻疹，猩紅熱の初期，鼻血，目の充血，扁桃炎，皮膚病の一種，頭痛が激しい感冒

鑑別

(1) 陽明病（陽明病不吐，不下，心煩者）

▶**小承気湯**：腹満，便秘
▶**調胃承気湯**：吐下しない，心煩者
▶**大承気湯**：潮熱，大便微硬，手足汗出，つかえの病は胸満，口を開けない，横になって座れない，足がこわばって歯ぎしりする。

(2) 少明病（口苦，咽乾，目眩）

▶**小柴胡湯**：口苦，発熱悪寒，往来寒熱，胸脇苦満，悪心，嘔して発熱。
▶**大柴胡湯**：心下急，鬱々微煩，みぞおちを圧すると満痛，嘔吐，下痢，心下痞硬，発熱，便秘を伴う。
▶**白虎加人参湯**：白虎湯より熱感と口渇の強いもの，のどの渇き，ほてり，湿疹，皮膚炎，皮膚のかゆみ。
▶**白虎湯**：脈浮滑，腹満，身重，味覚障害，顔に垢がつきうわ言を言う，のどの渇き，ほてり，湿疹，皮膚炎，皮膚のかゆみ。

【309】K110　逍遙散料（和剤局方）
しょうようさんりょう

弱 ←　　　　　　　　　　　　　　→ 実
| 虚弱 | やや虚弱 | 中程度 | 比較的ある | 充実 |

成分及び分量又は本質	日本薬局方 〃 〃 〃 〃 〃 〃 〃	トウキ シャクヤク サイコ ビャクジュツ ブクリョウ カンゾウ ショウキョウ ハッカ 全　量	3.0 g 3.0 g 3.0 g 3.0 g 3.0 g 1.5 g 1.0 g 1.0 g 18.5 g
製造方法	以上の切断又は破砕した生薬をとり，1包として製する。		
用法及び用量	本品1包に水約500 mLを加えて，半量ぐらいまで煎じつめ，煎じかすを除き，煎液を3回に分けて食間に服用する。上記は大人の1日量である。 15才未満7才以上　大人の2/3，7才未満4才以上　大人の1/2，4才未満2才以上　大人の1/3，2才未満　大人の1/4以下を服用する。		
効能又は効果	体力中等度以下で，肩がこり，疲れやすく精神不安などの精神神経症状，ときに便秘の傾向のあるものの次の諸症：冷え症，虚弱体質，月経不順，月経困難，更年期障害，血の道症，不眠症，神経症		

構　成　主薬は当帰・芍薬・柴胡である。当帰は血を補い，燥を潤し，内寒を散ずるという温性の駆瘀血剤であり，補血剤である。芍薬は血脈を和し，中を緩め，痛みを止めるという緩和性鎮痙鎮痛薬で，当帰とともに血症を治すものである。柴胡は胸脇苦満や往来寒熱，腹痛などを治す解熱健胃の薬で，半表半裏，少陽部位である肝の病（神経症にも通ずる）の主薬である。小柴胡湯と当帰芍薬散料をミックスしたものと考えられる。

原典・出典　血虚労倦，五心煩熱，肢体疼痛，頭目昏重，心忪頬赤，（胸騒ぎがして頬がほてる），口燥咽乾，発熱盗汗，減食嗜臥及血熱相搏，月水不調，臍腹脹痛寒熱瘧の如く，又室女血弱，陰虚して栄衛和せず，痰嗽潮熱，肌体羸痩漸く骨蒸と成る。（和剤局方・巻九）

　　甘草炙微赤半兩　芍薬白者　當歸去苗剉微炒　茯苓去皮白者　白朮　柴胡去苗各壹兩

　　右為麁末，毎服貳錢，水壹大盞，煨生薑壹塊，切破薄荷少許同煎，至柒分，去滓熱服，不拘時候

目　標　体力中等度以下で疲れやすく，精神不安やいらだちなどの精神神経症状で時に便秘傾向のあるもの，冷え症，虚弱体質，月経不順，月経困難，不眠，神経症，少陽病の虚弱体質に現れる，漢方でいう「肝」の失調状態。小柴胡湯と補中益気湯の中間に位置する。

応　用　月経不順，血の道症，冷え症，更年期障害，ノイローゼ，不眠症

鑑　別　▶**小柴胡湯**：少陽病，実証，胸脇苦満がある。
　　▶**柴胡桂枝乾姜湯**：少陽病，腹部の動悸がある。
　　▶**補中益気湯**：体力虚弱で元気がなく，胃腸の働きが衰える，疲れやすいものの虚弱体質・疲労倦怠・食欲不振。

備　考　血の道症とは，月経，妊娠，出産，産後，更年期などの女性ホルモンの変動に伴って現れ

る，精神不安やいらだちなどの精神神経症状および身体症状のこと。

【310】K111　四苓湯（牛山方考）

弱 ←――――――――――――→ 実
| 虚弱 | やや虚弱 | 中程度 | 比較的ある | 充実 |

成分及び分量 又は本質	日本薬局方 〃 〃 〃	タクシャ ブクリョウ ビャクジュツ チョレイ	4.0 g 4.0 g 4.0 g 4.0 g
		全　量	16.0 g
製造方法	以上の切断又は破砕した生薬をとり，1包として製する。		
用法及び用量	本品1包に水約500 mLを加えて，半量ぐらいまで煎じつめ，煎じかすを除き，煎液を3回に分けて食間に服用する。上記は大人の1日量である。 15才未満7才以上　大人の2/3，7才未満4才以上　大人の1/2，4才未満2才以上　大人の1/3，2才未満　大人の1/4以下を服用する。		
効能又は効果	体力に関わらず使用でき，のどが渇いて水を飲んでも尿量が少なく，はきけ，嘔吐，腹痛，むくみなどのいずれかを伴うものの次の諸症：暑気あたり，急性胃腸炎，むくみ		

構成　五苓散より桂皮を去ったものである。

原典・出典　暑病大渇熱甚だしく，戦慄するものには肉桂を去り四苓散と名付く[10]。

　煩渇飲を思い，量を酌んでこれに与う。若し引飲過多，自ら水の心下に停るを覚ゆ。停飲と名づく。四苓散に宜し（温疫論・巻二）

　煩渇思飲，酌量與之，若引飲過多，自覺水停心下，名停飲，宜四苓散，如大渇思飲氷水及冷飲，無論四時，皆可量與，蓋内熱之極，得冷飲相救，甚宜能飲一升，止與半升，寧使少頃再飲，至於梨汁，藕汁，蔗漿，西瓜，皆可備不時之需，如不欲飲冷，當易百滾湯與之，乃至不思飲，則知胃和矣

　茯苓二錢　澤瀉一錢五分　猪苓一錢五分　陳皮一錢

　取長流水煎服（温疫論・巻二・論飲）

　此方は能く雀目（夜盲症）を治す。また腸胃の間水気ありて，微熱下利する者に車前子を加えて効あり（勿誤薬室方函口訣）

目標　のどが渇いて，水を飲んでも尿量少なく，嘔気，嘔吐，腹痛，むくみのあるもので表証や気の上衝が無いもの，または温剤を使いたくないとき。

応用　暑気あたり，急性胃腸炎，浮腫などに用いる[13]。

鑑別　▶**五苓散，五苓散料**：胃内に停水があって，気の上衝あるいは表証を伴っている。

【311】K112　辛夷清肺湯（外科正宗）
しんいせいはいとう

| 虚弱 | やや虚弱 | 中程度 | 比較的ある | 充実 |

成分及び分量又は本質	日本薬局方	チモ	3.0 g
	〃	オウゴン	3.0 g
	〃	サンシシ	1.5 g
	〃	バクモンドウ	6.0 g
	〃	セッコウ	6.0 g
	〃	ショウマ	1.5 g
	〃	シンイ	3.0 g
	〃	ビャクゴウ	3.0 g
	〃	ビワヨウ	1.0 g
		全　量	28.0 g
製造方法	以上の切断又は破砕した生薬をとり，1包として製する。		
用法及び用量	本品1包に水約500 mLを加えて，半量ぐらいまで煎じつめ，煎じかすを除き，煎液を3回に分けて食間に服用する。上記は大人の1日量である。 15才未満7才以上　大人の2/3，7才未満4才以上　大人の1/2，4才未満2才以上　大人の1/3，2才未満　大人の1/4以下を服用する。		
効能又は効果	体力中等度以上で，濃い鼻汁が出て，ときに熱感を伴うものの次の諸症：鼻づまり，慢性鼻炎，蓄膿症（副鼻腔炎）		

構成　辛夷は香りが強く，辛温にして肺を温め，竅を通じ，風寒を散じ，顔面，耳，鼻，歯牙の湿を除き鼻閉を改善する。
　　知母・石膏は肺熱を瀉し，燥を潤す。山梔子・黄芩・枇杷葉も熱を冷まし，患部の炎症を抑制する。麦門冬・百合・枇杷葉は咽喉部を潤し，排膿作用がある。

原典・出典　肺熱，鼻内瘜肉，初め榴子（ざくろの実）の如く，日後漸く大きく，孔竅を塞ぎ，気宣通ぜざるものを治す。（外科正宗・巻四）
　辛夷六分　黄芩　山梔　麦門冬　百合　石膏　知母各一銭　甘草五分　枇杷葉三片去毛　升麻三分
　水二鍾，煎八分，食後服

目標　体力中等度以上で濃い鼻汁が出る熱性の蓄膿症，肥厚性鼻炎。

応用　鼻づまり，慢性鼻炎，蓄膿症[2]

【312】K113 参蘇飲(じんそいん)(太平恵民和剤局方)

弱 ←――――――――――→ 実
| 虚弱 | やや虚弱 | 中程度 | 比較的ある | 充実 |

成分及び分量又は本質	日本薬局方	ソヨウ	1.5 g
	〃	キジツ	1.5 g
	〃	チンピ	2.0 g
	〃	カッコン	2.0 g
	〃	ハンゲ	3.0 g
	〃	ブクリョウ	3.0 g
	〃	ニンジン	1.5 g
	〃	タイソウ	1.5 g
	〃	カンキョウ	1.0 g
	〃	モッコウ	1.5 g
	〃	カンゾウ	1.0 g
	〃	キキョウ	2.0 g
	〃	ゼンコ	2.0 g
		全量	23.5 g
製造方法	以上の切断又は破砕した生薬をとり,1包として製する。		
用法及び用量	本品1包に水約500 mLを加えて,半量ぐらいまで煎じつめ,煎じかすを除き,煎液を3回に分けて食間に服用する。上記は大人の1日量である。15才未満7才以上 大人の2/3,7才未満4才以上 大人の1/2,4才未満2才以上 大人の1/3,2才未満 大人の1/4以下を服用する。		
効能又は効果	体力虚弱で,胃腸が弱いものの次の諸症:感冒,せき		

構成 本方は小柴胡湯の柴胡を前胡に代え,黄芩を去り,蘇葉・葛根を加え,体表部の熱を除き,解熱鎮咳をなし,かつ人参・陳皮・半夏・茯苓・甘草・生姜・大棗と組み六君子湯の方位を加味し,さらに桔梗で去痰作用を,木香,枳実,蘇葉で気の順行を円滑させる。したがって,胃腸虚弱者の感冒などで麻黄剤が適さない場合に応用される。

原典・出典 感冒発熱,頭疼を治す。或は痰飲凝節に因って兼ねて以って熱を為し,並びに宜しく之を服すべし。(中略)能く中を寛くし,膈(胸と脾の間)を快くし,脾を傷ることを致さず,兼ねて大いに中脘痞満,嘔逆悪心を治す。胃を開き食を進むこと,以って此に踰ゆることなし,(中略)小児室女亦宜しく之を服すべし。(太平恵民和剤局方・巻二)

　　治感冒發熱頭疼,或因痰飲凝節,兼以為熱,並宜服之,若因感冒發熱,亦如服養胃湯法以被蓋臥,連進數服,微汗即愈,尚壹本作面 有餘熱,更宜徐徐服之,自然平治,因痰飲發熱,但連日頻進此藥,以熱退為期,不可預止,雖有前胡,乾葛,但能解肌耳,既有枳殼,橘紅輩,自能寬中,快膈,不致傷脾,兼大治中脘痞満,嘔逆悪心,開胃進食無以踰此,母以性涼為疑,壹切發熱,皆能取效,不必拘其所因也,小児室女,亦宜服之

　　陳皮去白　枳殼去穣麩炒　桔梗去蘆　甘草炙　木香各半兩　半夏湯洗柒次薑製　紫蘇用葉　乾葛洗　前胡去苗　人參去蘆　茯苓去皮各参分

　　右咬咀,毎服肆錢,水壹盞半,薑柒片,棗壹個,煎陸分,去滓,微熱服,不拘時候,易簡方,不用木香,只拾味

目標 胃内停水のある胃の弱い人の感冒で,頭痛,発熱,咳嗽等があり,心下部がつかえ,嘔気のある虚証に用いる。

葛根湯や桂枝湯を服用すると胸がつかえたり，種々の洋薬を服用しても治らず，かえって胃を悪くしたような場合によい。

[応用] 感冒，気管支炎，つわり，気鬱症，神経性不食症など。

[鑑別] ▶葛根湯・麻黄湯：実証，胃症状なし。
▶香蘇散，香蘇散料：胃腸虚弱で神経質な人の感冒の初期。

【313】K114　神秘湯（しんぴとう）（外台秘要方）

弱←　　　　　　　　　　　　　　　　　　　　→実
| 虚弱 | やや虚弱 | 中程度 | 比較的ある | 充実 |

成分及び分量 又は本質	日本薬局方 〃 〃 〃 〃 〃 〃	マオウ キョウニン コウボク チンピ カンゾウ サイコ ソヨウ	5.0 g 4.0 g 3.0 g 2.5 g 2.0 g 2.0 g 1.5 g
		全　量	20.0 g
製　造　方　法	以上の切断又は破砕した生薬をとり，1包として製する。		
用法及び用量	本品1包に水約500 mLを加えて，半量ぐらいまで煎じつめ，煎じかすを除き，煎液を3回に分けて食間に服用する。上記は大人の1日量である。 15才未満7才以上　大人の2/3，7才未満4才以上　大人の1/2，4才未満2才以上　大人の1/3，2才未満　大人の1/4以下を服用する。		
効能又は効果	体力中等度で，せき，喘鳴，息苦しさがあり，たんが少ないものの次の諸症：小児ぜんそく，気管支ぜんそく，気管支炎		

[構成] 麻杏甘石湯より石膏を去り，半夏厚朴湯より半夏と茯苓と生姜とを去り，2方を合わせてさらに柴胡と陳皮を加えたものである。

麻黄は汗を発し，風寒を去り，喘息を治し，杏仁は麻黄と協力して風痰喘嗽を治すとされている。陳皮は気を巡らし，痰を消し，厚朴は気逆を降ろし，緊張を鎮め，喘を治すものである。蘇葉は表を発し風寒を去り，厚朴とともに気を降ろす。柴胡は半表半裏の熱を去り，胸脇の邪をおい，痰を消し，嗽を止める作用がある。甘草は諸薬を調和し，急迫を緩和させる。気の鬱を開き巡らし，気の上逆を降ろし，風寒嗽咳を緩解する。小柴胡湯証の体質者に発する喘息に用いる[2]。

[原典・出典] 久しく気嗽を患い，発する時は，奔喘，坐臥することを得ず並に喉裏呀声（のどの奥で口を開いてあえぐ声）気絶するものを療す
　　麻黄去節　乾蘇葉　橘皮各三兩　柴胡四兩　杏人四兩去尖皮兩人物碎
　　右五味切　以水六升　煮取二升半，分三服　服兩劑必差　甚効（外台秘要方・巻九）
　　或加厚朴　甘草，删繁加生姜，石膏，名橘皮湯（勿誤薬室方函）

[目標] 呼吸困難を主訴とし，比較的痰が少なく，気鬱の神経症状が加わっていて，一般に腹力弱く，心下もそれほど緊張せず，わずかに胸脇苦満を認めるもの（消化管に水滞ある人には注意

応用　呼吸困難を主訴とし，比較的痰が少なく，気鬱の神経症を兼ねた気管支喘息に用いる。気管支喘息，肺気腫，小児喘息等に応用される[2]。

鑑別　▶柴朴湯：喘息あり，胸脇苦満，上腹部の膨満，抵抗があり，激しい呼吸困難はなく神経症の喘息によい。
　▶小青竜湯：喘息があって，心下や胸中に水毒と寒えがあり，ぜいぜいという喘鳴が強く，薄い痰の多いものに用いる。咳，喘があって軽度の胸脇苦満とか呼吸困難が甚だしく，また長引くという神秘湯証はない。
　▶麻杏甘石湯：喘息があり，発作時に裏熱があるため，自汗，口渇粘痰があり，比較的咳が多く尿利が少ない。主として発作時に用いる。
　▶五虎二陳湯：喘息や気管支炎で麻杏甘石湯・五虎湯で食欲が落ちるものに用いる。長服するものによい。

備考　外台秘要方の原方には厚朴・甘草が入っていない。浅田家方などの日本で常用されるものは厚朴・甘草が入っている。

【314】K115　参苓白朮散料（太平恵民和剤局方）

弱 ← → 実
虚弱　やや虚弱　中程度　比較的ある　充実

成分及び分量又は本質	日本薬局方	ニンジン	3.0 g
	〃	サンヤク	3.0 g
	〃	ビャクジュツ	4.0 g
	〃	ブクリョウ	4.0 g
	〃	ヨクイニン	8.0 g
	〃	ヘンズ	3.0 g
	〃	レンニク	3.0 g
	〃	キキョウ	2.5 g
	〃	シュクシャ	2.0 g
	〃	カンゾウ	1.5 g
		全量	34.0 g

製造方法	以上の切断又は破砕した生薬をとり，1包として製する。
用法及び用量	本品1包に水約500 mLを加えて，半量ぐらいまで煎じつめ，熱いうちに煎じかすを除き，煎液を3回に分けて食間に服用する。上記は大人の1日量である。 15才未満7才以上　大人の2/3，7才未満4才以上　大人の1/2，4才未満2才以上　大人の1/3，2才未満　大人の1/4以下を服用する。 本剤は必ず1日分ずつ煎じ，数日分をまとめて煎じないこと。
効能又は効果	体力虚弱で，胃腸が弱く，痩せて顔色が悪く，食欲がなく下痢が続く傾向があるものの次の諸症：食欲不振，慢性下痢，病後の体力低下，疲労倦怠，消化不良，慢性胃腸炎

構成　四君子湯に山薬・扁豆・桔梗・薏苡仁・蓮肉・縮砂が入っている。

原典・出典　脾胃虚弱，飲食進まず，疲れ多く力すくなく，中満痞噎し，嘔吐泄瀉，及び傷寒咳

嗽するを治す。この薬は中和にして熱なく，久服せば気を養い神を育て，脾を醒し色を悦ばせ，正を順らし邪を辟く（太平恵民和剤局方・巻三）

　　　白扁豆壹斤半薑汁浸去皮微炒　人參去蘆　白茯苓　白朮　甘草煎　山薬各貳斤　蓮子肉去皮　桔梗炒令深黄色　薏苡仁　縮砂取仁各壹斤

　　　　　右爲細末，毎服貳錢，棗湯調下，小兒量歳數　加減服之

目標　四君子湯の去加法であり，四君子湯と用法は変わらず，発熱，悪寒がなく胃腸が弱く，食欲不振で嘔吐下痢の症状のあるものに用いる。

応用　体力虚弱で胃腸が弱く，やせて顔色が悪く，下痢の続く傾向のある食欲不振，慢性下痢，病後の体力低下，疲労倦怠，消化不良，慢性胃腸炎等に用いる。

備考　原典では散を大棗の煎液で服用とある。現在は温湯で服用している。

【315】K115-① 参苓白朮散（じんりょうびゃくじゅつさん）（太平恵民和剤局方）

弱 ←　　　　　　　　　　　　　　　　　　　　→ 実

| 虚弱 | やや虚弱 | 中程度 | 比較的ある | 充実 |

成分及び分量又は本質	日本薬局方 〃 〃 〃 〃 〃 〃 〃 〃 〃	ニンジン　　0.53 g サンヤク　　0.53 g ビャクジュツ　0.71 g ブクリョウ　　0.71 g ヨクイニン　　1.41 g ヘンズ　　0.53 g レンニク　　0.53 g キキョウ　　0.44 g シュクシャ　　0.35 g カンゾウ　　0.26 g 　　　全　量　　6.0 g
製造方法		以上の生薬をそれぞれ末とし，散剤の製法により製する。ただし，分包散剤とする。
用法及び用量		1回量を次のとおりとし，1日3回，食前又は空腹時に服用する。 大人（15才以上）1包2.0 g，15才未満7才以上　大人の2/3，7才未満4才以上　大人の1/2，4才未満2才以上　大人の1/3，2才未満　大人の1/4を服用する。
効能又は効果		体力虚弱で，胃腸が弱く，痩せて顔色が悪く，食欲がなく下痢が続く傾向があるものの次の諸症：食欲不振，慢性下痢，病後の体力低下，疲労倦怠，消化不良，慢性胃腸炎

【316】K116 清肌安蛔湯(せいきあんかいとう)（蔓離録）

虚弱 / やや虚弱 / 中程度 / 比較的ある / 充実（弱←→実）

成分及び分量又は本質	日本薬局方	サイコ	6.0 g
	〃	ハンゲ	6.0 g
	〃	オウゴン	3.0 g
	〃	マクリ	3.0 g
	〃	バクモンドウ	3.0 g
	〃	ニンジン	3.0 g
	〃	カンゾウ	2.0 g
	〃	ショウキョウ	1.0 g
		全量	27.0 g
製造方法	以上の切断又は破砕した生薬をとり，1包として製する。		
用法及び用量	本品1包に水約500 mLを加えて，半量ぐらいまで煎じつめ，煎じかすを除き，煎液を3回に分けて食間に服用する。上記は大人の1日量である。15才未満7才以上　大人の2/3，7才未満4才以上　大人の1/2，4才未満2才以上　大人の1/3，2才未満　大人の1/4以下を服用する。		
効能又は効果	体力中等度で，ときに脇腹（腹）からみぞおちあたりにかけて苦しく，食欲不振や口の苦味があり，舌に白苔がつくものの次の症状：回虫の駆除		

構　成　　小柴胡湯の大棗を去り，マクリ（海人草・鷓鴣菜）・麦門冬を加えたもの[13]。
　　　　マクリは駆虫，麦門冬は滋養強壮，鎮咳去痰止瀉および利尿作用がある。

原典・出典　寒熱往来，肌膚枯燥瘧(ぎゃく)に似て労の如きを治す。（蔓離録・巻三）

　　　柴胡四分　黄芩三分　半夏五分　人参二分　葛根四分　麦門冬六分　鷓鴣菜六分　生薑一斤劈　甘草三分

　　　右九味，水煎温服

目　標　　回虫で寒熱往来し，皮膚枯燥し，マラリアに似た衰弱した症状を目標とする。

応　用　　(1) 小児回虫のため寒熱を発する場合。(2) 回虫で寒熱往来し，皮膚が枯燥しマラリアのような労の状態の場合に用いる。(3) 回虫に関係なく，午前中に発熱するもの。
　　　午前中に熱が高く，夕方に熱が下がるものによいとの口訣があって，回虫の存否にかかわらず応用される。

鑑　別　　▶鷓鴣菜湯：普通の人の虫下しであって，本方は非常に衰弱状態にあるものに用いられ，区別される。
　　▶小柴胡湯：夕方に発熱する場合が多い。

備　考　　労とは，疲労困憊したものをいう。慢性症にして，体の衰弱を招く病症をいう。例えば労咳，労熱のような状態。慢性の経過をとる結核性疾患。顔色の黒いもの。

【317】K117 清暑益気湯（医学六要）
せいしょえっきとう

成分及び分量又は本質	日本薬局方	ニンジン	3.0 g
	〃	ビャクジュツ	3.0 g
	〃	バクモンドウ	3.0 g
	〃	トウキ	3.0 g
	〃	オウギ	3.0 g
	〃	チンピ	2.0 g
	〃	ゴミシ	2.0 g
	〃	オウバク	2.0 g
	〃	カンゾウ	2.0 g
		全量	23.0 g
製造方法	以上の切断又は破砕した生薬をとり，1包として製する。		
用法及び用量	本品1包に水約500 mLを加えて，半量ぐらいまで煎じつめ，煎じかすを除き，煎液を3回に分けて食間に服用する。上記は大人の1日量である。 15才未満7才以上　大人の2/3，7才未満4才以上　大人の1/2，4才未満2才以上　大人の1/3，2才未満　大人の1/4以下を服用する。		
効能又は効果	体力虚弱で，疲れやすく，食欲不振，ときに口渇などがあるものの次の諸症：暑気あたり，暑さによる食欲不振・下痢，夏瘦せ，全身倦怠，慢性疾患による体力低下・食欲不振		

虚弱　やや虚弱　中程度　比較的ある　充実（弱←→実　やや虚弱）

構成　補中益気湯より温性生薬の大棗・生姜と気を引き上げ発散させる柴胡・升麻が除かれ，四君子湯（人参・朮・茯苓・甘草）に夏期の津液不足を補う生脈散（麦門冬・人参・五味子）を合わせ，清熱目的で黄柏が含まれた処方と考えられ，方名のように暑さを清め元気を増す意図を認めうる。なお『内外傷弁惑論』では，上記に蒼朮・沢瀉・青皮・葛根・神麯・升麻を加えている。

原典・出典　長夏湿熱大勝，人これに感じ，四肢困倦，身熱心煩，小便少なく，大便溏，或は渇し，或は渇せず，飲食を思わず，自汗するを治す。

　古方清夏益氣湯，原爲感長夏濕熱之氣，而病者，設内有二朮，澤瀉，黄色栢，是滲濕清熱也，不可不知

　夏月無病，只宜服補劑，以陽氣盡發于外，體内虚也，惟生脉散加芪，朮，陳皮，炒黄栢，煎湯妙，切忌發泄

　人參　白朮　麥門冬　五味子　陳皮　甘草炙　黄栢炒　黄芪蜜炙　當歸身　隋人加減，薑棗煎（医学六要・巻七）

目標　体力虚弱で夏の暑熱に感じて羸瘦，倦怠，あるいは下痢し，あるいは呼吸苦しく，四肢熱して倦怠甚だしく，食欲振わず，自汗の出るものによい。

応用　体力虚弱で，疲れやすく食欲不振，時に口渇のあるものの夏ばてによる疲労・倦怠感・下痢・夏やせ・暑気あたり，全身倦怠感，慢性疾患による体力低下

鑑別　▶藿香正気散，**藿香正気散料**
　清暑益気湯は，体が弱い人で自然発汗があり，表が虚して力がないものを引き締めて内部に

収めて病気を治す，つまり，虚証に持薬として用いて体力を強める方剤であるが，藿香正気散は体がある程度丈夫な人が暑さあたりと食あたりを兼ねたときに，実証の暑さあたりに一時的に用いて，熱を外部に発散させる作用がある。つまり，自然発汗がなく肌（表）が実しているものを発汗解熱させる。

【318】K118 清上蠲痛湯（寿世保元）

弱 ←――――――――――――→ 実
| 虚 弱 | やや虚弱 | 中程度 | 比較的ある | 充 実 |

成分及び分量又は本質			
	日本薬局方	オウゴン	3.0 g
	〃	バクモンドウ	2.5 g
	〃	ビャクシ	2.5 g
	〃	ボウフウ	2.5 g
	〃	ソウジュツ	2.5 g
	〃	トウキ	2.5 g
	〃	センキュウ	2.5 g
	〃	キョウカツ	2.5 g
	〃	ドクカツ	2.5 g
	局外生規	マンケイシ	1.5 g
	日本薬局方	キクカ	1.5 g
	〃	サイシン	1.0 g
	〃	ショウキョウ	1.0 g
	〃	カンゾウ	1.0 g
		全 量	29.0 g

製造方法	以上の切断又は破砕した生薬をとり，1包として製する。
用法及び用量	本品1包に水約500 mLを加えて，半量ぐらいまで煎じつめ，煎じかすを除き，煎液を3回に分けて食間に服用する。上記は大人の1日量である。15才未満7才以上 大人の2/3，7才未満4才以上 大人の1/2，4才未満2才以上 大人の1/3，2才未満 大人の1/4以下を服用する。
効能又は効果	体力に関わらず使用でき，慢性化した痛みのあるものの次の諸症：顔面痛，頭痛

構成 方中の防風・羌活・独活・蒼朮は風を散じ内外の湿熱を除き，菊花・蔓荊子・川芎・白芷は頭部を巡り帰血を巡らし，麦門冬はまた気を引き下げて頭痛を治してこれに協力し，細辛・川芎・当帰・生姜は裏を巡り内寒を去り血滞の巡りを助け，痛みを除き去る。

原典・出典 一切の頭痛の主方である。（寿世保元・頭痛門）

頭痛脉短濇應須死，浮滑風痰必易除，寸口緊急或短或浮或弦，皆主頭痛夫頭者，諸陽所聚之處也，諸陰至頸而還，惟足厥陰有絡，上頭至巓頂，其脉浮緊弦長洪大者，屬風熱痰火而致也，其脉微弱虚濡者，屬氣血兩虚，必丹田竭而髓海空虚，爲難治也，其有眞頭痛者，脉無神而腦中劈痛，其心神煩亂，爲眞頭痛也，旦發夕死，夕發旦死，蓋頭痛暴起者，如鼻塞發熱惡寒，乃感冒所致也，其曰頭痛者，有虚，有火，有痰厥，有偏有正，其偏於左邊頭痛者，宜小柴胡湯加川芎，當歸，防風，羌活，其偏於右邊頭痛者，補中益氣湯加白芷，獨活，蔓荊子，酒芩，其眉稜處痛者，二陳湯加酒炒片芩，羌活，薄荷，其腦頂痛者，宜人參敗毒散加川芎，藁本，酒炒黄柏，木瓜，紅花，酒炒大黄

一論一切頭痛主方，不問左右偏正，新久皆效

當歸酒洗一錢　小川芎一錢　白芷一錢　細辛三分　羌活一錢　防風一錢　菊花五分　蔓荊子五分　蒼朮米泔浸一錢　麥冬一錢　獨活一錢　生甘草三分　片芩酒炒一錢五分
右剉一劑　生姜煎服（寿世保元・巻六）

目標　多くの場合に用いることのできる頭痛薬であり，もっぱら風熱による痛みを去る。痛みの部位により加減方を用いるときは，なお的確である。（方彙口訣）
　目の奥が痛いなど，目に関係がある頭痛によく効く。

応用　三叉神経痛，大後頭神経痛，頭部の帯状発疹後遺症による頭部神経痛などに応用して効果を認めている。

鑑別
- ▶**葛根湯**：発熱，悪寒，悪風，肩より腰の間のこり，無汗体力ある人の感冒を伴う頭痛。
- ▶**桂枝湯**：風邪時熱あり，体が汗っぽい人の頭痛。
- ▶**呉茱萸湯**：片頭痛，嘔吐の発作，胃腸は冷えもたれ体質ある人。
- ▶**五苓散，五苓散料**：口渇，尿減少，時に悪心，片頭痛発作
- ▶**三物黄芩湯**：手足煩熱時に頭痛。
- ▶**釣藤散，釣藤散料**：高血圧に伴う肩こりや朝方目覚め時に頭痛がする。
- ▶**当帰四逆加呉茱萸生姜湯**：頭寒痛，手足厥寒，背微悪寒
- ▶**半夏白朮天麻湯**：めまい，頭痛，頭重，不熟眠，胃腸虚弱，手足冷え
- ▶**麻黄湯**：発熱，悪寒，体疼痛，無汗，時に喘を伴う体力ある人の頭痛。
- ▶**桂枝加桂湯**：気上衝の激しい桂枝湯体質の引き起こす頭痛。
- ▶**川芎茶調散**：頭目昏痛，鼻塞，声重，婦人血の道症
- ▶**大承気湯**：（小承気湯，調胃承気湯）常に食欲旺盛，腹満力あり，胃熱，便秘，口臭等を伴う。
- ▶**竹皮大丸**：平常熱候，嘔逆感，頭痛あり
- ▶**麻黄細辛附子湯**：頭寒痛，平常臥を好む。微熱があるときに元気，体力弱い。

【319】K119 清上防風湯（せいじょうぼうふうとう）（万病回春）

弱←　　　　　　　　　　　　　　　　→実
虚弱　やや虚弱　中程度　比較的ある　充実

成分及び分量又は本質			
	日本薬局方	ケイガイ	1.0 g
	〃	オウレン	1.0 g
	〃	ハッカ	1.0 g
	〃	キジツ	1.0 g
	〃	カンゾウ	1.0 g
	〃	サンシシ	2.5 g
	〃	センキュウ	2.5 g
	〃	オウゴン	2.5 g
	〃	レンギョウ	2.5 g
	〃	ビャクシ	2.5 g
	〃	キキョウ	2.5 g
	〃	ボウフウ	2.5 g
		全量	22.5 g

製 造 方 法	以上の切断又は破砕した生薬をとり，1包として製する。
用法及び用量	本品1包に水約500 mLを加えて，半量ぐらいまで煎じつめ，煎じかすを除き，煎液を3回に分けて食間に服用する。上記は大人の1日量である。 15才未満7才以上　大人の2/3，7才未満4才以上　大人の1/2，4才未満2才以上　大人の1/3，2才未満　大人の1/4以下を服用する。
効能又は効果	体力中等度以上で，赤ら顔でときにのぼせがあるものの次の諸症：にきび，顔面・頭部の湿疹・皮膚炎，あかはな（酒さ）

構成　発散剤と解熱剤の2群より成り立っている。黄連，黄芩，山梔子は清熱作用により患部の炎症を鎮め，連翹・防風・桔梗・荊芥・枳実・薄荷は解毒，排膿，発散の効果を兼ね備えている。白芷と川芎は諸薬を上部に作用させる効能がある。

原典・出典　面に瘡を生ずる者は，上焦の火なり。上焦を清くし，頭面瘡癤，風熱の毒を生ずるものを治す。

　　面生瘡者，上焦火也
　　清上焦火，治頭面，生瘡癤風熱之毒
　　防風一錢　荊芥五分　連翹八分　梔子五分　黄連五分　黄芩酒炒七分　薄荷五分　川芎七分
　　白芷八分　桔梗八分　枳殻二分　甘草二分
　　右剉一劑，水煎食後服，入竹瀝一小鍾，尤炒（万病回春・巻五）

目標　上焦の実熱というのが目標で，上部（顔面や頭部）に血熱がうっ滞し，瘡を発し，顔面赤く，上衝を訴える場合に用いる。上部に集った熱の邪は，上部で発表し清解する方がよい。体質もそれほど虚弱でない場合で，面皰などは赤紫色になっているものが多い[2]。

応用　上焦部，特に顔面にうっ滞した熱を発表清解させるもので，次のような疾患に用いる。
　　にきび（強壮の青年男子に多く，女子の場合も壮実で，顔色が赤く，発疹も充血して赤いもの），頭部湿疹，眼充血，顔面充血，酒皶鼻などによい[2]。

鑑別　▶荊防敗毒散，**荊防敗毒散料**：本方より軽症。
　　▶防風通聖散，**防風通聖散料**：本方より実証で，熱甚だしく，便秘。

【320】K120　清心蓮子飲（せいしんれんしいん）（太平恵民和剤局方）

弱 ← 虚弱 | やや虚弱 | 中程度 | 比較的ある | 充　実 → 実

成分及び分量又は本質			
	日本薬局方	バクモンドウ	4.0 g
	〃	ブクリョウ	4.0 g
	〃	ニンジン	3.0 g
	〃	シャゼンシ	3.0 g
	〃	オウゴン	3.0 g
	〃	オウギ	2.0 g
	〃	カンゾウ	1.5 g
	〃	レンニク	4.0 g
	〃	ジコッピ	2.0 g
		全　量	26.5 g

製　造　方　法	以上の切断又は破砕した生薬をとり，1包として製する。
用法及び用量	本品1包に水約500 mLを加えて，半量ぐらいまで煎じつめ，煎じかすを除き，煎液を3回に分けて食間に服用する。上記は大人の1日量である。 15才未満7才以上　大人の2/3，7才未満4才以上　大人の1/2，4才未満2才以上　大人の1/3，2才未満　大人の1/4以下を服用する。
効能又は効果	体力中等度以下で，胃腸が弱く，全身倦怠感があり，口や舌が乾き，尿が出しぶるものの次の諸症：残尿感，頻尿，排尿痛，尿のにごり，排尿困難，こしけ（おりもの）

構成　上焦の心火と肺火を冷まし，脾胃と腎を補う薬剤をもって構成されている。麦門冬と蓮肉は上焦の熱を除き，下焦の虚を補い滋潤作用がある。茯苓，車前子，地骨皮，黄芩は清熱，鎮静，利尿作用があり，人参・茯苓・甘草は四君子湯として気虚を補い脾胃を補う。

原典・出典　心中煩燥，思慮憂愁，抑鬱，小便赤濁，或は混濁，夜夢遺精し，遺瀝渋痛，便赤血の如く，或は酒色過度するに困って，上盛下虚し，心火炎上し，肺金尅を受け，口下乾燥，漸く消渇をなし，睡臥不安，四肢倦怠，男子五淋，婦人赤白帯下，五心煩熱を治す（太平恵民和剤局方）

　　治心中蓄積，時常煩躁，因而思慮勞力，憂愁抑鬱，是致小便白濁，或有沙膜夜夢走泄，遺瀝澁痛，便赤如血，或因酒色過度，上盛下虚，心火炎上，肺金受尅，口下乾燥，漸成消渇，睡臥不安，四肢倦怠，男子五淋，婦人帶下赤白，及病後氣不收歛，陽浮於外，五心煩熱，藥性温平，不冷不熱，常服，清心養神，秘精補虚，滋潤腸胃，語順氣熱

　　石蓮肉去心　白茯苓去皮　黄耆蜜炙　人參各柒錢半　麥門冬去心　地骨皮　黄芩　甘草炙　車前子各半兩

　　右剉散，每服參錢，麥門冬拾粒，水壹盞半，煎取捌分，去滓，水中沈冷，空心食前服，發熱加柴胡，薄荷煎（太平恵民和剤局方・巻五）

目標　上盛下虚が目標，上部の心熱が盛んになって，下焦の腎の働きが弱くなり，上下の調和を失って，泌尿器に症状を現している。すなわち，尿意頻数，尿混濁，遺精，遺尿，残尿感がある。婦人の帯下で，米のとぎ汁のようなものが大量に下るもの，また糖尿病で神経症を兼ね，体力衰乏，食欲少なく，全身倦怠感を訴えるもの[2]。

応用　虚状を帯びた胃腸が弱く，全身倦怠感があり，口や舌が乾き，尿が出ししぶるものの残尿感，頻尿，排尿痛，尿のにごり，排尿困難など慢性泌尿器疾患。腎臓結核，慢性淋疾，膀胱炎，腎盂炎，帯下，性的神経衰弱，勃起不全，糖尿病，口内炎にも応用される[2]。

鑑別　▶**猪苓湯**：尿意頻数，実熱の証，小便赤濁
　　　▶**八味地黄丸，八味地黄丸料**：残尿感，脚下煩熱，脾胃虚なし

【321】K121　清肺湯（万病回春）
せいはいとう

弱 ← 虚弱 | やや虚弱 | 中程度 | 比較的ある | 充実 → 実

成分及び分量又は本質	日本薬局方	オウゴン	2.0 g
	〃	キキョウ	2.0 g
	〃	ソウハクヒ	2.0 g
	〃	キョウニン	2.0 g
	〃	サンシシ	2.0 g
	〃	テンモンドウ	2.0 g
	〃	バイモ	2.0 g
	〃	チンピ	2.0 g
	〃	タイソウ	2.0 g
	局外生規	チクジョ	2.0 g
	日本薬局方	ブクリョウ	3.0 g
	〃	トウキ	3.0 g
	〃	バクモンドウ	3.0 g
	〃	ゴミシ	1.0 g
	〃	ショウキョウ	1.0 g
	〃	カンゾウ	1.0 g
		全量	32.0 g
製造方法	以上の切断又は破砕した生薬をとり，1包として製する。		
用法及び用量	本品1包に水約500 mLを加えて，半量ぐらいまで煎じつめ，煎じかすを除き，煎液を3回に分けて食間に服用する。上記は大人の1日量である。 15才未満7才以上　大人の2/3, 7才未満4才以上　大人の1/2, 4才未満2才以上　大人の1/3, 2才未満　大人の1/4以下を服用する。		
効能又は効果	体力中等度で，せきが続き，たんが多くて切れにくいものの次の諸症：たんの多く出るせき，気管支炎		

構成　天門冬・麦門冬・五味子は肺を潤し，肺熱を冷まし，乾いた痰を潤して喀出を容易にさせる。また貝母・杏仁・桔梗は協力してその去痰の作用を強化する。黄芩・桑白皮・山梔子・竹筎が肺熱を冷ますのである。当帰は血を補い，茯苓・陳皮・大棗・甘草・生姜によって脾胃を補い，体内の水分代謝を改善し痰の生成を抑制する。

原典・出典　久嗽止まず，或は労怯となり，若くは久嗽声啞し，或は喉に瘡を生ずる是れ火肺金を傷なり。倶に之を治し難し。若し血気衰敗し声音失する者も亦難治也。一切の咳嗽，上焦痰盛なるを治す。（万病回春・巻二）

　　甘草三分　黄芩去朽心一錢半　桔梗去蘆　茯苓去皮　陳皮去白　當歸　貝母去心各一錢　桑白皮一錢　天門冬去心　山梔　杏仁去皮尖　麥門冬去心各七分　五味子七粒
　　右到一劑，生薑，棗子煎，食後服

目標　呼吸器の内部に熱を持ち，慢性の炎症を起こし，痰が沢山でき，激しい咳嗽が続き，しかも痰は粘調でなかなか切れないというのが目標である。長引くと咽喉が痛んだり，声が枯れたり，咽がムズムズするというようになる。痰の色は黄色のことも青いこともあるが，粘ってなかなか切れにくく，喀出するのに苦しむ。痰が出るまで激しい咳が続くものである[1,2,4,9]。

応用　慢性の経過をとった気管支炎，肺炎，肺結核等で胸中に熱が残り，咳嗽，喀痰がやまぬも

のに用いる。

　本方は主として慢性気管支炎，慢性咽喉炎，肺炎，肺結核，気管支拡張症，気管支喘息，心臓性喘息などに応用される。

鑑別　▶小青竜湯：喘鳴，咳嗽，稀薄な痰，切れやすい。
　　　▶麦門冬湯：激しい咳嗽，粘痰切れにくい，咳が頻発して顔面を紅潮。

【322】K122　折衝飲(せっしょういん)（産論）

弱 ←　　　　　　　　　　　　　　　　　　→ 実
| 虚弱 | やや虚弱 | 中程度 | 比較的ある | 充実 |

成分及び分量又は本質	日本薬局方 〃 〃 〃 〃 〃 〃 〃 〃	ボタンピ センキュウ シャクヤク ケイヒ トウニン トウキ エンゴサク ゴシツ コウカ	3.0 g 3.0 g 3.0 g 3.0 g 4.0 g 4.0 g 2.0 g 2.0 g 1.0 g
		全　量	25.0 g
製造方法	以上の切断又は破砕した生薬をとり，1包として製する。		
用法及び用量	本品1包に水約500 mLを加えて，半量ぐらいまで煎じつめ，煎じかすを除き，煎液を3回に分けて食間に服用する。上記は大人の1日量である。 15才未満7才以上　大人の2/3，7才未満4才以上　大人の1/2，4才未満2才以上　大人の1/3，2才未満　大人の1/4以下を服用する。		
効能又は効果	体力中等度以上で，下腹部痛があるものの次の諸症：月経不順，月経痛，月経困難，神経痛，腰痛，肩こり		

構成　桂枝茯苓丸と当帰芍薬散を合方し，利水剤の沢瀉・茯苓・白朮を去り，瘀血による疼痛を鎮める延胡索・牛膝・紅花を加えたものである。また桂枝茯苓丸と四物湯の合方より茯苓と地黄を去り，延胡索・牛膝・紅花を加えたものである。

原典・出典　病候に曰く妊娠二三月，月塊を下すを治すの法。當に剖(すで)て之を視るべし。恐くは是傷産也。已に傷産を知らば，當に折衝飲を与うべし，但血塊を下す者は，乃ち是傷産に非るを知る也。（産論・巻一）

　芍藥　桃仁　桂枝各一錢　紅花半錢　當歸　芎藭　牛膝各八分　牡丹皮　延胡索各五分　甘草一分
　　　右十味，以水二合半　煮取一合半服

目標　瘀血により下腹部に痛みを訴え，また骨盤腔内に痛みを発するものに用いる。妊娠初期の出血，また妊娠中でなくても婦人の瘀血による諸症，月経不順などに痛みを伴うものに用いてよい[2]。

応用　月経痛，骨盤腹膜炎，子宮実質炎，卵管炎，子宮筋腫などに応用される[2]。

(1) 子宮付属器炎（卵巣・卵管炎）：亜急性または慢性に移行し，下腹部に抵抗圧痛があり，時々自発痛があって帯下を伴うものによい。
(2) 月経困難症：炎症性のもので内膜炎，骨盤腹膜炎，付属器炎などで，亜急性または慢性となった困難症によい。
(3) 子宮筋腫：筋腫があって，月経痛，月経不順，下腹部の疼痛を発するものなどによい[1]。

鑑別 ▶温清飲：子宮出血が長く続くもの，月経が長引いて貧血症状を呈するもので，手足は冷えず，かえって煩熱し，腹部軟弱なもの[4]。

▶桂枝茯苓丸，桂枝茯苓丸料：桃核承気湯証ほどは体力が充実していない場合である。肉づきは中ぐらいで，筋肉の緊張はおおむね良好である。また一見体格が良いようで，脈の力が弱い人にも用いられる。一般に，症状が緩和であまり激しくなく，便秘の傾向もない。腹証には，少腹急結がなく，下腹部に抵抗や圧痛を認めるだけである。

▶桃核承気湯：体力が充実し，体格が頑丈で肉づきがよく，筋肉の緊張のよい人に用いられる。

▶当帰芍薬散，当帰芍薬散料：やせ型貧血気味で，体質虚弱な，手足や足腰の冷えやすい人に用いる。疲れやすく，腰痛，頭痛，肩こり，めまいなどをよく訴え，月経不順のあることが多い。しかし，瘀血の腹証はあまりはっきりしないことが多い。

【323】K123　千金鶏鳴散料（丹溪心法）

弱 ◀――――――――――――――――――▶ 実
虚弱　やや虚弱　中程度　比較的ある　充実

成分及び分量又は本質	日本薬局方	ダイオウ	2.0 g
	〃	トウニン	5.0 g
	〃	トウキ	5.0 g
		全量	12.0 g
製造方法	以上の切断又は破砕した生薬をとり，1包として製する。		
用法及び用量	本品1包に水約500 mLを加えて，半量ぐらいまで煎じつめ，煎じかすを除き，煎液を3回に分けて食間に服用する。上記は大人の1日量である。15才未満7才以上　大人の2/3，7才未満4才以上　大人の1/2，4才未満2才以上　大人の1/3，2才未満　大人の1/4以下を服用する。		
効能又は効果	打撲のはれと痛み		

構成　大黄・桃仁・当帰の三味から成り，緩下，消炎，鎮痛，血行補血を良くする。
　　大黄は寒性，瀉下，消炎，解毒，駆瘀血。桃仁は消炎，駆瘀血，通経，緩下，排膿を目的とする血証薬。当帰は温性，冷え症，貧血等の補血と鎮痛，鎮静の作用がある。

原典・出典　(1) 高きより墜下し及び木石圧傷して瘀血凝積し，痛み忍ぶべからざるを治す。この薬をもって陳（ふる）きを推せば新を致す。
(2) 医学入門・第7巻・婦人小児外科用薬賦・折傷治墜圧傷損瘀血疑積痛
(3) 三因方または千金方に収載されているといわれるが，同一処方は見当たらない。単に鶏鳴散ともいうが，ほかに同名異方があるので区別するため，千金鶏鳴散としたものであろ

う[13]。
漢方医学大辞典（人民衛生出版社・雄渾社）に傷科補要巻四とあった。
大黄壱両桃仁七粒帰尾五銭

目標 打撲，捻挫などによる瘀血症状：腫れと痛みを目標とする。

応用 打撲直後の腫れと痛みの激しいものに用いるとよく奏効する（酒で飲むことになっているが，酒で煎じてもよし）。

鑑別 ▶ **桂枝茯苓丸，桂枝茯苓丸料**：打撲による皮下出血が広範囲に及んで紫斑となり，下肢血栓症のように腫れたもの，またむちうち症の軽度のものに広く用いられる。
▶ **治打撲一方（香川家）**：打撲後の腫脹，疼痛，筋骨の疼痛が長期にわたるもの。
▶ **通導散，通導散料**：落下したり，ドアなどに挟んだりして痛むとき，皮下の出血が広範囲に及び，興奮により心下部の腹筋の緊張が起こり，胸苦しく圧痛のあるもの。
▶ **桃核承気湯**：打撲後の膨張と疼痛が激しくまたは皮下に出血を起こし，便秘傾向があって興奮しているもの。会陰部の打撲により尿閉してるもので，特に実熱の瘀血症で体力のあるもの[1]。

【324】K124　銭氏白朮散料（小児乗証直訣）

やや虚弱

成分及び分量又は本質	日本薬局方	ビャクジュツ	4.0 g
	〃	ブクリョウ	4.0 g
	〃	カッコン	4.0 g
	〃	ニンジン	3.0 g
	〃	モッコウ	1.0 g
	〃	カンゾウ	1.0 g
	〃	カッコウ	1.0 g
		全量	18.0 g
製造方法	以上の切断又は破砕した生薬をとり，1包として製する。		
用法及び用量	本品1包に水約500 mLを加えて，半量ぐらいまで煎じつめ，煎じかすを除き，煎液を3回に分けて食間に服用する。上記は大人の1日量である。15才未満7才以上　大人の2/3，7才未満4才以上　大人の1/2，4才未満2才以上　大人の1/3，2才未満　大人の1/4以下を服用する。		
効能又は効果	体力虚弱で，嘔吐や下痢があり，ときに口渇や発熱があるものの次の諸症：感冒時の嘔吐・下痢，小児の消化不良		

構成 人参・白朮・茯苓・甘草の四味の四君子湯に藿香・葛根・木香を加えた方剤である。
　　四君子湯の構成生薬は気味甘温性で気を益し脾胃を補う。藿香は温性で邪気を散じる。葛根は渇を止め，胃気の巡りをよくし，木香とともに脾胃の働きをよくする。

原典・出典 積痛を治し，胃を和し，津液を生ずるを専す。（小児薬証直訣）
　　小児吐瀉の者之を主る。大人にも亦之を用ゆ。（医方口訣）
　　治小児脾胃久虚，嘔吐泄瀉，頻併不止，津液枯竭，煩渇多燥，但欲飲水，乳食不進，羸困少

力，因而失治，變成風癇，不問陰陽虛實，並宜服之

　　白茯苓去皮　人参去蘆　白朮不見火　藿香去土梗　木香不見火　甘草炙各壹兩　乾葛剉貳兩

　右爲麁末，毎服壹錢，水壹小盞，煎至半盞，去滓，通口服，不拘時，更量兒大小加減，渇甚者，併煎任意飲之（和剤局方・巻十）

[目標]　（予が之を用いる口訣二つ有り）小児肌熱吐瀉する者に用う。脾胃虚寒にして発熱，悪寒，泄瀉を兼ねる者の理中湯の大温は軽々しく用い難く補中益気の峻補は未だ適当ならず，この時に於て必ず之を投ず。（医方口訣）

　小児の熱瀉小便赤く少く煩渇するもの。（小児活法）

[応用]　小児の消化不良，感冒時の嘔吐下痢，消化器が弱くなり下痢が続き食欲減退，胃もたれに用いる。

[鑑別]　▶甘草瀉心湯：心下痞硬，腹鳴，げっぷ，不眠，不安，軟便，下痢

　▶五苓散，五苓散料：口渇，小便不利，頭痛伴うときもあり，下痢

　▶四逆散，四逆散料：手足冷，体重，急性の嘔吐と下痢，また失禁を伴う時あり。肛門が閉じなくなる，呼吸短促，大息するときは茯苓四逆湯，または四逆加人参湯。（本間棗軒）

　▶生姜瀉心湯：心下痞硬，乾噫，食嗅，腹中雷鳴下痢

　▶四苓湯：胃腸が弱くない人の熱瀉，口渇，小便赤，心下停飲。

　▶参苓白朮散，参苓白朮散料：脾胃虚弱，食欲不振，下痢がひどく嘔吐するもの。

　▶人参湯：胃寒，脾虚弱，心下軟，時に痞硬逆心痛，下痢時嘔吐

　▶半夏瀉心湯：心下痞，嘔，腹鳴下痢

　▶補中益気湯：労倦，手足のだるさ，食欲進まず不味（味がわからない），発熱，軟便，下痢。

　▶六君子湯：脾胃虚弱，痰飲を伴い，軟便，下痢。

　▶真武湯：めまい，下痢，手足のだるさ，鶏鳴下痢

【325】K125　疎経活血湯（万病回春）
そけいかっけつとう

弱 ←　　　　　　　　　　　　　　　　→ 実
| 虚弱 | やや虚弱 | 中程度 | 比較的ある | 充実 |

成分及び分量 又は本質	日本薬局方	トウキ	2.0 g
	〃	ジオウ	2.0 g
	〃	センキュウ	2.0 g
	〃	ビャクジュツ	2.0 g
	〃	ブクリョウ	2.0 g
	〃	トウニン	2.0 g
	〃	シャクヤク	2.5 g
	〃	ゴシツ	1.5 g
	〃	ボウイ	1.5 g
	〃	ボウフウ	1.5 g
	〃	リュウタン	1.5 g
	〃	ショウキョウ	0.5 g
	〃	チンピ	1.5 g
	〃	ビャクシ	1.0 g
	〃	カンゾウ	1.0 g
	〃	イレイセン	1.5 g
	〃	キョウカツ	1.5 g
		全　量	27.5 g
製造方法	以上の切断又は破砕した生薬をとり，1包として製する。		
用法及び用量	本品1包に水約500 mLを加えて，半量ぐらいまで煎じつめ，煎じかすを除き，煎液を3回に分けて食間に服用する。上記は大人の1日量である。 15才未満7才以上　大人の2/3，7才未満4才以上　大人の1/2，4才未満2才以上　大人の1/3，2才未満　大人の1/4以下を服用する。		
効能又は効果	体力中等度で，痛みがあり，ときにしびれがあるものの次の諸症：関節痛，神経痛，腰痛，筋肉痛。		

構　成　本方は四物湯の加味方である。当帰・芍薬・川芎・地黄・桃仁は四物湯加桃仁で，下腹部の滞血を巡らし，茯苓・白朮・陳皮・羌活・白芷などは威霊仙・防巳・竜胆とともに足腰の風と湿を去る。牛膝は特に湿を除き，足腰の疼痛を治す働きがある[1]。

原典・出典　遍身（全身）走痛して刺すが如く，左の足痛むこと尤も甚し，左は血に属す。多く酒色損傷によって筋脈虚空にして，風寒湿を被り，熱内に感じ，熱に寒を包ぬ，則ち痛み筋絡を傷る。是を以って昼軽く夜重し，宜しく以て経を疎し，血を活かし，湿を行らすべし。此れ白虎歴節風（多発性関節リウマチ）に非ざるなり。（万病回春・巻五）

　　甘草四分　當歸酒洗一錢二分　白芍酒炒一錢半　生地酒洗　蒼朮米泔浸　牛膝去蘆酒洗　陳皮去白　桃仁去皮煎炒　威靈仙酒洗各一錢　川芎　漢防巳酒洗　羌活　防風去蘆　白芷各六分　龍膽草六分　茯苓去皮七分
　　右剉一劑，生薑三片，水煎，空心温服，忌生冷濕物

目　標　瘀血と水毒と風寒を兼ね，筋肉，関節，神経に疼痛を発し，特に腰より下に発した痛みを目標にして用いられる。酒色を好むものに多く，内傷と外感によって起こる[1,2]。

応　用　筋肉リウマチ，痛風，漿液性膝関節炎，腰痛，坐骨神経痛，下肢麻痺，脚気，浮腫，浮腫，半身不随，高血圧，産後の血栓性疼痛などに用いる[1,2]。

|鑑 別| ▶桂枝加朮附湯：急性・慢性の冷えのあるもの，尿の出が悪いことが多い。脳出血後の半身不随にも用いる。
　　　　 ▶麻杏薏甘湯：冷えによる痛み，筋肉，関節などに腫れがある。

|備 考| 原典では，地黄は生地黄（酒洗）を使っている。

【326】K126　蘇子降気湯（そしこうきとう）（太平恵民和剤局方）

弱 ←　　　　　　　　　　　　　　　　　　　　　　　　　　　　→ 実
| 虚　弱 | やや虚弱 | 中程度 | 比較的ある | 充　実 |

成分及び分量又は本質	局外生規 日本薬局方 〃 〃 〃 〃 〃 〃 〃 〃	シソシ コウボク タイソウ ショウキョウ カンゾウ トウキ ハンゲ チンピ ゼンコ ケイヒ 　　全量	3.0 g 2.5 g 1.5 g 0.5 g 1.0 g 2.5 g 4.0 g 2.5 g 2.5 g 2.5 g 22.5 g
製造方法	以上の切断又は破砕した生薬をとり，1包として製する。		
用法及び用量	本品1包に水約500 mLを加えて，半量ぐらいまで煎じつめ，煎じかすを除き，煎液を3回に分けて食間に服用する。上記は大人の1日量である。 15才未満7才以上　大人の2/3，7才未満4才以上　大人の1/2，4才未満2才以上　大人の1/3，2才未満　大人の1/4以下を服用する。		
効能又は効果	体力虚弱で，足冷えや顔ののぼせがあり，息苦しさのあるものの次の諸症：慢性気管支炎，気管支ぜんそく		

|構 成| 蘇子・前胡・陳皮・半夏はみな上逆の気を降ろし，痰を除くものである。気が巡れば，痰もまたよく巡る。半夏厚朴湯が原方で気剤に属するものである。またよく表を発し，外寒を散ずる。当帰は血を潤し，甘草は急を暖める。桂枝は上衝の気を引き下げる。火を引いて元に帰すというものである[2]。

|原典・出典| 男女虚陽上り攻めて気升降せず。上盛下虚し，隔壅痰多く咽喉不利，咳嗽，虚煩，飲を引き，頭昏目眩，腰疼脚弱（略）（太平恵民和剤局方・巻三）
　　治中脘不快，心腹脹満，陰陽壅滞，氣不升降，胸膈噎塞，喘促短氣，乾嘁煩満，咳嗽痰涎，口中無味，嗜臥減食，宿寒留飲，停積不消，脇下支給，常覺妨悶，專治脚氣上衝，心腹堅滿，肢體浮腫，有妨飲食
　　半夏洗柒次　蘇子浄炒各貳兩半　甘草炙貳兩　肉桂去麄皮不見火　前胡去蘆　厚朴用薑汁製　陳皮去白各壹兩　當歸壹兩半
　　壹本紫蘇葉肆兩，厚朴，肉桂，半夏，川當歸，前胡，甘草各参兩，陳皮参兩半，各降氣湯
　　右為㕮咀，每服貳錢至参錢，水壹大盞，生薑参片，煎至柒分，去滓温服，不拘時候，常服，消痰飲，散滯氣，進飲食

虚陽上り攻め（虚弱者ののぼせ甚しいこと），気升降せず，上盛んに下虚し，痰涎壅塞，喘息気短咳嗽を治す。（万病回春）

足冷，喘急の二つはこの方を用うるの目的なり。もし諸病の中，足冷と喘急の二つがあらばこの方を用うべし。効あらずということなし。（経験筆記）

目標 足冷えと呼吸困難が目標である。体質虚弱の人，老人に多く，下焦（へそより下）に力なく，小便不利し，痰が多く，呼吸促迫し，上衝する。脈は弦緊洪大（弓の弦のように張っていて，緊張していて大きく感じるが，強く圧迫すると力がないような脈）にみえて底力なく，腹も全体に薄弱で，心下のつかえがある[2)]。

応用 喘息性気管支炎，肺気腫，耳鳴り，吐血，鼻血，歯槽膿漏，口中の荒れ，脚気，水腫など[4)]。

鑑別 ▶小青竜湯：水分の代謝障害，薄い痰，咳が出やすい。
▶麦門冬湯：咽喉乾燥，空咳，切れにくい粘痰。
▶苓甘姜味辛夏仁湯：水様の薄い痰を伴う咳。

【327】K127 大黄甘草湯（だいおうかんぞうとう）（金匱要略）

弱 ←　　　　　　　　　　　　　　　　　→ 実
| 虚 弱 | やや虚弱 | 中程度 | 比較的ある | 充 実 |

成分及び分量 又 は 本 質	日本薬局方 〃	ダイオウ カンゾウ 全 量	4.0 g 1.0 g 5.0 g
製 造 方 法	以上の切断又は破砕した生薬をとり，1包として製する。		
用法及び用量	本品1包に水約500 mLを加えて，半量ぐらいまで煎じつめ，煎じかすを除き，煎液を3回に分けて食間に服用する。上記は大人の1日量である。 15才未満7才以上　大人の2/3，7才未満4才以上　大人の1/2，4才未満2才以上　大人の1/3，2才未満　大人の1/4以下を服用する。		
効能又は効果	便秘，便秘に伴う頭重・のぼせ・湿疹・皮膚炎・ふきでもの（にきび）・食欲不振（食欲減退）・腹部膨満・腸内異常醗酵・痔などの症状の緩和		

構成 大黄の下剤の成分であるセンノシドは，長く加熱すると分解して消炎作用が強くなる。これに甘草が入っているので消炎効果の強い便秘薬といえる。

原典・出典 食し已れば即吐するもの大黄甘草湯之を主る（外台方又吐水を治す）。（金匱要略・嘔吐）

右二味以水三升煮取一升分温再服

目標 強度でない便秘，便秘して食べた物を吐くもの，常習便秘症（ほかの下剤で腹痛をしてしまうもの）[13)]。

応用 便秘によるにきびや皮膚炎。

鑑別 ▶三黄瀉心湯：のぼせ症，精神不安を伴うものが多い。

- ▶**調胃承気湯**：腹が張って煩わしいもの。
- ▶**麻子仁丸，麻子仁丸料**：体力がなく，常習便秘のもの。

|備 考| 原典では，2回分となっている。

【328】K128　大黄牡丹皮湯（金匱要略）

弱 ────────────────▶ 実
| 虚弱 | やや虚弱 | 中程度 | 比較的ある | 充　実 |

成分及び分量 又 は 本 質	日本薬局方 〃 〃 別紙規格 日本薬局方	ダイオウ ボタンピ トウニン 乾燥硫酸ナトリウム トウガシ	2.0 g 4.0 g 4.0 g 1.7 g 4.0 g
		全　量	15.7 g
製 造 方 法	以上の切断又は破砕した生薬をとり，1包として製する。		
用法及び用量	本品1包に水約500 mLを加えて，半量ぐらいまで煎じつめ，煎じかすを除き，煎液を3回に分けて食間に服用する。上記は大人の1日量である。 15才未満7才以上　大人の2/3，7才未満4才以上　大人の1/2，4才未満2才以上　大人の1/3，2才未満　大人の1/4以下を服用する。		
効能又は効果	体力中等度以上で，下腹部痛があって，便秘しがちなものの次の諸症：月経不順，月経困難，月経痛，便秘，痔疾		

|構 成| 本方は瀉下によって下半身の諸炎症を消退させる効がある。大黄と芒硝は瀉下の効が優れ，病毒を腸管より排出し，炎症を消散させる。牡丹皮，桃仁，冬瓜子はいずれも硬結や膿瘍を消散させるものである。本方は駆瘀血と瀉下の剤によって構成され，化膿のために起こった瘀血循環障害を治すことによって，炎症が治癒するものと思われる[2]。

|原典・出典| 腸癰は，少腹腫れ痞え，これを按ずればすなわち痛み淋の如く，小便自調し，時時発熱し，自汗出で復た悪寒す。其脈遅緊の者は未だ成らず，之を下すべし，当に血あるべし。脈洪数の者は膿已に成る。下すべからざるなり。大黄牡丹湯之を主る。（金匱要略・瘡癰腸癰）
　大黄四兩　牡丹一兩　桃仁五箇十　冬瓜子半升　芒硝三合
　右五味以水六升煮取一升去滓内芒硝再煎沸頓服之有膿当下如無膿当下血

|目 標| 実証で，主として下部に緊張性の炎症化膿症があり，腫脹，疼痛，発熱があって，便秘の傾向がある。下腹部に腫瘤または堅塊があって，圧痛を訴え，自覚的苦痛が激しく，体力の充実しているものを目標とする。脈は緊で遅く，腹はやや膨満鼓腸している[2]。

|応 用| 本方は主として下半身の炎症性の病に応用される。虫垂炎，直腸炎，痔核，肛門周辺炎，尿管結石，尿道炎，尿閉など。また婦人病，特に子宮内膜炎，卵巣炎，膣炎，帯下などに応用されるほか，目標に示したような症候を伴えば，乳腺炎，皮膚病などにも広く応用される。

|鑑 別| ▶**桂枝加芍薬大黄湯**：腹が張って，腹痛があることが多い。
- ▶**桂枝茯苓丸，桂枝茯苓丸料**：拘攣，上衝し，心下悸し，および下血し，あるいは胎動し，もしくは経水に変あるものに用いる。

- ▶**桃核承気湯**：瘀血，冷えのぼせによる神経症状あり。小腹急結し，上衝するもの。
- ▶**腸癰湯**：（集験方）炎症や化膿が軽く，症状もあまり激しくない。大黄牡丹湯の虚証のものに用いる。

|備 考| 原典では1回に頓服するか，またはこれを病状の強弱に応じて2〜3回服用させるとなっている。

【329】K129　大建中湯（だいけんちゅうとう）（金匱要略）

弱 ←→ 実
| 虚弱 | やや虚弱 | 中程度 | 比較的ある | 充実 |

成分及び分量又は本質	日本薬局方	サンショウ	1.0 g
	〃	ニンジン	2.0 g
	〃	カンキョウ	4.0 g
		全　量	7.0 g
	日本薬局方	コウイ	20.0 g
製造方法	コウイを除く以上の切断又は破砕した生薬をとり，1包として製し，これにコウイ20gを添付する。			
用法及び用量	本品1包に水約500 mLを加えて，半量ぐらいまで煎じつめ，熱いうちに煎じかすを除き，添付の膠飴を煎液に入れ，かきまぜながら5分ほど熱して膠飴を溶かし，3回に分けて食間に服用する。上記は大人の1日量である。 15才未満7才以上　大人の2/3，7才未満4才以上　大人の1/2，4才未満2才以上　大人の1/3，2才未満　大人の1/4以下を服用する。 本剤は必ず1日分ずつ煎じ，数日分をまとめて煎じないこと。			
効能又は効果	体力虚弱で，腹が冷えて痛むものの次の諸症：下腹部痛，腹部膨満感			

|構 成| 建中の名は中焦の虚を補い建て直すとの意で，大は小に対して作用が強いことを示している。ここでは消化器を温める作用が強いことを示唆している。

　乾姜・山椒は温熱剤で裏の寒を温め，停滞した気を巡らせ，活力を与える。人参・膠飴はともに補剤かつ滋養の意味を持ち，膠飴には急迫症状を緩和する。したがって，この4味の協力によって蠕動不安を鎮め，腹痛を解する。

|原典・出典| 心胸中大寒痛し，嘔して飲食すること能わず，腹中寒え上衝し，皮をついて起り出であらわれ，頭足有りて上下し，痛みて触れ近ずくべからず，大建中湯之を主る。（金匱要略・腹痛寒疝）

　　蜀椒二合去汗　乾薑四両　人參二兩
　　　右三味以水四升煮取二升去滓内膠飴一升微火煎取一升半分温再服如一炊頃可飲粥二升後更服当一日食糜温履之

|目 標| 裏に寒があって，腸が蠕動不安を起こして腹痛するものに用いる。腹診すると，腹部は軟弱無力で弛緩し，水とガスが停滞しやすく，腸の蠕動を外から望見することができる。蠕動の激しいときは腹痛を訴え，時に嘔吐することがある。腹中は冷え，脈は遅弱で，手足は冷えやすい。しかし，ガスの充満が甚だしいときには，腹一体に緊満状となって腸の蠕動を望見でき

ないこともある[1]。この場合でも，腸のグル音は必ずあるからこれを目標とする。

|応用| 腸疝痛，回虫による腹痛，腹痛嘔吐の激しいもの，慢性腸狭窄，胆石痛，腹膜炎など。

|鑑別| ▶厚朴生姜半夏人参甘草湯：腹が張って食欲不振がある。吐き気を伴うこともある。

(1) 腹痛について
▶桂枝加芍薬湯：冷えの症状はない。
▶烏頭桂枝湯：寒疝腹痛は似ているが蠕動不安はない。
▶附子粳米湯：寒による腹痛，腹鳴は似ているが，痛みが胸脇にかかる。

(2) 腹鳴について
▶半夏瀉心湯，旋覆代赭湯：胃部が主体。

|備考| 原典では，1日分を2回に分けて服用することになっている。また，服薬後30分ぐらい経って100 mL位の温かい粥を飲ませ，2〜3時間して再服する。なお，本湯を服しているうちに，五分粥を食べ，温かくするように指示されている。

山椒は汗を去って用いるとされている。焙烙の上にて軽く火にかけ気を散じて用いるのである。その方法はあらかじめ焙烙を軽く熱しておき，その上に山椒を入れ蓋をして1分位して蓋を取るとよい。このとき，焦げないようにする。

【330】K130 大柴胡湯（だいさいことう）（傷寒論・金匱要略）

弱 ←　　　　　　　　　　　　　　　　　　　　　　　　　　　　　　　　→ 実

| 虚弱 | やや虚弱 | 中程度 | 比較的ある | 充実 |

成分及び分量 又は本質	日本薬局方 〃 〃 〃 〃 〃 〃 〃	サイコ ハンゲ オウゴン シャクヤク タイソウ キジツ ショウキョウ ダイオウ 全量	6.0 g 6.0 g 3.0 g 3.0 g 3.0 g 3.0 g 1.5 g 0.5 g 26.0 g
製造方法		以上の切断又は破砕した生薬をとり，1包として製する。	
用法及び用量		本品1包に水約500 mLを加えて，半量ぐらいまで煎じつめ，煎じかすを除き，煎液を3回に分けて食間に服用する。上記は大人の1日量である。 15才未満7才以上　大人の2/3，7才未満4才以上　大人の1/2，4才未満2才以上　大人の1/3，2才未満　大人の1/4以下を服用する。	
効能又は効果		体力が充実して，脇腹からみぞおちあたりにかけて苦しく，便秘の傾向があるものの次の諸症：胃炎，常習便秘，高血圧や肥満に伴う肩こり・頭痛・便秘，神経症，肥満症	

|構成| 柴胡は黄芩とともに胸脇心下部の邪熱，鬱塞を解し，枳実は気の充実を開き，芍薬とともに筋緊張を緩め，大黄は熱を大腸に導き排泄するもので，生姜の量が多く，悪心・嘔吐を治す。小柴胡湯に似ているが，甘草や人参の補剤を去り，気を開き筋緊張を緩める枳実と芍薬を

加え，熱邪をもっぱら瀉下せんとしたものである。傷寒論の鬱々微煩には大黄がなく，金匱の心下満痛には大黄がある。病状の軽重に従って大黄を去加するものである[2]。

原典・出典　太陽病，過経十余日，反って二，三これを下し，後四五日にして柴胡の証なおある者はまず小柴胡湯を与う。嘔止まず，心下急，鬱々微煩するは未だ解せずとなすなり。大柴胡湯を与えてこれを下せばすなわち癒ゆ。（傷寒論・太陽病中）

傷寒十余日熱結在裏復往來寒熱者與本方但結胸無大熱者此為水結在胸脇也但頭微汗出者大陷胸湯主之（傷寒論・太陽下）

傷寒發熱汗出不解心下痞鞕嘔吐而下痢者本方主之（傷寒論・太陽下）

傷寒後脉沈沈者内実也下解之宜本方（傷寒論・可下）

柴胡半斤　黄芩三兩　芍薬三兩　半夏半升洗　生薑五兩切　枳実四枚炙　大棗十二枚擘　大黄二兩

右八味以水一斗二升煮取六升去滓再煎温服一升日三服

これを按ずるに心下満痛するはこれ実となすなり。まさにこれを下すべし。大柴胡湯によろし。（金匱要略）

目標　筋肉が硬く締まり，がっちりした壮健なもので，季肋下部に抵抗，圧痛感があり，便秘気味で肩がこり，舌に白色または黄色の苔があるので，嘔吐または吐き気，頭重，喘息，耳鳴り，不眠などを伴うものを目標とする。

応用　少陽病より陽明病に移ろうとする時期，小柴胡湯よりも実証で，症状がすべて激しい場合に用いられる。本方の応用を新撰類聚方に準拠して分類列挙すると，次の通りである（一部省略）。

(1) 諸熱性伝染病。例えば腸チフス，インフルエンザ，マラリアなどで，発熱あるいは往来悪熱，胸脇苦満強く，あるいは悪心，嘔吐，食欲不振，舌が乾燥して黄苔があり，便秘して脈腹ともに力あるもの。
(2) 呼吸器系の雑病としては気管支喘息，気管支拡張症などで，発熱あるいは無熱でもよい。
(3) 循環器障害では心臓弁膜症，心筋梗塞，心臓性喘息などで，体力あるもの。
(4) 高血圧症，動脈硬化症，脳動脈硬化症などで，心下部の緊張強く，便秘，不眠，肩こりのあるものなど。
(5) 消化器系の疾患に用いられることも多く，胃炎，胃酸過多症，胃潰瘍，胆石症，肝炎，胆のう炎，脾臓炎，常習性便秘などで実証のもの。
(6) 泌尿器系の疾患では，急性・慢性腎炎，ネフローゼ，萎縮腎，腎臓結石など。
(7) 新陳代謝病といわれるものでは，肥胖病，糖尿病，脚気などで実証のもの。
(8) 神経系の疾患では，半身不随，肋間神経痛，腰痛，ノイローゼ，不眠症など。
(9) 眼科・耳鼻咽喉科領域では，結膜炎，角膜炎，耳鳴り，咽喉腫痛など。
(10) 皮膚科領域では，脱毛症，ふけ症，蕁麻疹，ヘルペスなど[2]。

鑑別　▶**柴胡加竜骨牡蛎湯**：精神不安，腹部で動悸，驚きやすい。
　▶**柴胡桂枝湯**：小柴胡湯よりさらに虚状，頭痛，心下部のつかえがあり，発熱，微寒感，微嘔。
　▶**四逆散，四逆散料**：心下部がつかえ，左右の腹直筋の緊張が著明。
　▶**小柴胡湯**：症状，体力ともより虚状，往来寒熱があり，充実閉塞感が少ない。

- ▶防風通聖散，**防風通聖散料**：充実閉塞感なく，へそを中心に膨満している。
- ▶木防已湯：浮腫，心下部が硬く緊張，煩渇，上衝がある。

備考 原典では，再煎となっている。

【331】K131　大半夏湯（金匱要略）

弱←　　　　　　　　　　　　　　　　　　　　→実
| 虚弱 | やや虚弱 | 中程度 | 比較的ある | 充実 |

成分及び分量又は本質	日本薬局方	ハンゲ	7.0 g
	〃	ニンジン	3.0 g
		全量	10.0 g
	日本薬局方	ハチミツ	20.0 g

製造方法	ハチミツを除く以上の切断又は破砕した生薬をとり，1包として製し，これにハチミツ20.0 gを添付する。
用法及び用量	本品1包に水約500 mLを加えて，半量ぐらいまで煎じつめ，煎じかすを除き，添付のハチミツを煎液に加えて，よくかきまぜ，煎液を3回に分けて食間に服用する。上記は大人の1日量である。 15才未満7才以上　大人の2/3，7才未満4才以上　大人の1/2，4才未満2才以上大人の1/3，2才未満　大人の1/4以下を服用する。
効能又は効果	体力中等度以下で，みぞおちがつかえた感じがあるものの次の諸症：嘔吐，むかつき，はきけ，悪心

構成　半夏，人参，蜂蜜の3味で構成される。
　　半夏は心下堅をとり気を下し，胸張，欬逆，人参は五臓を補い，精神を安んじ，魂魄を定め，驚悸を止める。蜂蜜は心腹の邪気を除き，百薬を和す。また半夏の毒を消す。

原典・出典　胃反，嘔吐するは，大半夏湯これを主る。（金匱要略・嘔吐）
　　嘔して，心下痞硬す。（外台秘要）
　　半夏二升洗完用　人参三両　白蜜一升
　　右三味，以水一斗二升和蜜揚之二百四十遍煮薬取二升半温服一升余分再服

目標　嘔吐して心下痞硬するのを目標とする。食滞および消化機能障害があり，特に著名なのが嘔吐。

応用　(1) 胃反性の嘔吐，すなわち朝食暮吐，暮食朝吐するもの。食道がん，幽門狭窄，習慣性反芻，胃下垂症，胃アトニー。
　　(2) 胃反でない嘔吐でも心下逆満痞硬するものなどに用いる[9,13]。

鑑別　▶乾姜人参半夏丸，**乾姜人参半夏丸料**：消化機能が衰えて，みぞおちが硬く，嘔気，嘔吐のやまないもの。また頑固な妊娠悪阻の嘔吐に烏梅丸を兼用して著効あり[1]。
- ▶呉茱萸湯：みぞおちが膨満して，手足が冷えるもの，頭痛には吐気伴う。
- ▶小柴胡湯：半表半裏に熱あり。
- ▶小半夏加茯苓湯：小半夏湯の証で，めまい，動悸するもの。

- ▶**人参湯，理中丸**：胃腸が虚弱，血色が優れず，生気なく，舌に白苔なく，尿量多，手足の冷え，唾液も口にたまり，下痢しやすくて，嘔吐，めまい，頭重，胃痛を訴えるもの。
- ▶**半夏厚朴湯**：咽中炙臠，腹満あり。
- ▶**茯苓飲**：停痰著しく心外膨満，圧重感あり。
- ▶**小半夏湯**：吐して渇せざるもの。

備考　半夏は多くは生姜や粳米など糊質のものと組み合わせて刺激を緩和している。本方の場合には，蜂蜜で刺激を少なくしている。

原典では，半夏は刻まないものを用いている。また，水と蜂蜜を十分にかき混ぜた液で煎じている。

【332】K132　竹茹温胆湯（万病回春）

弱 ←　　　　　　　　　　　　　　　　　　　　→ 実
| 虚弱 | やや虚弱 | 中程度 | 比較的ある | 充実 |

成分及び分量又は本質	日本薬局方	サイコ	3.0 g
	局外生規	チクジョ	3.0 g
	日本薬局方	ブクリョウ	3.0 g
	〃	バクモンドウ	3.0 g
	〃	ショウキョウ	1.0 g
	〃	ハンゲ	5.0 g
	〃	コウブシ	2.0 g
	〃	キキョウ	2.0 g
	〃	チンピ	2.0 g
	〃	キジツ	2.0 g
	〃	オウレン	1.0 g
	〃	カンゾウ	1.0 g
	〃	ニンジン	1.0 g
		全　量	29.0 g
製造方法	以上の切断又は破砕した生薬をとり，1包として製する。		
用法及び用量	本品1包に水約500 mLを加えて，半量ぐらいまで煎じつめ，煎じかすを除き，煎液を3回に分けて食間に服用する。上記は大人の1日量である。15才未満7才以上　大人の2/3，7才未満4才以上　大人の1/2，4才未満2才以上　大人の1/3，2才未満　大人の1/4以下を服用する。		
効能又は効果	体力中等度のものの次の諸症：かぜ，インフルエンザ，肺炎などの回復期に熱が長びいたり，また平熱になっても，気分がさっぱりせず，せきやたんが多くて安眠が出来ないもの		

構成　柴胡・黄連は消炎，鎮静，解熱を有し，柴胡・香附子は自律神経を整える。桔梗は消炎，去痰の作用がある。人参・麦門冬は体内を潤し，元気を増す。

本方は二陳湯に柴胡・黄連・香附子の解熱剤，桔梗・竹茹・枳実の去痰剤を加えたものである。

原典・出典　傷寒，日数過多にして其熱退かず，夢寐寧からず，心驚，恍惚，煩躁して痰多く，眠らざる者を治す（万病回春）

柴胡一錢　竹茹二錢　桔梗一錢　枳實麩炒一錢　黄連一錢　人参一錢　麥門冬去心五分　陳皮一錢　半夏姜炒八分　茯苓一錢　甘草二錢　香附八分　右剉一劑　生姜三片，棗二枚，水煎温服

| 目標 | 胸膈に鬱熱があり，咳により眠れないものに用いる。痰飲にして煩渇あるもの，傷寒で発汗後の虚煩・不眠・譫語するもの，小柴胡湯以後の症があるもの。痰熱が胸に強く，寝苦しいもの。熱き息が出るもの。また煩躁を伴うことが多い[5]。

| 応用 | (1) 諸熱性病で経過中熱が去らず，胸中鬱熱，痰があって不眠，煩躁するもの。
(2) 不眠症で痰が胸中に滞り，驚きやすく不眠のもの。
(3) 神経性心悸亢進で胸中鬱塞し，痰が出て不眠，驚きやすく心悸亢進するもの。
(4) 痰持ち，酒飲みで顔色が赤く痰持ちのもの，不眠の症などあるもの[5]。

| 鑑別 | ▶参蘇飲：発熱頭疼，痰飲凝節に因って兼ねて熱を為す。
▶蘇子降気湯：虚陽上り，気升降せず，上盛下虚，痰飲壅塞，喘息短気咳嗽を治す。
▶二陳湯：痰飲の聖剤。嘔吐，悪心，頭眩，心悸，或は発して寒熱を為し，或は脾胃和せざるもの。
▶白虎湯：三陽の合病。腹満身重，転側（寝返り）し難い。口不仁（味がわからない），面垢（顔に垢がつく），譫語，汗出。
▶竹葉石膏湯：内熱，肺燥気少（肺が乾燥した感じで呼吸困難），胃虚気逆，熱による喀血，衄血。

【333】K133　治打撲一方（ちだぼくいっぽう）（一本堂医事説約）

弱←　　　　　　　　　　　　　　　　→実
虚弱　やや虚弱　中程度　比較的ある　充実

成分及び分量又は本質	日本薬局方	センキュウ	3.0 g
	〃	ボクソク	3.0 g
	〃	センコツ	3.0 g
	〃	ケイヒ	3.0 g
	〃	カンゾウ	1.5 g
	〃	チョウジ	1.0 g
	〃	ダイオウ	1.0 g
		全　量	15.5 g
製造方法	以上の切断又は破砕した生薬をとり，1包として製する。
用法及び用量	本品1包に水約500 mLを加えて，半量ぐらいまで煎じつめ，煎じかすを除き，煎液を3回に分けて食間に服用する。上記は大人の1日量である。15才未満7才以上　大人の2/3，7才未満4才以上　大人の1/2，4才未満2才以上　大人の1/3，2才未満　大人の1/4以下を服用する。
効能又は効果	体力に関わらず使用でき，はれ，痛みがあるものの次の諸症：打撲，捻挫

| 構成 | 君薬は樸樕と川骨で，川骨は血を和し樸樕は骨疼を去るといわれ，川芎・大黄（芎黄散）・大黄・甘草（大黄甘草湯）と協力して消炎効果があり，桂枝・丁子は温剤で血行促進を図っている。

|原典・出典| 香川修庵の一本堂医事説約。

勿誤薬室方函口訣に「此方八能，打撲，筋骨疼痛を治す。萍蓬，一名川骨，血分を和す。樸樕，骨疼法，故に二味を以主薬とす。本邦血分の薬，多く川骨を主とする者，亦此意なり。日を経て不愈者，附子をかろるは，此品能温経するが故也。」とある。

　　萍蓬　樸樕　川芎　桂枝　大黄　丁香　甘草
　　右七味，日久者加附子

|目標| 打撲後の腫脹疼痛，筋肉の疼痛が長期にわたるもの[1]。

|応用| むち打ち症，内出血

|鑑別| ▶桂枝茯苓丸，桂枝茯苓丸料：瘀血のぼせ，一般打撲に早く紫斑を吸収する。便通は普通。
　▶千金鶏鳴散料：打撲直後の激しい痛みや腫れに用いる。これは酒で煎じて飲む。
　▶桃核承気湯：左下腹圧痛，便秘による興奮性の神経症状，月経痛，瘀血紫黒，帯下有臭濃色，腹満，小便難（小便が出にくい）

【334】K134　治頭瘡一方（ぢづそういっぽう）（勿誤薬室方函）

虚弱←　やや虚弱　中程度　比較的ある　充実　→実

成分及び分量又は本質	日本薬局方	レンギョウ	3.0 g
	〃	ソウジュツ	3.0 g
	〃	センキュウ	3.0 g
	〃	ボウフウ	2.0 g
	〃	ニンドウ	2.0 g
	〃	ケイガイ	1.0 g
	〃	カンゾウ	1.0 g
	〃	コウカ	1.0 g
	〃	ダイオウ	0.5 g
		全　量	16.5 g
製造方法	以上の切断又は破砕した生薬をとり，1包として製する。		
用法及び用量	本品1包に水約500 mLを加えて，半量ぐらいまで煎じつめ，煎じかすを除き，煎液を3回に分けて食間に服用する。上記は大人の1日量である。 15才未満7才以上　大人の2/3，7才未満4才以上　大人の1/2，4才未満2才以上　大人の1/3，2才未満　大人の1/4以下を服用する。		
効能又は効果	体力中等度以上のものの顔面，頭部などの皮膚疾患で，ときにかゆみ，分泌物などがあるものの次の諸症：湿疹・皮膚炎，乳幼児の湿疹・皮膚炎		

|構成| 連翹・忍冬は諸悪瘡を治し，防風は上部の滞気を巡らし，風湿を去る。荊芥は瘡を治し，痰を消し，頭目を清くする。紅花は血を破り，血を活かし，痰を消す。蒼朮は湿を燥し，川芎は諸薬を引いて上部に作用する[2]。

|原典・出典| 此方は頭瘡のみならず，凡べて上部頭面の発痛に用ゆ。清上防風湯は清熱を主とし，此方は解毒を主とするなり。（勿誤薬室方函口訣）

忍冬　紅花　連翹　蒼朮　荊芥　防風　川芎　大黄　甘草
右九味，福井家方有黄芩，無紅花，蒼朮

|目標|　小児の頭瘡（大人でもよい），顔面，頸部，腋窩，陰部などに発赤，丘疹，水疱，びらん，かさぶたを作るもので，実証に属し，大体において下剤の適応するものを目標とし，通じのあるものは大黄を去る。長期連用する[2]。

|応用|　解毒の効があるとされ，小児の胎毒に用いる。本方は主として小児頭部湿疹，胎毒下し，諸湿疹に用いられる[2]。

|備考|　口渇甚だしく，煩躁するものには桃仁・石膏を加える。

【335】K135　中黄膏（春林軒膏方）

弱 ←―――――――――→ 実
　　　外用処方

成分及び分量又は本質	日本薬局方	ゴマ油	1000 g
	〃	ミツロウ	380 g
	〃	ウコン	40 g
	〃	オウバク	20 g
		全量	1440 g
製造方法	ゴマ油をよく煮て水分を蒸発させ，これにミツロウを加え，溶かし，布でろ過し，やや冷えた頃ウコン末及びオウバク末を徐々に混合し，かく拌しながら凝固させる。		
用法及び用量	適量を皮膚に塗布する。		
効能又は効果	急性化膿性皮膚疾患（はれもの）の初期，うち身，捻挫		

|構成|　ゴマ油と蜜蝋を基剤として，冷やす作用のある鬱金と黄柏を軟膏にしたものである。

|原典・出典|　主治は凡そ腫れ物・平腫の熱多く痛み劇しき者，水瘡・柘榴瘡・㾦瘡等の表位で血滞の痛みを作す者，蝮蛇毒（ふくだ）・虫痛・犬馬牛喰の熱痛する者，痔瘡，腎嚢風に点じて効を知るべし。結毒にても痔にても熱にて痛むものに之を用うれば必ず痛み止む。カンフラは同じく冷性なれども用うれば痛み返って強し，をさゆる故なり。凡そ熱痛には此方よろし。（春林軒膏方）

　香油一升，一本作一升二合半　黄蠟二百目，一本作二百二十戔

　鬱金二十戔，一本作十二戔　黄柏二十戔，一本作十二戔

　右四味，先油と蠟戸を煮て消を度し，布にて漉し，冷を候て下の2味を入，撹せ匀へる也。諸熱毒，腫痛を治すこと膿の有無を問わず新久を論ぜず。毒を散じ，熱を解く。結毒・痔毒痔瘡，腎嚢風等を治するに，凡そ熱痛する者は皆効く。（勿誤薬室方函下）

|目標|　表在性の炎症・腫瘍などの熱性痛。

|応用|　熱性の皮膚疾患や化膿，打ち身，ねんざなどに，熱を去り，排膿を促進し，疼痛を緩解し，出血を止め，うっ血を散らす[13]。

　産婦乳房炎の初期より中黄膏を貼布するときは，うっ滞性のものは消散を早め，細菌性のもので化膿したものでは開口を促進する効がある[1]。

化膿性疾患で，赤腫疼痛していまだつぶれないものに用いる。打撲で熱をもって痛む場合，動物の噛傷，鼻孔中の腫物，凍傷にも用いる[15]。

|鑑別| 華岡家常用の膏薬適応症。
- ▶**紫雲膏**（ゴマ油・当帰・紫根・黄蠟・豚油）：肌荒れ，潰瘍，増殖性の皮膚異常を目標とし，よく肌を潤し，肉を平らにする[2]。
- ▶左突膏（松脂・瀝青・黄蠟・麻油）：性温で堅硬を和し，膿を醸し，腐肉を分離し，新肉を長ぜしむ。温補の効あり。虚候を現すものに用いる。
- ▶青蛇膏（烏賊骨・乳香・緑青・枯礬・丹礬・黄蠟・松脂・麻油・酢）：よく膿血を吸い出し，腐肉を去り，腐蝕を止める。
- ▶白雲膏（麻油・白蠟・官粉・椰子油・軽粉・龍脳）：性清涼にして，腐蝕を収斂し，速やかに瘡口を癒す効がある。
- ▶破敵膏（左突膏を7分，青蛇膏を3分の割合に混合する）：よく膿を吸い，穢物を去り，肉を長ぜしめ，腐蝕を止める。

|備考| ガーゼや柔らかい和紙に塗布して，患部に貼り付ける。冬期や寒冷の際は，黄蠟を減量して稠度を整えるか，加熱して軟らかくして用いる[13]。溓瘷は頸骨部位にできる潰瘍，現在の下肢潰瘍。褥瘡は性病，特に梅毒による陰部のただれ，腎嚢風はいんきん，たむし，結毒は梅毒の進行したもの。脇痛，肩痛，全身的なものという。

【336】K136 調胃承気湯（傷寒論）
ちょういじょうきとう

弱 ←————————————→ 実
| 虚弱 | やや虚弱 | 中程度 | 比較的ある | 充実 |

成分及び分量又は本質	日本薬局方	ダイオウ	2.0 g
	別紙規格	乾燥硫酸ナトリウム	0.4 g
	日本薬局方	カンゾウ	1.0 g
		全量	3.4 g
製造方法	以上の切断又は破砕した生薬をとり，1包として製する。			
用法及び用量	本品1包に水約500 mLを加えて，半量ぐらいまで煎じつめ，煎じかすを除き，煎液を3回に分けて食間に服用する。上記は大人の1日量である。15才未満7才以上　大人の2/3，7才未満4才以上　大人の1/2，4才未満2才以上　大人の1/3，2才未満　大人の1/4以下を服用する。			
効能又は効果	体力中等度なものの次の諸症：便秘，便秘に伴う頭重・のぼせ・湿疹・皮膚炎・ふきでもの（にきび）・食欲不振（食欲減退）・腹部膨満，腸内異常醗酵・痔などの症状の緩和			

|構成| 本方は，胃腸の機能を調整（和）する効がある。本方は大黄・芒硝・甘草の3味からなり，大承気湯中の枳実，厚朴の代わりに甘草を用いたものとみなすことができる。甘草には枳実・厚朴のように腹部膨満を治する効はないが，大黄・芒硝の働きを調整して徐々に効力を発揮させる。少量ずつ服用する[1]。

|原典・出典| 傷寒，脈浮，自汗出で，小便数，心煩し，微悪寒し，脚攣急するに，反って桂枝湯

を与え，之を得て便ち厥し，咽中乾き，煩躁吐逆する者は，甘草乾姜湯を与え，若し厥愈える者は，芍薬甘草湯を与う。若し胃気和せず，譫語する者は，調胃承気湯を与う。若し重ねて汗を発し，復た焼針を加えて之を得る者は，四逆湯之を主る。（傷寒論：太陽病上）

発汗後，悪寒する者は虚するが故なり。（芍薬甘草附子湯，これを主る。）悪寒せず，ただ熱する者は，実なり，当に胃気を和すべし，調胃承気湯を与う。（傷寒論：太陽病中）

条文一部省略

大黄四両去皮清酒浸　甘草二両炙　芒硝半斤

右三味咬咀以水三升煮取一升去滓内芒硝更上火微煮令沸少少温服

|目標|　病後の便秘，老人の便秘などで，口や舌が乾いて，腹がはり気味のものに用いる。また熱病で便秘しているときに，頓服として用いることがある。けれども，このさいには脈が沈実で腹にも，弾力があることが条件となる。

熱性病の経過中に便秘を呈したときは，脈が弱くて力のない場合や，舌が湿って，腹に力のない場合には，四逆湯・人参湯などを用いた方が，かえって気持ちよく通じのつくことがある[8]。

|応用|　便秘，急性伝染病，熱病，糖尿病（龍野一雄：漢方処方集，漢方書林，1957）

|鑑別|　▶厚朴生姜半夏人参甘草湯：腹満，発汗後腹膨，虚満
　▶小承気湯：腹満，便秘硬
　▶桃核承気湯：臍下瘀血，上逆上衝，少腹急結〈左〉，足冷え顕著，急性で動的で発揚性，便秘
　▶厚朴三物湯：腹痛，便秘，甚だしい腹満
　▶厚朴七物湯：腹満，上衝，嘔吐
　▶大承気湯：腹硬満，燥屎

|備考|　承気というのは順気の意で，気の巡りを良くすることである。大・小承気湯も調胃承気湯も，ともに気の巡りを良くして便通をつける作用があるが，この3つの中で調胃承気湯は，最も作用が緩和である。

原典では，芒硝以外の2味を先に煮て滓を去り，これに芒硝を入れて溶かし，製することになっている。

【337】K137 釣藤散料（普済本事方）

弱 ←——————→ 実
虚弱 / やや虚弱 / **中程度** / 比較的ある / 充実

成分及び分量又は本質	日本薬局方	チョウトウコウ	3.0 g
	局外生規	キッピ	3.0 g
	日本薬局方	キクカ	2.0 g
	〃	ボウフウ	2.0 g
	〃	ハンゲ	3.0 g
	〃	バクモンドウ	3.0 g
	〃	ブクリョウ	3.0 g
	〃	ニンジン	2.0 g
	〃	ショウキョウ	1.0 g
	〃	カンゾウ	1.0 g
	〃	セッコウ	5.0 g
		全量	28.0 g
製造方法	以上の切断又は破砕した生薬をとり，1包として製する。		
用法及び用量	本品1包に水約500 mLを加えて，半量ぐらいまで煎じつめ，煎じかすを除き，煎液を3回に分けて食間に服用する。上記は大人の1日量である。 15才未満7才以上　大人の2/3，7才未満4才以上　大人の1/2，4才未満2才以上　大人の1/3，2才未満　大人の1/4以下を服用する。		
効能又は効果	体力中等度で，慢性に経過する頭痛，めまい，肩こりなどがあるものの次の諸症：慢性頭痛，神経症，高血圧の傾向のあるもの		

構成　この方は古方の竹葉石膏湯より竹葉と粳米を去り，釣藤・橘皮・茯苓・防風・菊花・生姜を加えたものである。すなわち虚証で気が逆上し，上部に鬱塞するのを引き下げ，鎮静するものである。

　　主薬の釣藤は肝気を平らかにする。神経の異常興奮や沈滞を調節するものである。人参・茯苓はともに元気の虚を補い，精神を安定させる。菊花・橘皮・半夏・麦門冬は皆気の上逆を下し，防風・菊花は上部の大気を巡らし，熱を冷ますものである。石膏は精神を安んじ，鬱熱を冷ます[2]。

原典・出典　肝厥頭暈を治し，頭目を清す。（普済本事方）
　　釣藤　陳皮去白　半夏湯浸洗七遍薄切焙乾　麥門冬略用水泡去心　茯苓去皮　茯神去木　人參去蘆　甘菊花去萼梗　防風去釵股各半兩　甘艸一分炙　石膏一兩生　右爲麁末，每服四錢，水一盞半，生姜七片，煎八分，去滓，温服

目標　痹症という神経質の人で，気の上衝がひどく，頭痛，頭重，めまい，肩こり，眼が充血し，神経症となって常にうっとうしいものに用いる。朝の頭痛を目標にすることもあるが，必ずしも決定的なものではない。
　　しかし，早朝覚醒時，あるいは休息時に現れる頭痛は，脳動脈硬化症のものが多いといわれている。

応用　老人の常習性頭痛，神経症，耳鳴り，動脈硬化症，高血圧症，慢性胃炎，更年期障害など。

鑑別　▶**三黄瀉心湯，黄連解毒湯**：ともに実証に属し，手足冷なし。

（注）肝厥頭暈とは肝に邪気が盛んで，上衝があり，頭痛，めまいがするものをいう。

【338】K138　猪苓湯（ちょれいとう）（傷寒論，金匱要略）

弱 ←――――――――――――――→ 実
| 虚弱 | やや虚弱 | 中程度 | 比較的ある | 充実 |

成分及び分量又は本質	日本薬局方	チョレイ	3.0 g
	〃	ブクリョウ	3.0 g
	〃	タクシャ	3.0 g
	〃	カッセキ	3.0 g
		全量	12.0 g
	局外生規	アキョウ	3.0 g
製造方法	アキョウを除く以上の切断又は破砕した生薬をとり，1包として製し，これにアキョウ3.0gを添付する。		
用法及び用量	本品1包に，水約500mLを加えて，半量ぐらいまで煎じつめ，煎じかすを除き，添付のアキョウを煎液に入れ，再び5分ほど熱して溶かし，煎液を3回に分けて食間に服用する。上記は大人の1日量である。15才未満7才以上　大人の2/3，7才未満4才以上　大人の1/2，4才未満2才以上　大人の1/3，2才未満　大人の1/4以下を服用する。		
効能又は効果	体力に関わらず使用でき，排尿異常があり，ときに口が渇くものの次の諸症：排尿困難，排尿痛，残尿感，頻尿，むくみ		

|構 成|　五苓散の桂枝と朮の代わりに滑石と阿膠を入れたものである。猪苓・茯苓・沢瀉は利尿の効とともに鎮静作用があり，滑石は尿路の刺激を緩和して利尿を円滑にし，阿膠もこれに協力するとともに，止血，強壮，鎮静の効がある[1]。

|原典・出典|　脈浮，発熱し渇して水を飲まんと欲し，小便不利する者。（傷寒論・陽明病）
　少陰病下利六七日欬して嘔渇し，心煩眠るを得ざる者（傷寒論・少陰病）
　脈浮，発熱し渇して水を飲まんと欲し，小便不利する者。（傷寒論・淋病）
　陽明病脉浮而緊咽燥口苦腹満而喘發熱汗出不悪寒反悪熱身重若發汗則躁心憒憒反譫語若加焼針必怵惕煩躁不得眠若下之則胃中空虛客氣動膈心中懊憹舌上胎者梔子鼓湯主之若渇欲飲水口乾舌燥者白虎加人參湯主之若脈浮發熱渇欲飲水小便不利者猪苓湯主之（傷寒論・陽明病）
　猪苓去皮　茯苓　阿膠　滑石砕　沢瀉各一兩
　右五味以水四升先煮四味取二升去滓内下阿膠烊消温服七合日三服

|目 標|　排尿困難，排尿痛，残尿感，排尿頻回，口渇を目標とする[1]。

|応 用|　尿道カタル，膀胱カタル，尿路結石，腎炎，時々下腹部に圧痛を伴うこともある。

|鑑 別|　▶黄連阿膠湯：類聚方集覧の頭註に「淋家心煩して小便不利する者」とあるように猪苓湯より体力衰え心煩するもの。
　▶五淋散料：和剤局方に「尿豆汁の如く，或は砂石の如く，冷淋膏の如く…云々」とあるように，尿の濁りが濃いもの[2]。
　▶五苓散，五苓散料：嘔吐が激しく，自汗頭痛を伴い，猪苓湯は淋瀝，無汗症状が強い。

- **清心蓮子飲**：八味地黄丸を用いる証に似ていて，胃腸虚弱，冷え症で神経質の傾向があるものに用いる[1]。
- **八味地黄丸，八味地黄丸料**：下半身の疲労脱力感，多尿頻尿，尿利減少，尿の淋瀝，腰痛がある[1]。
- **竜胆瀉肝湯**：実証で，疼痛や腫脹等炎症を伴うものに用いる。

【339】K139　猪苓湯合四物湯（ちょれいとうごうしもつとう）（本朝経験方）

弱 ←　　　　　　　　　　　　　　　　　　　　　　→ 実
虚弱 | やや虚弱 | 中程度 | 比較的ある | 充実

成分及び分量又は本質	日本薬局方	トウキ	3.0 g
	〃	シャクヤク	3.0 g
	〃	センキュウ	3.0 g
	〃	ジオウ	3.0 g
	〃	チョレイ	3.0 g
	〃	ブクリョウ	3.0 g
	〃	タクシャ	3.0 g
	〃	カッセキ	3.0 g
		全　量	24.0 g
	局外生規	アキョウ	3.0 g

製造方法	アキョウを除く以上の切断又は破砕した生薬をとり，1包として製し，これにアキョウ3.0 gを添付する。
用法及び用量	本品1包に，水約500 mLを加えて，半量ぐらいまで煎じつめ，煎じかすを除き，添付のアキョウを煎液に入れ，再び5分ほど熱して溶かし，煎液を3回に分けて食間に服用する。上記は大人の1日量である。 15才未満7才以上　大人の2/3，7才未満4才以上　大人の1/2，4才未満2才以上大人の1/3，2才未満　大人の1/4以下を服用する。
効能又は効果	体力に関わらず使用でき，皮膚が乾燥し，色つやが悪く，胃腸障害のない人で，排尿異常があり口が渇くものの次の諸症：排尿困難，排尿痛，残尿感，頻尿

構成　猪苓湯と四物湯を合方したもの。四物湯は諸病の血に属するものを主り，当帰・芍薬・地黄は五臓の陰をよく養う。川芎はよく栄中の気を調う，すなわち五臓和すれば血自ら生ずる。この方においては生地黄を使って血の乾き熱を治め，その巡りをなめらかにしもって止血に働く。ここに合する猪苓湯中の猪苓は内熱を冷まして，阿膠は血熱を除き血を和し，陰を補い，血淋，血枯，腰痛，疼痛を治す。茯苓は気の衝逆を緩下し，併せて猪苓・沢瀉は口渇を治し，小便不利を治す。

原典・出典　(1) 四物湯：凡そ諸病血に属する者之を主る（和剤局方）。
(2) 猪苓湯：脈浮発熱し渇して水を飲まんと欲し。小便利せざるもの之を主る（金匱要略・淋病）。
(3) 諸病臓に在り之を攻んと欲すればその得る所に従いて，これを攻むべし。渇する者に猪苓湯を与ふるが如くす。（金匱要略・臓腑経絡先後病）

目標　膀胱障害を起こして尿意頻数，排尿時疼痛を訴えるものに用いる。ただし，衰弱の甚しく

ないもの，胃腸障害のないものに用いる。血尿，口渇，腰痛を伴うことが多い[1]。

|応用| 尿道，膀胱，腎などの炎症による白濁尿，血尿，結核性腎炎による排尿障害などで胃腸障害のないもの，排尿異常，腎臓結核。

|鑑別| ▶五淋散料：淋瀝し，排尿痛，残尿感，着色尿
　▶五苓散，五苓散料：口乾，咽乾，頭痛，下痢伴い小便不利，むくみ
　▶清心蓮子飲：小便の出しぶり，痛み尿色が橙色・赤色，上盛下虚，口苦，咽乾，四肢倦怠，心煩，不眠，遺精
　▶猪苓湯：脈浮，発熱，口渇，飲水，尿色熱候時に不得眠，心煩伴う，小便不利
　▶八味地黄丸，八味地黄丸料：腰脚弱く冷え，臍下不仁，息切れ，時に尿失禁または小便不利。口渇時に喉が乾き，水を飲み，小便数多尿[1]。
　▶八正散：淋瀝し，排尿痛，かゆみ，着色尿にして熱候強い，大小便不利

|備考| 和剤局方の四物湯では，地黄は熟地黄を使っている。

【340】K140　通導散料（万病回春）

つうどうさんりょう

弱←　　　　　　　　　　　　→実
虚弱　やや虚弱　中程度　比較的ある　充実

成分及び分量又は本質	日本薬局方	トウキ	3.0 g
	〃	ダイオウ	3.0 g
	別紙規格	乾燥硫酸ナトリウム	1.7 g
	日本薬局方	キジツ	3.0 g
	〃	コウボク	2.0 g
	〃	チンピ	2.0 g
	〃	モクツウ	2.0 g
	〃	コウカ	2.0 g
	〃	カンゾウ	2.0 g
	〃	ソボク	2.0 g
		全　量	22.7 g
製造方法	以上の切断又は破砕した生薬をとり，1包として製する。		
用法及び用量	本品1包に水約500 mLを加えて，半量ぐらいまで煎じつめ，煎じかすを除き，煎液を3回に分けて食間に服用する。上記は大人の1日量である。15才未満7才以上　大人の2/3，7才未満4才以上　大人の1/2，4才未満2才以上　大人の1/3，2才未満　大人の1/4以下を服用する。		
効能又は効果	体力中等度以上で，下腹部に圧痛があって便秘しがちなものの次の諸症：月経不順，月経痛，更年期障害，腰痛，便秘，打ち身（打撲），高血圧の随伴症状（頭痛，めまい，肩こり）		

|構成| この方は駆瘀血剤であり，構成に大承気湯，小承気湯，調胃承気湯の意を含んでいる。陽明病，胃実熱，腹満，大腹硬満，便秘のものに用いる。胃腸の瘀熱，燥尿を体外へ去る処方である。

木通は心肺の熱を清し気を降ろし，津液を生じて下（しも）大小腸，膀胱を通じて諸々の湿熱を導き小便に出す。なお甘草は陳皮とともに諸薬に協力して脾肺気分に入り調和する。主薬の紅花は

血を行らし当帰とともに血燥を潤し，肝血に入り瘀血を破り血を活かす。また腫を消し痛みを止める。併せて心教にも入り血を生ず。蘇木は血を巡らし表寒を散じ，三陰の血分に入り瘀血を破り，打撲を治し紅花と併せて婦人の血痛，血癖，閉経，血暈など瘀血を体外に排除する。蘇木は破血の力が強く，血を和することは少ない，ゆえに体力あるものに使用する。

|原典・出典| 跌撲傷損極めて重く，大小便通ぜず即ち瘀血散せず。肚腹膨脹し心腹を上り攻め，悶乱して死に至らんとする者を治す。先ずこの薬を服し死血瘀血を打下して然る後補損の薬を服すべし。酒飲を用ゆ可からず，愈々通ぜず。亦人の虚実を量って用ゆ。この薬妊婦小児に用ゆる勿れ。（万病回春・巻八）

　　大黄　芒硝　枳殼各二錢　川厚朴　當歸　陳皮　木通　紅花　蘇木各一錢　甘草五分
　　右剉一劑，水煎熱服，以利爲度，惟孕婦小兒勿服

|目標| 駆瘀血剤の中の陽明実熱があり，皮膚に打撲傷があるときに限らず，皮下組織臓器に傷害が及び，広範囲に及んでいるような病状に用い出血を早く吸収させる。古方にある桃核承気湯に比較できる方剤である。また別に内科的疾患，特に婦人科疾患に多く用いられる傾向にある[1]。

|応用| 脳溢血，片麻痺，喘息，胃腸痛，肺結核，淋疾，神経疾患，動脈硬化，常習便秘，歯痛，眼病，脚気，泌尿器疾患，バセドウ病，虫垂炎，精神疾患，心臓病，卵管炎，卵巣の炎症ならびに腫瘍，月経出血促進などについて，上記目標に原因する諸病に応用する[13]。

|鑑　別| (1) 打撲疾患
- ▶桂枝茯苓丸，桂枝茯苓丸料：瘀血ののぼせ，一般打撲に早く紫斑吸収する。便通は普通。
- ▶千金鶏鳴散料：打撲直後の激しい痛みや腫れに用いる。酒で煎じて飲む。
- ▶治打撲一方：一般的な打撲による腫れや痛み。
- ▶桃核承気湯：左下腹圧痛，便秘による興奮性の神経症状のごとし，月経痛，瘀血紫黒，帯下有臭濃色，腹満，小便難

(2) 婦人科疾患
- ▶加味逍遙散料：四逆散の骨格をなしているので熱感が時々起こり，不眠，神経質，便秘気味，月経異常，めまい，頭重痛，肩こり，足冷。
- ▶女神散料：のぼせ，めまい，肩こりが強く，精神不安，産後の神経症が目標。

【341】K141　桃核承気湯（傷寒論）

弱 ←　　　　　　　　　　　　　　→ 実
| 虚弱 | やや虚弱 | 中程度 | 比較的ある | 充実 |

成分及び分量又は本質	日本薬局方	トウニン	4.0 g
	〃	ケイヒ	2.0 g
	〃	カンゾウ	2.0 g
	〃	硫酸マグネシウム水和物	2.0 g
	〃	ダイオウ	0.5 g
		全　量	10.5 g
製　造　方　法	以上の切断又は破砕した生薬をとり，1包として製する。		

用法及び用量	本品1包に水約500 mLを加えて，半量ぐらいまで煎じつめ，煎じかすを除き，煎液を3回に分けて食間に服用する。上記は大人の1日量である。 15才未満7才以上　大人の2/3，7才未満4才以上　大人の1/2，4才未満2才以上　大人の1/3，2才未満　大人の1/4以下を服用する。
効能又は効果	体力中等度以上で，のぼせて便秘しがちなものの次の諸症：月経不順，月経困難症，月経痛，月経時や産後の精神不安，腰痛，便秘，高血圧の随伴症状（頭痛，めまい，肩こり），痔疾，打撲症

構成　桃仁は実熱の血証をつかさどるもので，桂皮と組んで下腹部のうっ血を去り，血行の障害を治すものである。かつ桂皮は甘草と協力して上衝を引き下げ，大黄・芒硝は瀉下によって実熱を冷まし，気の上衝を下に誘導するものである[2]。

原典・出典　太陽病解せず，熱膀胱に結び，その人狂の如く，血自ら下る。下る者は癒ゆ。その外解せずんば，尚未だ攻むべからず。まさに先ず外を解すべし。外解しおわり，ただ少腹急結するはすなわちこれを攻むべし。桃核承気湯によろし。（傷寒論・太陽病中）

　　桃仁五十箇去皮尖　桂枝二兩去皮　大黄四兩　芒硝二兩　甘草二炙兩
　　右五味以水七升半煮取二升半去滓内芒硝更上火微沸下火先食温服五合日三服当微痢

目標　瘀血症の炎症があって急性症状が激しく，下腹部（主として左下腹部）に自覚的圧痛または堅い塊があり，のぼせと下半身の冷え，便秘などがある。

　また月経不順，めまい，頭痛，肩こり，興奮性の神経症状，全身灼熱感，不眠，動悸などを伴うことが多い。

応用　本方は女性に用いることが多く，月経困難症，月経不順よりくる諸種の疾患，月経時に精神異常を呈するもの，胎盤残留して下血がやまない場合，母胎内で胎児が死んで娩出しない場合，産後の興奮性の神経症状となるもの，くも膜下出血，痔核，前立腺炎，会陰部の打撲，眼疾，歯痛，尿道狭窄，骨盤腹膜炎などに用いられる[1]。

　上記は女性の場合を述べたものだが，男性にも使用する機会が多い処方で，その他神経痛（夜増劇するもの），腎臓結石，脳血管障害など，広い適応症状をもっている。ただし，使用にあたっては独自の目標に留意して慎重を期すべきである。

鑑別　▶**桂枝茯苓丸，桂枝茯苓丸料**：症状は緩やか，主に左下腹部に抵抗圧痛がある。
　　　　▶**大黄牡丹皮湯**：急迫症状は軽く，右下腹に抵抗圧痛がある。

備考　原典では芒硝以外の5味を先に煮て，滓を去った煎じ液に芒硝を入れて溶かし製することになっている。

【342】K142　当帰飲子（済生方）

とうきいんし

虚弱	やや虚弱	中程度	比較的ある	充実

弱 ←――――――――――――――――→ 実

成分及び分量 又は本質	日本薬局方 〃 〃 〃 〃 〃 〃 〃 〃 〃	トウキ シャクヤク センキュウ ボウフウ ジオウ ケイガイ オウギ カンゾウ シツリシ カシュウ 全　量	5.0 g 3.0 g 3.0 g 3.0 g 4.0 g 1.5 g 1.5 g 1.0 g 3.0 g 2.0 g 27.0 g
製造方法	以上の切断又は破砕した生薬をとり，1包として製する。		
用法及び用量	本品1包に水約500 mLを加えて，半量ぐらいまで煎じつめ，煎じかすを除き，煎液を3回に分けて食間に服用する。上記は大人の1日量である。 15才未満7才以上　大人の2/3，7才未満4才以上　大人の1/2，4才未満2才以上　大人の1/3，2才未満　大人の1/4以下を服用する。		
効能又は効果	体力中等度以下で，冷え症で，皮膚が乾燥するものの次の諸症：湿疹・皮膚炎（分泌物の少ないもの），かゆみ		

構成　四物湯が基本で，当帰・芍薬・川芎・蒺藜子は血虚と血燥を治すのが本旨である。蒺藜子は諸瘡の掻痒を治すもので，荊芥・防風は風熱を去り，諸瘡を治す。黄耆は肌表の栄養を高め，何首烏は滋養強壮の能がある[2]。

原典・出典　「瘡疥，風癬，湿毒，燥痒等を治す。」，「心血凝滞，内蘊の風熱，皮膚に発見し，遍身の瘡疥を治す。」（済生方・巻六・臁瘡門）
けんそうもん

　　當歸去芦　白芍薬　川芎　生地黄洗　白蒺藜炒去尖　防風去芦　荊芥穂各一兩　何首烏　黄耆去芦　甘草炙各半兩
　　右㕮咀，毎服四錢，水一盞半，姜五片，煎至八分，去滓温服，不拘時候

目標　血虚，血燥，風熱による皮膚掻痒が目標である。それゆえ貧血症で，皮膚枯燥があり，分泌物が少なく，乾燥し，発赤も少なく，掻痒を主訴とし，老人や虚弱の人に多く用いられるものである[5]。

応用　貧血症，あるいは枯燥による慢性の皮膚瘙痒症に用いる。主として老人性皮膚掻痒症，痒疹，瘡疥，その他乾燥性皮膚疾患，慢性湿疹などで皮膚には変化がないのにかゆみだけを訴えるものに用いられる[2]。
ひぜん

鑑別　▶温清飲：掻痒枯燥，血熱，皮膚黄褐色
　　▶黄連阿膠湯：掻痒乾燥，煩躁不眠，血熱虚証
　　▶消風散料：瘙痒，分泌物多く，痂皮形成，痒み強く，内熱

備考　原典では，地黄は生地黄を使っている。

【343】K143 当帰建中湯 (金匱要略)
とうきけんちゅうとう

		弱 ←　　　　　　　　　　　　　　　→ 実
		虚弱 / **やや虚弱** / 中程度 / 比較的ある / 充実

成分及び分量 又は本質	日本薬局方	トウキ	4.0 g
	〃	ケイヒ	4.0 g
	〃	ショウキョウ	1.0 g
	〃	タイソウ	4.0 g
	〃	シャクヤク	6.0 g
	〃	カンゾウ	2.0 g
		全　量	21.0 g
製造方法	以上の切断又は破砕した生薬をとり，1包として製する。		
用法及び用量	本品1包に水約500 mLを加えて，半量ぐらいまで煎じつめ，煎じかすを除き，煎液を3回に分けて食間に服用する。上記は大人の1日量である。 15才未満7才以上　大人の2/3，7才未満4才以上　大人の1/2，4才未満2才以上　大人の1/3，2才未満　大人の1/4以下を服用する。		
効能又は効果	体力虚弱で，疲労しやすく血色のすぐれないものの次の諸症：月経痛，月経困難症，月経不順，腹痛，下腹部痛，腰痛，痔，脱肛の痛み，病後・術後の体力低下		

構成　小建中湯から膠飴を去り，当帰を加えたものである。大棗には滋養強壮の効があり，甘草と組んで急迫症状を緩和し，これに芍薬を配すると鎮痛の効が強化され，桂皮は甘草と組んで心悸亢進を治す。生姜は健胃の効があって薬液の吸収を促す[2]。当帰は芍薬と組んで腹痛を治し，貧血を補い，血行を良くする効がある。

原典・出典　婦人産後，虚るい不足，腹中刺痛して止まず，吸々として少気し，あるいは少腹拘急を苦しみ，痛腰背に引き，食飲すること能わざるを治す。（産後一月は日に四五剤を服するを善しとす。人をして強壮ならしむる方なり）（金匱要略・婦人産後病）

當歸四兩　桂枝三兩　芍薬六兩　生薑三兩　甘草二兩　大棗十二枚
右六味以水一斗煮取三升分温三服一日令尽
若大虚加飴糖六兩湯成内之於火上暖令飴消若去血過多崩傷内衂不止加地黄六兩阿膠二兩合八味
湯成内阿膠若無當歸以芎藭代之若無生薑以乾薑代之

目標　虚弱で疲れやすく，小便の量も多く，よく下腹痛を起こす傾向があり，その他腰痛，月経困難，下部の出血などがあり，手足がほてることが多いものを目標とする。腹痛は刺すような痛み，ひきつるような痛みであることが多い。

応用　婦人病からくる下腹痛，子宮出血，月経困難症，産後衰弱して下腹から腰背にひいて痛むものに用いる。また男女を問わず，神経痛，腰痛，慢性腹膜炎，痔疾患にも応用する[1]。その他坐骨神経痛，遊走腎，慢性虫垂炎，癒着による腹痛などに応用の機会がある。疲労の度が激しければ，膠飴を加える。

鑑別　▶大建中湯：腸の蠕動亢進があり，頭痛を伴うことが多く，痛みも強い。
　▶当帰四逆湯：冷えが一層深く強い。寒がる。
　▶当帰芍薬散，当帰芍薬散料：頭痛，肩こり，めまい，動悸，冷えなどがある。

▶ **八味地黄丸，八味地黄丸料**：口渇がやや顕著で，小腹不仁がある。

|備考| 原典では，大虚のものには飴糖6.0両を加えるとなっている。

【344】K144 当帰散料（金匱要略）

弱 ← → 実
| 虚弱 | やや虚弱 | 中程度 | 比較的ある | 充実 |

成分及び分量又は本質	日本薬局方	トウキ	3.0 g
	〃	シャクヤク	3.0 g
	〃	センキュウ	3.0 g
	〃	オウゴン	3.0 g
	〃	ビャクジュツ	1.5 g
		全量	13.5 g
製造方法	以上の切断又は破砕した生薬をとり，1包として製する。		
用法及び用量	本品1包に水約500 mLを加えて，半量ぐらいまで煎じつめ，熱いうちに煎じかすを除き，煎液を3回に分けて食間に服用する。上記は大人の1日量である。 15才未満7才以上　大人の2/3，7才未満4才以上　大人の1/2，4才未満2才以上大人の1/3，2才未満　大人の1/4以下を服用する。 本剤は必ず1日分ずつ煎じ，数日分をまとめて煎じないこと。		
効能又は効果	体力中等度以下のものの次の諸症：産前産後の障害（貧血，疲労倦怠，めまい，むくみ）		

【345】K144-① 当帰散（金匱要略）

弱 ← → 実
| 虚弱 | やや虚弱 | 中程度 | 比較的ある | 充実 |

成分及び分量又は本質	日本薬局方	トウキ	1.2 g
	〃	シャクヤク	1.2 g
	〃	センキュウ	1.2 g
	〃	オウゴン	1.2 g
	〃	ビャクジュツ	0.6 g
		全量	5.4 g
製造方法	以上の生薬をそれぞれ末とし，散剤の製法により製する。ただし，分包散剤とする。		
用法及び用量	大人1回1.8 g，1日3回，食前又は空腹時に服用する。 15才未満7才以上　大人の2/3，7才未満4才以上　大人の1/2，4才未満2才以上大人の1/3，2才未満　大人の1/4以下を服用する。		
効能又は効果	体力中等度以下のものの次の諸症：産前産後の障害（貧血，疲労倦怠，めまい，むくみ）		

|構成| 原方は当帰・芍薬・川芎・黄芩・白朮よりなり，散剤として，日本酒で1回量2.0 g，1日2回服用することになっているが，妊娠中の飲酒は問題である。
　　当帰芍薬散から茯苓・沢瀉を去り，黄芩が加えられたものである。妊娠は病気ではないので水毒を除く必要がないのと，清熱虚血に留意すべきであるからといわれている。

|原典・出典|「婦人妊娠は宜しく常に服すべし。當歸散之を主る。」,「妊娠常服すれば即ち産を易くし胎に苦疾なく，産后百病悉く之を主る」(金匱要略・婦人妊娠)
當歸　黄芩　芍薬　芎藭各一斤　白朮半斤
右五味杵為散酒飲服方寸匕日再服

|目標|産前・産後の障害(貧血，疲労倦怠，めまい，むくみ等)

|応用|妊娠中と産後の養生，不妊症[6]。

|備考|妊娠中の異常状態には本方以外に当帰芍薬散，当帰貝母苦参丸，葵子茯苓散など，それぞれの病態に応じた薬方がある。
原典では1日2回服用で，小盃1杯の清酒に入れ，かき混ぜて服用することになっている。

【346】K145 当帰四逆加呉茱萸生姜湯 (傷寒論)

とうきしぎゃくかごしゅゆしょうきょうとう

弱 ←　　　　　　　　　　　　　　　　→ 実
虚弱｜やや虚弱｜中程度｜比較的ある｜充実

成分及び分量 又は本質	日本薬局方 〃 〃 〃 〃 〃 〃 〃 〃	トウキ ケイヒ シャクヤク モクツウ サイシン カンゾウ タイソウ ゴシュユ ショウキョウ	3.0 g 3.0 g 3.0 g 3.0 g 2.0 g 2.0 g 5.0 g 2.0 g 1.0 g
		全量	24.0 g
製造方法	以上の切断又は破砕した生薬をとり，1包として製する。		
用法及び用量	本品1包に水約500 mLを加えて，半量ぐらいまで煎じつめ，煎じかすを除き，煎液を3回に分けて食間に服用する。上記は大人の1日量である。 15才未満7才以上　大人の2/3，7才未満4才以上　大人の1/2，4才未満2才以上　大人の1/3，2才未満　大人の1/4以下を服用する。		
効能又は効果	体力中等度以下で，手足の冷えを感じ，下肢の冷えが強く，下肢又は下腹部が痛くなりやすいものの次の諸症：冷え症，しもやけ，頭痛，下腹部痛，腰痛，下痢，月経痛		

|構成|当帰四逆湯に呉茱萸・生姜を加えたもので，温め水を追う力を強くしたものである[2]。

|原典・出典|手足厥寒，脈細絶せんと欲するものは当帰四逆湯之を主る。若し其人内に久寒有るものは当帰四逆加呉茱萸生姜湯之を主る。(傷寒論・厥陰病)
當歸　芍薬各三兩　甘草炙　通草各二兩　桂枝去皮　細辛各三兩　生薑半斤切　大棗二十五枚擘　呉茱萸二升
右九味以水六升清酒六升和煮取五升去滓温分五服

|目標|当帰四逆湯の証の一段と激しいものや，あるいは慢性化したもので，内の寒飲が動揺して胸中胸満を発し，あるいは嘔吐，腰・腹痛激しく下痢，悪寒，手足厥冷し，脈細小絶えんとするなどを目標とする[2]。

応用 病位は当帰四逆湯と同じであるが，病人が平常から内部に寒飲があって，その動揺によって胸中満悶，あるいは嘔を発するものに用いる。

本方はインフルエンザ，その他の熱性病の経過中に脈微動となり，手足の冷え，あるいは頭痛悪寒し，あるいは胸痛咳痰などあり，あるいは喘息冷汗，あるいは腹がつって痛むなどの際に用いる。雑病としては，しばしばしもやけ，脱疽，レイノー病，水虫，ひょう疽などでチアノーゼを呈するもの，諸神経痛，腸疝痛，ヘルニアの痛み，回虫症，慢性虫垂炎，婦人骨盤腹膜炎，下腹部や足腰の痛み，手足が冷えて水に手を入れられないもの。頭痛で頭が冷えるものなどに広く応用される[2)]。

鑑別 ▶四逆散，四逆散料：四肢厥冷，腹直筋緊張，胸脇苦満
▶大建中湯：腹痛，腹軟弱，腹鳴，蠕動不安
▶当帰芍薬散，当帰芍薬散料：冷え，腹痛，貧血，胃内停水，血水証，腹筋攣急
▶白虎湯：手足冷，汗出，煩渇，煩躁，陽実症，脈滑，洪大
▶四逆湯：四肢厥冷，下痢清穀，脈沈遅
▶神効湯：腹痛，疝痛，手術後の癒着，便秘の傾向[2)]

備考 原典では，水7勺と清酒7勺を混ぜた液で煎じることになっている。
呉茱萸は洗って用いるとされている。果柄や小枝など混入しやすいので，これらを除いて用いる。

【347】K146 当帰四逆湯（とうきしぎゃくとう）（傷寒論）

弱←　　　　　　　　　　　　　　→実
| 虚弱 | やや虚弱 | 中程度 | 比較的ある | 充実 |

成分及び分量又は本質	日本薬局方	トウキ	3.0 g
	〃	ケイヒ	3.0 g
	〃	シャクヤク	3.0 g
	〃	モクツウ	3.0 g
	〃	サイシン	2.0 g
	〃	カンゾウ	2.0 g
	〃	タイソウ	5.0 g
		全量	21.0 g
製造方法	以上の切断又は破砕した生薬をとり，1包として製する。		
用法及び用量	本品1包に水約500 mLを加えて，半量ぐらいまで煎じつめ，煎じかすを除き，煎液を3回に分けて食間に服用する。上記は大人の1日量である。15才未満7才以上　大人の2/3, 7才未満4才以上　大人の1/2, 4才未満2才以上　大人の1/3, 2才未満　大人の1/4以下を服用する。		
効能又は効果	体力中等度以下で，手足が冷えて下腹部が痛くなりやすいものの次の諸症：しもやけ，下腹部痛，腰痛，下痢，月経痛，冷え症		

構成 当帰は血行を良くし，補血・順血の働きがあり，桂皮はよく気を巡らし，当帰に協力して血行を良くする。細辛は表の寒冷を温め，また中焦の冷気を散じて，胃口の水気を開き，毛細血管の血行を良くし，木通は気熱の停滞をよく通達し，かつ細辛に協力して胃口の水を導き利水の効がある。大棗は方中最も多いが，これは血行を良くする働きがある[2)]。

| 原典・出典 | 手足厥寒脈細絶せんと欲するものは当帰四逆湯これを主る。（傷寒論・厥陰病）
下痢して脈大なるものは虚なり。それ強いてこれを下したるをもっての故なり。もし脈浮革，しかるによって腸鳴るものは当帰四逆湯之を主るに属する。（傷寒論・不可下病）

當歸　桂枝　芍薬各三兩　細辛二兩　大棗二十五枚　甘草二兩炙　通草二兩
右七味以水八升煮取三升去滓温服一升日三服

| 目標 | 手足などに冷えを自覚し，しもやけ，頭痛，腹痛，腹鳴下痢，帯下などがあり，ガスがたまりやすいのを目標とする。

| 応用 | 熱病のときに発汗しすぎたため，陽気が少なくなり手足が冷えて脈が微弱になったもの，脈の微弱は陽気の少ないことを現している。凍傷，坐骨神経痛，腰痛，脱疽，レイノー病，冷えによる腹痛，慢性腹膜炎，子宮脱，その他婦人科疾患の腹痛，冷え腹の下痢など[4]。

| 鑑別 | ▶四逆散，四逆散料：腹直筋の緊張，胸脇苦満
▶大建中湯：蠕動不安，激しい腹痛。
▶当帰芍薬散，当帰芍薬散料：貧血，胃内停水
▶四逆湯：清穀下痢（食べた物をそのまま排出），嘔吐，悪寒

【348】K147　当帰芍薬散料（金匱要略）

弱 ←　　　　　　　　　　　　　　　　→ 実
虚弱　やや虚弱　中程度　比較的ある　充実

成分及び分量又は本質	日本薬局方	トウキ	3.0 g
	〃	シャクヤク	6.0 g
	〃	ブクリョウ	4.0 g
	〃	タクシャ	4.0 g
	〃	センキュウ	3.0 g
	〃	ビャクジュツ	4.0 g
		全量	24.0 g
製造方法	以上の切断又は破砕した生薬をとり，1包として製する。		
用法及び用量	本品1包に水約500 mLを加えて，半量ぐらいまで煎じつめ，煎じかすを除き，煎液を3回に分けて食間に服用する。上記は大人の1日量である。
15才未満7才以上　大人の2/3，7才未満4才以上　大人の1/2，4才未満2才以上　大人の1/3，2才未満　大人の1/4以下を服用する。		
効能又は効果	体力虚弱で，冷え症で貧血の傾向があり疲労しやすく，ときに下腹部痛，頭重，めまい，肩こり，耳鳴り，動悸などを訴えるものの次の諸症：月経不順，月経異常，月経痛，更年期障害，産前産後あるいは流産による障害（貧血，疲労倦怠，めまい，むくみ），めまい・立ちくらみ，頭重，肩こり，腰痛，足腰の冷え症，しもやけ，むくみ，しみ，耳鳴り		

【349】K147-① 当帰芍薬散 (とうきしゃくやくさん)（金匱要略）

弱 ←――――――――――――――→ 実
| 虚 弱 | やや虚弱 | 中程度 | 比較的ある | 充 実 |

成分及び分量 又 は 本 質	日本薬局方	トウキ末	0.4 g
	〃	シャクヤク末	2.2 g
	〃	ブクリョウ末	0.6 g
	〃	タクシャ末	1.1 g
	〃	センキュウ末	1.1 g
	〃	ビャクジュツ末	0.6 g
		全　　量	6.0 g
製 造 方 法	以上をとり，散剤の製法により製し，3包とする。		
用法及び用量	大人1日3回，1回1包，食前又は空腹時に服用する。上記は大人の1日量である。15才未満7才以上　大人の2/3，7才未満4才以上　大人の1/2，4才未満2才以上　大人の1/3，2才未満　大人の1/4以下を服用する。		
効能又は効果	体力虚弱で，冷え症で貧血の傾向があり疲労しやすく，ときに下腹部痛，頭重，めまい，肩こり，耳鳴り，動悸などを訴えるものの次の諸症：月経不順，月経異常，月経痛，更年期障害，産前産後あるいは流産による障害（貧血，疲労倦怠，めまい，むくみ），めまい・立ちくらみ，頭重，肩こり，腰痛，足腰の冷え症，しもやけ，むくみ，しみ，耳鳴り		

構 成　本方は当帰・川芎・芍薬と組んで腹痛を治し，血を補い，血行を良くして冷え症を治し，茯苓・白朮・沢瀉と組んで，尿利を調整し，頭冒，めまい，動悸を治する[1]。

原典・出典　婦人懐妊，腹中疠痛する者は当帰芍薬散これを主る。（金匱要略・妊娠病）
　婦人腹中の諸疾痛は当帰芍薬散これを主る。（金匱要略・婦人雑病）
　當歸三兩　芍薬一斤　茯苓　白朮各四兩　沢瀉　芎藭各半斤
　右六味杵為散取方寸匕酒和日三服

目 標　虚弱で色白く，貧血があり，肉付きの柔らかなもので，頭重，めまい，肩こり，頻尿または尿利減少（このときは浮腫を伴う），胃内停水，女性ならば生理不順，流産癖などを主な目標とする。

応 用　本方は応用範囲が広く，これを分類してみると次の通りである（要約）。
(1) 全身倦怠感，疲れやすい無気力な体質者のめまい，頭重，肩こり，耳鳴り，心悸亢進，不眠，浮腫などを主訴とするもの。
(2) 月経不順，不妊，流産癖などの婦人科疾患。
(3) 神経衰弱，ノイローゼなどの神経障害。
(4) その他胃アトニー，胃下垂，腹水，浮腫，低血圧症，メニエール症候群，腎炎，ネフローゼ，神経痛，凍傷，にきび，湿疹など[2]。
　胃腸の弱い人では，本方を服用すると胸やけ，もたれ，食欲不振，下痢を来すことがある。

鑑 別　▶**芎帰膠艾湯**：主に下部の出血が主訴。
　▶**桂枝茯苓丸，桂枝茯苓丸料**：より充実型でうっ血症。
　▶**当帰四逆湯**：手足の冷えが強い，腹鳴。
　▶**半夏厚朴湯**：咽喉に異物感がある。

▶ 当帰建中湯：胃内停水がなく，神経症状も少ない。
▶ 当帰芍薬散加人参，当帰芍薬散料加人参：当帰芍薬散を服用することによる胸やけ，もたれ，食欲不振，下痢を防ぐ。

備考　原典では，1回分を小盃1杯の清酒に混ぜて服用することになっている。

【350】K148　当帰湯（とうきとう）（備急千金要方）

弱 ←——————————→ 実
| 虚弱 | やや虚弱 | 中程度 | 比較的ある | 充実 |

成分及び分量又は本質	日本薬局方	トウキ	5.0 g
	〃	ハンゲ	5.0 g
	〃	シャクヤク	3.0 g
	〃	コウボク	3.0 g
	〃	ケイヒ	3.0 g
	〃	ニンジン	3.0 g
	〃	カンキョウ	1.5 g
	〃	オウギ	1.5 g
	〃	サンショウ	1.5 g
	〃	カンゾウ	1.0 g
		全量	27.5 g
製造方法	以上の切断又は破砕した生薬をとり，1包として製する。		
用法及び用量	本品1包に水約500 mLを加えて，半量ぐらいまで煎じつめ，煎じかすを除き，煎液を3回に分けて食間に服用する。上記は大人の1日量である。 15才未満7才以上　大人の2/3，7才未満4才以上　大人の1/2，4才未満2才以上　大人の1/3，2才未満　大人の1/4以下を服用する。		
効能又は効果	体力中等度以下で，背中に冷感があり，腹部膨満感や腹痛・胸背部痛のあるものの次の諸症：胸痛，腹痛，胃炎		

構成　脾胃虚寒の人参湯を基準に加減したもの。当帰は寒を散じ心を助け，桂皮（桂心）は心に入り精神を補い，乾姜・半夏・蜀椒・人参は肺に入り寒を温め，協力して腹内冷痛を治し，胃腸の冷痰を去り，厚朴は実満を瀉し気を降し，芍薬・甘草とともに肝火，心火を瀉し，甘草は気を降ろして痛みを止め，黄耆は人参とともに脾肺を補い，陰火を瀉し肌を固める。これによって，脾胃虚寒して心火上昇，心，肝，脾，肺の気を収めて痛みを解す。

原典・出典　心腹絞痛，諸虚冷気満痛を治す。（備急千金要方・心腹痛門）
　治心腹絞痛，諸虚冷氣滿痛，當歸湯方
　當歸　芍藥　厚朴　半夏各二兩　桂心　甘草　黃耆　人參各三兩　乾薑四兩　蜀椒一兩
　右十味咬咀，以水一斗，煮取三升二合，分四服，羸劣人分六服　小品方云，大冷加附子一枚
（備急千金要方・巻十三・心臓・心腹痛第六）

目標　脾胃弱く，体力気力弱くしばしば疝痛を起こし，心下より気逆上し痛み心背に徹するもの，これが狭心症の症候に近く，疑似狭心症に用いられる。大腸のガスが横隔膜にたまって心を圧迫するため，ガスや大便が出ると楽になる。

応用	胃潰瘍，仮性狭心症，胃拡張症，腹部動脈硬化による久腹痛等あるいは狭心症様症状[5]。

鑑別	▶**人参湯**：胃寒脾虚体質の人で心下つかえ強くて胸下心胸へかけて突き刺すような痛みの発作。

▶栝楼薤白桂枝湯：心中留結し，胸下より心胸へかけて突き刺さるような痛みが突発する。
▶栝楼薤白白酒湯：咳唾が常に多く息苦しく，胸背に突き上げる痛みを突発する。
▶栝楼薤白半夏湯：寝苦しく，心，心胸へ突き通る痛みが発作する。
▶枳縮二陳湯：痰涎心膈の上にあり，腰背に攻め上り嘔噦して大いに痛む。原因は痰による。
▶赤石脂丸：心痛背へ痛み通るような強い発作。
▶大七気湯（三因七気湯）：心腹脹満，痰涎，咽喉にかかる，中焦痞満，喘急
▶木香調気散：気鬱による，腹脇脹満，胸痛み塞がり刺痛，脈沈（万病回春・鬱證）

備考	心腹冷気絞痛肩背へ徹して痛むものを治す。（勿誤薬室方函口訣）

【351】K149 当帰貝母苦参丸料（金匱要略）
とうきばいもくじんがんりょう

弱 ←　　　　　　　　　　　　　　　　　→ 実
虚弱 | やや虚弱 | 中程度 | 比較的ある | 充実

成分及び分量 又は本質	日本薬局方 〃 〃	トウキ クジン バイモ	3.0 g 3.0 g 3.0 g
		全量	9.0 g
製造方法	以上の切断又は破砕した生薬をとり，1包として製する。		
用法及び用量	本品1包に水約500 mLを加えて，半量ぐらいまで煎じつめ，煎じかすを除き，煎液を3回に分けて食間に服用する。上記は大人の1日量である。 15才未満7才以上　大人の2/3，7才未満4才以上　大人の1/2，4才未満2才以上大人の1/3，2才未満　大人の1/4以下を服用する。		
効能又は効果	体力中等度以下のものの次の諸症：小便がしぶって出にくいもの，排尿困難		

構成	当帰の和血潤燥，貝母の和気解鬱と兼治熱淋，苦参の利湿熱と除熱結を用いて貝母と合用すれば，清肺して膀胱の鬱熱を散らすことができる。要するに，本方は血に潤養を得させ，気化熱除すれば小便は自ら爽利することになる。

原典・出典	妊娠小便難，飲食もとの如きは本方之を主る。（金匱要略・婦人妊娠）

當歸　貝母　苦參丸方男子加滑石半兩
當歸　貝母　苦參各四兩
右三味末之煉蜜丸加小豆大飲服三丸加至十丸

目標	小便がしぶって出にくいもの[13]。

応用	妊娠中の排尿困難

備考	原典では3味（等分）を粉末とし，煉蜜で小豆大（約0.3 g）の丸剤とし，1回3丸を服用し，効果が十分でなければ10丸まで増量するとなっている。

【352】K150 独活葛根湯（外台秘要方）

どっかつかっこんとう

弱←→実
虚弱 | やや虚弱 | 中程度 | 比較的ある | 充実

成分及び分量又は本質	日本薬局方	カッコン	5.0 g
	〃	ケイヒ	3.0 g
	〃	シャクヤク	3.0 g
	〃	マオウ	2.0 g
	〃	ショウキョウ	0.5 g
	〃	ジオウ	4.0 g
	〃	タイソウ	1.0 g
	〃	カンゾウ	1.0 g
	〃	ドクカツ	2.0 g
		全　量	21.5 g
製造方法	以上の切断又は破砕した生薬をとり，1包として製する。		
用法及び用量	本品1包に水約500 mLを加えて，半量ぐらいまで煎じつめ，煎じかすを除き，煎液を3回に分けて食間に服用する。上記は大人の1日量である。 15才未満7才以上　大人の2/3，7才未満4才以上　大人の1/2，4才未満2才以上　大人の1/3，2才未満　大人の1/4以下を服用する。		
効能又は効果	体力中等度又はやや虚弱なものの次の諸症：四十肩，五十肩，寝ちがえ，肩こり		

構成　本方は葛根湯に独活と地黄を加えたものである。独活は「血気を調え，風湿を散ず」とされて湿による筋肉のこわばりや痛み，しびれを除く働きがある。地黄は血熱を冷まし，出血を止め，肌肉を潤すとされている。

原典・出典　柔中風（卒中の軽症という意）身体疼痛，四肢緩弱，不随せんと欲するを癒す，産後の柔中風，またはこの方を用いる。（外台秘要方・巻十四）

　　　古来録験療中柔風，身體疼痛，四肢緩弱欲不随，独活葛根湯，産後中柔風，亦用此方羌活　桂心　乾地黄　葛根　芍薬各三兩　生薑六兩　麻黄去節　甘草炙各二兩
　　　右八味切，以清酒三升，水五升，煮取三升，温服五合，日三，忌生葱，蕪荑，海藻，菘菜
（外台秘要方・巻十四・柔風方二首）

目標　本方は血虚に外感を兼ねて，肩背拘急し，身体疼痛，四肢不随するものに用いる[2]。

応用　四十肩・五十肩・脳卒中後の肩背拘急・四肢疼痛で外感を重ねたものに応用される[2]。

備考　原典では羌活を用いている。地黄は乾地黄となっている。

【353】K151　独活湯（蘭室秘蔵）
どっかつとう

			弱 ←　　　　　　　　　　　　　→ 実
			虚弱　やや虚弱　中程度　比較的ある　充実

成分及び分量又は本質	日本薬局方	ドクカツ	2.0 g
	〃	キョウカツ	2.0 g
	〃	ボウフウ	2.0 g
	〃	ケイヒ	2.0 g
	〃	ダイオウ	2.0 g
	〃	タクシャ	2.0 g
	〃	トウキ	3.0 g
	〃	トウニン	3.0 g
	〃	レンギョウ	3.0 g
	〃	ボウイ	5.0 g
	〃	オウバク	5.0 g
	〃	カンゾウ	1.5 g
		全　量	32.5 g

製造方法	以上の切断又は破砕した生薬をとり，1包として製する。
用法及び用量	本品1包に水約 500 mL を加えて，半量ぐらいまで煎じつめ，煎じかすを除き，煎液を3回に分けて食間に服用する。上記は大人の1日量である。 15才未満7才以上　大人の 2/3，7才未満4才以上　大人の 1/2，4才未満2才以上　大人の 1/3，2才未満　大人の 1/4 以下を服用する。
効能又は効果	体力中等度なものの次の諸症：腰痛，手足の屈伸痛

構成　独活・羌活・防風ともに内外表裏の経に入り，風湿を追い各痛みを去る。肉桂は腎命門の火を補い，駆風・駆湿の薬に協力して気力を増し，沢瀉は湿熱を去り水を利し気力を増し，大黄は一切の実熱血中の伏火を瀉する。当帰は寒を散じ，心気を助け足腰の力不足を温散する。桃仁は血滞を泄し，血燥，損傷，積血，血痢など欬逆上気を治す。連翹は心経に入り，手足の小腸経の火を除き，手の陽明経の湿，血滞，気聚を散じ，腫れ痛みを去る。防已は全十二経を巡り，風水湿を下焦膀胱より去る。黄柏もまた腎水を補い，膀胱の相火を瀉し下焦の虚労熱を療する。生甘草は上逆を去るとともに心火を瀉し脾胃を調和する。

原典・出典　労役腰痛折るが如く沈重山の如きを治す。（医学入門）（古今方彙腰痛門）
　　治勞役腰痛如折，沉重如山
　　独活　羌活　防風　肉桂　大黄　澤瀉各九分　當歸　桃仁　連翹一錢半　炙甘草六分　防已　黄栢各三錢
　　水酒各半，煎服（医学入門・巻七・雑病用薬賦）

目標　冷えというよりは，体力ある人が仕事のし過ぎで足の関節や腰の曲げ伸ばしに痛みがでて，原典に書いてあるように山のように重く感じるときに用いる。

応用　足腰の痛み，構成薬物からみて冷えによるものよりも仕事のし過ぎによる痛み。

鑑別　▶ **五積散，五積散料**：風寒中湿による腰痛症で，この場合は常々胃腸に無理のある人が引き起こされるものである。
　▶ **八味地黄丸，八味地黄丸料**：腎陽の虚，腰以下が平常弱く，口渇，飲水，咽乾，排尿異常を伴う。

▶補陰湯：腎気虚弱による常々ある腰痛症。
▶補腎湯：一切の腰痛，これは一般的に引き起こされた腰痛。

【354】K152 二朮湯（にじゅつとう）（万病回春）

弱←　　　　　　　　　　　　　　　　　　　　　　→実
| 虚 弱 | やや虚弱 | 中程度 | 比較的ある | 充 実 |

成分及び分量又は本質	日本薬局方	ビャクジュツ	1.5 g
	〃	ブクリョウ	1.5 g
	〃	チンピ	1.5 g
	〃	コウブシ	1.5 g
	〃	オウゴン	1.5 g
	〃	ソウジュツ	1.5 g
	局外生規	テンナンショウ	1.5 g
	日本薬局方	イレイセン	1.5 g
	〃	キョウカツ	1.5 g
	〃	ハンゲ	2.0 g
	〃	カンゾウ	1.5 g
	〃	ショウキョウ	0.6 g
		全量	17.6 g
製造方法	以上の切断又は破砕した生薬をとり，1包として製する。		
用法及び用量	本品1包に水約500 mLを加えて，半量ぐらいまで煎じつめ，煎じかすを除き，煎液を3回に分けて食間に服用する。上記は大人の1日量である。 15才未満7才以上　大人の2/3，7才未満4才以上　大人の1/2，4才未満2才以上　大人の1/3，2才未満　大人の1/4以下を服用する。		
効能又は効果	体力中等度で，肩や上腕などに痛みがあるものの次の諸症：四十肩，五十肩		

[構 成] 方中にある茯苓・半夏・陳皮・甘草・生姜は二陳湯方意による痰飲の病を治し，これに加えて天南星は風痰を燥し，白朮にて脾胃中の湿を去り，蒼朮も同じく湿を去るとともに脾胃を補い，鬱を散じ汗を発し，香附子はよく気を調え鬱を開くとともに三焦を利し六鬱を解し，諸痛をやむ。羌活はよく風を捜り，表を発し湿に勝ち，周身百節痛を散ずる。威霊仙は，気を巡らし風を去る，またよく気を泄し，中風，痛風，頭風，頑痺を治す。十二経を通行し，風湿痰気，冷痛の諸病を治す。黄芩は火を瀉し湿を燥す，脾家の湿熱を除き諸臂痛を治す。

[原典・出典] 痰飲双臂痛する者及び手臂痛む者を治す。また「是れ上焦に湿痰あり，経絡中を横行し痛をなすなり」（万病回春に栄の朱丹渓よりとある）

　　臂痛者，困湿痰横行經絡也
　　治痰飲雙臂痛者，又治手臂痛，是上燥濕痰，横行經絡中作痛也
　　蒼朮米泔浸炒一錢半　白朮去蘆　南星　陳皮　茯苓去皮　香附　酒芩　威靈仙　羌活　甘草各一錢　半夏薑製二錢
　　右剉一劑，生薑煎服（万病回春・巻五）

[目 標] 色白の筋肉の軟らかい痰飲体質で，胃腸があまり丈夫でない人の肩や臂に痛みのある人，または五十肩に適用される。

| 応 用 | 五十肩，頸肩腕症候群の痛みのあるもの。 |

鑑 別
- ▶**応鐘散・応鐘散料**：便秘に伴う肩こり，のぼせ。
- ▶**葛根黄連黄芩湯**：急性発熱，下痢，心下つかえ，喘鳴，発汗，口内炎などに伴う肩こり。
- ▶**葛根湯**：胃腸障害のない人で，傷寒を受けまたはこり首より腰の縦にこる痛み，こり。
- ▶**桂枝加葛根湯**：比較的汗っぽい，やや体力が劣る人の肩こり，頭痛，発熱。
- ▶**桂枝茯苓丸，桂枝茯苓丸料**：下腹痛，のぼせ，頭痛，月経困難による腰痛，肩こり。
- ▶**五積散・五積散料**：内臓不調のある人が風寒を受けたときに起こる諸痛。
- ▶**釣藤散，釣藤散料**：病症，朝間頭痛，その他は頭重，肩こり，目の充血，めまい。
- ▶**当帰芍薬散，当帰芍薬散料**：冷え症疲れやすく頭重，肩こり，腰痛。
- ▶**独活葛根湯**：気血ともに虚し風邪にかかり，四肢緩弱，肩背強痛，身体疼痛などあるとき。
- ▶**平胃散，平胃散料**：過食宿食により，停水心下部不快による肩こり。
- ▶**防風通聖散，防風通聖散料**：便秘，小便赤，面色赤，面赤，肩こり。
- ▶**烏薬順気散**：言語しぶり（しゃべりにくくなる），肩腕牽引痛，足のしびれや痛み，または麻痺，口目ゆがみ。

【355】K153 二陳湯(にちんとう)（太平恵民和剤局方）

弱 ←――――――――――――→ 実
| 虚 弱 | やや虚弱 | 中程度 | 比較的ある | 充 実 |

成分及び分量又は本質	日本薬局方	ハンゲ	5.0 g
	〃	ブクリョウ	5.0 g
	〃	チンピ	4.0 g
	〃	ショウキョウ	1.0 g
	〃	カンゾウ	1.0 g
		全 量	16.0 g
製 造 方 法	以上の切断又は破砕した生薬をとり，1包として製する。		
用法及び用量	本品1包に水約500 mLを加えて，半量ぐらいまで煎じつめ，煎じかすを除き，煎液を3回に分けて食間に服用する。上記は大人の1日量である。 15才未満7才以上　大人の2/3，7才未満4才以上　大人の1/2，4才未満2才以上　大人の1/3，2才未満　大人の1/4以下を服用する。		
効能又は効果	体力中等度で，悪心，嘔吐があるものの次の諸症：悪心，嘔吐，胃部不快感，慢性胃炎，二日酔		

構 成　小半夏加茯苓湯に陳皮・甘草を加えたもので，半夏は君薬で湿を燥かし，痰を利し，茯苓は佐薬で水を巡らし，陳皮は臣薬で気を巡らし，痰を下す。甘草は使薬で，脾肩を補うものである[1]。

二陳とは陳皮・半夏の二味が陳久なるをよしとすることから名づけられたものである。

原典・出典　痰飲患をなし，あるいは嘔吐，あるいは頭眩，心悸，あるいは中脘快からず。あるいは発して実熱をなし，あるいは生冷を食するによって脾胃和せざるを治す。（太平恵民和剤局方・巻四）

治痰飲為患　或嘔吐悪心　或頭眩心悸　或中脘不快　或發為寒熱　或困食生冷脾胃不和　半

夏湯洗柒次　橘紅各伍兩　白茯苓參兩　甘草炙壹兩半
右爲咬咀　毎服肆盞　生薑柒片　烏梅壹箇　同煎陸分　去滓熱服　不拘時候

|目標| 胃内停水があり，そのため悪心，吐き気，心下部不快感があり，時に嘔吐，めまい，頭痛，心悸亢進を起こすものを目標とする。
　　　この方は水毒に使う基本処方で，痰飲の薬方に加減して使われている。

|応用| 本方は主として嘔吐，悪心，めまい，頭痛，悪阻，気鬱，食傷，二日酔い，脳溢血などに用いられ，またそれぞれの処方に加味される[2]。

|鑑別|　▶人参湯，理中丸：衰弱して手足が冷え，尿は薄く，口中に多量の唾がたまる。
　　▶茯苓飲：胃内停水の程度がさらに強く，時に胃痛あり。
　　▶六君子湯：貧血，腹鳴，食後に眠くなる。
　　▶真武湯：生気がなく，小便の出が悪く，むくみ，めまい，下痢などがある。

加減方
　　▶枳縮二陳湯：胃痛，心臓神経症など。
　　▶五虎二陳湯：水毒からくる喘息。
　　▶二陳湯悪阻加減：妊娠悪阻

【356】K154　女神散料（勿誤薬室方函）

弱 ←　　　　　　　　　　　　　　　　　　→ 実

| 虚弱 | やや虚弱 | 中程度 | 比較的ある | 充実 |

成分及び分量又は本質	日本薬局方 〃 〃 〃 〃 〃 〃 〃 〃 〃 〃 〃 〃	トウキ センキュウ ビャクジュツ コウブシ ケイヒ オウゴン ニンジン ビンロウジ オウレン モッコウ チョウジ カンゾウ ダイオウ 全量	3.0 g 3.0 g 3.0 g 3.0 g 2.0 g 2.0 g 2.0 g 2.0 g 1.5 g 1.5 g 0.5 g 1.5 g 0.5 g 25.5 g
製造方法	以上の切断又は破砕した生薬をとり，1包として製する。		
用法及び用量	本品1包に水約500 mLを加えて，半量ぐらいまで煎じつめ，煎じかすを除き，煎液を3回に分けて食間に服用する。上記は大人の1日量である。 15才未満7才以上　大人の2/3，7才未満4才以上　大人の1/2，4才未満2才以上大人の1/3，2才未満　大人の1/4以下を服用する。		
効能又は効果	体力中等度以上で，のぼせとめまいのあるものの次の諸症：産前産後の神経症，月経不順，血の道症，更年期障害，神経症		

|構成| 当帰・川芎は血を巡らし，よく血を補い，桂枝は上衝を治し，木香は諸気を降ろし，鬱を

散ずる。丁字はよく気を巡らし，香附子は気を開き，檳榔子は胸中の滞気を行らす。白朮・人参・甘草は脾胃を補い，黄連は心胸間の邪熱を冷まし，黄芩は裏の熱を清解する[2]。

|原典・出典| 血症・上衝・眩暈するを治す。及び産前産後通治の剤なり。（中略）

此方は元と安栄湯と名けて，軍中七気を治する方なり。余の家，婦人血症に用いて特験あるを以って今の名とす。世に称する実母散，婦王湯，清心湯など皆一類の薬なり。（勿誤薬室方函口訣）

治血証上衝眩暈，及産前後通治之剤（勿誤薬室方函）

此方は元，安榮湯と名て軍中七気を治する方なり。余家，婦人血症に用て特驗あるを以て，今の名とす。世に稱する實母散，婦王湯，清心湯，皆一類の薬なり。

當歸　川芎　桂枝　白朮　木香　黄芩　黄連　人參　甘草　莎草　大黄　檳榔　丁香

右十三味，本方中去白朮，莎草，加萍蓬根，芍薬，地黄，沉香，細辛，名清心湯（勿誤薬室方函口訣）

|目　標| 体質的にはあまり特徴がなく，体力中くらいかやや強い女性，瘀血の徴候もはっきりしないが，たいていは月経に異常がある。産後，流産の後，人口中絶後などに起こる神経症状である。

症状はたいてい慢性頑固で，長い間不眠，頭痛，頭重感，めまい，動悸（心悸亢進），のぼせ（上逆感），腰痛などに悩まされ，精神不安があり，気分が憂鬱である。不眠には芍薬を加えるとよい[4]。

|応　用| 血の道症，神経症，ヒステリー，更年期障害，統合失調症，その他の精神疾患[4]。

|鑑　別| ▶**加味逍遙散，加味逍遙散料**：本方より虚証で，体力がない女性で，太っていても軟肉，症状も女神散のごとく固定せず変転する。
▶**桂枝茯苓丸，桂枝茯苓丸料**：本方より実証，左下腹に圧痛，抵抗あり，のぼせ症。
▶**釣藤散，釣藤散料**：神経質で，のぼせ症のため頭痛，めまい，肩こり，充血眼など。
▶**抑肝散，抑肝散料**，抑肝散加陳皮半夏，**抑肝散料加陳皮半夏**：症状が興奮的，腹直筋の攣急する場合が多い（抑肝散），症状が無力性で沈潜で，左臍傍から心下部にかけ激しい動悸がある（抑肝散加陳皮半夏）。

【357】K155　人参湯（にんじんとう）（傷寒論，金匱要略）

弱 ←　　　　　　　　　　　　　　　　→ 実
| 虚　弱 | やや虚弱 | 中程度 | 比較的ある | 充　実 |

（虚弱・やや虚弱に該当）

成分及び分量又は本質	日本薬局方	ニンジン	3.0 g
	〃	カンゾウ	3.0 g
	〃	ビャクジュツ	3.0 g
	〃	カンキョウ	3.0 g
		全　量	12.0 g
製 造 方 法	以上の切断又は破砕した生薬をとり，1包として製する。		

用法及び用量	本品1包に水約500 mLを加えて，半量ぐらいまで煎じつめ，煎じかすを除き，煎液を3回に分けて食間に服用する。上記は大人の1日量である。 15才未満7才以上　大人の2/3，7才未満4才以上　大人の1/2，4才未満2才以上　大人の1/3，2才未満　大人の1/4以下を服用する。
効能又は効果	体力虚弱で，疲れやすくて手足などが冷えやすいものの次の諸症：胃腸虚弱，下痢，嘔吐，胃痛，腹痛，急・慢性胃炎

【358】K155-① 理中丸（りちゅうがん）（傷寒論，金匱要略）

弱 ← 虚弱 | やや虚弱 | 中程度 | 比較的ある | 充実 → 実

成分及び分量又は本質	日本薬局方　ニンジン　　3.0 g 〃　　　　カンゾウ　　3.0 g 〃　　　　ビャクジュツ　3.0 g 〃　　　　カンキョウ　　3.0 g 　　　　　　全量　　　　12.0 g
製造方法	以上の生薬をそれぞれ末とし，「ハチミツ」を結合剤として丸剤の製法により丸剤120個とする。
用法及び用量	大人1日3回，1回20個，食前又は空腹時に服用する。 15才未満7才以上　大人の2/3，7才未満5才以上　大人の1/2を服用する。
効能又は効果	体力虚弱で，疲れやすくて手足などが冷えやすいものの次の諸症：胃腸虚弱，下痢，嘔吐，胃痛，腹痛，急・慢性胃炎

構成　本方は人参・白朮・乾姜・甘草の4味からなり，これらは共同して胃の機能を高め，胃内停水を去り血行を良くし，新陳代謝を旺盛にする[1]。

原典・出典　大病差えて後，喜唾，久しく了了たらざるものは胃上に寒あり，まさに丸薬をもってこれを温むべし。理中丸によろし（傷寒論・陰陽易）

　理中丸は本方の丸薬である。

　胸痺心中痞留気結在胸胸満脇下逆搶心枳實薤白桂枝湯主之人參湯主之（金匱要略・胸痺心痛）

　霍乱頭痛發熱身疼痛熱多欲飲水者五苓散主之寒多不用水者人參湯主之（傷寒論・霍乱）

　人參三兩甘草三兩乾薑三兩白朮三兩

　右四味以水八升煮取三升温服一升日三服

　人參甘草炙白朮乾薑已上各三両

　右四味搗篩為末蜜和丸如鷄黄大以沸湯数合和一丸研砕温服之日三夜二服腹中未熱益至三四丸然不及湯湯法以四物依両数切用水八升煮取三升去滓温服一升日三服

　加減法若臍上築者腎気動也去朮加桂四兩吐多者去朮加生薑三兩下多者還用朮悸者加茯苓二兩渇欲得水者加朮足前成四兩半腹中痛者加人參足前成四兩半寒者加乾薑足前成四兩半腹満者去朮加附子一枚服湯後如食頃飲熱粥一升許微自温勿発掲衣被

目標　冷えて血色が優れない。胃腸が弱く，下痢しやすく，腹が痛んだり，吐き気があったり，口に薄い唾がたまったり，小便が近くて多く出るもので，一般に元気のないもの[1]。

なお，このほかに食事の量が少なく，甘いもの，熱いものを好み，手足が冷えて眠れないなどの訴えも本方の手がかりである。

応用 本方は主として急性・慢性胃腸炎，胃弱，胃アトニー，胃下垂，胃拡張，胃液分泌過多症，胃潰瘍，悪阻，回虫，下痢，小児自家中毒の予防および治療などに用いられる[2]。

鑑別 ▶甘草瀉心湯：実証，腹鳴，神経質
　　　▶大建中湯：腹鳴，蠕動不安
　　　▶茯苓飲：下痢がない，胃の膨満感。
　　　▶真武湯：小便不利，めまい，倦怠感が強い。

備考 原典では理中丸は鶏黄大の丸剤とし，1回1丸を適量の沸湯に入れて研砕して温服し，日中3回夜2回服用するとなっている。また丸剤は湯剤に及ばないと記載されている。

【359】K156　人参養栄湯（太平恵民和剤局方）

弱 ← やや虚弱　中程度　比較的ある　充実 → 実
虚弱

成分及び分量又は本質	日本薬局方	ニンジン	3.0 g
	〃	トウキ	4.0 g
	〃	シャクヤク	2.0 g
	〃	ジオウ	4.0 g
	〃	ビャクジュツ	4.0 g
	〃	ブクリョウ	4.0 g
	〃	ケイヒ	2.5 g
	〃	オウギ	1.5 g
	〃	チンピ	2.0 g
	〃	オンジ	2.0 g
	〃	ゴミシ	1.0 g
	〃	カンゾウ	1.0 g
		全　量	31.0 g
製造方法	以上の切断又は破砕した生薬をとり，1包として製する。		
用法及び用量	本品1包に水約500 mLを加えて，半量ぐらいまで煎じつめ，煎じかすを除き，煎液を3回に分けて食間に服用する。上記は大人の1日量である。15才未満7才以上　大人の2/3，7才未満4才以上　大人の1/2，4才未満2才以上大人の1/3，2才未満　大人の1/4以下を服用する。		
効能又は効果	体力虚弱なものの次の諸症：病後・術後などの体力低下，疲労倦怠，食欲不振，ねあせ，手足の冷え，貧血		

構成 十全大補湯の去加方で，同方から川芎を去って，代わりに五味子・陳皮・遠志を加えたもので，これら3味は咳の緩和をも補うものである。

(1) 五味子は酸温（甘酸苦辛鹹5つの味を備え）肺を治め，胃を滋し，津を生じ，咳逆を治す。

(2) 陳皮は逆気（逆上，上気すること）を主り，嘔吐，咳逆を止め，胃のつかえを除き，便通を良くする。

(3) 遠志は心，腎を補い，去痰，鎮静作用がある。

原典・出典 積労虚損にて四肢沈滞，骨肉酸疼，吸吸として氣少なく，行動喘啜（あえぎすすり泣く），小腹拘急，腰背強痛，心虚驚悸，咽乾き唇燥き，飲食味無く，陰陽衰弱，悲憂惨戚，多臥少起，久しき者は積年，急なるものは百日，漸く痩削に至り，五臓の氣竭れ，振復すべきこと難きを治す。又，肺と大腸が俱に虚し，咳嗽下痢，喘乏少氣，痰涎を嘔吐するを治す。（和剤局方・巻五・治癇冷・淳祐新添方）

　　白芍薬参兩　當歸　桂心去麁皮　甘草炙　陳橘皮　人参　白朮煨　黄耆各壹兩　熟地黄製　五味子　茯苓各柒錢半　遠志炒去心半兩

　　右剉散，毎服肆錢，水壹錢半，生薑參片，棗子壹枚壹本作貳枚　煎至柒分，去滓温服，便精遺泄，加竜骨壹兩，欬嗽加阿膠，甚妙

目標 病後の体力低下，疲労倦怠，食欲不振，寝汗，手足の冷え，貧血を目標にする。

応用 (1) 病後の衰弱，産後の衰弱，結核症の衰弱などに応用する[2]。
(2) 肺結核の浸潤期，徴結核のいわゆる気血ともに虚しているとき。十全大補湯では呼吸器病の喘咳，喀血，呼吸困難などはかばかしくない場合[13]。
(3) 栄養剤として虚弱体質や衰弱した人に用いられる[13]。

鑑別 ▶柴胡桂枝乾姜湯：衰弱の状態が幾分よく，動悸あるもの。
▶炙甘草湯：腹証の心下悸，心悸亢進，脈が速く，手足の煩熱[4]。
▶十全大補湯：病勢がやや落ち着いて，熱咳，喀痰などが穏やかである。
▶補中益気湯：病勢が停止し，回復の傾向あるもの。体力が増強し，自然治癒能力を高める薬方で，衰弱，貧血，疲労倦怠，無気力，食欲不振などが対象（中日重要漢方処方解説口訣集）。

備考 浅田宗伯は，「虚労熱有りて咳し，下痢するものに用う」としている。原典では，地黄は熟地黄を使っている。

【360】K157　排膿散料（金匱要略）

弱 ←　　　　　　　　　　　　　　　　→ 実
| 虚弱 | やや虚弱 | 中程度 | 比較的ある | 充実 |

	日本薬局方		
成分及び分量又は本質	日本薬局方	キジツ	3.0 g
	〃	シャクヤク	3.0 g
	〃	キキョウ	1.5 g
		全量	7.5 g
製造方法	以上の切断又は破砕した生薬をとり，1包として製する。		
用法及び用量	本品1包に水約500 mLを加えて，半量ぐらいまで煎じつめ，熱いうちに煎じかすを除き，煎液を3回に分けて食間に服用する。上記は大人の1日量である。15才未満7才以上　大人の2/3，7才未満4才以上　大人の1/2，4才未満2才以上　大人の1/3，2才未満　大人の1/4以下を服用する。本剤は必ず1日分ずつ煎じ，数日分をまとめて煎じないこと。		

効能又は効果	体力中等度以上で，患部が化膿するものの次の諸症：化膿性皮膚疾患の初期又は軽いもの，歯肉炎，扁桃炎

【361】K157-① 排膿散（はいのうさん）（金匱要略）

弱 ←――――――――――――――→ 実
| 虚弱 | やや虚弱 | 中程度 | 比較的ある | 充実 |

成分及び分量又は本質	日本薬局方	キジツ	3.0 g
	〃	シャクヤク	1.8 g
	〃	キキョウ	0.6 g
		全量	5.4 g
製造方法	以上の生薬をそれぞれ末とし，散剤の製法により製する。ただし，分包散剤とする。			
用法及び用量	1回量を次のとおりとし，1日2回，食前又は空腹時に服用する。大人（15才以上）1包2.7g，15才未満7才以上　大人の2/3，7才未満4才以上　大人の1/2，4才未満2才以上　大人の1/3，2才未満　大人の1/4を服用する。			
効能又は効果	体力中等度以上で，患部が化膿するものの次の諸症：化膿性皮膚疾患の初期又は軽いもの，歯肉炎，扁桃炎			

構成　枳実は気が実して患部の緊張しているものを緩和し，堅硬を和らげ，炎症浸潤を治す。芍薬は枳実に協力して緊張を去り，血の凝滞と筋拘攣を解き浸潤を緩解する。桔梗はもっぱら排膿の作用があり，あるいは化膿を防止する。原典では生薬を細末とし，1日分に卵黄1個を加えて，よく撹拌し白湯にて1日2回服する。卵黄は陽気の結集したもので，浸潤して化膿しないものに対して化膿を促進させ，あるいは排膿を促し，呼吸を良くする。以上の諸薬が協力して，気血の凝滞を開き，化膿を促し，排膿を促進させるものである[2]。

原典・出典　金匱要略の瘡癰腸癰浸淫病篇に処方が記載されているが，証の条文はない。
　　枳実十六枚　芍薬六分　桔梗分二
　　右三味杵為散取鶏子黄一枚以薬散与鶏黄相等揉和令相得飲和服之日一服（金匱要略・瘡癰腸癰）

目標　疼痛を伴う化膿性の腫物で，患部が緊張，堅硬の状態を示すもの[1]。

応用　癰，癤，皮下膿瘍，面疔，乳腺炎など。

鑑別　▶**葛根湯**：浸潤，疼痛は同様であるが，発熱悪寒などの表証あり。
　　　▶**排膿湯**：腫瘍排膿期で，浸潤少なく緩証。

備考　排膿散は，原典では1回分を卵黄1個とかき混ぜて，温湯に和して1日1回服用するとなっている。
　　排膿散及湯は吉益東洞の創製による処方で，排膿散と排膿湯の合法であり，比較的浸潤の軽い化膿症に用いる。

【362】K158　排膿湯(はいのうとう)（金匱要略）

弱 ←──────→ 実
虚弱／やや虚弱／中程度／比較的ある／充実

成分及び分量又は本質	日本薬局方	カンゾウ	3.0 g
	〃	キキョウ	5.0 g
	〃	ショウキョウ	0.3 g
	〃	タイソウ	6.0 g
		全量	14.3 g
製造方法	以上の切断又は破砕した生薬をとり，1包として製する。		
用法及び用量	本品1包に水約500 mLを加えて，半量ぐらいまで煎じつめ，煎じかすを除き，煎液を3回に分けて食間に服用する。上記は大人の1日量である。15才未満7才以上　大人の2/3，7才未満4才以上　大人の1/2，4才未満2才以上　大人の1/3，2才未満　大人の1/4以下を服用する。		
効能又は効果	体力中等度以下で，患部が化膿するものの次の諸症：化膿性皮膚疾患・歯肉炎・扁桃炎の初期または軽いもの		

構成　桔梗は化膿を防止し，また排膿の効がある。甘草は急迫を緩め，咽痛を治し，大棗は甘草と協力して急迫を緩め，胃を調和して滋潤の効がある[2]。

原典・出典　金匱要略の瘡癰腸癰浸淫病篇に処方が記載されているが，証の条文はない。
　　甘草二兩　桔梗三兩　生薑一兩　大棗十枚
　　右四味以水三升煮取一升温服五合日再服（金匱要略・瘡癰腸癰）

目標　化膿症の極めて初期，または盛りを過ぎて緩症になり，虚証で熱性の形のもので，特に開放性の化膿症というのが条件である。局所症状だけで全身症状が少なく，しかも局所の浸潤があまり強くない。しこりや肉芽も堅くなく，緊張も強くない。膿や分泌物も普通であるというのを目標にする。腹部痙急し，脈は頻脈または数弱のことが多い[2]。

応用　大体において虚証で，熱性の化膿症の初期または緩症に用いる。
　　癤疔，癰，膿瘍，潰瘍，漏孔などに用いられ，中耳炎，副鼻腔炎，歯槽膿漏，痔ろう，扁桃腺，肺膿瘍，肺壊疽に応用される[2]。

鑑別　▶黄耆建中湯：化膿症，虚証甚だしく，稀い膿[2]。
　　▶排膿散，排膿散料：化膿症，浸潤凝結強し。

備考　原典では1日2回に分けて服用することになっている。

【363】K159 麦門冬湯(ばくもんどうとう)（金匱要略）

成分及び分量又は本質	日本薬局方	バクモンドウ	10.0 g
	〃	ハンゲ	5.0 g
	〃	タイソウ	3.0 g
	〃	ニンジン	2.0 g
	〃	カンゾウ	2.0 g
	〃	コウベイ	5.0 g
		全量	27.0 g
製造方法	以上の切断又は破砕した生薬をとり，1包として製する。		
用法及び用量	本品1包に水約500 mLを加えて，半量ぐらいまで煎じつめ，煎じかすを除き，煎液を3回に分けて食間に服用する。上記は大人の1日量である。15才未満7才以上　大人の2/3，7才未満4才以上　大人の1/2，4才未満2才以上　大人の1/3，2才未満　大人の1/4以下を服用する。		
効能又は効果	体力中等度以下で，たんが切れにくく，ときに強くせきこみ，又は咽頭の乾燥感があるものの次の諸症：からぜき，気管支炎，気管支ぜんそく，咽頭炎，しわがれ声		

（弱←→実：虚弱　やや虚弱　中程度　比較的ある　充実）

構成　本方の主薬は麦門冬と半夏である。麦門冬は滋潤の能があり，乾燥して気の上逆するのを潤して引き下げる。半夏は気の詰まっているのを通利し，上衝を引き下げる作用を有する。人参は麦門冬と協力して乾燥を潤し，半夏の燥するのを緩和する。甘草は急迫を緩め，気を通利し，大棗は胸部を潤し，気の上逆を緩和する。粳米は胃を滋潤し，虚労を補うものである[2]。

原典・出典　大逆上気，咽喉不利，逆を止め，気を下す者。（金匱要略・肺痿肺癰欬嗽上気）

麦門冬二升　半夏一升　人參　甘草各二兩　粳米三合　大棗十二枚
右六味以水一斗二升煮取六升温服一升日三夜一服

目標　腹の底から込み上げてくるような（大逆），そのため顔が赤くなるような（上逆・上気），力のこもった咳で，老人，妊婦などは咳のために尿を失禁するほどの強い咳によい。痰はしばしば濃厚である。稀薄なものはこの証ではない（小青竜湯，苓甘姜味辛夏仁湯などを考えること）。

応用　本方は少陽病の虚状を帯びたもので，気の上逆による痙攣性咳嗽に用いられる。
本方は急性・慢性気管支炎，喘息，肺炎，急性・慢性咽喉炎，百日咳，嗄声，咽頭結核，肺結核，喀血，糖尿病，脳溢血，高血圧症，動脈硬化，妊娠中の咳嗽に応用される[2]。

鑑別　▶小青竜湯：上衝，頭痛，発熱，悪風など表証を伴い，痰は水のように稀薄であり，咳は湿った咳である。

▶半夏厚朴湯：咽喉がくすぐったく感じて出る咳（胃内停水がある），しばしば大・小柴胡湯と合方して用いる。

▶苓甘姜味辛夏仁湯：小青竜湯証の症状だが麻黄などの使えない虚証に使う。

備考　原典では日中3回，夜1回服用することになっている。

【364】K160　八味地黄丸料（金匱要略）
はちみじおうがんりょう

弱 ←――――――――→ 実
| 虚弱 | やや虚弱 | 中程度 | 比較的ある | 充実 |

成分及び分量又は本質	日本薬局方	ジオウ	5.0 g
	〃	サンシュユ	3.0 g
	〃	サンヤク	3.0 g
	〃	タクシャ	3.0 g
	〃	ブクリョウ	3.0 g
	〃	ボタンピ	3.0 g
	〃	ケイヒ	1.0 g
	〃	ブシ	1.0 g
		全　量	22.0 g
製造方法	以上の切断又は破砕した生薬をとり，1包として製する。		
用法及び用量	本品1包に水約500 mLを加えて，半量ぐらいまで煎じつめ，煎じかすを除き，煎液を3回に分けて食間に服用する。上記は大人の1日量である。 15才未満7才以上　大人の2/3, 7才未満4才以上　大人の1/2, 4才未満2才以上　大人の1/3, 2才未満　大人の1/4以下を服用する。		
効能又は効果	体力中等度以下で，疲れやすくて，四肢が冷えやすく，尿量減少又は多尿でときに口渇があるものの次の諸症：下肢痛，腰痛，しびれ，高齢者のかすみ目，かゆみ，排尿困難，残尿感，夜間尿，頻尿，むくみ，高血圧に伴う随伴症状の改善（肩こり，頭重，耳鳴り），軽い尿漏れ		

【365】K160-①　八味地黄丸（金匱要略）
はちみじおうがん

弱 ←――――――――→ 実
| 虚弱 | やや虚弱 | 中程度 | 比較的ある | 充実 |

成分及び分量又は本質	日本薬局方	ジオウ	2.97 g
	〃	サンシュユ	1.48 g
	〃	サンヤク	1.48 g
	〃	タクシャ	1.11 g
	〃	ブクリョウ	1.11 g
	〃	ボタンピ	1.11 g
	〃	ケイヒ	0.37 g
	〃	ブシ	0.37 g
		全　量	10.0 g
製造方法	以上の生薬をそれぞれ末とし，「ハチミツ」を結合剤として丸剤の製法により丸剤100個とする。		
用法及び用量	大人1日3回，1回20個，食前又は空腹時に服用する。 15才未満7才以上　大人の2/3, 7才未満5才以上　大人の1/2を服用する。		
効能又は効果	体力中等度以下で，疲れやすくて，四肢が冷えやすく，尿量減少又は多尿でときに口渇があるものの次の諸症：下肢痛，腰痛，しびれ，高齢者のかすみ目，かゆみ，排尿困難，残尿感，夜間尿，頻尿，むくみ，高血圧に伴う随伴症状の改善（肩こり，頭重，耳鳴り），軽い尿漏れ		

構　成　主薬の地黄は血証と水病を治し腎気を補う。本方を構成する地黄・山茱萸・薯蕷（山薬）

には，強壮，強精，滋潤の効があり，茯苓には強壮，鎮静，利尿の効があり，沢瀉には利尿，止渇の効があり，牡丹皮には血のうっ滞を散じ鎮痛の効があり，さらにこれらに配するに，諸機能の沈衰を鼓舞する桂皮と附子がある[1]。

|原典・出典| 崔氏八味丸　脚気上って少腹に入り不仁なるを治す。（金匱要略・中風歴節）
　　　虚労腰痛，少腹拘急，小便不利する者（金匱要略・虚労）
　　　夫短気有微飲當従小便去之苓桂朮甘湯主之八味地黄丸亦主之（金匱要略・痰飲）
　　　男子消渇小便反多以飲一斗八味地黄丸主之（金匱要略・消渇小便利淋）
　　　問曰婦人病飲食如故煩熱不得臥而反倚息者何也師曰此名転胞不得溺也以胞系了戻故此病但利小便則癒宜八味地黄丸主之（金匱要略・婦人雑病）
　　　乾地黄八兩　　薯蕷山茱萸各四兩　　沢瀉　　茯苓　　牡丹皮各三兩　　桂枝附子炮各一兩
　　　右八味末之煉蜜和丸梧子大酒下十五丸加至二十五丸日再服

|目標| 下半身の疲労脱力，多尿，頻尿，尿利減少，尿の淋瀝，腰痛を目標とする[1]。

|応用| 膀胱炎，前立腺肥大，高血圧症，糖尿病，脳出血，陰萎，尿崩症，腰痛，坐骨神経痛，産後または婦人科の手術後に来る尿閉または尿失禁，脚気，帯下，遺尿症，白内障など[1]。
　　　本方に牛膝，車前子を加えて牛車腎気丸という。腰痛が激しく尿不利のものに効がある[1]。

|鑑別| ▶小建中湯：脾胃の気の虚乏，したがって勢力の虚乏が著しく，腹中のひきつれて痛むものに用いる。
　▶当帰芍薬散，当帰芍薬散料：冷え症で貧血の傾向があり，筋肉は一体に軟弱なものに用いる。
　▶苓姜朮甘湯：心下悸があり，腰以下冷痛して水中に坐するがごとく冷たく感ずるのに用いる。
　▶六味地黄丸，六味地黄丸料：八味丸から桂枝と附子を除いたもので表虚が八味丸に比して少ない。陽証の虚弱者に用いる。小児にも使うことができる。

|備考| 原典では，1丸を梧子大（ごしだい）（約0.3g）に製丸し，1日2回清酒で15丸を服用し，効果が得られなければ25丸まで増量するとなっている。
　　　原典では，地黄は乾地黄を使っている。

【366】K161　半夏厚朴湯（はんげこうぼくとう）（金匱要略）

弱←　　　　　　　　　　　　　　　→実
虚弱　やや虚弱　中程度　比較的ある　充実

成分及び分量又は本質	日本薬局方	ハンゲ	6.0 g
	〃	ブクリョウ	5.0 g
	〃	コウボク	3.0 g
	〃	ソヨウ	2.0 g
	〃	ショウキョウ	1.0 g
		全　量	17.0 g
製造方法	以上の切断又は破砕した生薬をとり，1包として製する。		

用法及び用量	本品1包に水約500 mLを加えて，半量ぐらいまで煎じつめ，煎じかすを除き，煎液を3回に分けて食間に服用する。上記は大人の1日量である。 15才未満7才以上　大人の2/3，7才未満4才以上　大人の1/2，4才未満2才以上　大人の1/3，2才未満　大人の1/4以下を服用する。
効能又は効果	体力中等度をめやすとして，気分がふさいで，咽喉・食道部に異物感があり，ときに動悸，めまい，嘔気などを伴う次の諸症：不安神経症，神経性胃炎，つわり，せき，しわがれ声，のどのつかえ感

構　成　半夏と茯苓は胃内停水を去り，悪心嘔吐を治し，体液の循流を調整する効がある。厚朴は筋の緊張，痙攣を緩解し，腹満を治し，気分のうっ滞を疎通する。蘇葉は軽い興奮剤で，気分を明るくし，胃腸の機能を鼓舞する。生姜は茯苓・半夏に協力して，その効を助け，胃腸の機能を盛んにして停水を去り，嘔吐を止める[1]。

原典・出典　婦人咽中炙臠あるが如きは半夏厚朴湯これを主る。（金匱要略・婦人雑病）

　　問うて曰く，病者水に苦しむ。面目身体，四肢皆腫れ，小便利せず。これを脈するに水を云わず，反って胸中痛み，気咽に上衝し，状炙肉の如しという。まさに微しく咳喘すべしと。まことに師の言の如くんばその脈何の類ぞや。（下略）（金匱要略・水気病）

　　半夏一升　厚朴三兩　茯苓四兩　生薑五兩　乾蘇葉二兩
　　右五味以水七升煮取四升分温四服日三夜一服

目　標　神経が不安定で胃が弱く，尿の量も回数も多いもので，咽喉部に異常感（実際には何もない）があって，そのため咳払いをしきりにしたり，内攻性の気鬱や，食欲不振，不眠，浮腫などを呈するものを目標とする。

　　停水は胃内でも体表でもよい。つかえは咽喉部でも精神的な気鬱でもよい。本方はそうした症状を目標にして使う[6]。

応　用　(1) 胃症状を呈するもの：胃腸虚弱症，胃下垂，胃アトニー，食道憩室，食道痙攣，妊娠悪阻
(2) 神経症状を主としたもの：神経衰弱，ヒステリー，血の道症，神経質，不眠症，ノイローゼ，神経性食道狭窄症，恐怖症，うつ病
(3) 咽頭付近に症状を呈するもの：扁桃炎気管支炎，喘息，百日咳，バセドー病，声帯の浮腫，嗄声，咽喉刺激感・異物感・掻痒感などを訴えるもの。
(4) 浮腫を現すもの：胃内停水があり，これが上下に流れて顔面，手足に虚性の浮腫をきたす。顔面の浮腫，陰のう水腫，腎炎，ネフローゼなどに広く応用される[2]。

鑑　別　▶甘麦大棗湯：胃内停水なく，急迫症状が強い。
　▶当帰芍薬散，当帰芍薬散料：貧血，冷えが強く，咽喉異常感はない。
　▶茯苓飲：胃内停水強く，胃部膨満，尿利減少，嘔吐などがある。
　▶苓桂朮甘湯：気の動きが多く，尿利減少，心悸亢進などがある。

備　考　本方は小柴胡湯，大柴胡湯と合方して喘息に長服させることが多い。また茯苓飲と合方して胃潰瘍，十二指腸潰瘍，胃痛などに用いる。まれに本方によって軟便，あるいは軽度の下痢をみることがある。

　　原典では，日中3回，夜1回の4回に分けて服用することになっている。

【367】K162　半夏瀉心湯（傷寒論）
はんげしゃしんとう

弱 ←――――――――――→ 実
| 虚弱 | やや虚弱 | 中程度 | 比較的ある | 充実 |

成分及び分量 又は本質	日本薬局方 〃 〃 〃 〃 〃 〃	ハンゲ オウゴン カンキョウ ニンジン カンゾウ タイソウ オウレン	5.0 g 2.5 g 2.5 g 2.5 g 2.5 g 2.5 g 1.0 g
		全量	18.5 g
製造方法	以上の切断又は破砕した生薬をとり，1包として製する。		
用法及び用量	本品1包に水約500 mLを加えて，半量ぐらいまで煎じつめ，煎じかすを除き，煎液を3回に分けて食間に服用する。上記は大人の1日量である。 15才未満7才以上　大人の2/3，7才未満4才以上　大人の1/2，4才未満2才以上　大人の1/3，2才未満　大人の1/4以下を服用する。		
効能又は効果	体力中等度で，みぞおちがつかえた感じがあり，ときに悪心，嘔吐があり食欲不振で腹が鳴って軟便又は下痢の傾向のあるものの次の諸症：急・慢性胃腸炎，下痢・軟便，消化不良，胃下垂，神経性胃炎，胃弱，二日酔，げっぷ，胸やけ，口内炎，神経症		

構成　黄連と黄芩は心下の実熱を冷ますもので，黄芩は心下から上と表に作用し，血熱や血煩を治し，黄連は心下から下方に作用し，煩躁症状を治すとされている。また両者は協力して心下の気のつかえを治し，上下に波及する動揺症状を治すものである。半夏・乾姜はよく気を巡らし，胃の停水をさばき，心下の水が気の上衝につれて動いて嘔吐を起こすものを治す。

　　人参・甘草・大棗は諸薬を調和する。以上の諸薬が協力して心下の熱邪と水邪を去り，心下の痞硬を除き，升降の気を順通するものである[2]。

原典・出典　傷寒五六日，嘔吐して発熱する者は柴胡の証具わる而るに他薬を以て之れを下し，柴胡の証なお在る者は，復た柴胡湯を与う。此れすでに下すといえども逆となさず。必ず蒸々として振い，かえって発熱汗出でて解す。若し心下満して鞕痛する者は，これ結胸を為すなり。大陥胸湯これを主る。ただ満して痛まざる者は，これを痞となす。柴胡これを与うるに中らず。半夏瀉心湯によろし（傷寒論・太陽下）
こうつう

　　嘔して腸鳴り，心下痞する者は半夏瀉心湯これを主る（傷寒論・嘔吐）

　　半夏半升洗　黄芩　乾薑　人参各三兩　黄連一兩　大棗十二枚擘　甘草三兩炙

　　右七味以水一斗煮取六升去滓再煎取三升温服一升日三服

　　「此方は飲邪併結して心下痞硬する者を目的とす…」（勿誤薬室方函口訣）

目標　本方は心下痞硬，悪心，嘔吐，食欲不振を目標として用い，胃内停水，腹中雷鳴，下痢を伴い，舌に白苔のあることが多い[1,2]。

応用　少陽の病位に属するものである。すなわち熱の邪と水の邪が心下につかえて，痞硬を来し，上下に動揺を起こし，嘔吐，腹中雷鳴，下痢などを発するものに用いる[2]。

　　本方は主として胃腸疾患として，急性慢性胃炎・腸炎，胃酸過多症，胃拡張，胃下垂，胃潰瘍，十二指腸潰瘍，胃腸カタル，誤薬・新薬による胃障害，心下つかえ，悪阻，神経性嘔吐な

どに用いられ，また口中糜爛，口内炎，吃逆，便秘，下痢，神経衰弱，経閉，癇癪，舞踏病などにも応用される[2]。

|鑑 別| ▶**甘草瀉心湯**：心下痞塞，気の動揺強く，心煩，神経症状が強い。
▶**三黄瀉心湯**：心下痞，水気はない，のぼせて便秘。
▶**生姜瀉心湯**：心下痞塞，水気の動揺強く，留飲，噯気あり。
▶**茯苓飲**：心下痞，胃内停水強く，拍水音著明で虚証。

|備 考| 原典では，再煎することになっている。

【368】K163 半夏白朮天麻湯（脾胃論）
はんげびゃくじゅつてんまとう

弱 ←　　　　　　　　　　　　　　　　　　→ 実
| 虚弱 | やや虚弱 | 中程度 | 比較的ある | 充実 |

成分及び分量又は本質	日本薬局方	ハンゲ	3.0 g
	〃	ビャクジュツ	3.0 g
	〃	ソウジュツ	3.0 g
	〃	チンピ	3.0 g
	〃	ブクリョウ	3.0 g
	〃	バクガ	2.0 g
	〃	テンマ	2.0 g
	〃	ショウキョウ	0.5 g
	別紙規格	シンキク	2.0 g
	日本薬局方	オウギ	1.5 g
	〃	ニンジン	1.5 g
	〃	タクシャ	1.5 g
	〃	オウバク	1.0 g
	〃	カンキョウ	0.5 g
		全量	27.5 g
製 造 方 法	以上の切断又は破砕した生薬をとり，1包として製する。		
用法及び用量	本品1包に水約500 mLを加えて，半量ぐらいまで煎じつめ，熱いうちに煎じかすを除き，煎液を3回に分けて食間に服用する。上記は大人の1日量である。15才未満7才以上　大人の2/3，7才未満4才以上　大人の1/2，4才未満2才以上　大人の1/3，2才未満　大人の1/4以下を服用する。本剤は必ず1日分ずつ煎じ，数日分をまとめて煎じないこと。		
効能又は効果	体力中等度以下で，胃腸が弱く下肢が冷えるものの次の諸症：頭痛，頭重，立ちくらみ，めまい，蓄膿症（副鼻腔炎）		

|構 成| 六君子湯から甘草・大棗を去り鎮痙の天麻，利水の沢瀉・蒼朮，脾胃を助ける黄耆・神麹・麦芽を加え，清熱燥湿の黄柏と温裏祛寒の乾姜を配剤している。

|原典・出典| 范天駛の内，もと脾胃の証あり。時に煩躁を顕わし胸中利せず。大便不通。初冬外に出で晩く帰る。寒気のために怫鬱悶乱す。大仁火をなし伸ぶるを得ざる故也。医熱あるを疑いて疎風丸を以て治す。大便行きても病減ぜず。また薬力小を疑いて復た七八十丸を加う。下ること両行前証すなわち減ぜず。復た食を吐逆するを添う。痰を止むる能わず唾は稠粘にして湧出止まず，眼黒頭旋し悪心煩悶す。気短促して上りて喘し，無力言を欲せず，心神顛倒して

兀兀止まず，目あえて開かず，風雲中に在る如し。頭苦痛し裂くる如く身重きこと山の如し。四肢厥冷し安臥するを得ず。余おもえらく前証すなわち胃気すでに損ず半夏白朮天麻湯を製し之を主りて癒ゆ。(脾胃論・巻下)

黄蘗二分 乾姜二分 天麻 蒼朮 白茯苓 黄耆 澤瀉 人參已上各五分 白朮，炒麴已上各一錢 半夏湯洗七天 大麥蘗麵 橘皮已上各一錢五分

右件㕮咀，毎服半兩，水二盞，煎至一盞，去楂，帶熱服，食前

目標 水毒の頭痛というのが第1目標である。これは，平素胃腸虚弱でアトニーの傾向があるものが，外感や内傷などで胃内停水が毒性を帯び，水毒となって上逆して特有の発作性頭痛，めまいを発するものである。

本症の頭痛は眉稜骨より天底・百会のあたりに甚だしく，足冷嘔気を訴える。

応用 慢性胃腸炎が原因の頭痛，メニエール病，眼振性めまい，耳鳴り，食後倦怠，脳血管障害性頭痛

鑑別 ▶呉茱萸湯：頭痛，嘔吐が強い。
▶柴胡加竜骨牡蛎湯：気うつ，めまい，頭痛，頭重は似ているが，胸脇苦満がある。(漢方処方の実際)
▶六君子湯：頭痛，めまいがあまりない。

【369】K164　白虎加桂枝湯 びゃっこかけいしとう (金匱要略)

虚弱←→実：中程度〜比較的ある

成分及び分量又は本質	日本薬局方	チモ	5.0 g
	〃	セッコウ	15.0 g
	〃	カンゾウ	2.0 g
	〃	ケイヒ	3.0 g
	〃	コウベイ	8.0 g
		全量	33.0 g
製造方法	以上の切断又は破砕した生薬をとり，1包として製する。		
用法及び用量	本品1包に水約500 mLを加えて，半量ぐらいまで煎じつめ，煎じかすを除き，煎液を3回に分けて食間に服用する。上記は大人の1日量である。15才未満7才以上 大人の2/3，7才未満4才以上 大人の1/2，4才未満2才以上 大人の1/3，2才未満 大人の1/4以下を服用する。		
効能又は効果	体力中等度以上で，熱感，口渇，のぼせがあるものの次の諸症：のどの渇き，ほてり，湿疹・皮膚炎，皮膚のかゆみ		

構成 「石膏と知母が主薬で，ともに解熱の働きがある。石膏は清熱と鎮静の働きがあり，内外の熱をさまし，知母は熱をさまし燥を潤し，内熱をさます働きをする。粳米は補養の薬で，石膏が裏を冷やしすぎないようにし，かつ高熱による消耗を補う。甘草は粳米に協力して裏を補い，急迫症状を緩和し，知母・石膏の働きを調和させる。」(白虎湯の構成)[2]

白虎加桂枝湯は白虎湯に桂皮を加えたものであり，桂皮は表の邪を解し，上衝の著しいものに用いる[2]。

|原典・出典| 温瘧は，その脈平の如くにして，身に寒なく，但熱し，骨節疼煩し，時に嘔す，白虎加桂枝湯之を主る。(金匱要略・瘧病)

　　知母六兩　甘草二兩炙　石膏一斤　粳米二合　桂枝去皮三兩
　　右剉毎五銭水一盞半煎至八分去滓温服汗出愈

|目　標| 構成で述べたように，白虎湯の証で表証が強く，上衝が著しいものと，発熱し，汗が出て煩渇し，煩躁するもので顔面が赤くてほてり，口渇が目標となる。

|応　用|
(1) インフルエンザ，チフス，丹毒，日本脳炎，マラリアなどで高熱，口渇，頭痛脈大のもの。
(2) 筋炎，骨髄・骨膜炎，関節炎，ひょう疽などで疼痛，熱感強く，脈大のもの。
(3) 湿疹，乾癬，ストロフルス，皮膚炎，虫刺され，陰部掻痒症などで発疹が大きく，熱感とかゆみが強く，あるいは時間を定めてかゆみが増し，脈大のもの。
(4) 結膜炎，虹彩炎，角膜炎などの眼病や歯痛で充血と痛みが強く脈大のもの。(以下略)(新撰聚方，頭註)

|鑑　別|
▶ **五苓散，五苓散料**：表熱，口渇，自汗，小便不利，下痢，(顔面)浮腫，心下部拍水音，水逆，脈浮。
▶ **猪苓湯**：表熱・下焦鬱熱，口渇，汗傾向不定，小便不利・頻数または難・淋瀝，排尿時と後の疼痛，皮膚口舌乾燥，心煩，夜煩躁，水逆ない，血尿・血症，虚証，脈浮。
▶ **八味地黄丸，八味地黄丸料**：皮膚四肢煩熱，口渇口乾，小便(夜間)自利，失禁または失禁不利・尿閉，便秘傾向，臍下(少腹)不仁，腰痛，虚腫，枯燥，陰虚証，脈沈小・弦硬・緊・洪大・弱など。
▶ **白虎加人参湯**：高熱，(白虎湯より強い)煩渇，熱鬱自汗，頻尿，大便硬，皮膚口舌乾燥，津液欠乏，心煩と嘔吐はない，心下痞硬，胃部振水音，堅くない腹満，裏熱実証，脈多くは洪大。
▶ **白虎湯**：高熱，煩渇，熱鬱自汗，小便自利，口舌乾燥，津液欠乏，煩躁，裏熱実証，脈浮滑数，洪大など。
▶ **大青竜湯**：(表裏)発熱，口渇，汗出でず，尿傾向不定，身痛，浮腫・腹水，煩躁，表実証，脈浮緊(数)時に浮緩。

|備　考| 原典では1回分宛煎じて温服することになっている。

【370】K165　白虎加人参湯（傷寒論，金匱要略）

弱 ←　　　　　　　　　　　　　　　　　　　→ 実

| 虚弱 | やや虚弱 | 中程度 | 比較的ある | 充実 |

成分及び分量又は本質	日本薬局方	チモ	5.0 g
	〃	セッコウ	15.0 g
	〃	カンゾウ	2.0 g
	〃	ニンジン	3.0 g
	〃	コウベイ	8.0 g
		全　量	33.0 g

製　造　方　法	以上の切断又は破砕した生薬をとり，1包として製する。
用法及び用量	本品1包に水約500 mLを加えて，半量ぐらいまで煎じつめ，煎じかすを除き，煎液を3回に分けて食間に服用する。上記は大人の1日量である。 15才未満7才以上　大人の2/3，7才未満4才以上　大人の1/2，4才未満2才以上　大人の1/3，2才未満　大人の1/4以下を服用する。
効能又は効果	体力中等度以上で，熱感と口渇が強いものの次の諸症：のどの渇き，ほてり，湿疹・皮膚炎，皮膚のかゆみ

構成　白虎湯に人参を加えたものである。すなわち白虎湯の証に，体液の減少が高度となり，口渇甚だしく疲労の状を呈したものを治すものである。知母は内熱を冷まし，燥を潤し，石膏は内外の熱を冷まし，鎮静の作用がある。粳米は補養の働きがあり，石膏の寒冷を緩和する。甘草は急迫を緩め，かつ粳米とともに表を補う。人参は一層裏を補い，滋潤の作用を加えたものである[2]。

原典・出典　桂枝湯を服し，大いに汗出でて後，大煩渇解せず，脈洪大なるものは，白虎加人参湯之を主る。（傷寒論・太陽上）

　傷寒，若しくは吐し，若しくは下して後，七八日解せず，熱結んで裏に在り。表裏俱に熱し，時々悪風，大渇，舌上乾燥して煩し，水数升を飲まんと欲するものは，白虎加人参湯之を主る。（傷寒論・太陽下）

　傷寒，大熱なく，口燥渇，心煩，背微悪寒するものは，白虎加人参湯之を主る。（傷寒論・太陽下）

　傷寒，脈浮，発熱，汗なく，その表解せず，白虎湯を与うべからず，渇して水を飲まんと欲し，表証なきものは，白虎加人参湯之を主る。（傷寒論・太陽下）

　太陽の中熱なるものは暍これなり。汗出でて悪寒，身熱して渇す，白虎加人参湯之を主る。（金匱要略・消渇小便利）

　　知母六兩　石膏一斤砕　甘草二兩　粳米六合　人参三兩
　　右五味以水一斗煮米熟湯成去滓温服一升日三服

目標　熱症状と渇が主症状で，煩渇または口舌乾燥し，水数升を飲みつくさんと欲するほどの飽くことなき口渇である。

　脈は多くは洪大で，大便硬く，腹部は大体が軟らかで，心下痞硬し，表証としての汗出で，悪風，背寒，悪寒などがあり，満腹，口辺の麻痺，四肢疼重，頻尿などあるもの[1]。

応用　白虎湯証に似て，内外の熱甚だしく，さらに津液は欠乏し，渇して水を飲まんと欲し，口舌の乾燥の甚だしいものに用いる。

(1) インフルエンザ，腸チフス，肺炎，日本脳炎，暑気あたり，熱射病などで高熱，煩渇，脳症を起こしたもの。

(2) 糖尿病，脳出血，バセドー病で煩渇し，脈の洪大のものなどに用いられる。

(3) 皮膚病のなかで，皮膚炎，蕁麻疹，湿疹，ストロフルス，乾癬などの搔痒甚だしく，患部が赤く充血し，乾燥性で煩渇を伴うものに応用される。

(4) 腎炎，尿毒症，胆囊炎，夜尿症，虹彩毛様体炎，角膜炎，歯槽膿漏などにも応用される[1]。

鑑別　▶**五苓散**，五苓散料：渇，小便不利，心下部振水音

▶白虎湯：煩渇，高熱，津液欠乏は少ない。
▶八味地黄丸，八味地黄丸料：小便不利または自利，少腹不仁，脈沈弦

|備考| 原典では，米が熟したらかすを去って温服することになっている。

【371】 K166　白虎湯（びゃっことう）（傷寒論）

弱←──────────────→実
虚弱｜やや虚弱｜中程度｜比較的ある｜充実

成分及び分量又は本質	日本薬局方	チモ	5.0 g
	〃	セッコウ	15.0 g
	〃	カンゾウ	2.0 g
	〃	コウベイ	8.0 g
		全量	30.0 g
製造方法	以上の切断又は破砕した生薬をとり，1包として製する。		
用法及び用量	本品1包に水約500 mLを加えて，半量ぐらいまで煎じつめ，煎じかすを除き，煎液を3回に分けて食間に服用する。上記は大人の1日量である。15才未満7才以上　大人の2/3，7才未満4才以上　大人の1/2，4才未満2才以上　大人の1/3，2才未満　大人の1/4以下を服用する。		
効能又は効果	体力中等度以上で，熱感，口渇があるものの次の諸症：のどの渇き，ほてり，湿疹・皮膚炎，皮膚のかゆみ		

|構成| 石膏と知母が主薬で，ともに解熱の働きがある。石膏は清熱と鎮静の能があり，内外の熱を冷まし，知母は熱を冷まし燥を潤し，主として内熱を冷ます働きをする。粳米は補養の薬で，石膏が裏を冷やし過ぎないようにし，かつ高熱による消耗を補う。甘草は粳米に協力して裏を補い，急迫症状を緩和し，知母・石膏の働きを調和させるものである。
　以上諸薬の協力により，裏熱，肌肉の熱を清解し，身熱，悪熱，煩躁を治するものである[2]。

|原典・出典| 傷寒脉浮，発熱汗無く其の表解せざるものには白虎湯を与うべからず，渇して水を飲まんと欲し表証なきものには，白虎加人参湯これを主る。（傷寒論・太陽下）
　三陽の合病，腹満身重く以って転側し難く，口不仁にして面垢譫語遺尿し，汗を発すれば則ち譫語し，之れを下せば則ち額上汗を生じ手足逆冷す。若し自汗出づる者は白虎湯これを主る。（傷寒論・陽明病）
　傷寒脉滑にして厥する者は，裏に熱有るなり，白虎湯これを主る。（傷寒論太陽下・厥陰）
　知母六兩　石膏一斤砕　甘草二兩炙　粳米六合
　右四味以水一斗煮米熟湯成去滓温服一升日三服

|目標| 発熱し，汗が出て煩渇し，煩躁するものを目標とする。患者は身熱，悪寒，煩熱し，脈は浮滑数または洪大で，悪寒を伴わず，自覚的に身体灼熱感があって暑苦しく，他覚的にも病人の皮膚に手を当てると灼熱感がある。口舌乾燥して大いに渇し，舌は乾いて白苔があり，自汗いでて尿利多く，時に失禁し，体液枯燥の徴候がある。腹はそれほど充実せず，あるいは腹満を訴えることもある[2]。

|応用| 陽証で，表証，肌肉の間にある熱を解するものである。次のような類型に従って用いる。

(1) チフス，インフルエンザ，麻疹，発疹性伝染病などで高熱，口渇，煩躁し，あるいはせん妄，脳症を発したもの。
(2) 日射病，熱射病，尿毒症で高熱，口渇，煩躁するもの。
(3) 喘息で夏に発するもの，遺尿，夜尿，歯痛，眼疾患，糖尿病など。
(4) 精神がおかしくなり，眼中に炎があるようになり，大声を出したり，人がいないのに1人で話したり，歌ったり，高笑いしたり，急に走り出したり，水をがぶ飲みしたりするもの。
(5) 皮膚病全般，湿疹でかゆみが激しく，安眠できず，汗流れ出るもの，手を水の中に入れると痺れるというものなどに応用される。(新撰類聚方)

鑑別 ▶五苓散，五苓散料：渇して小便不利し，心下部に振水音があるもの，水逆(のどが渇いて水を飲みたがり，飲めばただちに吐するもの)のあるもの。
▶八味地黄丸，八味地黄丸料：渇して小便不利し，臍下に不仁があるもの，また水を飲むと飲んだだけの小便がただちに出るもの[2]。
▶白虎加桂枝湯：白虎湯証で表証があり，上衝の気味のあるもの[1]。
▶白虎加人参湯：白虎湯証で高熱のため，体液を消耗して，口渇の甚だしきもの。
▶大承気湯：発熱し，腹堅満で，燥屎あり，脈の沈実のもの。
▶大青龍湯：発熱し，煩躁があって，汗が出ず，身痛があり，表実証で脈浮緊のもの。

備考 原典では，米が熟したら滓を去って温服することになっている。

【372】K167　不換金正気散料（太平恵民和剤局方）
ふかんきんしょうきさんりょう

弱←　　　　　　　　　　　　　　　　　　　　→実
虚弱 | やや虚弱 | 中程度 | 比較的ある | 充実

成分及び分量 又は本質	日本薬局方	ビャクジュツ	4.0 g
	〃	コウボク	3.0 g
	〃	チンピ	3.0 g
	〃	タイソウ	3.0 g
	〃	ショウキョウ	1.0 g
	〃	ハンゲ	6.0 g
	〃	カンゾウ	1.5 g
	〃	カッコウ	1.0 g
		全　量	22.5 g
製造方法	以上の切断又は破砕した生薬をとり，1包として製する。
用法及び用量	本品1包に水約500 mLを加えて，半量ぐらいまで煎じつめ，煎じかすを除き，煎液を3回に分けて食間に服用する。上記は大人の1日量である。 15才未満7才以上　大人の2/3，7才未満4才以上　大人の1/2，4才未満2才以上　大人の1/3，2才未満　大人の1/4以下を服用する。
効能又は効果	体力中等度で，胃がもたれて食欲がなく，ときにはきけがあるものの次の諸症：急・慢性胃炎，胃腸虚弱，消化不良，食欲不振，消化器症状のある感冒

構成 蒼朮・厚朴・陳皮・甘草は平胃散である。半夏は厚朴・蒼朮とともに胃の湿を去る。厚朴と陳皮・藿香は気のうっ滞を散じ，嘔を収める。薬名に「正気」とあるのは，気の流れを正常

にする意味がある。

原典・出典 四時の傷寒, 瘴疫時気, 頭痛壮熱, 腰背拘急, 五労七傷, 山嵐瘴気, 寒熱往来, 五膈気噎, 咳嗽痰涎, 歩行喘乏するを治す。あるいは霍乱吐瀉, 臓腑虚寒, 下痢赤白, ならびに宜しくこれを服すべし。（和剤局方・巻二・傷寒門）

　　　厚朴去皮薑製　藿香去枝土　陳皮去白　半夏煮　蒼朮米泔浸　甘草燼各等分
　　右爲剉散, 毎服參錢, 水壹盞半, 生薑參片, 棗子貳枚, 煎至捌分, 去滓, 食前稍熱服, 忌生冷, 油膩, 毒物, 若四方人不伏水土, 宜服之, 常服, 能辟嵐氣, 調和脾胃, 美飲食（太平恵民和剤局方・巻二・治傷寒・呉直閣増諸家名方）

　　（注）五労：脾労・肝労・心労・腎労・肺労（金匱要略）
　　　　　七傷：陰寒・陰痿・裏急・精漏・精少・精清・小便数（医学入門）
　　　　　五膈：思膈・憂膈・喜膈・怒膈・悲膈, あるいは憂・恚・気・寒・熱

目標 本方は山嵐瘴気を去るといって, 時候あたり, 慣れぬ土地, 山地などを旅行して, 水に慣れず, 急性胃腸炎を発して嘔吐下痢などを起こすものに用いる。平常胃腸が弱いもの, 感冒などで下痢するものにもよい[5]。

応用 (1) 中湿病：山沢を渡り, 遠隔地に旅行して水毒にあたり, 吐瀉するもの。あるいは湿地に露営し, 河川を渡りなどして, 悪寒発熱, 身体沈重するものなどに用いる。あるいは新築家屋に入って壁湿にあたったものなどによい。白朮・茯苓各3.0gを加える。

(2) 感冒：夏季驟雨, 秋季冷雨の際に罹ったもの, 傷食を兼ねたものによい（その他急性胃腸炎, 水あたり, 蕁麻疹, 盗汗などに用いる）[5]。

鑑別 ▶**黄芩湯**：下痢, 腹痛, 悪寒などを伴い, 食中毒に多い。
▶**藿香正気散, 藿香正気散料**：腹痛, 下痢が激しい。
▶**柴胡桂枝湯**：心下痞, 胸脇苦満
▶**半夏瀉心湯**：心下痞硬, 腹中雷鳴

【373】K168　茯苓飲（金匱要略）

弱←　虚弱　やや虚弱　中程度　比較的ある　充実　→実

成分及び分量 又は本質	日本薬局方	ブクリョウ	5.0 g
	〃	ビャクジュツ	4.0 g
	〃	ニンジン	3.0 g
	〃	ショウキョウ	1.0 g
	〃	チンピ	3.0 g
	〃	キジツ	1.5 g
		全量	17.5 g
製造方法	以上の切断又は破砕した生薬をとり, 1包として製する。		
用法及び用量	本品1包に水約500 mLを加えて, 半量ぐらいまで煎じつめ, 煎じかすを除き, 煎液を3回に分けて食間に服用する。上記は大人の1日量である。 15才未満7才以上　大人の2/3, 7才未満4才以上　大人の1/2, 4才未満2才以上　大人の1/3, 2才未満　大人の1/4以下を服用する。		

効能又は効果	体力中等度以下で，はきけや胸やけ，上腹部膨満感があり尿量減少するものの次の諸症：胃炎，神経性胃炎，胃腸虚弱，胸やけ
貯蔵方法及び有効期間	密閉容器
規格及び試験方法	別記のとおり。
備考	茯苓飲

構成 茯苓と白朮は主として胃内停水を去る。人参は胃の機能を高め，橘皮・枳実は苦味健胃の効があり，これらが協力して停水を去り，ガスを消し，食欲を進め，胃部の停滞感を去る。生姜は諸薬を調和し，薬効を助ける効がある[1]。

原典・出典 外台茯苓飲は心胸中に停痰宿水ありて，自ら水を吐出して後，心胸間虚し，気満，食すること能わざるを治す。痰気を消し，能く食せしむ。（金匱要略・痰飲欬嗽）
　　茯苓　人参　白朮各三兩　枳実二兩　橘皮二兩半　生薑四兩
　　右六味水六升煮取一升八合分温三服如人行八九里進之
　　この方は後世いわゆる留飲の主薬なり。人参湯の証にして胸中痰飲あるものによろし。（下略）（勿誤薬室方函口訣）

目標 胃内停水があるか，なくとも膨満感または詰まる感じが強く，尿利減少などのあるもので，嘔吐，吐水，心悸亢進，噯気，軽度の胃痛あるものを目標とする。
　　胃にガスが充満して，そのために食べられないという症状を目標にして本方を用いる。
　　人参湯よりやや実証のものを目標とする[1]。

応用 主として胃アトニー，留飲症，胃下垂，胃拡張，胃液分泌過多などに用いられ，また胃腸性神経衰弱，食道憩室などで胃部膨満，噯気，嘈囃，振水音などあるものに応用される。また胆石症，吃逆，老人の咳嗽，小児の消化不良などに用いることもある[2]。

鑑別 ▶**炙甘草湯**：皮膚枯燥，手足がほてる。
　▶**生姜瀉心湯**：実証で心下痞が強い。
　▶**人参湯，理中丸**：より虚証で，胃の機能衰退が主である。
　▶**半夏厚朴湯**：神経症状が強く，尿利多い。

備考 本方と半夏厚朴湯とを合方し，胃，十二指腸潰瘍，胃ノイローゼなどで，常に軽い疼痛あるものに用いて著効を奏することがある。
　　原典では，服用後1時間半位の感覚で次服するとなっている。

【374】K169　茯苓飲加半夏（類聚方広義）
（ぶくりょういんかはんげ）

虚弱　やや虚弱　中程度　比較的ある　充実

成分及び分量又は本質	日本薬局方	ブクリョウ	5.0 g
	〃	ビャクジュツ	4.0 g
	〃	ニンジン	3.0 g
	〃	ショウキョウ	1.0 g
	〃	チンピ	3.0 g
	〃	キジツ	1.5 g
	〃	ハンゲ	4.0 g
		全量	21.5 g
製造方法	以上の切断又は破砕した生薬をとり，1包として製する。		
用法及び用量	本品1包に水約500 mLを加えて，半量ぐらいまで煎じつめ，煎じかすを除き，煎液を3回に分けて食間に服用する。上記は大人の1日量である。15才未満7才以上　大人の2/3，7才未満4才以上　大人の1/2，4才未満2才以上　大人の1/3，2才未満　大人の1/4以下を服用する。		
効能又は効果	体力中等度以下で，はきけや胸やけが強く，上腹部膨満感があり尿量減少するものの次の諸症：胃炎，神経性胃炎，胃腸虚弱，胸やけ		

構成　茯苓飲に半夏を加味したもので，半夏は痰飲，嘔吐を主治する。

原典・出典　胃反呑酸嘈囃等，心下痞硬，小便不利し，或は心胸痛むものを治す。又毎朝悪心し，苦酸水或は痰沫を吐すものを治す。老人常に痰飲を苦しみ心下痞満，飲食消せず下痢し易きものを治す。又小児乳食加せず吐下止まざるもの。並びに百日咳心下痞満し咳逆甚しき者を治す。倶に半夏を加えて殊効あり。（類聚方広義）

目標　茯苓飲よりも胸やけ，噯気の多いものを目標とす。少陽の虚証[1,2,9,13]。

応用　茯苓飲と同じとみてよい。強いていえば，嘔吐，噯気のやや強いと思われる場合に用いる[1,2,9,13]。

鑑別　▶呉茱萸湯：心下痞・塞と，気の上衝甚だしく，嘔吐，頭痛，煩躁あり。
　▶生姜瀉心湯：心下痞，実証で心下痞硬。胸やけ。
　▶人参湯，理中丸：虚証で胃内停水，虚寒甚だしく，胃膨満感は軽い。

【375】K170　茯苓飲合半夏厚朴湯（本朝経験方）
ぶくりょういんごうはんげこうぼくとう

弱 ←　　　　　　　　　　　　　　　　　　→ 実
| 虚弱 | やや虚弱 | 中程度 | 比較的ある | 充実 |

成分及び分量又は本質	日本薬局方	ブクリョウ	5.0 g
	〃	ビャクジュツ	4.0 g
	〃	ニンジン	3.0 g
	〃	ショウキョウ	1.0 g
	〃	チンピ	3.0 g
	〃	キジツ	1.5 g
	〃	ハンゲ	6.0 g
	〃	コウボク	3.0 g
	〃	ソヨウ	2.0 g
		全量	28.5 g
製造方法	以上の切断又は破砕した生薬をとり，1包として製する。		
用法及び用量	本品1包に水約500 mLを加えて，半量ぐらいまで煎じつめ，煎じかすを除き，煎液を3回に分けて食間に服用する。上記は大人の1日量である。 15才未満7才以上　大人の2/3，7才未満4才以上　大人の1/2，4才未満2才以上大人の1/3，2才未満　大人の1/4以下を服用する。		
効能又は効果	体力中等度以下で，気分がふさいで咽喉食道部に異物感があり，ときに動悸，めまい，嘔気，胸やけ，上腹部膨満感などがあり，尿量減少するものの次の諸症：不安神経症，神経性胃炎，つわり，胸やけ，胃炎，しわがれ声，のどのつかえ感		

構成　方名の通り，茯苓飲と半夏厚朴湯を合方したものである。わが国で使い始められた経験方だが，その由来は詳しくは明らかでない。

原典・出典　外台の茯苓飲は，心胸中に停痰宿水有り，おのずから水を吐出して後，心胸の間に虚気満ちて食すること能わざるを治す。痰気を消してよく食せしむ。（金匱要略・痰飲欬嗽）

　　茯苓　人參　白朮各三兩　枳實二兩　橘皮二兩半　生薑四兩
　　右六味水六升煮取一升八合分温三服如人行八九里進之
　　婦人，咽中に炙臠有るが如きは，半夏厚朴湯之を主る。千金に，胸満，心下堅く，咽中帖帖として炙肉有るが如く，之を吐せども出せず，之を呑めども下らずと作す。（金匱要略・婦人産後）
　　半夏一升　厚朴三兩　茯苓四兩　生薑五兩　乾蘇葉二兩
　　右五味以水七升煮取四升分温四服日三夜一服

目標　元来脾胃虚弱で皮膚筋肉の緊張がやや悪く，かなり貧血症，無力アトニー型，足などの冷え症で，体力は割合に低下し，疲れを感じやすい虚状だが，人参湯証よりはやや実証。口舌の多くは湿潤，ほとんど無苔，時に微白苔，便通は不定。
　主な着眼症候は，胸中胃部の停滞痞塞膨満感（心下の抵抗は少ない），咽中異物感またはその変症（心胸部異常感），背景としての特有な気鬱神経症状の3つである[1,2,4,6,9]。

応用　茯苓飲と半夏厚朴湯どちらか一方の対象疾患があり，他方の証を兼有するもの。
　茯苓飲：胃下垂，胃アトニー，慢性胃炎，神経質な人の胃炎，胆石症，小児消化不良など[4]。
　半夏厚朴湯：胃アトニー，胃下垂，食道痙攣，妊娠悪阻，神経性心気症，不安神経症，神経衰弱，ヒステリー，抑うつ反応，バセドウ病などのほか，麻杏甘石湯や小柴胡湯などに合方し

て気管支喘息，百日咳，特発性気胸などに用いられる[4]。

|鑑 別| ▶**甘麦大棗湯**：気鬱，急迫症状が強く，胃内停水や咽喉不利はない。
▶**呉茱萸湯**：心下痞，寒と気の上衝甚だしく，嘔吐と頭痛強く煩躁がある。
▶**生姜瀉心湯**：心下痞，実証で心下痞硬
▶**当帰芍薬散，当帰芍薬散料**：疲れやすく，神経質，血証である，咽喉不利はない。
▶**人参湯，理中丸**：虚証で胃内停水，虚寒甚だしく，胃膨満感は軽い。
▶**苓桂朮甘湯**：めまい，胃内停水，脈沈緊，気動揺がかなりある。

【376】K171　茯苓沢瀉湯（金匱要略）
ぶくりょうたくしゃとう

弱 ← → 実
| 虚 弱 | やや虚弱 | 中程度 | 比較的ある | 充 実 |

成分及び分量 又は本質	日本薬局方 〃 〃 〃 〃 〃	ブクリョウ タクシャ ビャクジュツ ケイヒ カンゾウ ショウキョウ 全量	4.0 g 4.0 g 3.0 g 2.0 g 1.5 g 1.5 g 16.0 g
製造方法	以上の切断又は破砕した生薬をとり，1包として製する。		
用法及び用量	本品1包に水約500 mLを加えて，半量ぐらいまで煎じつめ，煎じかすを除き，煎液を3回に分けて食間に服用する。上記は大人の1日量である。 15才未満7才以上　大人の2/3，7才未満4才以上　大人の1/2，4才未満2才以上　大人の1/3，2才未満　大人の1/4以下を服用する。		
効能又は効果	体力中等度以下で，胃のもたれ，悪心，嘔吐のいずれかがあり，渇きを覚えるものの次の諸症：胃炎，胃腸虚弱		

|構 成| 五苓散の猪苓の代わりに甘草と生姜が入ったもの。また苓桂朮甘湯に沢瀉・生姜を加えたものとも考えられる。

|原典・出典| 胃反，吐して渇し，水を飲まんと欲する者本方之を主る。（金匱要略・嘔吐噦下利）
　　茯苓半斤　沢瀉四兩　甘草二兩　白朮三兩　生薑四兩
　　右六味以水一斗煮取三升内沢瀉再煎取二升半温服八合日三服

|目 標| 胃部に停滞感や悪心があり，食後しばらくして食べたものを吐き，のどが渇いて水を飲むものである。しばしば上衝，頭痛，頭冒感，めまい，心悸亢進などがあって尿利が減少する。腹部は全体にやや軟弱で，心下部に振水音を認める場合[11]。

|応 用| 胃アトニー，胃下垂，胃拡張，胃潰瘍，胃がん，妊娠悪阻，小児吐乳，開腹手術後の癒着などによる障害など[4]。

|鑑 別| ▶**五苓散，五苓散料**：嘔吐，渇（渇して水を飲むこと），水を飲めばただちに吐逆，脈浮
▶**小半夏加茯苓湯**：嘔吐，まず渇してのち嘔吐
▶**半夏瀉心湯**：嘔吐，心下痞硬，腹中雷鳴，実証

▶茯苓飲：嘔吐，胃内停水著明，宿水を吐す，胸満
▶苓桂朮甘湯：胃内停水，小便不利，心下悸，頭冒感・頭眩，脈沈

備考　原典では，沢瀉以外の5味を先に煮た後，沢瀉を入れて煎じることになっている。

【377】K172　分消湯（ぶんしょうとう）（万病回春）

弱←　　　　　　　　　　　　　　　　　　　　→実
| 虚弱 | やや虚弱 | 中程度 | 比較的ある | 充実 |

成分及び分量又は本質	日本薬局方	ソウジュツ	2.5 g
	〃	ビャクジュツ	2.5 g
	〃	ブクリョウ	2.5 g
	〃	チンピ	2.0 g
	〃	コウボク	2.0 g
	〃	コウブシ	2.0 g
	〃	チョレイ	2.0 g
	〃	タクシャ	2.0 g
	〃	キジツ	1.0 g
	局外生規	ダイフクヒ	1.0 g
	日本薬局方	シュクシャ	1.0 g
	〃	モッコウ	1.0 g
	〃	ショウキョウ	1.0 g
	局外生規	トウシンソウ	1.0 g
		全量	23.5 g
製造方法	以上の切断又は破砕した生薬をとり，1包として製する。		
用法及び用量	本品1包に水約500 mLを加えて，半量ぐらいまで煎じつめ，熱いうちに煎じかすを除き，煎液を3回に分けて食間に服用する。上記は大人の1日量である。15才未満7才以上　大人の2/3，7才未満4才以上　大人の1/2，4才未満2才以上大人の1/3，2才未満　大人の1/4以下を服用する。本剤は必ず1日分ずつ煎じ，数日分をまとめて煎じないこと。		
効能又は効果	体力中等度以上で，尿量が少なくて，ときにみぞおちがつかえて便秘の傾向のあるものの次の諸症：むくみ，排尿困難，腹部膨満感		

構成　蒼朮・厚朴・陳皮は平胃散の意で脾胃を健やかにし，宿食，停水を消導し，白朮・茯苓・猪苓・沢瀉は五苓散去桂皮で利水を図る。
　　　枳実・香附子・大腹皮・砂仁などは気を巡らす。灯心草の清熱利水もまた有意である。

原典・出典　腹腸は肚腹脹れ起つて中空しく鼓に似る。是れなり。中満して鼓脹となるを治す。脾虚して腫満を発し飽悶するを兼治す。（万病回春・巻三・鼓脹）
　　　蒼朮米泔浸炒　白朮去蘆　陳皮　厚朴薑汁炒　枳實麸炒各一錢　沢瀉八分
　　　砂仁七分　木香三分　香附　猪苓　大腹皮各八分　茯苓一錢
　　　右剉一劑，生薑一片，燈心一團，水煎服

目標　衆方規矩に「およそ水腫は脾を健やかにし湿を去り水を利すべし。中満鼓脹となるを治す。かねて脾虚腫満を発して飽悶するを治す。」とある。
　　　一般に腹水鼓脹の初期で実証のものに用いる。目標は心下部が痞硬し，小便短小，便秘の傾

向があり，その腫脹に勢いがあって充実し，食後飽悶を訴え，噯気（げっぷ），呑酸，少し食しても心下部の飽悶感に苦しむものによい。

|応 用| 肝炎，肝硬変，慢性腎炎，ネフローゼ症候群，胃腸症状のある水腫，腹水，下肢浮腫[2]。

|備 考| 枳実を枳殻に変えたものが実脾飲である。

【378】K173　平胃散料（太平恵民和剤局方）
へいいさんりょう

弱 ←――――――――――――――→ 実
| 虚弱 | やや虚弱 | 中程度 | 比較的ある | 充実 |

成分及び分量 又 は 本 質	日本薬局方	ビャクジュツ	4.0 g
	〃	コウボク	3.0 g
	〃	チンピ	3.0 g
	〃	タイソウ	2.0 g
	〃	カンゾウ	1.0 g
	〃	ショウキョウ	0.5 g
		全　量	13.5 g
製 造 方 法	以上の切断又は破砕した生薬をとり，1包として製する。		
用法及び用量	本品1包に水約500 mLを加えて，半量ぐらいまで煎じつめ，煎じかすを除き，煎液を3回に分けて食間に服用する。上記は大人の1日量である。 15才未満7才以上　大人の2/3，7才未満4才以上　大人の1/2，4才未満2才以上　大人の1/3，2才未満　大人の1/4以下を服用する。		
効能又は効果	体力中等度以上で，胃がもたれて消化が悪く，ときにはきけ，食後に腹が鳴って下痢の傾向のあるものの次の諸症：食べ過ぎによる胃のもたれ，急・慢性胃炎，消化不良，食欲不振		

|構 成| 白朮は胃内の湿を燥かし，厚朴は湿を除き，気のうっ滞を散ずる。陳皮も気のうっ滞を巡らし水毒を去る。甘草は胃の力を助け，ほかの3味の作用が過激でないように調節する[2]。

|原典・出典| 脾胃和せず，飲食を思わず，心腹脇肋，脹満刺痛，口苦くして味なく，胸満短気，嘔歳悪心，噯気呑酸，面色萎黄，肌体痩弱，怠惰嗜臥，体重く節痛するを治す。常に服すれば，気を調え，胃を温め，宿食を化し，痰飲を消し，風寒冷湿，四時非節の気を避く。（太平恵民和剤局方・巻三）
おうえつおしん　あいきどんさん　いおう　きたいそうじゃく　たいだしが

　陳皮去臼伍拾兩　厚朴去麁皮水浸壹宿剉生薑汁製炒伍拾兩　甘草剉炒拾兩　蒼朮去麁皮米泔浸貳日焙乾伍斤炒
　壹本，陳皮，厚朴，各斤貳兩，甘草参拾兩，又壹本，陳皮，厚朴，各貳斤貳兩，甘草参拾兩　右爲細末，毎服貳錢，以水壹盞，入生薑貳片，乾棗兩枚同煎，至柒分，去棗薑，帶熱服，食前入鹽，壹捻沸湯，點服，亦得常服，調氣暖胃，化宿食，消痰飲，辟風寒冷濕四時非節之氣（太平恵民和剤局方・巻三・治一切気）

|目 標| 胃の消化が悪く，宿食・停水が停滞して，心下部がつかえて膨満感があり，食後腹鳴が起こって，時に下痢するものである[4]。

|応 用| 胃がもたれて消化不良の傾向のある次の諸症：急・慢性胃腸カタル，胃アトニー，消化不

良，食欲不振[2]。

|鑑 別| ▶**五苓散，五苓散料**：胃内の停水や下痢などの点で似るが，五苓散の証にははっきりとした口渇や悪心・嘔吐，発熱や発汗がある。
▶**半夏瀉心湯**：心下部のつかえ，食欲減退，腹鳴，下痢の点で似るが，半夏瀉心湯は実熱の証で炎症性の傾向が強い。
▶**茯苓飲**：心下部のつかえや膨満感は平胃散より著しい。

|備 考| 原典では，白朮は蒼朮となっている。

【379】K174　防已黄耆湯（ぼういおうぎとう）（金匱要略）

弱 ←　　　　　　　　　　　　　　→ 実
| 虚 弱 | やや虚弱 | 中程度 | 比較的ある | 充 実 |

成分及び分量又は本質	日本薬局方	ボウイ	4.0 g
	〃	オウギ	5.0 g
	〃	ビャクジュツ	3.0 g
	〃	ショウキョウ	1.0 g
	〃	タイソウ	4.0 g
	〃	カンゾウ	2.0 g
		全　量	19.0 g
製 造 方 法	以上の切断又は破砕した生薬をとり，1包として製する。		
用法及び用量	本品1包に水約500 mLを加えて，半量ぐらいまで煎じつめ，煎じかすを除き，煎液を3回に分けて食間に服用する。上記は大人の1日量である。
15才未満7才以上　大人の2/3，7才未満4才以上　大人の1/2，4才未満2才以上　大人の1/3，2才未満　大人の1/4以下を服用する。		
効能又は効果	体力中等度以下で，疲れやすく，汗のかきやすい傾向があるものの次の諸症：肥満に伴う関節の腫れや痛み，むくみ，多汗症，肥満症（筋肉にしまりのない，いわゆる水ぶとり）		

|構 成| 防已と朮は利尿，鎮痛の効があり，黄耆は体表の水を去って皮膚の栄養を良くする効があり，大棗と甘草は矯味に兼ねるに諸薬の調和を図る効があり，生姜は健胃の効がある[1]。
　表が虚し，邪去らず湿を兼ねるものを治す。防已と白朮は協力して湿気を去り，黄耆と甘草で表の虚を補い，皮膚を固める[2]。

|原典・出典| 風湿，脈浮，身重く，汗出でて悪風するは防已黄耆湯これを主る。（金匱要略・痓湿暍）
　この方は風湿表虚の者を治す。故に自汗久しく止まず，皮表常に湿気ある者に用いて効あり。けだしこの方と麻杏薏甘湯と虚実の分あり。麻杏薏甘湯は脈浮汗出でず，悪風の者に用いて汗を発す。この方は脈浮にして，汗出でて悪風の者に用いて解肌して癒ゆ。（下略）（勿誤薬室方函口訣）
　風水脉浮身重汗出悪風者本方主之腹痛者加芍薬（金匱要略・水気病）
　外台防已黄耆湯治風水脉浮為在表其人或頭汗出表無他病病者但下重従腰以上為和腰以下當腫及陰難以屈伸（金匱要略・水気病）

防已一兩　甘草半兩炒　白朮三分　黄耆一兩一分去蘆

右剉麻豆大毎抄五錢匕生薑四片大棗一枚水盞半煎八分去滓温服良久再服

喘者加麻黄半兩胃中不和者加芍藥三分気上衝者加桂枝三分下有陳寒者加細三分服後当如虫行皮中従腰下如水後坐被上又以一被繞腰下温令微汗瘥

|目標| 色白く，水太りの女性に多いタイプで，肉に締まりがなく，疲れやすく，体が重いと訴え，多くは膝関節に水腫あるいは疼痛があり，尿利少なく，肩こり，貧血，軽度の口渇を呈するものを目標とする。

|応用| （1）感冒後皮膚の締まりが悪く，熱が去らず悪風があって自汗がやまず，頭痛，身体疼痛し，小便不利のもの。
（2）腎炎，ネフローゼ，妊娠腎，陰のう水腫
（3）癰，癤，筋炎，下肢骨カリエス，膝や足の関節炎，潰瘍，浮腫
（4）肥満症で筋肉が軟らかく，水太りのもの。
（5）皮膚病，蕁麻疹，多汗症（わきがにも用例あり）
（6）冷え症，気鬱，月経不順[2)]

|鑑別| ▶桂枝湯：のぼせ，悪寒
　▶**防已茯苓湯**：麻痺がある。悪風，痛みはない。
　▶**麻杏薏甘湯**：皮膚乾燥，汗が出ない。
　▶**苓姜朮甘湯**：足腰が冷えて痛む。多尿，口渇はない。
　▶**越婢加朮湯**：足が弱いか，黄腫。頭痛や悪風はない。

|備考| 原典では，生姜，大棗以外の生薬を麻の実大に刻み，これに生姜と大棗を加えて煎じ，温服することになっている。

【380】K175　防已茯苓湯（金匱要略）

弱 ←　　　　　　　　　　　→ 実
虚弱　やや虚弱　中程度　比較的ある　充実

成分及び分量又は本質	日本薬局方	ボウイ	3.0 g
	〃	オウギ	3.0 g
	〃	ケイヒ	3.0 g
	〃	ブクリョウ	6.0 g
	〃	カンゾウ	2.0 g
		全量	17.0 g
製造方法	以上の切断又は破砕した生薬をとり，1包として製する。		
用法及び用量	本品1包に水約500 mLを加えて，半量ぐらいまで煎じつめ，煎じかすを除き，煎液を3回に分けて食間に服用する。上記は大人の1日量である。15才未満7才以上　大人の2/3，7才未満4才以上　大人の1/2，4才未満2才以上　大人の1/3，2才未満　大人の1/4以下を服用する。		
効能又は効果	体力中等度以下で，手足のむくみや冷えやすい傾向のあるものの次の諸症：手足の疼痛・しびれ感，むくみ，めまい，慢性下痢		

| 構 成 | 防已は表裏を論ぜず，三焦を分かたず，よく水を利し，湿を去るという。桂皮の力を借りて風湿，汗の出るものを治し，茯苓の力を借りて皮膚にある水気を去る。黄耆はよく表の虚を補い，表の水を去るという。桂枝は表の虚を補い，茯苓は内の水を去り，甘草は胃を補い水を利する。防已黄耆湯に近く，また木防已湯の附方とみなすことができる[2]。

| 原典・出典 | 皮水の病たる，四肢腫れ，水気皮膚中にあり。四肢聶々として動くものは，防已茯苓湯これを主る。（金匱要略・水気病）

　　防已三兩　黄耆三兩　桂枝三兩　茯苓六兩　甘草二兩
　　右五味以水六升煮取二升分温三服

| 目 標 | 四肢に浮腫があって冷感を訴える陰証のもので，のぼせ，麻痺，下痢などを伴うものを目標とする。

| 応 用 | 本方は腎炎，ネフローゼ，妊娠腎，尿毒症，子癇，振戦麻痺，黒内障，慢性下痢などに応用される[2]。

| 鑑 別 | ▶**防已黄耆湯**：水気表裏にあり，より深い。軽い疼痛もある。
▶**苓桂朮甘湯**：胃内停水によるめまい，尿利減少あり。
▶**真武湯**：生気が乏しく，胃内停水がある，めまい，疲れやすいなど。
▶**木防已湯**：浮腫は下半身に顕著，呼吸困難，心下痞硬がある。

【381】K176　防風通聖散料（宣明論）
ぼうふうつうしょうさんりょう

弱 ←　　　　　　　　　　　　　　→ 実
| 虚弱 | やや虚弱 | 中程度 | 比較的ある | 充実 |

成分及び分量又は本質	日本薬局方	トウキ	1.2 g
	〃	シャクヤク	1.2 g
	〃	センキュウ	1.2 g
	〃	サンシシ	1.2 g
	〃	レンギョウ	1.2 g
	〃	ハッカ	1.2 g
	〃	ショウキョウ	0.4 g
	〃	ケイガイ	1.2 g
	〃	ボウフウ	1.2 g
	〃	マオウ	1.2 g
	〃	ダイオウ	1.5 g
	別紙規格	乾燥硫酸ナトリウム	0.6 g
	日本薬局方	ビャクジュツ	2.0 g
	〃	キキョウ	2.0 g
	〃	オウゴン	2.0 g
	〃	カンゾウ	2.0 g
	〃	セッコウ	2.0 g
	〃	カッセキ	3.0 g
		全　量	26.3 g
製 造 方 法	以上の切断又は破砕した生薬をとり，1包として製する。		

用法及び用量	本品1包に水約500 mLを加えて，半量ぐらいまで煎じつめ，煎じかすを除き，煎液を3回に分けて食間に服用する。上記は大人の1日量である。 15才未満7才以上　大人の2/3，7才未満4才以上　大人の1/2，4才未満2才以上　大人の1/3，2才未満　大人の1/4以下を服用する。
効能又は効果	体力充実して，腹部に皮下脂肪が多く，便秘がちなものの次の諸症：高血圧や肥満に伴う動悸・肩こり・のぼせ・むくみ・便秘，蓄膿症（副鼻腔炎），湿疹・皮膚炎，ふきでもの（にきび），肥満症

[構成]　本方は18味から成っていて，その構成は極めて多岐多端である。その最大基本となっているものは，調胃承気湯（大黄・芒硝・甘草）である。

　　発表剤（麻黄・防風・生姜・荊芥）
　　攻下剤（大黄・芒硝・甘草）
　　解毒剤（連翹・荊芥・防風・桔梗・川芎）
　　解熱剤（黄芩・梔子・石膏・滑石）
　　中和剤（当帰・芍薬・川芎・白朮・薄荷）
　　利尿剤（白朮・滑石）

すなわち，これらの複雑な配合によって病毒を発表し，攻め下し，解毒，解熱し，中和利尿に導こうとするものである[2]。

[原典・出典]　中風，一切の風熱，大便閉結し，小便赤渋，顔面に瘡を生じ，眼目赤痛し，或は熱は風を生じ，舌強ばり，口噤し，或いは鼻に紫赤の風䑕癮疹（酒皮鼻の発疹）を生じ，しかして肺風（気管支喘息様疾患を意味する）となり，或は癘風（癲病および類似症）となり，或いは腸風（痔疾患）あって痔漏となり，或いは陽鬱して諸熱となり，譫妄驚狂する等の症を治す。（宣明論・巻三）

　　防風　川芎　當歸　芍藥　大黄　薄荷葉　麻黄　連翹　芒硝各半兩　石膏　黄芩　桔梗各一兩　滑石三兩　甘草二兩　荊芥　白朮　梔子各一分

　　右爲末，毎服二錢，右一大盞，生薑三片，煎至六分，温服

[目標]　肥満性の脳卒中体質者に用いられることが多く，体内に食毒，水毒，梅毒，風毒など一切の自家中毒物がうっ滞しているものを，皮膚，泌尿器，消化器を通じて排泄し，解毒する作用がある。本方はへそを中心として病毒が充満し，俗にいう太鼓腹，重役腹といわれる腹証を呈し，便秘がちで，脈腹ともに充実して力があるものである。ただし，それほど肥満者でなくても，本方の適応するものがある。慢性の皮膚病などによくみられ，本方を服用しているうちにその正証が現れてくることがある[2]。

[応用]　この方は太陽症，すなわち表（皮膚系統）を発散し，陽明証すなわち裏（腸管）を攻め下し，中間の少陽証（胸膈部および心下部）を清熱和解するものである。三焦（上中下）表裏内外にみな病邪が充実しているものを攻撃，排除するというときに用いる。

[鑑別]　▶**大柴胡湯**：陽実証，高血圧，筋肉質堅太り，心下痞硬，胸脇苦満

【382】K177 補気建中湯（寿世保元）

成分及び分量又は本質	日本薬局方	ビャクジュツ	5.5 g
	〃	ブクリョウ	3.0 g
	〃	チンピ	2.5 g
	〃	ニンジン	3.0 g
	〃	オウゴン	2.0 g
	〃	コウボク	2.0 g
	〃	タクシャ	2.0 g
	〃	バクモンドウ	2.0 g
		全量	22.0 g
製造方法	以上の切断又は破砕した生薬をとり，1包として製する。		
用法及び用量	本品1包に水約500 mLを加えて，半量ぐらいまで煎じつめ，煎じかすを除き，煎液を3回に分けて食間に服用する。上記は大人の1日量である。 15才未満7才以上　大人の2/3，7才未満4才以上　大人の1/2，4才未満2才以上　大人の1/3，2才未満　大人の1/4以下を服用する。		
効能又は効果	体力虚弱で，胃腸が弱いものの次の諸症：腹部膨満感，むくみ		

[構成] 本方は四君子湯と平胃散とを合方して甘草を去り，黄芩・沢瀉・麦門冬を加えたものである。

[原典・出典] 鼓脹を治す。元気，脾胃，虚損に宜しく中を補い，湿を行らすべし，小便を利して，切に下すべからず（済世全書・巻三・蠱症）

人参八分　白朮上炒一銭半　白茯苓一銭半　陳皮去白一銭　蒼朮米泔浸炒一銭　厚朴姜炒五分　麥門冬去心五分　黄芩土炒八分　澤瀉五分

水煎服

[目標] 本方は虚証の鼓脹，腹水，浮腫に用いる。全身の元気が衰え，浮腫は弾力がなく軟弱で，圧迫したへこみがなかなか元に戻らない。虚証で元気の衰えたものには本方がよい。

[応用] 浮腫，腹水，鼓脹，肝硬変，慢性腹膜炎，慢性腎炎，ネフローゼ，心臓弁膜症による浮腫などに応用される[1,2,4]。

[鑑別] 実腫のときには柴苓湯，分消湯，五苓湯，木防已湯などを参考にすること。

【383】K178 補中益気湯〔弁惑論（李東垣）内傷門〕

			弱 ←　　　　　　　　　　　　　　　　　　→ 実
			虚弱 | やや虚弱 | 中程度 | 比較的ある | 充実
成分及び分量 又 は 本 質	日本薬局方 〃 〃 〃 〃 〃 〃 〃 〃 〃	ニンジン ビャクジュツ オウギ トウキ チンピ タイソウ サイコ カンゾウ ショウキョウ ショウマ 全　　量	4.0 g 4.0 g 4.0 g 3.0 g 2.0 g 2.0 g 1.0 g 1.5 g 0.5 g 0.5 g 22.5 g
製 造 方 法	以上の切断又は破砕した生薬をとり，1包として製する。		
用法及び用量	本品1包に水約500 mLを加えて，半量ぐらいまで煎じつめ，煎かすを除き，煎液を3回に分けて食間に服用する。上記は大人の1日量である。 15才未満7才以上　大人の2/3，7才未満4才以上　大人の1/2，4才未満2才以上　大人の1/3，2才未満　大人の1/4以下を服用する。		
効能又は効果	体力虚弱で，元気がなく，胃腸のはたらきが衰えて，疲れやすいものの次の諸症：虚弱体質，疲労倦怠，病後・術後の衰弱，食欲不振，ねあせ，感冒		

構成　人参・白朮・陳皮・甘草は健胃強壮の効があり，黄耆・当帰は皮膚の栄養を高めて盗汗を治し，柴胡・升麻は解熱の効能がある。生姜・大棗は諸薬を調和し，薬力を強化する[1]。

原典・出典　中気不足，肢体倦怠し，口乾発熱，飲食味なきを治す。あるいは飲食節を失い，労倦身熱，脈大にして虚し，あるいは頭痛，悪寒，自汗，あるいは気高くして喘し，身熱して煩し，（中略）を治す。（古今医鑑）

　古之至人，窮於陰陽之化，究乎生死之際，所著内經悉言，人以胃氣爲本，蓋人受水穀之氣，以生所謂清氣，榮氣，衛氣，春升之氣，皆胃氣之別稱也，夫胃爲水穀之海，飲食入胃，遊溢精氣上輸於脾，脾氣散精上歸於肺，通調水道，下輸膀胱，水精四布五經，並行合於四時五臟，陰陽揆度以爲常也，苟飲食失節，寒温不適，則脾胃乃傷，喜怒憂恐，勞役過度，而損耗元氣，既脾胃虛衰，元氣不足而心火獨盛，心火者陰火也，起於下焦，其系繫於心，心不主令相火代之，相火下焦包絡之火，元氣之賊也，火與元氣不能兩立，一勝則一負，脾胃氣虛則下流於腎肝，陰火得以乘其土位，故脾胃之證，始得之，則氣高而喘，身熱而煩，其脈洪大，而頭痛，或渴不止，皮膚不任風寒而生寒熱，蓋陰火上衝，則氣高而喘，身煩熱，爲頭痛，爲渴，而脈洪大，脾胃之氣下流使穀氣不得升浮，是生長之令不行則無陽，以護其榮衛不任風寒，乃生寒熱，皆脾胃之氣不足所致也，然而與外感風寒所得之證頗同，而理異内傷脾胃，乃傷其氣，外感風寒乃傷其形，傷外爲有餘，有餘者瀉之，傷内爲不足，不足者補之，汗之，下之，吐之，克之，皆瀉也，温之，和之，調之，養之，皆補也，内傷不足之病，苟誤認作外感有餘之病，而反瀉之則虛其虛也，難經云，實實虛虛損不足，而益有餘，如此死者，醫殺之耳，然則奈曰，惟當以甘温之劑，補其中升其陽，甘寒以瀉其火，則愈，内經曰，勞者温之，損者温之，蓋温能除大熱，大忌苦寒之藥，瀉胃土耳，令立補中益氣湯

　補中益気湯の原典である李東垣の内外傷弁惑論の文章は，上記の通り長文であるので，その

解釈を付け加える。

　いにしえの道を究めた人は，自然の原理を熟知していて生死について極めていた。内経にすべてが述べられている。人は胃の気（後天の気）が本となっている。人は食べ物からの気で生きている。精気・栄気・衛気・春の昇気といわれているものは，胃の気の別の言い方である。胃は水穀の海で，胃に入った食べ物の精気が胃の海から遊溢し，昇って脾に入る。脾の気は肺に入る。それは水の流れを改善し，膀胱に運ぶ。水の精気は五経に広がり五臓を巡り，陽を強めて常態を保つ。飲食の節度を失うと寒温が不調となり脾胃が傷つき，喜怒憂恐・労役過度で元気が消耗してしまう。脾胃が虚衰し元気が不足して，心火だけが盛んになる。心火は陰陽を表裏とした場合の陰かである。それは下焦より心に連なり，寒温を調節する下焦の冷やす力が不足したために，起こる相火が盛んになってしまう。相火は元気の賊である。火と元気は両立しない。脾胃の気が虚すると腎肝に下流する。陰火は土に乗ずる。つまり，土である脾胃の証となる。これによって次のことが始まる。気が高まり喘し，身が煩熱し，脈が洪大し，頭痛し，渇が止まらず，皮膚が風寒に耐えられず寒熱を生ずる。陰火が上衝すると気が高ぶり喘し，身煩熱し頭痛し渇し脈洪大する。脾の気が下に流れると食べ物の気が上に上がることができず，生きていくための陽がなくなる。それで営衛が風寒を調節できなくなり，寒熱が生ずる。これらは皆脾胃の気の不足からきている。これは外感による風寒とよく似ているが，脾胃の内傷であって内部の気が消耗しているのとを鑑別しなくてはならない。外傷は過剰があるからで，過剰には瀉す。内傷は不足のためで，不足には補うのである。汗吐下克は瀉である。温和調養は補である。内傷の不足の病を外感過剰の病と誤認してはいけない。瀉すれば虚はもっと虚してしまう。難行に「実は実。虚は虚，損は不足。有余を益すれば死者のようになる。医これを殺すのみ。」まさに甘温の剤でその中を補いその陽を升げる。甘寒はその火を瀉するをもって，すなわち病気が治る。内経に「労は温め，損は温め」とある。脾胃の内傷による大熱には温剤がよく，苦寒の薬は禁忌である。五行の土である胃を瀉してしまうからである。そこで補中益気湯を作った。

　黄耆勞役病熱甚者一錢　甘草炙各五分　人參去蘆　升麻　柴胡　橘皮　當歸身酒洗　白朮各三分

　右件㕮咀，都作一服，水二盞，煎至一盞，去粗，早飯後温服，如傷之重者二服而愈，量輕重治之（内外傷弁惑論・巻中・飲食勞倦論）

目標　生来虚弱で疲れやすいもので，手足がだるくて，汗が出やすい，食味を覚えない，目に生気がない，熱いものを好んで食べる，へその付近で動悸がする，口の中に生唾がたまる，脈は散大で力がないなどを目標とする。

応用　本方は主として結核，夏やせ，病後の疲労，虚弱体質改善，食欲不振，虚弱者の感冒，痔疾，脱肛，子宮下垂，胃下垂，陰痿，半身不随，多汗症，かぜをひきやすいもの，虚弱児体質改善などに応用される[2]。

　なお，本方の適応者で咳嗽が激しい場合には，五味子・麦門冬を加えて味麦益気湯と称して用いる。（弁惑論）

鑑別　▶加味逍遙散，**加味逍遙散料**：神経質で貧血，のぼせ，生理不順，肩こりなど訴えが多い。

　▶柴胡桂枝乾姜湯：やや実証，神経質，腹動，心悸亢進，盗汗や頭汗

- ▶柴胡桂枝湯：補中益気湯より実証，心下支結，腹痛
- ▶小柴胡湯：補中益気湯より実証で，胸脇苦満，往来寒熱などの症状がある。
- ▶十全大補湯：補中益気湯よりさらに虚証，貧血，盗汗など著しい。

【384】K179　麻黄湯（傷寒論）

弱←　　　　　　　　　　　　　　　　→実
| 虚弱 | やや虚弱 | 中程度 | 比較的ある | 充実 |

成分及び分量又は本質	日本薬局方 〃 〃 〃	マオウ キョウニン ケイヒ カンゾウ 全量	4.0 g 4.0 g 3.0 g 1.5 g 12.5 g
製造方法	以上の切断又は破砕した生薬をとり，1包として製する。		
用法及び用量	本品1包に水約500 mLを加えて，半量ぐらいまで煎じつめ，煎じかすを除き，煎液を3回に分けて食間に服用する。上記は大人の1日量である。 15才未満7才以上　大人の2/3，7才未満4才以上　大人の1/2，4才未満2才以上　大人の1/3，2才未満　大人の1/4以下を服用する。		
効能又は効果	体力充実して，かぜのひきはじめで，さむけがして発熱，頭痛があり，せきが出て身体のふしぶしが痛く汗が出ていないものの次の諸症：感冒，鼻かぜ，気管支炎，鼻づまり		

構成　麻黄と桂皮は協力して血管を拡張して血行を旺盛にし，発汗を促す作用がある。杏仁は麻黄と協力して喘咳を治し，甘草は桂皮と組んで強心的に働き，麻黄と組んで利尿の効を発揮する[1]。

原典・出典　太陽病，頭痛，発熱，身疼，腰痛，骨節疼痛，悪風し，汗なくして喘するは麻黄湯これを主る。（傷寒論・太陽中）
　太陽と陽明との合病，喘して胸満するは下すべからず。麻黄湯によろし。（傷寒論・太陽中）
　傷寒，脈浮緊，汗を発せず，よって衄をなすは麻黄湯これを主る。（傷寒論・太陽中）
　太陽病十日以去脉浮細而嗜臥者外已解也設胸満脇痛者與小柴胡湯脉但浮者與麻黄湯（傷寒論・太陽中）
　傷寒脉浮緊不發汗因致衄者麻黄湯主之（傷寒論・太陽中）
　陽明病脉浮無汗而喘者発汗則癒宜麻黄湯（傷寒論・陽明）
　（本文一部省略）
　麻黄三兩去節　桂枝二兩去皮　甘草一兩炙　杏仁七十箇湯炮去皮尖
　右四味以水九升先煮麻黄減二升去上沫内諸薬煮取二升半去滓温服八合覆取微似汗不須啜粥余如桂枝法将息

目標　実証で汗がなく，頭痛，悪寒を伴うもので，発熱，関節や体の痛み，咳嗽，鼻塞などの症状を目標とする。

応用　いわゆる太陽病の表熱実証，熱性病で体質がしっかりしていて充実感のある人で，表面に熱があって筋骨の位に移らんとし，いまだ裏の胃腸に熱が波及しない時期に用いて熱を発散さ

せるものである。

この方を用いるのに，熱のあるときと熱のない雑病に用いるときがある。使い方を分けてみると，以下の通りである。
(1) 熱性病の初期，すなわち感冒，インフルエンザ，腸チフス，肺炎，麻疹などで，実証で悪寒，発熱，脈浮緊にして汗のないもの。
(2) 雑病で熱のないのは (a)小児の鼻づまり，(b)インフルエンザで鼻血の出るもので汗のないとき，(c)喘息でかぜから起こり，脈浮緊，汗のないもの，(d)夜尿症（吉村得二），(e)乳汁分泌不足，(f)関節リウマチの初期，(g)気管支喘息

|鑑 別| ▶**葛根湯**：項背がこわばる。
▶**桂枝湯**：虚証で自汗が出る。
▶**小青竜湯**：心下に水気あり，薄い痰，咳が強い。
▶**麻杏甘石湯**：発作時に脂汗が出る，口渇あり。

|備 考| 老人，幼児などで虚弱なものには注意して用いる。
原典では，麻黄を先に煮た後，諸薬を入れて煎じ，服用後必ず覆って汗を取るとなっている。
麻黄は節の部分を去ったものを用いるとされている。
なお，加減方には以下の処方がある。
▶**桂麻各半湯**：かぜ，皮膚病に用いる。
▶**麻黄加朮湯**：リウマチ，関節炎，急性腎炎，ネフローゼなどに用いる。
▶**桂枝二麻黄一湯**：関節炎，リウマチに用いる。

【385】K180 麻杏甘石湯（まきょうかんせきとう）（傷寒論）

弱 ← → 実
| 虚弱 | やや虚弱 | 中程度 | 比較的ある | 充実 |

成分及び分量又は本質	日本薬局方	マオウ	4.0 g
	〃	キョウニン	3.5 g
	〃	カンゾウ	2.0 g
	〃	セッコウ	8.0 g
		全 量	17.5 g
製造方法	以上の切断又は破砕した生薬をとり，1包として製する。
用法及び用量	本品1包に水約500 mLを加えて，半量ぐらいまで煎じつめ，煎じかすを除き，煎液を3回に分けて食間に服用する。上記は大人の1日量である。 15才未満7才以上　大人の2/3，7才未満4才以上　大人の1/2，4才未満2才以上　大人の1/3，2才未満　大人の1/4以下を服用する。
効能又は効果	体力中等度以上で，せきが出て，ときにのどが渇くものの次の諸症：せき，小児ぜんそく，気管支ぜんそく，気管支炎，感冒，痔の痛み

|構 成| 本方の石膏は清熱剤で，麻黄・杏仁と協力して熱を解し，鎮痛の効があり，喘咳，自汗を治する。麻黄・杏仁は血行を盛んにして水分の停滞を疎通し，喘咳を治する。甘草は諸薬を調和して，その薬効を助ける[1]。石膏は粘痰を溶かすとされている。

| 原典・出典 | 発汗後，さらに桂枝湯を行うべからず，汗出でて喘し，大熱なきものは麻黄杏仁甘草石膏湯を与えこれを主るべし。（傷寒論・太陽中）

　　下後不可更行桂枝湯若汗出而喘無大熱者加與麻杏甘石湯（傷寒論・太陽下）
　　麻黄四兩去節　杏仁五十箇去皮尖　甘草二兩炙　石膏半斤砕綿裏
　　右四味以水七升先煮麻黄減二升去上沫内諸薬煮取二升去滓温服一升

| 目　標 | 喘咳があり，発作時に脂汗が出る，喘息や喘息様の症状，切れにくい痰が出るが，胃腸は正常で，軽い口渇がある。また尿利が減ったり，顔が腫れぼったくみえることがあるが，高熱や悪寒はない。

| 応　用 | 喘咳が強く，口渇があり，あるいは自然に発汗し，熱感を訴えるもの（高熱も悪寒もない）。気管支炎や気管支喘息などに用いられ，これに小児の喘息や喘息性気管支炎，感冒，肺炎，百日咳に用いられるほか，痔の痛むものや，睾丸炎に効がある[7]。

| 鑑　別 | ▶小青竜湯：発熱，悪寒，薄く大量の痰
　▶麦門冬湯：喘鳴なく，咽喉乾燥，粘痰
　▶麻黄湯：無汗，発熱，身体痛あるも口渇はない。
　▶茯苓杏仁甘草湯：動悸，呼吸困難が主。
　▶苓甘姜味辛夏仁湯：胃腸弱く，痰は薄い。

| 備　考 | (1) 本方は元来頓服用であり，特に小児喘息の発作に繁用されるが，半夏厚朴湯と合方すれば長期の使用が可能で，よく効を収めることができる。
(2) 本方の加減方には次のようなものがある。
　▶五虎湯（麻杏甘石湯＋桑白皮）：特に小児喘息によく用いられる。
　▶五虎二陳湯（麻杏甘石湯＋桑白皮＋二陳湯）：小児喘息で，吐き気，食欲不振のあるもの。
　原典では，麻黄を先に煮た後，諸薬を入れて煎じ，2回分となっている。麻黄は節を去ったものを使うことになっている。

【386】K181　麻杏薏甘湯（まきょうよくかんとう）（金匱要略）

弱 ←　　　　　　　　　　　　　　　　　　　　　　→ 実
　　　虚弱　やや虚弱　中程度　比較的ある　充　実

成分及び分量又は本質	日本薬局方	マオウ	4.0 g
	〃	キョウニン	3.0 g
	〃	ヨクイニン	10.0 g
	〃	カンゾウ	2.0 g
		全　量	19.0 g
製造方法	以上の切断又は破砕した生薬をとり，1包として製する。		
用法及び用量	本品1包に水約500 mLを加えて，半量ぐらいまで煎じつめ，煎じかすを除き，煎液を3回に分けて食間に服用する。上記は大人の1日量である。15才未満7才以上　大人の2/3，7才未満4才以上　大人の1/2，4才未満2才以上　大人の1/3，2才未満　大人の1/4以下を服用する。		

効能又は効果	体力中等度なものの次の諸症：関節痛，神経痛，筋肉痛，いぼ，手足のあれ（手足の湿疹・皮膚炎）

構成 麻黄と杏仁が主薬で，麻黄は体表の水を発散し，杏仁はこれによく協力して上部の水を除いて，喘を治す。薏苡仁は血燥を治し，皮膚枯燥を滋潤し，甘草とともに痛みを去る[2]。

原典・出典 病者一身悉く痛み，発熱，日晡所劇しきものは風湿と名づく。この病，汗出でて風に当るに傷られ，あるいは久しく冷を取るに傷られていたす所なり。麻黄杏仁薏苡甘草湯を与うべし。（金匱要略・痙湿暍）

　　麻黄去節半両湯炮　甘草一両炙　薏苡仁半両　杏仁十箇去皮尖炒
　　右剉麻豆大毎服四銭七水盞半煮八分去滓温服有微汗避風

目標 発熱して皮膚が乾き，艶のないもので，筋肉関節などに腫があり，特に夕方，熱や痛みが激増するものを目標とする。

応用 本方は主として筋肉リウマチ，関節リウマチ，神経痛，疣贅，手掌角皮症，水虫などに用いられ，また妊娠腎，腎炎，肺壊疽，肺膿瘍，頭のふけ，手足のあれ，身体麻痺，凍傷，湿疹，喘息などに応用される[2]。

鑑別 ▶薏苡仁湯：亜急性および慢性で熱感腫痛頑固なもの。
　▶越婢加朮湯：浮腫（特に足），口渇
　▶桂枝加附子湯：悪寒，痛みが激しい
　▶麻黄加朮湯：悪寒，小便不利

備考 原典では，服用後は覆って風に当たることを避けさせることになっている。

【387】K182　麻子仁丸料（傷寒論）

弱 ←　　　　　　　　　　　　　　　　　　→ 実
| 虚弱 | やや虚弱 | 中程度 | 比較的ある | 充実 |

成分及び分量又は本質	日本薬局方	マシニン	5.0 g
	〃	シャクヤク	2.0 g
	〃	キジツ	2.0 g
	〃	コウボク	2.0 g
	〃	ダイオウ	4.0 g
	〃	キョウニン	2.0 g
		全量	17.0 g
製造方法	以上の切断又は破砕した生薬をとり，1包として製する。		
用法及び用量	本品1包に水約500 mLを加えて，半量ぐらいまで煎じつめ，煎じかすを除き，煎液を3回に分けて食間に服用する。上記は大人の1日量である。15才未満7才以上　大人の2/3，7才未満4才以上　大人の1/2，4才未満2才以上　大人の1/3，2才未満　大人の1/4を服用する。		
効能又は効果	体力中等度以下で，ときに便が硬く塊状なものの次の諸症：便秘，便秘に伴う頭重・のぼせ・湿疹・皮膚炎・ふきでもの（にきび）・食欲不振（食欲減退）・腹部膨満・腸内異常醗酵・痔などの症状の緩和		

【388】K182-① 麻子仁丸（傷寒論）

弱 ←　　　　　　　　　　　　　　　→ 実
| 虚弱 | やや虚弱 | 中程度 | 比較的ある | 充実 |

成分及び分量又は本質	日本薬局方 〃 〃 〃 〃 〃	マシニン シャクヤク キジツ コウボク ダイオウ キョウニン	5.0 g 2.0 g 2.0 g 2.0 g 4.0 g 2.0 g
		全　量	17.0 g
製造方法	以上の生薬をそれぞれ末とし，「ハチミツ」を結合剤として丸剤の製法により丸剤170個とする。		
用法及び用量	大人1日3回，1回20～30個を頓服する。又は，大人1回20～30個を1日2～3回食前又は空腹時に服用する。 15才未満7才以上　大人の2/3, 7才未満5才以上　大人の1/2を服用する。		
効能又は効果	体力中等度以下で，ときに便が硬く塊状なものの次の諸症：便秘，便秘に伴う頭重・のぼせ・湿疹・皮膚炎・ふきでもの（にきび）・食欲不振（食欲減退）・腹部膨満・腸内異常醗酵・痔などの症状の緩和		

構　成　小承気湯に麻子仁・杏仁・芍薬を加えたものである。麻子仁が主薬で杏仁とともに腸の乾きを潤し，芍薬は血を補養し，枳実と大黄は胃腸の実熱を冷まし，厚朴は胃の気を巡らし，枳実とともに固く結ばれた滞便を巡らす力がある。これらの各生薬の協力によって，胃腸の内熱を冷まし，枯燥による凝滞を潤して排除するものである。

原典・出典　趺陽の脈浮にして濇，浮なれば則ち胃気強く，濇なれば則ち小便数，浮濇相搏てば，大便則ち難く，其れ脾約を為す。麻子仁丸之を主る。（傷寒論・陽明病）

趺陽脉浮而渋浮則胃気強渋則小便数浮渋相伝大便則堅其脾為約麻子仁丸主之（金匱要略・五臓風寒積聚）

麻子仁二升　芍薬半斤　枳実一斤　大黄一斤　厚朴一尺　杏仁一升
右六味末之煉蜜和丸梧子大飲服十丸日三以知為度
（注）「脾約」とは脾が縮まり萎縮すること。

目　標　本方は緩和な下剤で，常習便秘のもの，老人で体力の衰えたもの，病後などに便秘するものに用いる。また尿量が多くて，大便が硬いというのは本方の目標である[4]。

応　用　本方は主として常習便秘に用いられるが，尿量頻数，夜尿，萎縮腎の便秘，痔核などにも応用される[2]。

鑑　別　▶潤腸湯：滋潤の力が強い，麻子仁丸・麻子仁丸料に比べて便が硬く頑固である。
　▶大黄甘草湯：実熱，急迫症状あり
　▶承気湯類：実熱性の便秘

備　考　原典では蜜で梧桐子大の丸剤とし，10丸宛1日3回服用することになっている。

【389】K183　薏苡仁湯（明医指掌）

よくいにんとう

成分及び分量又は本質	日本薬局方	マオウ	4.0 g
	〃	トウキ	4.0 g
	〃	ビャクジュツ	4.0 g
	〃	ヨクイニン	8.0 g
	〃	ケイヒ	3.0 g
	〃	シャクヤク	3.0 g
	〃	カンゾウ	2.0 g
		全　量	28.0 g
製造方法	以上の切断又は破砕した生薬をとり，1包として製する。		
用法及び用量	本品1包に水約500 mLを加えて，半量ぐらいまで煎じつめ，煎じかすを除き，煎液を3回に分けて食間に服用する。上記は大人の1日量である。 15才未満7才以上　大人の2/3，7才未満4才以上　大人の1/2，4才未満2才以上　大人の1/3，2才未満　大人の1/4以下を服用する。		
効能又は効果	体力中等度で，関節や筋肉のはれや痛みがあるものの次の諸症：関節痛，筋肉痛，神経痛		

弱虚弱／やや虚弱／中程度／比較的ある／充実　実

【構成】　本方は麻黄加朮湯と麻杏薏甘湯とを合方して杏仁を去り，当帰と芍薬とを加えたものである。あるいは麻黄加朮湯の杏仁の代わりに当帰・薏苡仁・芍薬を加えたものである[2]。表の水の動揺を治すのが麻黄加朮湯で，当帰・薏苡仁・芍薬は血燥を治すわけである。

【原典・出典】　身體煩疼，項背拘急，或重或痛，擧體艱難，手足冷痺，腰腿沉重無力者，蠲痺湯，痛痺，四肢拘倦，浮腫痛着，故寒氣盛者爲痛痺，川芎茯苓湯，骨節疼痛，皮膚不仁，肌肉重着，及四肢緩縱不仁者，附子湯，寒濕痺痛，薏苡仁湯

　　當歸一兩　芍藥炒一兩　薏苡仁一兩　麻黄一兩　肉桂一兩　甘草炙一兩　蒼朮米泔浸炒四兩
　　右剉，每服七錢，生姜三片，煎服，自汗減麻黄，熱減桂（明醫指掌・巻七・痺症六・寒痺）

【目標】　麻黄加朮湯，麻杏薏甘湯よりもやや重症で，これらの処方を用いても治らず，熱感，腫痛が去らず，慢性になりそうなのが目標である。亜急性のものによく効く。桂芍知母湯を用いる一歩手前というところに用いるとよい。

【応用】　関節リウマチの亜急性期および慢性期に入った場合に多く用いる。また結核性関節炎，筋肉リウマチや脚気などに応用される[2]。

【鑑別】　▶**防已黄耆湯**：汗多く，尿利減少して体が重い。筋肉軟弱で色白の人が多い。
　　▶**麻杏薏甘湯**：日晡所発熱，汗が出て身体疼痛。浮腫がある。
　　▶**桂芍知母湯**：関節が腫脹し変形して痛み，全身が衰弱して，皮膚が枯燥している。
　　▶**麻黄加朮湯**：発熱，汗なくて身体疼痛し，尿不利。浮腫がある。

【備考】　原典では，生姜を入れて煎じている。また蒼朮を使うことになっている。

【390】K184 抑肝散料（よくかんさんりょう）（保嬰撮要）

弱 ←　虚 弱　｜　やや虚弱　｜　中程度　｜　比較的ある　｜　充　実　→ 実

成分及び分量又は本質	日本薬局方	トウキ	3.0 g
	〃	センキュウ	3.0 g
	〃	ブクリョウ	4.0 g
	〃	ビャクジュツ	4.0 g
	〃	サイコ	2.0 g
	〃	カンゾウ	1.5 g
	〃	チョウトウコウ	3.0 g
		全量	20.5 g
製造方法	以上の切断又は破砕した生薬をとり，1包として製する。		
用法及び用量	本品1包に水約500 mLを加えて，半量ぐらいまで煎じつめ，煎じかすを除き，煎液を3回に分けて食間に服用する。上記は大人の1日量である。15才未満7才以上　大人の2/3，7才未満4才以上　大人の1/2，4才未満2才以上　大人の1/3，2才未満　大人の1/4以下を服用する。		
効能又は効果	体力中等度をめやすとして，神経がたかぶり，怒りやすい，イライラなどがあるものの次の諸症：神経症，不眠症，小児夜泣き，小児疳症（神経過敏），歯ぎしり，更年期障害，血の道症		

構　成　釣藤鈎は鎮痙鎮静の作用があり，漢方ではこれを肝木を平らかにするという表現を用いている。この釣藤鈎と柴胡と甘草が一緒になって肝気の緊張を緩解し，神経の興奮を鎮める作用がある。当帰は肝血を潤すといわれ，肝の血行をよくし，貧血を治し，川芎は肝血をよく疎通させる。これも肝の血行をよくさせるもので，ともに肝気の亢ぶるのを緩解させる結果となる。茯苓と白朮は肝気の亢ぶりのため，交感神経が緊張し，その結果，胃の障害を起こし胃内に停滞した水飲を去るものである[2]。

原典・出典　抑肝散は，肝経の虚熱，発搐或は発熱咬牙，或は驚悸寒熱，或は木が土に乗じて痰涎を嘔吐し，腹脹少食，睡臥安からざる者を治す。（保嬰撮要・巻一・肝臓）
　　軟柴胡　甘草各五分　川芎八分　當歸　白朮炒　釣藤鈎各一錢
　　右水煎，母子同服，如蜜丸，名抑青丸

目　標　本方は四逆散の変方で，左の脇腹が拘攣しているのが目標である。小児直指方の急驚風門に掲げられた処方で，小児のひきつけに用いられるものである。肝気が亢ぶって神経過敏となり，怒りやすく，いらいらして性急となり，興奮して眠れないという，神経の興奮を鎮静させる働きがある[2]。
　この精神状態に着目すれば種々の病気に適用できる。なお，肝火に引き起こされる症状には，めまい，締めつけられるような頭痛，頭頸部のこり，四肢のしびれ，肢体搐動，まぶた・顔のひきつれや痙攣，唇・舌・指のチック症状，歯ぎしり，言語障害，歩行障害，手足の痙攣など，筋攣急に関係あることが多い。

応　用　本方は主として癇症・神経痛・神経衰弱・ヒステリーなどに用いられ，また夜泣き・不眠症・癇癪持ち・睡眠時の歯ぎしり・てんかん・不明の発熱・更年期障害・血の道症で神経過敏・四肢痿弱症・陰痿症。悪阻・佝僂病・チック病・脳腫瘍症状・脳出血後遺症・神経性斜頸

などに応用される[2]。

鑑別 ▶加味逍遙散，**加味逍遙散料**：神経症，怒りやすい，疲れやすい，逍遙性熱感，虚証，腹部虚脹
　▶**甘麦大棗湯**：異常行動，気鬱，急迫，精神異常，神経症状が甚だしく，両腹直筋，特に右腹筋拘急。
　▶**桂枝加竜骨牡蛎湯**：神経症，上衝，不眠，倦怠，腹動，腹直筋の拘攣，性的症状（勃起不全，遺精，性的過労）
　▶**柴胡加竜骨牡蛎湯**：桂枝加竜骨牡蛎湯より著しい神経症，異常行動，胸腹の動悸，比較的実証，胸脇苦満
　▶**半夏厚朴湯**：神経症，気鬱，咽中炙臠（のどに炙った肉が詰まっている感じのもの），胃腸虚弱
　▶**抑肝散加陳皮半夏**，**抑肝散料加陳皮半夏**：神経症・虚証は同じ，左臍傍大動悸，腹軟弱
　▶**苓桂甘棗湯**：神経症，異常行動，臍下悸（へその下の動悸），腹皮拘急，右腹直筋攣急

備考 神経質で，刺激症状が激しく，一般に癇が強いといわれているが，その興奮を抑え，鎮静させるところから，抑肝散と名づけたものである。

【391】K185　抑肝散料加陳皮半夏（本朝経験方）
よくかんさんりょうかちんぴはんげ

弱←　　　　　　　　　　　　　　　→実
| 虚弱 | やや虚弱 | 中程度 | 比較的ある | 充実 |

成分及び分量又は本質	日本薬局方	トウキ	3.0 g
	〃	センキュウ	3.0 g
	〃	ブクリョウ	4.0 g
	〃	ビャクジュツ	4.0 g
	〃	サイコ	2.0 g
	〃	ハンゲ	5.0 g
	〃	カンゾウ	1.5 g
	〃	チンピ	3.0 g
	〃	チョウトウコウ	3.0 g
		全量	28.5 g
製造方法	以上の切断又は破砕した生薬をとり，1包として製する。		
用法及び用量	本品1包に水約500 mLを加えて，半量ぐらいまで煎じつめ，煎じかすを除き，煎液を3回に分けて食間に服用する。上記は大人の1日量である。15才未満7才以上　大人の2/3，7才未満4才以上　大人の1/2，4才未満2才以上　大人の1/3，2才未満　大人の1/4以下を服用する。		
効能又は効果	体力中等度をめやすとして，やや消化器が弱く，神経がたかぶり，怒りやすい，イライラなどがあるものの次の諸症：神経症，不眠症，小児夜泣き，小児疳症（神経過敏），更年期障害，血の道症，歯ぎしり		

構成 抑肝散に二陳湯を合方したもので，陳皮と半夏を加えるのは，さらに胃内の停水を去らせ，肝の熱を冷ます[2]。また，半夏は神農本草経で「頭眩，胸脹」と書かれており，陳皮は「気を下す，神に通ず」と書かれている。

|原典・出典| 『漢方処方集』（龍野一雄）によれば，『浅井南溟』を出典としている。

|目標| 抑肝散料の証が慢性化し，長い間苦しんでいると腹筋は無力化し，左の腹部大動脈の動悸がひどく亢進してくる。これが抑肝散料加陳皮半夏の腹状である[2]。

|応用| 抑肝散の証が長引いて，虚状を呈してきたときの特有の腹証になるが，そのときには陳皮，半夏の加味方を用いるのである[2]。また，胃腸が弱いときにも使う。

|鑑別| ▶加味逍遙散，**加味逍遙散料**：神経症，怒りやすい，腹部虚脹
　▶柴胡加竜骨牡蛎湯：神経症，精神異常，胸腹の動悸，比較的実証，胸脇苦満
　▶半夏厚朴湯：神経症，咽中炙臠（のどに炙った肉が詰まっている感じのもの），胃腸虚弱
　▶苓桂甘棗湯：下腹部の動悸，のぼせ

【392】K186　六君子湯（万病回春）

弱←　　　　　　　　　　　　　　　　→実
|虚弱|やや虚弱|中程度|比較的ある|充実|

成分及び分量又は本質	日本薬局方　ニンジン　4.0g 〃　ビャクジュツ　4.0g 〃　ブクリョウ　4.0g 〃　ハンゲ　4.0g 〃　チンピ　2.0g 〃　タイソウ　2.0g 〃　カンゾウ　1.0g 〃　ショウキョウ　0.5g 　　全量　21.5g
製造方法	以上の切断又は破砕した生薬をとり，1包として製する。
用法及び用量	本品1包に水約500mLを加えて，半量ぐらいまで煎じつめ，煎じかすを除き，煎液を3回に分けて食間に服用する。上記は大人の1日量である。 15才未満7才以上　大人の2/3，7才未満4才以上　大人の1/2，4才未満2才以上　大人の1/3，2才未満　大人の1/4以下を服用する。
効能又は効果	体力が中等度以下で，胃腸が弱く，食欲がなく，みぞおちがつかえ，疲れやすく，貧血性で手足が冷えやすいものの次の諸症：胃炎，胃腸虚弱，胃下垂，消化不良，食欲不振，胃痛，嘔吐

|構成| 人参・白朮・茯苓・甘草・大棗・生姜はすなわち四君子湯で，胃腸の機能を高め，消化吸収を良くする。陳皮は人参とともに食欲を進め，半夏は白朮・茯苓とともに胃腸内の停水を去る[1]。四君子湯と二陳湯の合方といえる。

|原典・出典| 脾胃虚弱，飲食思うこと少なく，あるいは久しく瘧痢を患い，若しくは内熱を覚え，あるいは飲食化しがたく，酸をなし，虚火に属するを治す。須らく炮姜を加えてその効甚だ速かなり。即ち前方（四君子湯）に半夏・陳皮を加う。（万病回春・巻四）

|目標| 胃腸虚弱で顔色がさえず，胃内停水があり，疲れやすく，貧血，腹鳴，下痢を伴い，頭重，めまい，食後眠くなるなどの症状を目標とする。

|応用| 慢性胃炎，胃下垂，胃アトニーに用いられ，また慢性腹膜炎，胃がん，胃潰瘍，消化不良，自家中毒，食欲不振，虚弱者の胃腸型感冒，嘔吐，つわり，神経衰弱，肩こり，虚弱者や老人，脳溢血患者の養生薬に応用される[2]。

|鑑別| ▶小建中湯：気力がない，腹痛，貧血
　　　▶人参湯，理中丸：心下痞硬，手足が冷える。
　　　▶茯苓飲：胃部膨満，尿利減少，嘔吐，軽い胃痛
　　　▶真武湯：生気が乏しく疲れやすい。手足が冷え，尿色が透明。

|備考| 六君子湯は香砂六君子湯，柴芍六君子湯などの加減方として用いられることが多い。

【393】K187　立効散料（蘭室秘蔵）

弱 ←　　　　　　　　　　　　　　　　　　→ 実
| 虚弱 | やや虚弱 | 中程度 | 比較的ある | 充実 |

成分及び分量又は本質	日本薬局方 〃 〃 〃 〃	サイシン ショウマ カンゾウ ボウフウ リュウタン 全　量	2.0 g 2.0 g 1.5 g 2.0 g 1.0 g 8.5 g
製造方法	以上の切断又は破砕した生薬をとり，1包として製する。		
用法及び用量	本品1包に水約500 mLを加えて，半量ぐらいまで煎じつめ，煎じかすを除き，煎液を3回に分けて食間に服用する。上記は大人の1日量である。 15才未満7才以上　大人の2/3，7才未満4才以上　大人の1/2，4才未満2才以上　大人の1/3，2才未満　大人の1/4以下を服用する。		
効能又は効果	歯痛，抜歯後の疼痛		

|構成| 細辛は風寒を散じ，升麻・防風・竜胆はいずれも湿を去り，甘草は急を暖めるとともに諸薬を協和すると考えられる（主に薬性要要による）。局所作用としては細辛の麻酔作用，升麻・竜胆の苦みによる知覚鈍麻作用が関係している。

|原典・出典| 牙歯痛忍ぶべからず，及び頭脳項背痛し，微しく寒飲を悪し，大いに熱飲を悪む。その脉上中下三部，陽虚陰盛なればこれ五臓内盛，六腑陽道なり。脉微小なれば小便滑数なり。
　　　細辛貳分　炙甘草参分　升麻柒分　防風壹錢　草龍膽酒洗肆錢
　　　右咬咀，都作一服，水一盞，煎至七分，去粗，以匙抄在口中嗽痛，處待少時則止（蘭室秘蔵・巻中・口歯咽喉門）

|目標| 抜歯後の疼痛，歯痛を目標とするとされている。

|応用| 外傷による激痛にも応用できる。

|備考| 本方は口腔に長くとどめてゆっくり服用する。

【394】K188 竜胆瀉肝湯（蘭室秘蔵）
りゅうたんしゃかんとう

成分及び分量又は本質	日本薬局方	トウキ	5.0 g
	〃	ジオウ	5.0 g
	〃	モクツウ	5.0 g
	〃	オウゴン	3.0 g
	〃	タクシャ	3.0 g
	〃	シャゼンシ	3.0 g
	〃	リュウタン	1.0 g
	〃	サンシシ	1.0 g
	〃	カンゾウ	1.0 g
		全　量	27.0 g
製造方法	以上の切断又は破砕した生薬をとり，1包として製する。		
用法及び用量	本品1包に水約500 mLを加えて，半量ぐらいまで煎じつめ，煎じかすを除き，煎液を3回に分けて食間に服用する。上記は大人の1日量である。15才未満7才以上　大人の2/3，7才未満4才以上　大人の1/2，4才未満2才以上　大人の1/3，2才未満　大人の1/4以下を服用する。		
効能又は効果	体力中等度以上で，下腹部に熱感や痛みがあるものの次の諸症：排尿痛，残尿感，尿のにごり，こしけ（おりもの），頻尿		

構　成　車前子・木通・沢瀉は利水作用があり，いずれも尿道や膀胱をはじめ下焦の炎症を去るものである。当帰と地黄は血行を盛んにし，かつ下焦の炎症による渋痛を緩和し，竜胆・山梔子・黄芩の三味は消炎と解毒の効がある[2]。

原典・出典　肝経の湿熱或いは嚢癰，便毒，下疳，懸癰，腹痛燉くが如く作り，小便渋滞，或いは婦人陰癢（バルトリン腺と大陰唇）痒痛，男子陽挺（亀頭）腫脹，或いは膿水を出すを治す。（薛氏十六種・下疳門）

　　當歸，川芎，芍藥，生地黄，黄連，黄芩，黄栢，梔子，連翹，甘草，薄荷葉，龍膽，澤瀉，木通，車前子，防風

　　以上十六味，各等量，一日三回，量九匁

　　即ち四物黄連解毒湯去柴胡，加薄荷葉，龍膽，澤瀉，木通，車前子，防風であつて従つて荊芥連翹湯より，荊芥，桔梗，白芷，枳殼の治風劑を去り，龍膽，澤瀉，車前子，木通の瀉肝利水劑を加えたこととなる。（森道伯先生伝）

目　標　下焦（下腹部陰部の臓器）の諸炎症で，充血，腫脹，疼痛を伴っているものに用いる。急性または亜急性の炎症があって実証のものに用いる[2]。

応　用　膀胱と尿道，子宮膣部など下焦における炎症に用いるもので，実証に属する。急性または亜急性の尿道炎，膀胱炎，バルトリン腺炎，帯下，陰部痒痛，子宮内膜炎，膣炎などに用いられ，下疳，鼠径リンパ節炎，睾丸炎，陰部湿疹，トリコモナスなどに応用される[5]。

備　考　▶一貫堂竜胆瀉肝湯：竜胆瀉肝湯の去加したものに四物湯と黄連解毒湯を加えたもので，本方を用いるべきものの慢性化したものに用いる。

　　原典では，地黄は生地黄を使っている。

【395】K189 苓姜朮甘湯（金匱要略）
（りょうきょうじゅつかんとう）

虚弱 | やや虚弱 | 中程度 | 比較的ある | 充実
弱 ← → 実

成分及び分量又は本質	日本薬局方	ブクリョウ	6.0 g
	〃	カンキョウ	3.0 g
	〃	ビャクジュツ	3.0 g
	〃	カンゾウ	2.0 g
		全量	14.0 g
製造方法	以上の切断又は破砕した生薬をとり，1包として製する。		
用法及び用量	本品1包に水約500 mLを加えて，半量ぐらいまで煎じつめ，煎じかすを除き，煎液を3回に分けて食間に服用する。上記は大人の1日量である。 15才未満7才以上　大人の2/3，7才未満4才以上　大人の1/2，4才未満2才以上　大人の1/3，2才未満　大人の1/4以下を服用する。		
効能又は効果	体力中等度以下で，腰から下肢に冷えと痛みがあって，尿量が多いものの次の諸症：腰痛，腰の冷え，夜尿症，神経痛		

構成　寒冷と水による証であるから，温めるものと利水の薬で構成されている。
　乾姜は裏を温め，水を利するもので，茯苓・白朮は表裏の水を追い出すものである。甘草は乾姜と協力して裏を温め，下焦を補い，頻尿を制する作用がある[2]。

原典・出典　腎著の病は，その人，身体重く，腰中冷ゆること，水中に坐するが如く，形水状の如くにして，反て渇せず。小便自利，飲食故の如し。病下焦に属す。身労し，汗出で，衣裏冷湿し，久久之を得れば，腰以下冷痛し，腰重きこと五千銭を帯ぶるが如し，苓姜朮甘湯これを主る。（金匱要略・五臓風寒）
　甘草　白朮各二兩　乾薑　茯苓各四兩
　右四味以水五升煮取三升分温三服腰中即温

目標　腰部または腰以下に冷感を訴え，「水中に坐せるが如く」，「腰以下冷痛し，腰重きこと五千銭を帯ぶるが如し」という表現の通りである。また冷えばかりでなく，五千銭を帯ぶるがごとく重く感じる，あるいは冷痛する。
　脈は沈んで細く微で，舌苔や口渇はなく，一般に腹壁は軟かいことが多い。小便不利や頻尿がある。また冷湿，陰下湿とあるように，湿疹のときには薄い分泌物を伴うものである[2]。

応用　腰以下の寒冷により，その表面に寒と水が現れる状態で，腰や足の冷重感，冷痛，身体倦怠感などを訴えるものに用いる。
　本方は腰痛，腰冷，坐骨神経痛，夜尿症，帯下，遺尿症などに用いられ，また湿疹，潰瘍，漏孔，脚痿弱症などに応用される[2]。

鑑別　▶**当帰四逆加呉茱萸生姜湯**：久寒（陳旧な裏寒証）による腹部や腰，下肢などの痛みが主で，手足厥冷，小便不利である。苓姜朮甘湯は足腰の冷重感，小便自利，冷痛を目標とする。

　▶**当帰芍薬散，当帰芍薬散料**：当帰芍薬散は虚証の瘀血と水毒による症状で貧血，腹痛，足の冷え，月経不順がある。苓姜朮甘湯は瘀血症状なく，腰から下がひどく冷え，甚しいときは水中に座っているようだといわれる。上半身に異常なく，当帰芍薬散より実証である。

- ▶八味地黄丸，八味地黄丸料：腎虚により腰痛，尿利不調（多尿，頻尿，尿利減少，尿の淋瀝，夜間尿），手足煩熱，臍下不仁，脚弱，口渇があり，苓姜朮甘湯は腰以下の寒冷により，腰や足の冷重感，冷痛，身体倦怠感，小便自利を伴い，口渇はない。
- ▶苓桂朮甘湯：本方は水毒上衝によるめまい，心悸亢進，尿利減少に用い，苓姜朮甘湯は水毒下降による腰以下の寒冷，小便自利に用いる。

【396】K190　苓桂甘棗湯（りょうけいかんそうとう）（傷崇論，金匱要略）

弱 ←　　　　　　　　　　　　　　　　　　　　→ 実
| 虚弱 | やや虚弱 | 中程度 | 比較的ある | 充実 |

成分及び分量又は本質	日本薬局方	ブクリョウ	6.0 g
	〃	ケイヒ	4.0 g
	〃	タイソウ	4.0 g
	〃	カンゾウ	2.0 g
		全量	16.0 g
製造方法	以上の切断又は破砕した生薬をとり，1包として製する。		
用法及び用量	本品1包に水約500 mLを加えて，半量ぐらいまで煎じつめ，煎じかすを除き，煎液を3回に分けて食間に服用する。上記は大人の1日量である。15才未満7才以上　大人の2/3，7才未満4才以上　大人の1/2，4才未満2才以上　大人の1/3，2才未満　大人の1/4以下を服用する。		
効能又は効果	体力中等度以下で，のぼせや動悸があり神経がたかぶるものの次の諸症：動悸，精神不安		

構成　桂皮は甘草と組んで心悸亢進を治し，茯苓と大棗は桂皮・甘草に協力するとともに鎮静利尿の効がある[1]。

原典・出典　発汗後，その人臍下悸するは奔豚をなさんと欲す。苓桂甘棗湯これを主る。（傷寒論・太陽中，金匱要略・奔豚）

　　茯苓半斤　甘草三兩炙　大棗十五枚擘　桂枝四兩去皮
　　右四味以甘爛水一斗先煮茯苓減二升内諸薬煮取三升去滓温服一升日三服
　　作甘爛水法取水二斗置大盆内以杓揚之水上有珠子五六千顆相逐取用之

目標　臍下の動悸を最優先の目標とし，胃内停水を原因とする右腹直筋の緊張，下腹一帯の拘急，腹痛，発作性の上衝，嘔吐，頭痛などを呈するものに用いる。
　臍下の動悸は激しくなると上に突き上げ，胸に詰まるようになり，心下部や腹部が痛み，吐き気や頭痛になったりする。

応用　ヒステリー，心悸亢進，心臓神経症，子宮痙攣，胃痙攣などに用いられる[1]。

鑑別　▶甘麦大棗湯：急迫症状あり，移り気，あくびが多い。
　▶苓桂朮甘湯：めまい，尿利減少，心下逆満
　▶茯苓甘草湯：心下悸，尿利減少，嘔吐
　▶苓桂味甘湯：胸咽に上衝，咳嗽，頭冒感（頭に物が被さっている感じ）

備考　原典の薬方名は茯苓桂枝甘草大棗湯で，甘爛水*で茯苓を先に煮た後，諸薬を入れて煎じることになっている。

　*甘爛水：水を浅いお盆に入れ，杓子で水をすくい上げてはよくかき混ぜて十分に空気を吸いこませ，水面に無数の小泡を生じさせた水のこと。

【397】K191　苓桂朮甘湯（傷寒論，金匱要略）

弱 ←──────────────────→ 実
虚弱 | やや虚弱 | 中程度 | 比較的ある | 充実

成分及び分量又は本質	日本薬局方	ブクリョウ	4.0 g
	〃	ケイヒ	3.0 g
	〃	カンゾウ	2.0 g
	〃	ビャクジュツ	2.0 g
		全量	11.0 g
製造方法	以上の切断又は破砕した生薬をとり，1包として製する。		
用法及び用量	本品1包に水約500 mLを加えて，半量ぐらいまで煎じつめ，煎じかすを除き，煎液を3回に分けて食間に服用する。上記は大人の1日量である。15才未満7才以上　大人の2/3，7才未満4才以上　大人の1/2，4才未満2才以上大人の1/3，2才未満　大人の1/4以下を服用する。		
効能又は効果	体力中等度以下で，めまい，ふらつきがあり，ときにのぼせや動悸があるものの次の諸症：立ちくらみ，めまい，頭痛，耳鳴り，動悸，息切れ，神経症，神経過敏		

構成　茯苓は胃内の停水を去り，気の上衝による動揺性症状を治すもので，白朮がこれに協力し，水分の順行を良くする。桂皮は気の上逆を引き下げる。甘草は桂皮とともに気を巡らし，裏の虚を補うものである[2]。

原典・出典　傷寒，もしくは吐し，もしくは下して後，心下逆満し，気上って胸を衝き，起ては，すなわち頭眩す。脈沈緊，汗を発すれば則ち経を動かし，身振々として揺をなす者は苓桂朮甘湯これを主る。（傷寒論・太陽中）

　　心下有痰飲脇支満目眩苓桂朮甘湯主之（金匱要略・痰飲欬嗽）
　　茯苓四兩　桂枝三兩去皮　白朮二兩　甘草二兩炙
　　右四味以水六升煮取三升去滓分温三服

目標　虚弱で神経質のもので，胃内停水があり，気の上衝によるめまい，身体動揺感，尿利減少，心悸亢進，目の充血などを目標とする。

応用　神経衰弱，神経質，ヒステリーの類や胃下垂，胃アトニーで，貧血，めまい，心悸亢進，息切れ，心下部膨満感などを訴えるものに頻要する。バセドウ病，心臓弁膜症，機能不全，神経性心悸亢進症などで，貧血，動悸，息切れを訴え，あるいは軽度の浮腫を伴うものにも用いる。慢性腎炎，萎縮腎などの浮腫が軽度なら，動悸を伴う虚証のものに使う。眩を羞明として結膜炎，ことにフリクテン性結膜炎によく使う。
　　本方のめまいは，頭を動かすと起こるのが特徴である。

鑑別　▶五苓散，五苓散料：嘔吐，口渇がある。

- ▶沢瀉湯：じっとしていてもめまいがする。心悸亢進はない。
- ▶当帰芍薬散，当帰芍薬散料：貧血さらに強く，冷え症で血の道症を兼ねるが，めまいが主訴ではない。
- ▶苓桂甘棗湯：ヒステリー性の心悸亢進。

備考　本方には数多くの合方，加減方があるが，その主なものは次の通り。
- ▶鍼砂湯：苓桂朮甘湯＋鍼砂，牡蛎，人参：貧血とこれに伴う諸症。
- ▶定悸飲：苓桂朮甘湯＋呉茱萸，牡蛎，李根皮：胃腸の弱いものの心悸亢進。
- ▶明朗飲：苓桂朮甘湯＋車前子，細辛，黄連：眼病一般
- ▶連珠飲：苓桂朮甘湯＋四物湯：貧血による動悸，息切れ，顔のむくみなどに頻用。

原典の薬方名は，茯苓桂枝白朮甘草湯である。

【398】K192　六味地黄丸料（小児直訣）

弱←　　　　　　　　　　　　　　　　→実
虚弱｜やや虚弱｜中程度｜比較的ある｜充実

成分及び分量又は本質	日本薬局方 〃 〃 〃 〃 〃	ジオウ サンシュユ サンヤク タクシャ ブクリョウ ボタンピ	5.0 g 3.0 g 3.0 g 3.0 g 3.0 g 3.0 g
		全　量	20.0 g
製造方法	以上の切断又は破砕した生薬をとり，1包として製する。		
用法及び用量	本品1包に水約500 mLを加えて，半量ぐらいまで煎じつめ，煎じかすを除き，煎液を3回に分けて食間に服用する。上記は大人の1日量である。 15才未満7才以上　大人の2/3，7才未満4才以上　大人の1/2，4才未満2才以上　大人の1/3，2才未満　大人の1/4以下を服用する。		
効能又は効果	体力中等度以下で，疲れやすくて尿量減少又は多尿で，ときに手足のほてり，口渇があるものの次の諸症：排尿困難，残尿感，頻尿，むくみ，かゆみ，夜尿症，しびれ		

【399】K192-①　六味地黄丸（小児直訣）

弱←　　　　　　　　　　　　　　　　→実
虚弱｜やや虚弱｜中程度｜比較的ある｜充実

成分及び分量又は本質	日本薬局方 〃 〃 〃 〃 〃	ジオウ サンシュユ サンヤク タクシャ ブクリョウ ボタンピ	3.2 g 1.6 g 1.6 g 1.2 g 1.2 g 1.2 g
		全　量	10.0 g

製 造 方 法	以上の生薬をそれぞれ末とし，「ハチミツ」を結合剤として丸剤の製法により丸剤100個とする。
用法及び用量	大人1日3回，1回20個，食前又は空腹時に服用する。 15才未満7才以上　大人の2/3，7才未満5才以上　大人の1/2を服用する。
効能又は効果	体力中等度以下で，疲れやすくて尿量減少又は多尿で，ときに手足のほてり，口渇があるものの次の諸症：排尿困難，残尿感，頻尿，むくみ，かゆみ，夜尿症，しびれ

構成　この方は，金匱要略の八味地黄丸より桂皮・附子の2味を去ったものである。

原典・出典　胃虚失音，顖開不合，神不足，目中白睛多く，面色晄白等を治す。

　治腎怯失音，顖開不合，神不足，目中白睛多，面色晄白等方　熟地黄八錢　山萸肉　乾山薬各四錢　澤瀉　牡丹皮　白茯苓去皮各三錢

　右爲末，煉蜜圓，如梧子大，空心，温水下三圓（小児直訣・巻下・諸方）

目標　疲れやすく肩もこりやすい。時にはめまいや頭の重いときもある。腰から下に力の抜けた感じがわずかながら感じられることが多く，膝がガクガクしたり転びやすかったりする。夜間排尿に起きる回数が多く，そのたびに水を飲む傾向がある。へその上と下の腹力を手で押さえてみると，上に比べて下の腹力がはるかに落ちているという症状が，この薬方の大事な決め手である[4]。

　八味丸に準じ，しかも陰証と決めにくく，附子を用いられないもの。小児は生命力が旺盛で陽気が強いため，附子を用いにくいことが多い。そのときはこの方とする[4]。八味丸より陽を増す桂枝附子を除いたもので，陰（冷やす力）が衰えたが，陽（温める力）がまだ残存しているものに用いる。

応用　腎が虚してくると思われる症状。八味丸同様腎虚であるが，陽が虚していないものに用いる。つまり八味丸が冷えが中心であるのに対し，本方は虚熱があるときに用いる。また，布団から足を出したくなる人によい。

備考　小児薬方直訳では，地黄は熟地黄を使っている。金匱要略の八味丸は乾地黄となっている。

【400】K193　黄耆桂枝五物湯（金匱要略）

弱　　　　　　　　　　　　　　　　　　　　　→実
| 虚弱 | やや虚弱 | 中程度 | 比較的ある | 充実 |

成分及び分量又は本質	日本薬局方	オウギ	3.0g
	〃	シャクヤク	3.0g
	〃	ケイヒ	3.0g
	〃	ショウキョウ	1.5g
	〃	タイソウ	4.0g
		全　量	14.5g
製 造 方 法	以上の切断又は破砕した生薬をとり，1包として製する。		

用法及び用量	本品1包に水約500 mLを加えて，半量ぐらいまで煎じつめ，煎じかすを除き，煎液を3回に分けて食間に服用する。上記は大人の1日量である。 15才未満7才以上　大人の2/3，7才未満4才以上　大人の1/2，4才未満2才以上　大人の1/3，2才未満　大人の1/4以下を服用する。
効能又は効果	体力中等度以下のものの次の諸症：身体や四肢のしびれ，顔面・口腔内のしびれ，湿疹・皮膚炎

構成　表虚の代表薬の桂枝湯から甘草を去って黄耆を加えた処方である。別の見方では，桂枝加黄耆湯から甘草を去ったものともいえる。吉益東洞の『方極』によれば，「急迫な症状がないので甘草を抜いた」とある。しかし，原典の桂枝湯，桂枝加黄耆湯のどちらにも麻痺やしびれは書かれていない。同じく吉益東洞の『薬徴』の黄耆の項の「互考」に，身体不仁（知覚鈍麻）は水毒によっていると書かれている。水毒だとすると，甘草を配合しない方が有利になると考えられる。本方は桂皮と黄耆が主薬で，どちらも表の気血が虚しているときに使う生薬である。この場合の麻痺は，表に水がたまって，末梢神経に気血が不足して起こると考えればよい。甘草の副作用に偽アルドステロン症があり，添付文書に「手足のだるさ，しびれ，つっぱり感やこわばりに加えて，脱力感，筋肉痛があらわれ，徐々に強くなる」と書かれている。このことから，しびれや麻痺には甘草がない方がよいと考える。

原典・出典　金匱要略の血痺虚労編に，「血痺にて，陰の脈（強く押さえた深い脈）も陽の脈（軽く押さえた表面の脈）のともに微（かすかに触れる）である。身体不仁（身体麻痺）していることは，まるで，風痺状（体が麻痺して痛む病気）のようである」と書かれている。つまり，血痺には痛みがないところが風痺とは異なるとしている。「痺」は「ふさがる」の意味で「血痺」は血がふさがるということになる。

目標　体が弱っているところに仕事で汗が出たり，あるいは睡眠中に風に当たって起きる症状。

応用　痛みのないしびれを拡大解釈し，かゆみとして湿疹や皮膚炎に使う。類聚方広義の頭注には，産褥期が風呂に入るたびに皮膚に不快な感じがするのを治したとある。金匱要略講話には，着物が触れるとぴりぴりし，風呂に入っても湯加減がわからないという人に使ったとある。同じく藤平健の話で，かぜのあと，左目が麻痺して閉じなくなったのを治したとある（2例とも水太りタイプで，汗をかきやすい人であった）。

鑑別　▶黄耆建中湯：歩行困難，消化器が弱い，腹直筋拘攣。
　▶補中益気湯：手足麻痺，消化器が弱い，無気力，熱いものを好む。
　▶防已黄耆湯：多汗，膝関節痛，下肢の浮腫。
　▶黄耆桂枝湯：多汗，疲れやすいもの。

【401】K194　解労散料（楊氏家蔵方）

弱 ←　　　　　　　　　　　　　　　　　　　→ 実
| 虚　弱 | やや虚弱 | 中程度 | 比較的ある | 充　実 |

成分及び分量又は本質	日本薬局方	シャクヤク	4.0 g
	〃	サイコ	5.0 g
	局外生規	ドベッコウ	3.0 g
	日本薬局方	キジツ	2.0 g
	〃	カンゾウ	1.5 g
	〃	ブクリョウ	3.0 g
	〃	ショウキョウ	1.0 g
	〃	タイソウ	2.0 g
		全　量	21.5 g
製造方法	以上の切断又は破砕した生薬をとり，1包として製する。		
用法及び用量	本品1包に水約500 mLを加えて，半量ぐらいまで煎じつめ，煎じかすを除き，煎液を3回に分けて食間に服用する。上記は大人の1日量である。 15才未満7才以上　大人の2/3，7才未満4才以上　大人の1/2，4才未満2才以上　大人の1/3，2才未満　大人の1/4以下を服用する。		
効能又は効果	体力中等度又はやや虚弱で，胸腹部に重苦しさがあり，ときに背中に痛みがあるものの次の諸症：慢性の発熱，腹痛，胃痛		

構成　四逆散に軟堅・散結の効がある土別甲と，利水・健脾の効があって土別甲を助ける茯苓を加えたものに，諸薬を調和する大棗と生姜を加え，湯液としたもの。

原典・出典　治労，積気堅硬，噎塞胸脇，引背徹痛，即四逆散方中加別甲茯苓（勿誤薬室方函）
　この方は四逆散の変方にていわゆる痃癖（げんぺき）為労者に効あり。また骨蒸の初期に用うべし。真の虚労には効なし。また四逆散の症にして腹中に堅塊ある者に用いて特験あり（勿誤薬室方函口訣）

目標　神経質で中間証からやや虚証，腹部が硬く緊張しているもの，胸腹部の重苦しさや背中の痛みがあるものの慢性発熱や胸痛，腹部痛，腰痛などに用いる。普段は健康な人が過労により起こるものや，慢性に経過している症状に使用する。

応用　慢性腹膜炎の硬結，胆石症，胆嚢炎，胃潰瘍，マラリア，肝炎

鑑別　▶**桂枝加芍薬湯**：胸脇苦満がなく，腹直筋の緊張のみで内部に充実した感がないもの。
　▶**四逆散，四逆散料**：腹中に堅塊あるものは解労散を用いる。
　▶**小建中湯**：胸脇苦満がなく，腹直筋の緊張のみで一層虚弱なもの。
　▶**大柴胡湯**：より実証なもの。

【402】K195 加味四物湯（かみしもつとう）(医学正伝)

弱 ←――――――――――→ 実
| 虚弱 | やや虚弱 | 中程度 | 比較的ある | 充実 |

成分及び分量又は本質	日本薬局方	トウキ	3.0 g
	〃	センキュウ	3.0 g
	〃	シャクヤク	3.0 g
	〃	ジオウ	3.0 g
	〃	ソウジュツ	3.0 g
	〃	バクモンドウ	5.0 g
	〃	ニンジン	2.0 g
	〃	ゴシツ	2.0 g
	〃	オウバク	1.5 g
	〃	ゴミシ	1.5 g
	〃	オウレン	1.5 g
	〃	チモ	1.5 g
	〃	トチュウ	1.5 g
		全量	31.5 g
製造方法	以上の切断又は破砕した生薬をとり，1包として製する。		
用法及び用量	本品1包に水約500 mLを加えて，半量ぐらいまで煎じつめ，煎じかすを除き，煎液を3回に分けて食間に服用する。上記は大人の1日量である。15才未満7才以上　大人の2/3，7才未満4才以上　大人の1/2，4才未満2才以上　大人の1/3，2才未満　大人の1/4以下を服用する。		
効能又は効果	体力虚弱で，血色がすぐれないものの次の諸症：下肢の筋力低下，神経痛，関節の腫れや痛み		

構成 滋陰補血の四物湯に，湿熱下肢の麻痺に用いる三妙散（黄柏，牛膝，蒼朮），滋陰生津の生脈散（麦門冬，五味子，人参）を合わせ，熱を冷ます黄連と知母，筋骨を強くする杜仲を加えたもの。

原典・出典 治諸痿，四肢軟弱不能挙動（医学正伝）
　当帰　麦門　黄柏　蒼朮　地黄　芍薬　川芎　五味子　人参　黄連　知母　牛膝　杜仲
右十三味，或去人参加羚羊（勿誤薬室方函）
　この方は滋血生津清湿の三効を兼ねて諸痿を治す。若し壊証になり遂に不振者は此方に宜し。蓋し此方は大防風湯とは陰陽の別ありて彼らは専ら下部を主とし此方は専ら上焦の津液を滋して下部に及ぼす（勿誤薬室方函口訣）

目標 慢性に経過した虚証の下肢麻痺と疼痛に用いる。

応用 下肢の神経痛，リウマチ，関節炎などの痛み。脳溢血，脊髄炎，小児麻痺，脊髄癆（脳梅毒）などの下肢の麻痺。

鑑別 ▶大防風湯：冷えがあり，体力の低下したものに用いる。

【403】K196 杞菊地黄丸料（医級）
こきくじおうがんりょう

		弱 ← → 実
		虚弱 / やや虚弱 / 中程度 / 比較的ある / 充実

成分及び分量又は本質	日本薬局方 ジオウ	5.0 g
	〃 サンシュユ	3.0 g
	〃 サンヤク	3.0 g
	〃 タクシャ	3.0 g
	〃 ブクリョウ	3.0 g
	〃 ボタンピ	3.0 g
	〃 クコシ	5.0 g
	〃 キクカ	3.0 g
	全量	28.0 g
製造方法	以上の切断又は破砕した生薬をとり，1包として製する。	
用法及び用量	本品1包に水約500 mLを加えて，半量ぐらいまで煎じつめ，煎じかすを除き，煎液を3回に分けて食間に服用する。上記は大人の1日量である。 15才未満7才以上　大人の2/3，7才未満4才以上　大人の1/2，4才未満2才以上　大人の1/3，2才未満　大人の1/4以下を服用する。	
効能又は効果	体力中等度以下で，疲れやすく胃腸障害がなく，尿量減少又は多尿で，ときに手足のほてりや口渇があるものの次の諸症：かすみ目，つかれ目，のぼせ，頭重，めまい，排尿困難，頻尿，むくみ，視力低下	

構成 六味地黄丸に明目（視力をよくする）作用のある枸杞子と菊花を加えたもの。

原典・出典 肝腎不足にて花を生じ岐視，あるいは乾渋眼痛などを治す。（医級）

目標 体力は中等度以下で胃腸障害，胃弱などのない人の目のかすみ，目がくらむもの，まぶしさ，目の乾燥感や痛み，視力減退，頭痛，めまい，足腰の弱り，口の渇き，手足の熱感，排尿困難，頻尿，むくみに用いる。

応用 腰痛，眼精疲労，視力減退，白内障，ドライアイ，飛蚊症，多発性神経炎，シェーグレン症候群

鑑別 ▶八味地黄丸，八味地黄丸料：陽虚の症状（四肢の冷え，疲れやすい）があるもの。

【404】K197 柴蘇飲（さいそいん）（勿誤薬室方函）

弱 ←　　　　　　　　　　　　　　→ 実
| 虚弱 | やや虚弱 | 中程度 | 比較的ある | 充実 |

成分及び分量又は本質	日本薬局方	サイコ	5.0 g
	〃	ハンゲ	5.0 g
	〃	オウゴン	3.0 g
	〃	ニンジン	3.0 g
	〃	タイソウ	3.0 g
	〃	コウブシ	4.0 g
	〃	ソヨウ	1.5 g
	〃	カンゾウ	1.5 g
	〃	チンピ	2.0 g
	〃	ショウキョウ	1.0 g
		全 量	29.0 g

製造方法	以上の切断又は破砕した生薬をとり，1包として製する。
用法及び用量	本品1包に水約500 mLを加えて，半量ぐらいまで煎じつめ，煎かすを除き，煎液を3回に分けて食間に服用する。上記は大人の1日量である。15才未満7才以上　大人の2/3，7才未満4才以上　大人の1/2，4才未満2才以上大人の1/3，2才未満　大人の1/4以下を服用する。
効能又は効果	体力中等度で，ときに脇腹（腹）からみぞおちあたりにかけて苦しく，やや神経質で気鬱傾向を認めるものの次の諸症：耳鳴り，耳閉感

|構 成| 本方は小柴胡湯と香蘇散の合方である。小柴胡湯に気を巡らす香附子，蘇葉，陳皮を加えたもの。

|原典・出典| 治傷寒後，耳聾
　　即小柴胡湯香蘇散合方（勿誤薬室方函）
　この方は小柴胡の証にして鬱滞を兼る者に用う。耳聾を治するも少陰の余邪鬱滞して解せざるが故なり。その他邪気表裏の間に鬱滞する者に活用すべし。（勿誤薬室方函口訣）

|目 標| 慢性の耳病で，耳の閉塞感を目標とする。

|応 用| 慢性中耳炎，発熱後の耳鳴り，耳閉感を伴う感冒，耳管閉塞。

|鑑 別| ▶小柴胡湯加桔梗石膏：炎症が強く痛むもの。

【405】K198 沢瀉湯（たくしゃとう）（金匱要略）

弱 ←　　　　　　　　　　　　　　→ 実
| 虚弱 | やや虚弱 | 中程度 | 比較的ある | 充実 |

成分及び分量又は本質	日本薬局方	タクシャ	5.0 g
	〃	ビャクジュツ	2.0 g
		全 量	7.0 g

製造方法	以上の切断又は破砕した生薬をとり，1包として製する。

用法及び用量	本品1包に水約500 mLを加えて，半量ぐらいまで煎じつめ，煎じかすを除き，煎液を3回に分けて食間に服用する。上記は大人の1日量である。 15才未満7才以上　大人の2/3，7才未満4才以上　大人の1/2，4才未満2才以上大人の1/3，2才未満　大人の1/4以下を服用する。
効能又は効果	めまい，頭重

構成　強力な利水の専薬である沢瀉（甘寒）と健脾燥湿の白朮（苦温）の2味で構成されている。利水という目標は共通だが，相反する性質の2味である。

原典・出典　心下支飲有りて，其の人冒眩に苦しむは沢瀉湯之を主る。（金匱要略）

目標　「心下」とは胃のことで，胃内に充満している水飲によって頭にものをかぶったようになり，視界がぼんやりしたり，めまいを起こしたものに使用する。このときのめまいは，回転性で起き上がるのも困難なものである。

鑑別　▶当帰芍薬散，当帰芍薬散料：冷え，めまい（瘀血）
　　▶半夏白朮天麻湯：立ちくらみ，倦怠感（脾虚）
　　▶苓桂朮甘湯：立ちくらみ，身体動揺感（気の上衝）
　　▶真武湯：めまい，全身の冷え，下痢

【406】K199　知柏地黄丸料（医宗金鑑）

虚弱｜やや虚弱｜中程度｜比較的ある｜充実（弱←→実）

成分及び分量又は本質	日本薬局方	ジオウ	5.0 g
	〃	サンシュユ	3.0 g
	〃	サンヤク	3.0 g
	〃	タクシャ	3.0 g
	〃	ブクリョウ	3.0 g
	〃	ボタンピ	3.0 g
	〃	チモ	3.0 g
	〃	オウバク	3.0 g
		全量	26.0 g
製造方法	以上の切断又は破砕した生薬をとり，1包として製する。		
用法及び用量	本品1包に水約500 mLを加えて，半量ぐらいまで煎じつめ，煎じかすを除き，煎液を3回に分けて食間に服用する。上記は大人の1日量である。 15才未満7才以上　大人の2/3，7才未満4才以上　大人の1/2，4才未満2才以上大人の1/3，2才未満　大人の1/4以下を服用する。		
効能又は効果	体力中等度以下で，疲れやすく胃腸障害がなく，口渇があるものの次の諸症：顔や四肢のほてり，排尿困難，頻尿，むくみ		

構成　六味地黄丸に滋腎潤燥の知母と清熱化湿の黄柏を加えた処方である。知母と黄柏を加えることで，陰虚火旺の虚熱を冷ます作用を強めて，神経の興奮を鎮める処方となっている。

原典・出典　腎労，背仰ぎ難く，小便不利するもの，餘瀝，嚢湿り，瘡生じ，小腹裏急，便赤黄なる者，六味地黄丸加黄柏知母，之を主る。（医方考・六味地黄丸加黄柏知母方）

|目標| 疲れやすく，胃腸障害がなく，口渇があるもので，顔や四肢のほてり，排尿障害などを訴えるものに使用する。特に顔面の強いほてり，イライラなどの神経の興奮を鎮める。

|鑑別| ▶牛車腎気丸，牛車腎気丸料：冷え，むくみ
▶八味地黄丸，八味地黄丸料：口渇，冷え，尿量の異常
▶六味地黄丸，六味地黄丸料：腎虚の症状，ほてり，皮膚の乾燥

【407】K200 中建中湯（ちゅうけんちゅうとう）（傷寒論の小建中湯と金匱要略の大建中湯の合方）

弱←　　　　　　　　　　　　　　　　　　　　→実
虚弱 | やや虚弱 | 中程度 | 比較的ある | 充実

成分及び分量又は本質	日本薬局方	ケイヒ	4.0 g
	〃	シャクヤク	6.0 g
	〃	カンゾウ	2.0 g
	〃	タイソウ	4.0 g
	〃	サンショウ	2.0 g
	〃	カンキョウ	1.0 g
	〃	ニンジン	3.0 g
		全量	22.0 g
	日本薬局方	コウイ	20.0 g
製造方法	コウイを除く以上の切断又は破砕した生薬をとり，1包として製し，これにコウイ20 gを添付する。		
用法及び用量	本品1包に水約500 mLを加えて，半量ぐらいまで煎じつめ，熱いうちに煎じかすを除き，添付のコウイを煎液に入れ，かきまぜながら5分ほど熱してコウイを溶かし，3回に分けて食間に服用する。上記は大人の1日量である。15才未満7才以上　大人の2/3，7才未満4才以上　大人の1/2，4才未満2才以上　大人の1/3，2才未満　大人の1/4以下を服用する。本剤は必ず1日分ずつ煎じ，数日分をまとめて煎じないこと。		
効能又は効果	体力中等度以下で，腹痛を伴うものの次の諸症：慢性胃腸炎，下痢，便秘		

|構成| 小建中湯合大建中湯や大小建中湯とも呼ばれている。乾姜は胃を温めることで消化器の運動を活発にさせる。桂皮・人参も裏である消化器を温める力がある。膠飴は体力をつけ消化器を活発にするので「建中」にはかかせないものである。

|原典・出典| 本処方は小建中湯と大建中湯の合方であり，大塚敬節により命名されており，大塚敬節，矢数道明，清水藤太郎による『漢方診療医典』に収載されている。
　（大建中湯の原典はp.169，小建中湯の原典はp.133を参照）

|目標| 消化管の虚弱な人に使う小建中湯は，腹が張ったり突っ張る感じが主になる。一方，大建中湯は消化管が冷えることによる腹痛が主となっている。本方は両処方の中間型の虚寒証，体力中等度以下で腹痛を伴う人の慢性胃腸炎，下痢，便秘に用いられる。開腹術後の癒着による狭窄に用いられ，腸の蠕動亢進と腹痛，便秘を主訴とするものに用いられる。このような患者に大黄を用いると，腹痛がひどくなり，大便はかえって開通しなくなる。癒着のために一時的にイレウスを起こしたものにも効を得ることがある。

鑑 別　▶小建中湯：体力虚弱（特に小児の虚弱体質）で，腹痛（引きつって痛むもの）。嘔吐や急性炎症には用いない。
▶大建中湯：体力虚弱で，小建中湯よりもさらに衰弱しているものに使用する。冷え（虚寒）による腹痛で，吐き気を伴うこともある。
※鑑別し難い場合は，大建中湯から使用していく方がよい。

【408】K201　当帰芍薬散料加黄耆釣藤
（とうきしゃくやくさんりょうかおうぎちょうとう）
（金匱要略を原典とする当帰芍薬散に黄耆と釣藤鈎を加えた加味方）

弱←　　　　　　　　　　　　　　　　　→実
| 虚 弱 | やや虚弱 | 中程度 | 比較的ある | 充 実 |

成分及び分量又は本質	日本薬局方	トウキ	3.0 g	
	〃	タクシャ	4.0 g	
	〃	センキュウ	3.0 g	
	〃	シャクヤク	6.0 g	
	〃	ブクリョウ	4.0 g	
	〃	ビャクジュツ	4.0 g	
	〃	オウギ	3.0 g	
	〃	チョウトウコウ	4.0 g	
		全　量	31.0 g	
製造方法	以上の切断又は破砕した生薬をとり，1包として製する。			
用法及び用量	本品1包に水約500 mLを加えて，半量ぐらいまで煎じつめ，煎じかすを除き，煎液を3回に分けて食間に服用する。上記は大人の1日量である。15才未満7才以上　大人の2/3，7才未満4才以上　大人の1/2，4才未満2才以上　大人の1/3，2才未満　大人の1/4以下を服用する。			
効能又は効果	体力虚弱で血圧が高く，冷え症で貧血の傾向があり，疲労しやすく，ときに，下腹部痛，頭重，めまい，肩こり，耳鳴り，動悸などを訴えるものの次の諸症：高血圧の随伴症状（のぼせ，肩こり，耳鳴り，頭重）			

構　成　当帰芍薬散に黄耆（利水），釣藤鈎（鎮静）を加えた処方である。釣藤鈎は，肝の熱を取ることで熱気が頭部へ逆上するのを防ぎ，頭痛，めまい，耳鳴りなどを改善すると同時に，精神不安やいら立ちなどを抑える鎮静作用を発揮するほか，脳血管の痙攣の予防など鎮痙作用も示す。黄耆には補気，利水，止汗，排膿の効果があり，合わせる生薬によりその効果を増強する。また，毛細血管を拡張させることにより血圧を下げる作用がある。

原典・出典　当帰芍薬散料加黄耆釣藤鈎は，「金匱要略」を原典とする当帰芍薬散に黄耆と釣藤鈎を加えたものである。大塚敬節は四物湯加黄耆釣藤鈎黄柏を考案し，七物降下湯と命名した。しかし，四物湯の地黄は消化器の弱い人には向いていない。そこで，四物湯に変わるものとして当帰芍薬散が使われるようになった。

目　標　体力虚弱で血圧が高く，冷え症で貧血の傾向があり，疲労しやすい下腹部痛，頭重，めまい，肩こり，耳鳴り，動悸などを訴えるものの高血圧の随伴症状に用いられる。七物降下湯に比べて冷えが強く，胃の弱い人に使われる。

鑑　別　▶七物降下湯：四物湯に黄耆，釣藤鈎，黄柏が加わった処方である。体力中等以下，高血

圧で特に腎機能が低下しているものに使用する。腎性高血圧，慢性腎炎など。

【409】K202 当帰芍薬散料加人参
(とうきしゃくやくさんりょうかにんじん)
（金匱要略を原典とする当帰芍薬散に人参を加えた加味方）

成分及び分量 又は本質	日本薬局方 〃 〃 〃 〃 〃 〃	トウキ タクシャ センキュウ シャクヤク ブクリョウ ビャクジュツ ニンジン 全量	3.0 g 4.0 g 3.0 g 6.0 g 4.0 g 4.0 g 2.0 g 26.0 g
製造方法	以上の切断又は破砕した生薬をとり，1包として製する。		
用法及び用量	本品1包に水約500 mLを加えて，半量ぐらいまで煎じつめ，煎じかすを除き，煎液を3回に分けて食間に服用する。上記は大人の1日量である。 15才未満7才以上　大人の2/3，7才未満4才以上　大人の1/2，4才未満2才以上　大人の1/3，2才未満　大人の1/4以下を服用する。		
効能又は効果	体力虚弱で胃腸が弱く，冷え症で貧血の傾向があり，疲労しやすく，ときに下腹部痛，頭重，めまい，肩こり，耳鳴り，動悸などを訴えるものの次の諸症：月経不順，月経異常，月経痛，更年期障害，産前産後あるいは流産による障害（貧血，疲労倦怠，めまい，むくみ），めまい・立ちくらみ，頭重，肩こり，腰痛，足腰の冷え症，しもやけ，むくみ，しみ，耳鳴り		

虚弱―やや虚弱―中程度―比較的ある―充実（弱←→実）

構成　当帰芍薬散に人参を加えることで，四君子湯（人参，白朮，茯苓，甘草，生姜，大棗）の方位が加わり，胃腸が弱い人に用いられる。人参を加えることで気を補い，免疫機能や代謝機能を賦活，消化機能を増強する。

原典・出典　当帰芍薬散料加人参は『金匱要略』を原典とする当帰芍薬散に人参を加えたものである。
　出典：実用漢方処方集（日本漢方協会）

目標　腹部動悸が強く触れるものや，肌の艶の悪いもの。当帰芍薬散で胃腸を害する人に対し，人参を加えることで四君子湯の方位が加わったと考えられる。体力虚弱で胃腸が弱く，冷え症で貧血の傾向があり，疲労しやすく，時に下腹部痛，頭重，めまい，肩こり，耳鳴り，動悸，むくみなどを訴えるものの月経不順や月経異常，更年期障害，貧血，足腰の冷え症など。

応用　人参を加えることで当帰芍薬散の効果を増強させ，体に「後天の気」を充実させ，体の内部の冷えを除き，胃腸の余分な水を除いて消化機能を改善する。冷え症や体力の低下，月経不順や月経痛を改善することで，不妊症の改善に応用される。

鑑別　▶香砂六君子湯：みぞおちのつかえがひどく，気鬱の症状のあるもの。
　▶当帰芍薬散：胃腸の弱いものには用いない。

▶**六君子湯**：胃内停水や腹部動悸の強いもの。

【410】K203　排膿散及湯（はいのうさんきゅうとう）（吉益東洞全集）

弱←　　　　　　　　　　　　　　　　　　→実
| 虚 弱 | やや虚弱 | 中程度 | 比較的ある | 充 実 |

成分及び分量又は本質	日本薬局方 〃 〃 〃 〃 〃	キキョウ カンゾウ タイソウ シャクヤク ショウキョウ キジツ	4.0 g 3.0 g 3.0 g 3.0 g 1.0 g 3.0 g
		全 量	17.0 g
製 造 方 法	以上の切断又は破砕した生薬をとり，1包として製する。		
用法及び用量	本品1包に水約500 mLを加えて，半量ぐらいまで煎じつめ，熱いうちに煎じかすを除き，煎液を3回に分けて食間に服用する。上記は大人の1日量である。 15才未満7才以上　大人の2/3，7才未満4才以上　大人の1/2，4才未満2才以上　大人の1/3，2才未満　大人の1/4以下を服用する。 本剤は必ず1日分ずつ煎じ，数日分をまとめて煎じないこと。		
効能又は効果	化膿性皮膚疾患の初期又は軽いもの，歯肉炎，扁桃炎		

構　成　排膿散（枳実，芍薬，桔梗，卵黄）と排膿湯（甘草，桔梗，生姜，大棗）を合方したものである。桔梗は排膿作用の主薬となり，枳実がその作用を促進し，甘草が消炎として働く。また，甘草，芍薬，大棗の働きによって患部の緊張を緩和し，痛みを取り除く作用がある。

原典・出典　排膿散及湯は吉益東洞により，その臨床経験から創出された方剤と考えられている。真柳誠は排膿散及湯について，以下の解説をしている。

「金匱要略に記された「排膿散」と「排膿湯」を合わせた処方であるが，『金匱要略』の両方の応用が広まったのは吉益東洞以降と思われる。それは東洞の『類聚方』（1762）に，「排膿湯…。為則（東洞）案ずるに，粘痰あるいは膿血ありて急迫する者，これが主る」，また「排膿散…。為則案ずるに，瘡癰ありて胸腹拘満する者，これが主る」，と主治証が記されたからである。のち雉間煥の『類聚方集覧』（1803）では，「排膿散。瘡家の胸腹拘満，もし粘痰を吐き，あるいは便血する者を治す」と，主治文がいささか詳しくなった。では誰が両方の合方を始め，それを排膿散及湯と呼んだのだろう。当然，東洞の可能性が高く，尾台榕堂の『類聚方広義』（1856）には「東洞先生，排膿湯，排膿散を合して排膿散及湯と名づく」とある。他方，『東洞先生投剤証録』に「排膿散及湯合方」の症例があることから，東洞が排膿散と排膿湯の合方を排膿散及湯と略したらしい，と小山氏（『エキス漢方方剤学』）は指摘する」とある。

目　標　本方は体力にかかわらず使用できる。急性化膿性炎症，患部は発赤，腫脹，堅硬で疼痛を伴い，化膿の兆しのあるもの，胸腹つかえ膨満感，粘痰や膿血を吐いて急迫するものに用いる。化膿するものの初期に用いると，痛みをとり，膿を散らせる。化膿したものは増悪を防ぎ，排出口が早く開いて排膿する。

応　用　湿疹や腫物の初期に用いる。皮膚化膿症，皮膚病，面疔，瘰疬，歯槽膿漏。

| 鑑 別 | ▶**排膿散，排膿散料**：患部および性質が閉鎖性，湿潤熱感が強く，排膿困難，皮下深部に膿があるものに用いる。 |

▶**排膿湯**：患部および性質が開放性，湿潤熱感が少なく，排膿しており，気道や体表に膿が出ているものに用いる。排膿散を用いる前の，患部に著しい隆起が起こらない初期に用いる。

【411】K204　八解散料（太平恵民和剤局方）

弱 ← → 実

| 虚 弱 | やや虚弱 | 中程度 | 比較的ある | 充 実 |

成分及び分量又は本質	日本薬局方 〃 〃 〃 〃 〃 〃 〃 〃 〃	ハンゲ ブクリョウ チンピ タイソウ カンゾウ コウボク ニンジン カッコウ ビャクジュツ ショウキョウ 全　量	3.0 g 3.0 g 3.0 g 2.0 g 2.0 g 6.0 g 3.0 g 3.0 g 3.0 g 1.0 g 29.0 g
製 造 方 法	以上の切断又は破砕した生薬をとり，1包として製する。
用法及び用量	本品1包に水約500 mLを加えて，半量ぐらいまで煎じつめ，煎じかすを除き，煎液を3回に分けて食間に服用する。上記は大人の1日量である。 15才未満7才以上　大人の2/3，7才未満4才以上　大人の1/2，4才未満2才以上　大人の1/3，2才未満　大人の1/4以下を服用する。
効能又は効果	体力虚弱で，胃腸が弱いものの次の諸症：発熱，下痢，嘔吐，食欲不振のいずれかを伴う感冒

| 構 成 | 本方は六君子湯（白朮，人参，半夏，茯苓，大棗，陳皮，甘草，生姜）に止瀉の作用のある藿香，気の流れを促し，胸満，腹満，筋肉の緊張をとる厚朴を加えたものである。

| 原典・出典 | 治四時傷寒頭痛壮熱感風多汗及療勞傷過度骨節酸疼飲食無味四肢疼倦行歩喘乏面色痿黄怠惰少力咳嗽寒熱羸弱自汗胸膈不快嘔逆悪心（太平恵民和剤局方）

　　四時の傷寒にて，頭痛壮熱，悪風，感風多汗を治す。及び労傷過度，骨節酸疼，飲食味無く，四肢疼倦，行歩喘乏（こうほぜんぼう）（歩くと呼吸促迫する），面色痿黄，怠惰少力，咳嗽寒熱，羸弱自汗（るいじゃくじかん），胸膈不快，嘔逆悪心を療す（訓註和剤局泡　吉富兵衛訓読）

　　四時の傷寒，頭痛，壮熱，風に感じ，汗多くして嘔逆し胸悪きを治す（衆方規矩）

| 目 標 | 感冒，そのほかの急性熱病で熱が高く汗が出て，あるいは嘔吐や下痢を兼ね，食欲不振，顔色蒼黄で倦怠感が強いものに用いる。

| 応 用 | 胃腸が極度に弱い人の感冒。

| 備 考 | 六君子湯適応症の人が感冒にかかったときや，脾虚証で麻黄が使えない場合の感冒に用いられる。

【412】K205　味麦地黄丸料（医級）

成分及び分量又は本質	日本薬局方	ジオウ	5.0 g
	〃	サンシュユ	3.0 g
	〃	サンヤク	3.0 g
	〃	タクシャ	3.0 g
	〃	ブクリョウ	3.0 g
	〃	ボタンピ	3.0 g
	〃	バクモンドウ	6.0 g
	〃	ゴミシ	2.0 g
		全　量	28.0 g
製造方法	以上の切断又は破砕した生薬をとり，1包として製する。		
用法及び用量	本品1包に水約500 mLを加えて，半量ぐらいまで煎じつめ，煎じかすを除き，煎液を3回に分けて食間に服用する。上記は大人の1日量である。 15才未満7才以上　大人の2/3，7才未満4才以上　大人の1/2，4才未満2才以上　大人の1/3，2才未満　大人の1/4以下を服用する。		
効能又は効果	体力中等度以下で，疲れやすく胃腸障害がなく，ときにせき，口渇があるものの次の諸症：下肢痛，腰痛，しびれ，高齢者のかすみ目，かゆみ，排尿困難，頻尿，むくみ，息切れ，からぜき		

構成　八味丸料から桂皮と附子を去ったものが六味丸料で，その六味丸料に麦門冬，五味子を加えた処方がこの味麦地黄丸料である。八味丸料の桂皮，附子は体の中を温める「火」の働きがあり，腎の陽気を増す働きがある。それに対して，体を潤したり冷やしたりする腎の陰気を増す五味子や麦門冬にしたものがこの味麦地黄丸料である。

麦門冬は滋養，去痰，鎮咳作用があり，肺熱を冷ます作用がある。五味子は中枢神経，呼吸器，心臓，消化器，肝臓などに多彩な作用を有する。

原典・出典　龔廷賢の『万病回春』の巻五の六味地黄丸の項に「心腎交わらず，消渇引水するを治す。本方（六味地黄丸）によって麦門冬・五味子を加う。丹渓曰く，三消は多くは血虚に属し，津液を生ぜず。倶に宜しく四物湯を主治とすべし。」，次の四物湯の項に「上消には，人参・五味・麦門冬・天花粉を加え，煎じ熟し生藕汁，生地黄汁，人乳を入れる。中消には（略）。下消には，黄柏，知母，熟地黄，五味子を加え，以て腎水を増す。」とある（三消：多飲，多食，多尿の消渇という病の分類）。同じ著者による『寿世保元』巻の四の六味地黄丸の項には「麦門五味を加えて，八仙長寿丸と名づく」とある。浅田宗伯の治験例集にも似た加減法が出てきている。

目標　口渇を伴う陰虚を目標とする。

応用　夜間頻尿で口渇が強く，排尿後に冷水を飲みたくなるもの，枕元に水を用意しているもの，夜にのどが貼りついて咳が出るものや，性交渉後にぜんそく様の症状を起こすものに用いる。

鑑別　▶杞菊地黄丸，**杞菊地黄丸料**：腎の陰虚で目の作用を増強したもの。
▶牛車腎気丸，**牛車腎気丸料**：腎陽虚で水分の貯留を対象。

- ▶ **麦門冬湯**：夜間多尿や腰痛，間歇跛行，歩行困難，視力障害などの老化現象はない。痰が引っかかる咳。
- ▶ **八味地黄丸，八味地黄丸料**：腎陽虚に用いる。
- ▶ **六味地黄丸，六味地黄丸料**：腎の陰陽両虚に用いる。
- ▶ **知柏腎気丸**：腎の陰虚でほてりが中心のものに用いる。

|備考| 陰陽の使い方には色々あり，傷寒論のように陽から陰へと病気が変化してゆく中で陰陽（三陰三陽）を論ずる場合と，陰陽は太陽と月のように相反するものであり，陰陽がバランスを取っていることが必要とする表現もある。陰は，より物質的な水血など，より静止状態，冷やす，潤すことを意味し，陽は，より機能的な気，より活動的状態，温める，乾かすことを意味していて，陰陽が中立していれば常態を保つことができる。腎は親から受け継いだ成長や子孫をもうける働きがあり，病気や年齢によって弱ってくる。それを腎虚と表現している。その腎虚にも「陽虚」と「陰虚」があって，冷えを伴う陽虚には八味丸，八味丸料が使われる。熱さを伴う陰虚には知柏腎気丸が使われる。

【413】K206　明朗飲（めいろういん）（浅田家方）

弱←　　　　　　　　　　　　　　→実
虚弱　やや虚弱　中程度　比較的ある　充実

成分及び分量又は本質	日本薬局方	ブクリョウ	4.0 g
	〃	サイシン	2.0 g
	〃	ケイヒ	3.0 g
	〃	オウレン	2.0 g
	〃	ビャクジュツ	2.0 g
	〃	カンゾウ	2.0 g
	〃	シャゼンシ	2.0 g
		全量	17.0 g
製造方法	以上の切断又は破砕した生薬をとり，1包として製する。		
用法及び用量	本品1包に水約500 mLを加えて，半量ぐらいまで煎じつめ，煎じかすを除き，煎液を3回に分けて食間に服用する。上記は大人の1日量である。15才未満7才以上　大人の2/3，7才未満4才以上　大人の1/2，4才未満2才以上　大人の1/3，2才未満　大人の1/4以下を服用する。		
効能又は効果	体力中等度で，ときにめまい，ふらつき，動悸があるものの次の諸症：急・慢性結膜炎，目の充血，流涙（なみだ目）		

|構成| 苓桂朮甘湯に黄連，細辛，車前子の3味を加えたものである。『神農本草経』では，黄連は「味苦寒。熱氣，目痛眥（まなじり）傷つき，涙出でる目を明らかにしむ，腸澼腹痛下痢，婦人陰中腫痛を治す」とある。細辛は「久服すれば目を明らかにし九竅を利し，身を軽くする」とある。車前子は，難波恒雄の『和漢薬百科図鑑』によれば「消炎，利尿，止瀉薬として，夏の下痢，眼疾，膀胱炎，血尿など，鎮咳去痰として」と書かれている。

|原典・出典| 浅田宗伯による『勿誤方函口訣』には「この方は風眼のみならず逆気上衝眼中血熱或いは翳る（目が陰る）を生ずる者を治す。今眼科用いるところの苓苡湯，排雲湯皆この類法なり」とある。上から下りる気が逆に昇り，目が充血したり（流行性結膜炎），雲がかかった

ような眼病に用いることが書かれている。本方は，水毒と気の上衝に使う苓桂朮甘湯を眼病に特化したものと考えられる。

目標 普段から神経質で，胃内停水，車酔いしやすく，気の上衝によるめまいや顔面紅潮，ベッドの上を歩いているような身体動揺感，利尿減少，心悸亢進など苓桂朮甘湯を使う症状があるような人の目の充血，まぶしさ，涙目に用いる。

応用 流行性結膜炎，アレルギー性結膜炎，目のかゆみ，視力障害，眼球振盪。

鑑別 ▶越婢加朮湯，**葛根湯**，**小青竜湯**，大青竜湯：外感による表証（発熱悪寒）が中心である。
　▶**黄連解毒湯**：炎症だけを目的に用いる。
　▶**杞菊地黄丸**，**杞菊地黄丸料**，滋腎明目湯，八味丸：腎虚（老化）によるものに用いる。

備考 明目（視力をよくする）作用を期待して菊花を加えることがある。また，『類聚方広義』の苓桂朮甘湯の頭注に苓桂朮甘湯と八味丸の関係が載っている。

【414】K207　抑肝散料加芍薬黄連（本朝経験方）

弱←　　　　　　　　　　　　　　　　　　　　→実
| 虚弱 | やや虚弱 | **中程度** | 比較的ある | 充実 |

成分及び分量 又は本質	日本薬局方	トウキ	3.0 g
	〃	チョウトウコウ	3.0 g
	〃	センキュウ	3.0 g
	〃	ビャクジュツ	4.0 g
	〃	ブクリョウ	4.0 g
	〃	サイコ	2.0 g
	〃	カンゾウ	1.5 g
	〃	シャクヤク	4.0 g
	〃	オウレン	0.3 g
		全　量	24.8 g
製造方法	以上の切断又は破砕した生薬をとり，1包として製する。		
用法及び用量	本品1包に水約500 mLを加えて，半量ぐらいまで煎じつめ，煎じかすを除き，煎液を3回に分けて食間に服用する。上記は大人の1日量である。 15才未満7才以上　大人の2/3，7才未満4才以上　大人の1/2，4才未満2才以上　大人の1/3，2才未満　大人の1/4以下を服用する。		
効能又は効果	体力中等度以上をめやすとして，神経のたかぶりが強く，怒りやすい，イライラなどがあるものの次の諸症：神経症，不眠症，小児夜泣き，小児疳症（神経過敏），歯ぎしり，更年期障害，血の道症		

構成 抑肝散料に芍薬と黄連を加えたものである。当帰と芍薬は肝の血を潤し，川芎は肝の血の流れを改善させ，柴胡，釣藤鈎，甘草は肝の気を緩める。漢方では，肝は「感に通じる」といわれており，肝の働きが神経的なものに左右していると考えている。伏苓と白朮は，水の逆流を防いで，気を下げるのを助けている。和田東郭は『蕉窓方意解』で，抑肝散は四逆散の変方であるとし，芍薬を入れることを推奨している。芍薬を加えることで四逆湯に近づき，芍薬甘

草湯ができたことにもなる。芍薬には中枢神経抑制作用，抗痙攣作用が薬理的に知られている。黄連は柴胡とともに肝火を冷し，イライラや怒りを静める。黄連にも中枢抑制作用があることがわかっている。

原典・出典 和田東郭は抑肝散に芍薬を加えて用い，浅田宗伯はそれに黄連と羚羊角を加えた。新妻惣五郎は羚羊角を除いて用いた。以下に和田東郭の『蕉窓方意解』の文章を示す。

「この薬もまた四逆散の変方なり。腹形大抵（だいたいは）四逆散同様なれども，拘攣腹表に浮きたるを抑肝の標的とす。四逆散は拘攣腹底に沈むを標的とすべし。その上抑肝の方には多怒不眠性急（せっかち）の症など甚だしきを主症とするなり。多怒不眠性急などは肝気亢極の徴なり。肝気亢極すれば肝火熾盛（盛んに燃え上がる）にして肝血もまた随って損耗す。故に当帰芍薬は血を潤し川芎は肝血を疏通し，柴胡釣藤甘草は肝気をゆるむ。既に右の通り肝気亢極して上に胸脇に引き上がるゆへ，腸胃の水飲も下降せずして，皆上に引き上がるなり。右疏肝・緩肝・潤肝の薬にて両脇心下和らぎ，かの水飲も下降しやすき時節になるゆえ茯苓にて小便へ消導す。本方（抑肝散）に芍薬無し，甘草分量少なし。この薬もっぱら肝気を潤し緩めるを以て主とす。故に余常に芍薬甘草湯を合してこれを用いる。」

目標 肝火上亢による精神症状，特にいら立ち，怒り，筋肉の痙攣に用いる。

応用 脳血管障害後遺症，緊張，チック症，パーキンソン病，過敏性腸症候群の便秘。

鑑別 ▶抑肝散，**抑肝散料**：抑肝散の気の高ぶりが強いもの，神経の高ぶりと筋肉の痙攣が強いものに用いる。そのほかは「抑肝散」と「抑肝散加陳皮半夏」の項を参照。

備考 本方は，抑肝散料や抑肝散料加陳皮半夏からチック症，パーキンソン病，脳障害の後遺症に特化したものと考えられる。

【415】K208 連珠飲（内科秘録）

弱←　　　　　　　　　　　　　　　　　　→実

| 虚　弱 | やや虚弱 | 中程度 | 比較的ある | 充　実 |

成分及び分量又は本質	日本薬局方		トウキ	4.0 g
	〃		ビャクジュツ	2.0 g
	〃		センキュウ	4.0 g
	〃		カンゾウ	2.0 g
	〃		シャクヤク	4.0 g
	〃		ジオウ	4.0 g
	〃		ブクリョウ	4.0 g
	〃		ケイヒ	3.0 g
			全　量	27.0 g
製造方法	以上の切断又は破砕した生薬をとり，1包として製する。				
用法及び用量	本品1包に水約500 mLを加えて，半量ぐらいまで煎じつめ，煎じかすを除き，煎液を3回に分けて食間に服用する。上記は大人の1日量である。15才未満7才以上　大人の2/3，7才未満4才以上　大人の1/2，4才未満2才以上　大人の1/3，2才未満　大人の1/4以下を服用する。				

| 効能又は効果 | 体力中等度又はやや虚弱で，ときにのぼせ，ふらつきがあるものの次の諸症：更年期障害，立ちくらみ，めまい，動悸，息切れ，貧血 |

構 成 本方は四物湯と苓桂朮甘湯の合方である。四物湯に含まれる当帰・地黄は血を補い，滋潤させ，芍薬・川芎は血の循環を良くする。苓桂朮甘湯に含まれる桂枝・甘草は気の上衝を引き下げ心悸亢進を治す。茯苓・白朮は尿利を良くし，心下の水毒を去る。

原典・出典 連珠飲。自準。諸々の出血の後。虚悸・眩暈し唇舌の刮白なるを治す。苓桂朮甘湯合四物湯（内科秘録・巻5）

目 標 貧血があり，浮腫，動悸，めまい，耳鳴りがあるもの。月経異常や子宮出血，産後出血，痔出血などの出血性疾患に伴う諸症によい。しかし，涼血，滋潤の作用があるため，口唇が蒼白となるほど強い貧血のもの，胃腸虚弱で下痢しやすいものには用いられない。

応 用 十二指腸虫症（鉤虫症）

鑑 別 ▶加味逍遙散，**加味逍遙散料**：不安，イライラなどの精神神経症状を伴うもの。
　　　　 ▶当帰芍薬散，当帰芍薬散料：冷え症，月経不順を伴うもの。

【416】K209 延年半夏湯（外台秘要方）

弱←　　　　　　　　　　　　　　　→実
| 虚弱 | やや虚弱 | 中程度 | 比較的ある | 充実 |

成分及び分量又は本質			
日本薬局方	ハンゲ	5.0 g
〃	サイコ	3.0 g
局外生規	ドベッコウ	3.0 g
日本薬局方	キキョウ	3.0 g
〃	ビンロウジ	3.0 g
〃	ニンジン	2.0 g
〃	ショウキョウ	1.0 g
〃	キジツ	1.0 g
〃	ゴシュユ	1.0 g
	全　量	22.0 g

製造方法	以上の切断又は破砕した生薬をとり，1包として製する。
用法及び用量	本品1包に水約500 mLを加えて，半量ぐらいまで煎じつめ，煎じかすを除き，煎液を3回に分けて食間に服用する。上記は大人の1日量である。 15才未満7才以上　大人の2/3，7才未満4才以上　大人の1/2，4才未満2才以上　大人の1/3，2才未満　大人の1/4以下を服用する。
効能又は効果	体力中等度で，みぞおちに抵抗感があって，肩がこり，足が冷えるものの次の諸症：慢性胃炎，胃痛，食欲不振

構 成 柴胡，枳実，檳榔子は気を巡らして痰を去り，桔梗は胸部の痰を去り，半夏，人参，生姜は胃の停水をとって，それらの気や水の鬱滞によって生じていた心下の痞痛や胃の不調を去る。呉茱萸は脾胃を温めて腹内の絞痛を除き，消化不良を改善する。土別甲は痙攣痛を改善する。

|原典・出典| 腹内左肋，痃癖硬急し，気満して食すること能わず，胸背痛む者を主る（外台秘要方・巻十二）

|目標| 慢性の胃障害で食欲不振を訴え，立位時の心窩部痛や左季肋下部痛，左胸痛，左肩のこり，左背のこりと圧痛があり，足の冷え，膝から下，あるいは足首より先で冷えがみられるもの。

|応用| 胃酸過多症，胃潰瘍，十二指腸潰瘍，胃症状を伴う肩こり，肋間神経痛，痃癖（左上腹部のずっしりとしたしこり）。

|鑑別| ▶半夏瀉心湯：腹中雷鳴，吐き気，下痢を伴うもの。
　　　▶六君子湯：胃腸虚弱で胃内停水があるもの。

【417】K210　加味解毒湯（かみげどくとう）（寿正保元）

弱◀──────────────────▶実
| 虚弱 | やや虚弱 | 中程度 | 比較的ある | 充実 |

成分及び分量又は本質	日本薬局方	オウレン	2.0 g
	〃	オウゴン	2.0 g
	〃	オウバク	2.0 g
	〃	サンシシ	2.0 g
	〃	サイコ	2.0 g
	〃	インチンコウ	2.0 g
	〃	リュウタン	2.0 g
	〃	モクツウ	2.0 g
	〃	カッセキ	3.0 g
	〃	ショウマ	1.5 g
	〃	カンゾウ	1.5 g
	局外生規	トウシンソウ	1.5 g
	日本薬局方	ダイオウ	1.5 g
		全量	25.0 g
製造方法	以上の切断又は破砕した生薬をとり，1包として製する。		
用法及び用量	本品1包に水約500 mLを加えて，半量ぐらいまで煎じつめ，煎じかすを除き，煎液を3回に分けて食間に服用する。上記は大人の1日量である。15才未満7才以上　大人の2/3，7才未満4才以上　大人の1/2，4才未満2才以上　大人の1/3，2才未満　大人の1/4以下を服用する。		
効能又は効果	比較的体力があり，血色がよいものの次の諸症：小便がしぶって出にくいもの，痔疾（いぼ痔，痔痛，痔出血）。		

|構成| 血熱を冷ます黄連解毒湯がもとになっている。竜胆，木通，滑石は利水し，下焦の湿熱を取る。茵蔯蒿は黄疸症状に用いられる。升麻，柴胡は升提作用（気の低下により下がったものを引き上げる作用）がある。

|原典・出典| 発黄色身口倶に金色を発し，小便濃煮柏汁の如しを治す。諸薬が不効に用う。〔寿正保元（疸（黄疸）門）〕

|目標| 黄疸症状が出て皮膚や白目が黄色くなっており，小便がしぶって出にくく，濃い黄色を呈

しているもので脱肛気味のもの。

応用　黄疸。

鑑別　▶乙字湯：肛門周囲の鬱血性腫脹のあるものに用いる。
　　　▶竜胆瀉肝湯：排尿痛，尿のにごりのあるものに用いる。

【418】K211　加味平胃散料（医方考）

成分及び分量又は本質	日本薬局方	ビャクジュツ	4.0 g
	〃	チンピ	3.0 g
	〃	ショウキョウ	0.5 g
	別紙規格	シンキク	2.0 g
	日本薬局方	サンザシ	2.0 g
	〃	コウボク	3.0 g
	〃	カンゾウ	1.0 g
	〃	タイソウ	2.0 g
	別紙規格	麦芽	2.0 g
		全　量	19.5 g
製造方法	以上の切断又は破砕した生薬をとり，1包として製する。
用法及び用量	本品1包に水約500 mLを加えて，半量ぐらいまで煎じつめ，煎じかすを除き，煎液を3回に分けて食間に服用する。上記は大人の1日量である。15才未満7才以上　大人の2/3，7才未満4才以上　大人の1/2，4才未満2才以上　大人の1/3，2才未満　大人の1/4以下を服用する。
効能又は効果	体力中等度で，胃がもたれて食欲がなく，ときに胸やけがあるものの次の諸症：急・慢性胃炎，食欲不振，消化不良，胃腸虚弱，腹部膨満感

（弱←→実　虚弱　やや虚弱　中程度　比較的ある　充実）

構成　平胃散の加味方で，消化を助ける神麴と麦芽，炎症を抑え煩わしさを除く山梔子を加えて，消化作用を高めた方剤である。

原典・出典　宿食不可，吞酸呃臭，右関脈滑，此方主之，食径宿而不化，有熱即令人吞酸，無熱則但呃臭而已，右関主脾胃，脈滑主停食，治此者宜寛中下気，徒脾，消食辛者可寛中，故用蒼朮陳皮，若者可下気，故用厚朴，甘者可徒脾，故用甘草，盒造変化者能消食。故用神麴麦芽。（医方考）

目標　平素より胃腸は弱くないが，暴飲暴食，生もの，冷たいもののとり過ぎにより胃の機能が衰え，消化不良や食欲不振を起こしたもの，また，げっぷ，吞酸などの症状に用いる。

応用　暴飲暴食による下痢。

鑑別　▶化食養脾湯：体力中等度以下で胃腸の弱いもので食欲がなく，みぞおちがつかえ，疲れやすく，貧血症で手足が冷えやすいもの。
　　　▶香砂平胃散：体力中程度で平胃散の証で，気分が優れず，食欲のないもの。
　　　▶半夏瀉心湯：体力中等度でみぞおちがつかえ，時に悪心・嘔吐があり，食欲不振で腹が鳴っ

て，軟便または下痢の傾向のあるもの。
- ▶**六君子湯**：体力中等度以下で平素より胃腸虚弱で，食欲がなく，みぞおちがつかえ，疲れやすく，貧血性で手足が冷えやすいもの。

【419】K212 蛇床子湯（じゃしょうしとう）（外科正宗）

弱 ←――――――――――→ 実
　　　　　　　　外用処方

成分及び分量又は本質	日本薬局方	ジャショウシ	10 g
	〃	トウキ	10 g
	〃	イレイセン	10 g
	〃	クジン	10 g
		全量	40 g
製造方法	以上の切断又は破砕した生薬をとり，1包として製する。		
用法及び用量	本品1包に水約1,000 mLを加えて，700 mLぐらいまで煎じつめ，煎じかすを除き，煎液で患部を洗浄又は患部に温湿布する。		
効能又は効果	ただれ，かゆみ，たむし		

構成 蛇床子は殺菌作用があり，かゆみを抑える。当帰は血行を良くし，皮膚組織の回復を早める。威霊仙は皮膚疾患の炎症を抑える。苦参はかゆみを抑える。

原典・出典 水五碗，煎数滾，傾入盆内，先薫候温浸洗。（外科正宗）

目標 激しい皮膚のかゆみ。小さな発疹がある。

応用 女性の陰部のかゆみ，いんきん，たむし。

鑑別 ▶**甘草湯**：痔，脱肛の痛みに用いる。
　　▶**苦参湯**：あせも，湿疹などのかゆみ，炎症性の腫れ物に用いる。

備考 『外科正宗』では，煎じ液を温湿布または洗浄するとなっている。『症候別治療』に腰湯の記載がある。

【420】K213 蒸眼一方（じょうがんいっぽう）（校正方輿輗）

弱 ←――――――――――→ 実
　　　　　　　　外用処方

成分及び分量又は本質	日本薬局方	硫酸アルミニウムカリウム水和物	2.0 g
	〃	カンゾウ	2.0 g
	〃	オウレン	2.0 g
	〃	オウバク	2.0 g
	〃	コウカ	2.0 g
		全量	10.0 g
製造方法	以上の切断又は破砕した生薬をとり，1包として製する。		

用法及び用量	本品1包に水約300 mLを加えて，200 mLぐらいまで煎じつめ，煎じかすを除き，煎液で洗眼又は温湿布する。
効能又は効果	ものもらい，ただれ目，はやり目

構成 明礬には抗菌，収斂，止血作用がある。紅花は血行を良くし，充血，腫れを改善する。黄連・黄柏で熱を冷まし，炎症を抑える。甘草は炎症，痛みを改善する。

原典・出典 是れ目赤く腫れ痛む者を治するの方なり哆こむ者などは此方にて洗へば哆去て眼中清爽に覺ゆるものなり若し疼痛甚しきは甘艸を倍し地黄を加へて可なりあるいは後方を用ふるも良し（校正方輿輗）

目標 ウイルス感染および細菌感染による急性炎症に，煎じた液で温湿布や洗眼して用いる。

応用 結膜炎，麦粒腫。

【421】K214 椒梅湯（しょうばいとう）（万病回春）

弱 ←　　　　　　　　　　　　　　　　　　　→ 実
| 虚弱 | やや虚弱 | 中程度 | 比較的ある | 充実 |

成分及び分量 又は本質	局外生規	ウバイ	2.0 g
	日本薬局方	サンショウ	2.0 g
	〃	ビンロウジ	2.0 g
	〃	キジツ	2.0 g
	〃	モッコウ	2.0 g
	〃	シュクシャ	2.0 g
	〃	コウブシ	2.0 g
	〃	ケイヒ	2.0 g
	局外生規	センレンシ	2.0 g
	日本薬局方	コウボク	2.0 g
	〃	カンゾウ	2.0 g
	〃	カンキョウ	2.0 g
		全　量	24.0 g
製造方法	以上の切断又は破砕した生薬をとり，1包として製する。		
用法及び用量	本品1包に水約500 mLを加えて，半量ぐらいまで煎じつめ，煎じかすを除き，煎液を3回に分けて食間に服用する。上記は大人の1日量である。 15才未満7才以上　大人の2/3，7才未満4才以上　大人の1/2，4才未満2才以上　大人の1/3，2才未満　大人の1/4以下を服用する。		
効能又は効果	回虫の駆除		

構成 薬方名の通り烏梅と蜀椒が主薬で，その2生薬は駆虫作用があり，傷寒論の厥陰病に記載されている烏梅円に使われている。梹榔子と川楝子にも，駆虫作用がある。枳実，木香，縮砂，香附子，厚朴，桂皮，乾姜は気を巡らし，消化機能を改善する。また乾姜，桂皮は体内を温める力もある。

原典・出典 龔廷賢の『万病回春』では，腹痛門と心痛門に書かれている。
　　時に痛み時に止み，面（顔面）白く唇紅なる者はこれ蟲痛なり。椒梅湯　蟲痛を治す。

烏梅，花椒，梹榔，枳実，木香（別に研る），香附子，砂仁，川棟子（核を去る），肉桂，厚朴，乾姜，甘草各等分。左を剉みて一剤とし，生姜一片，水煎し服す。（吉富兵衛『万病回春訓註』）

曲直瀬道三の『衆方規矩』の下巻に「心あるいは腹時に痛み，時に止み，面白く唇紅き者これ胃口に蟲ありて痛みをなすなり（処方構成略す）。按ずるに蟲によりて心腹痛むはこの方なり」と書かれている。

浅田宗伯の『勿誤薬室方函口訣』の理中安蛔湯の文中に「胃中冷却して蚘虫を吐するもの（理中安蛔湯）に宜し。胃中熱ありて蚘虫を吐するものは清中安蛔湯なり。寒熱錯雑して蚘虫を吐するものは烏梅円なり。以上の諸薬下すあたはざる者は，寒熱を論ぜず甘草粉蜜湯をあたうべし。また蚘虫を吐して痛み甚だしきものは椒梅湯大いに効あり。また蚘虫を吐するにとどまらず，胃中寒飲ありて喜唾（しばしば唾液を吐く）がとまらない者に，この方を用いて効あり」と記している。

|目標| 胃中に冷えがあり，温かい手で腹を触ると気持ちがよいもの，頻尿，温かい物を欲する，口の中に唾液がたまって外に出したくなるもので，時に腹痛があったり止まったりするもの。

|鑑別| 薬局製剤の漢方で回虫駆除の効のある処方。
- ▶鷓胡菜湯：マクリのカイニン酸が主薬で大黄の下剤作用とその副作用の腹痛を防ぐ甘草からなっている。回虫が腸にいるときに使う。
- ▶清肌安蛔湯：回虫で往来寒熱を呈するもの。朝のうちは熱が高いというものに使われている。

|備考| 原典では煎じるときに生姜を加えることになっている。
回虫症には証からの薬方に山椒と烏梅を加方して使うことが多かった。
明治以前の長寿の本には，虫退治が重要な位置を占めていた。

【422】K215　秦艽羌活湯（蘭室秘蔵）
じんぎょうきょうかつとう

弱 ←　　　　　　　　　　　　　　　　　　　→ 実
虚弱　やや虚弱　中程度　比較的ある　充実

成分及び分量又は本質	局外生規	ジンギョウ	3.0 g
	日本薬局方	キョウカツ	5.0 g
	〃	オウギ	3.0 g
	〃	ボウフウ	2.0 g
	〃	ショウマ	1.5 g
	〃	カンゾウ	1.5 g
	〃	マオウ	1.5 g
	〃	サイコ	1.5 g
	局外生規	コウホン	0.5 g
	日本薬局方	サイシン	0.5 g
	〃	コウカ	0.5 g
		全量	20.5 g
製造方法	以上の切断又は破砕した生薬をとり，1包として製する。		

用法及び用量	本品1包に水約500 mLを加えて，半量ぐらいまで煎じつめ，煎じかすを除き，煎液を3回に分けて食間に服用する。上記は大人の1日量である。 15才未満7才以上　大人の2/3，7才未満4才以上　大人の1/2，4才未満2才以上　大人の1/3，2才未満　大人の1/4以下を服用する。
効能又は効果	体力中等度なものの次の症状：かゆみのある痔疾

構成　鎮痛，消炎，清熱作用のある秦艽，羌活，細辛，防風，升麻，甘草，麻黄，柴胡，藁本に，昇提作用のある黄耆，升麻，柴胡と血行促進作用のある紅花を配した薬方である。中国最古の薬物書である『神農本草経』に黄耆が痔の主薬として記載されている。

原典・出典　本方は，李東垣の『蘭室秘蔵』の痔瘻編を原典とする薬方である。補土派の李東垣は痔瘻の原因を『黄帝内経素問』から説明している。外部から体の奥にじわじわと侵襲してくる風邪によって精気が衰えているときに，過食して腹が膨れ胃腸が膨れてしまう。そうすると筋脈が機能を失い，腸のひだが平らになってしまって痔になってしまう。もし多量の酒を飲んだりすると，下降すべき気が逆に昇ってしまう。また情欲に溺れれば腎を破ることになる。過食・房を行い，排泄を我慢すると，火が生じ乾燥が起き，大便が固く排泄しにくくなることを五行説の相乗・相侮関係で述べている。（意訳）

　日本では後世派漢方を築き上げた曲直瀬道三，二代目道三の曲直瀬玄朔による『医療衆方規矩』に，秦艽防風湯とともに「痔瘻」の項に収載されていた。『医療衆方規矩』は江戸時代に何度も出版され，医師やきぐすりやで虎の巻として使われていた。その関係で痔には本方と秦艽防風湯がよく使われていた。また『方彙口訣』（浅井貞庵）には，「痒いというのは虚証なり，風薬にて痒みをとり，毒の寄りたるを散らし，陽気を上に引き上げる，胃腸を引き上げるために昇提の剤を使う」とある。

目標　『蘭室秘蔵』には，「痔瘻（外痔核）塊になって下垂し，痒みに耐えられない」のに使うとある（『医療衆方規矩』にも同じ文が載っている）。

応用　大塚敬節の『大塚敬節著作集（春陽堂）』には，痔の手術の後の耐えられないかゆみに使った治験例が収載されている。

鑑別　▶**黄連解毒湯**：痔核の痛みとともに出血があるもの。
　▶**乙字湯**，秦艽防風湯：痛みに使う。
　▶**補中益気湯**：疲れ切って食欲がない，虚している脱肛に。
　▶**麻杏甘石湯**：咳をすると痔に響くもの。

【423】K216 秦艽防風湯（じんぎょうぼうふうとう）（蘭室秘蔵）

弱 ←　　　　　　　　　　　　　　　　→ 実
| 虚弱 | やや虚弱 | 中程度 | 比較的ある | 充実 |

成分及び分量又は本質	局外生規	ジンギョウ	2.0 g
	日本薬局方	タクシャ	2.0 g
	〃	チンピ	2.0 g
	〃	サイコ	2.0 g
	〃	ボウフウ	2.0 g
	〃	トウキ	3.0 g
	〃	ソウジュツ	3.0 g
	〃	カンゾウ	1.0 g
	〃	オウバク	1.0 g
	〃	ショウマ	1.0 g
	〃	ダイオウ	1.0 g
	〃	トウニン	3.0 g
	〃	コウカ	1.0 g
		全量	24.0 g
製造方法	以上の切断又は破砕した生薬をとり，1包として製する。		
用法及び用量	本品1包に水約500 mLを加えて，半量ぐらいまで煎じつめ，煎じかすを除き，煎液を3回に分けて食間に服用する。上記は大人の1日量である。15才未満7才以上　大人の2/3，7才未満4才以上　大人の1/2，4才未満2才以上　大人の1/3，2才未満　大人の1/4以下を服用する。		
効能又は効果	体力中等度で，便秘傾向があるものの次の症状：痔核で排便痛のあるもの		

構成　血行促進作用のある当帰，桃仁，防風，紅花，大腸経に入る桃仁，黄柏，升麻，大黄，腸の水分を調節し大便の堅さを調節する当帰，桃仁，沢瀉，陳皮，黄柏，大黄，清熱や鎮痛作用のある柴胡，秦艽，沢瀉，防風，黄柏，甘草，升麻，大黄より構成されている。

原典・出典　李東垣の『蘭室秘蔵』の痔瘻編を原典とする薬方である。補土派の李東垣は痔瘻の原因を『黄帝内経素問』から説明している。外部から体の奥にじわじわと侵襲してくる風邪によって精気が衰えているときに，過食して腹が膨れ胃腸が膨れてしまう。そうすると筋脈が機能を失い，腸のひだが平らになってしまって痔になってしまう。もし多量の酒を飲んだりすると下降すべき気が逆に昇ってしまう。また情欲に溺れれば腎を破ることになる。過食・房を行い，排泄を我慢すると，火が生じ乾燥が起き，大便が固く排泄しにくくなることを五行説の相乗・相侮関係で述べている。（意訳）

　秦艽防風湯の項では「痔瘻で，毎日の大便する時に疼痛を発するを治す。疼痛無き者は痔瘻にあらず」

　日本では後世派漢方を築き上げた曲直瀬道三，二代目道三の曲直瀬玄朔による『医療衆方規矩』に，秦艽羌活湯とともに「痔瘻」の項に収載されていた。『医療衆方規矩』は江戸時代に何度も出版され，医師やきぐすりやで虎の巻として使われていた。その関係で痔にはこの秦艽防風湯と秦艽羌活湯が多用されていた。

鑑別　秦艽羌活湯を参照のこと。

参考文献
1) 大塚敬節　他：漢方診療医典，南山堂，2001
2) 矢数道明：臨床応用漢方処方解説，創元社，1966
3) 柴田良治：黙堂柴田良治処方集，黙堂会，1989
4) 山田光胤：漢方処方応用の実際，南山堂，1967
5) 矢数道明：漢方後世要方解説，医道の日本社，1976（オンデマンド版）
6) 龍野一雄：増補改訂　漢方入門講座（上巻・下巻），中国漢方，1999
7) 大塚敬節　他：漢方診療の実際，南山堂，1968
8) 大塚敬節：症候による漢方治療の実際，南山堂，2000
9) 藤平健　他：漢方概論，創元社，1979（オンデマンド版）
10) 香山牛山：牛山方考，漢方文献刊行会，1973
11) 荒木性次：新古方薬嚢，方術信和会，1972
12) 大塚敬節：臨床応用傷寒論解説，創元社，1966
13) 厚生省薬務局　監：一般用漢方処方の手引き，薬業時報社，1975
14) 西山英雄：漢方医語辞典，創元社，1958（オンデマンド版）
15) 高橋真太郎　他：明解漢方処方，1966
16) 清水藤太郎：薬局の漢方，南山堂，1967

3 原料生薬

1 原料生薬の記載について

　漢方薬局製剤を行うにあたって，その原料生薬についての知識が必要とされる。本章では薬局製剤に使用される原料生薬について，以下の①〜④に分類して記載した。

　①基原：原料生薬の全形と使用部位を理解することは，その品質を保持するために重要である。使用部位には，菌核，全草，根茎，樹皮，葉，花，果実，種子などがあり，それぞれの特性を考慮して取り扱う。

　②鑑別：漢方薬の効果は原料生薬の品質に影響される。薬局製剤の原料生薬の多くは，「日本薬局方」により規定されている。しかし，局方合格品であっても産地や加工法などにより品質が異なる場合がある。原料生薬の性状，におい，味などの知識は，鑑別を行ううえで必要である。

　③薬能：漢方処方は古来より定められた生薬の組み合わせである。処方を理解するためには，個々の生薬についての薬能を知ることが大切である。

　④備考：その他の知識としての必要事項。

2 原料生薬一覧

1　アキョウ　阿膠（15 局外生規）
　基原：ロバ *Equus asinus* Linné（*Equidae*）の毛を去った皮，骨，けん又はじん帯を水で加熱抽出し，脂肪を去り，濃縮乾燥したもの。
　鑑別：質は堅く，破砕面は光沢があり，異臭のないものを良品とする。
　薬能：止血作用，補血作用，保湿作用。出血性疾患，月経不順，不正出血，過労による不安・不眠，皮膚の乾燥などに応用される。
　備考：煎じるときは，他薬と煎じた後に煎じかすを除き，熱いうちに阿膠を加えて溶かす。

2　アセンヤク　阿仙薬（17 局方）
　基原：*Uncaria gambir* Roxburgh（*Rubiaceae*）の葉及び若枝から得た水製乾燥エキス。
　鑑別：質が軽く，脆いものを良品とする。
　薬能：収斂作用，止瀉作用。胃腸炎，下痢などに応用される。

3　アワ　粟（別紙規格）
　基原：アワ *Setaria italica* Beauv（*Gramineae*）の種皮を除いた種子。
　薬能：健胃作用。胃腸系の疾患に応用される。

4　イレイセン　威霊仙（17局方）
　基原：サキシマボタンヅル *Clematis chinensis* Osbeck, *Clematis mandshurica* Ruprecht 又は *Clematis hexapetala* Pallas（*Ranunculaceae*）の根及び根茎。
　鑑別：黒く細いものを良品とする。
　薬能：利尿作用，整腸作用，鎮痛作用。神経痛，筋肉痛，痛風の痛み，言語障害，手足・各器官の麻痺，寝汗，黄疸，むくみなどに応用される。

5　インチンコウ　茵蔯蒿（17局方）
　基原：カワラヨモギ *Artemisia capillaris* Thunberg（*Compositae*）の頭花。
　鑑別：香りが強く，新鮮なものを良品とする。
　薬能：利尿作用，利胆作用。黄疸，伝染性肝炎などに応用される。

6　ウイキョウ　茴香（17局方）
　基原：ウイキョウ *Foeniculum vulgare* Miller（*Umbelliferae*）の果実。
　鑑別：粒がそろい，黄緑色で芳香性の強いものを良品とする。
　薬能：芳香性健胃作用，駆風作用（胃腸内のガスを排出する作用），去痰作用。消化不良，胃痛，腹痛などに応用される。

7　ウコン　鬱金（17局方）
　基原：ウコン *Curcuma longa* Linné（*Zingiberaceae*）の根茎をそのまま又はコルク層を除いたものを，通例，湯通ししたもの。
　鑑別：肥大し，丸いものを良品とする。
　薬能：利胆作用，芳香性健胃作用，止血作用
　　　　肝臓炎，胆道炎，胆石，黄疸，吐血，血尿，胸脇部の痛み，腹痛などに応用される。
　備考：別名宇金。健康食品などで扱われているハルウコンは，別基原である。

8　ウバイ　烏梅（15局外生規）
　基原：ウメ *Prunus mume* Siebold et Zuccarini（*Rosaceae*）の未熟果実をくん製又は蒸してさらしたもの。
　鑑別：果肉が厚く，酸味の強いものを良品とする。
　薬能：清涼性収斂作用，駆虫作用。下痢，熱，咳，痰，吐き気などに応用される。

9　ウヤク　烏薬，天台烏薬（17局方）
　基原：テンダイウヤク *Lindera strychnifolia* Fernandez Villar（*Lauraceae*）の根。
　鑑別：肥大し，臭いの強いものを良品とする。
　薬能：芳香性健胃作用，鎮痛作用，鎮痙作用。胸腹部の張り・痛み，腹痛，吐き気，頻尿，脳溢血後の知覚麻痺・頭痛などに応用される。

10　エンゴサク　延胡索（17局方）

基原：*Corydalis turtschaninovii* Besser forma *yanhusuo* Y.H.Chou et C.C.Hsu，（*Papaveraceae*）の塊茎を，通例，湯通ししたもの。

鑑別：大きく，黄褐色で質が重いものを良品とする。

薬能：鎮痛作用，鎮痙作用。頭痛，胸やけ，胃痛，腹痛，月経痛などに応用される。

11　オウギ　黄耆（17局方）

基原：キバナオウギ *Astragalus membranaceus* Bunge 又は *Astragalus mongholicus* Bunge（*Leguminosae*）の根。

鑑別：質は細かく柔軟で，甘くねっとりしたものを良品とする。

薬能：止汗作用，利尿作用，強壮作用。寝汗，むくみ，麻痺，痛み，排尿障害などに応用される。

備考：唐黄耆というものが一般に市販されている。

12　オウゴン　黄芩（17局方）

基原：コガネバナ *Scutellaria baicalensis* Georgi（*Labiatae*）の周皮を除いた根。

鑑別：帯緑黄色で質は重く，味は苦いものを良品とする。

薬能：消炎作用，解熱作用。黄疸，頭痛，結膜炎，化膿性皮膚疾患，切迫早・流産，呼吸器感染症，胃炎，腸炎などに応用される。

13　オウバク　黄柏（17局方）

基原：キハダ *Phellodendron amurense* Ruprecht 又は *Phellodendron chinense* Schneider（*Rutaceae*）の周皮を除いた樹皮。

鑑別：厚く破折面が鮮黄色で，味は苦く粘液性のものを良品とする。

薬能：苦味健胃作用，整腸作用，消炎性収斂作用
　　　胃腸炎，腹痛，黄疸，下痢などに応用される。また外用は打撲傷に応用される。

備考：別名黄檗。

14　オウヒ　桜皮（17局方）

基原：ヤマザクラ *Prunus jamasakura* Siebold ex Koidzumi 又はカスミザクラ *Prunus verecunda* Koehne（*Rosaceae*）の樹皮。

鑑別：周皮は除かれ，厚みはなく，味は渋いものを良品とする。

薬能：解熱作用，鎮咳作用，去痰作用，排膿作用。咳，湿疹，蕁麻疹，化膿性皮膚疾患などに応用される。

備考：『薬局製剤指針』では十味敗毒湯の成分に用いられている。『一般用漢方製剤製造販売承認基準』には桜皮（樸樕）と記載されており，樸樕を用いている製剤もある。

15　オウレン　黄連（17局方）

基原：オウレン *Coptis japonica* Makino，*Coptis chinensis* Franchet，*Coptis deltoidea* C.Y.Cheng et Hsiao 又は *Coptis teeta* Wallich（*Ranunculaceae*）の根をほとんど除いた根茎。

鑑別：太く長く，横切面は鮮黄色で，味は苦いものを良品とする。

薬能：苦味健胃作用，鎮静作用，消炎作用。下痢，吐き気，腹痛，出血性疾患，不安などに応用される。
備考：日本薬局方ではベルベリン〔ベルベリン塩化物（$C_{20}H_{18}ClNO_4 : 371.81$）〕として 4.2% 以上を含むと規定している。

16 オンジ 遠志 （17局方）
基原：イトヒメハギ *Polygala tenuifolia* Willdenow（*Polygalaceae*）の根又は根皮。
鑑別：太くて長いものを良品とする。さらに肉根の木心を除いたものは肉遠志と称し上質品とされている。
薬能：鎮静作用，去痰作用，消炎作用。動悸，健忘，不眠，咳，できものなどに応用される。

〈カイニンソウ→133 マクリ（p.295）〉

17 ガイヨウ 艾葉 （17局方）
基原：ヨモギ *Artemisia princeps* Pampanini 又はオオヨモギ *Artemisia montana* Pampanini（*Compositae*）の葉及び枝先。
鑑別：表面は暗緑色で裏面は繊毛が多く，香りは強く味は苦いもの，また茎の混入のないものを良品とする。
薬能：収斂作用，止血作用，鎮痛作用。不正子宮出血，妊娠中の出血，腹痛などに応用される。

18 カシ 訶子 （15局外生規）
基原：*Terminalia chebula* Retzius（Combretaceae）の果実。
鑑別：粒が大きく質が重く充実し，肉厚のものを良品とする。
薬能：収斂作用，止瀉作用，止血作用，鎮咳作用。咽頭炎，血便，不正子宮出血，下痢などに応用される。
備考：別名訶梨勒（かりろく），ミロバラン。

19 カシュウ 何首烏 （17局方）
基原：ツルドクダミ *Polygonum multiflorum* Thunberg（*Polygonaceae*）の塊根で，しばしば輪切される。
鑑別：肥大し充実したものを良品とする。
薬能：強壮・強精作用，補血作用，瀉下作用。貧血，腰膝の疼痛，遺精，おりもの，若白髪などに応用される。

20 カッコウ 藿香，広藿香 （17局方）
基原：*Pogostemon cablin* Bentham（*Labiatae*）の地上部。
鑑別：新鮮で青く香気の強いもの，また茎の少ないものを良品とする。
薬能：芳香性健胃作用。食欲不振，消化不良，暑気あたり，頭痛，吐き気，下痢などに応用される。

21　カッコン　葛根（17 局方）

基原：クズ *Pueraria lobata* Ohwi（*Leguminosae*）の周皮を除いた根。
鑑別：切断面が白く，でんぷん質を多く含むもの，すなわち破砕したときに白い粉が多く出るものを良品とする。
薬能：発汗作用，解熱作用，鎮痙作用。感冒，首筋や背中のこりなどに応用される。
備考：中国産の品は純白であるが，和産のものであまりに白いものは，顕微鏡にてでんぷんを調べる必要がある。

22　カッセキ　滑石，軟滑石（17 局方）

基原：鉱物であり，主として含水ケイ酸アルミニウム及び二酸化ケイ素からなる。
鑑別：水で潤すと全体が軟化して崩壊するもの（唐滑石と呼ばれる）を良品とする。
薬能：利尿作用。膀胱炎，排尿困難，のどの渇きなどに応用される。
備考：本品は鉱物学上の滑石とは異なる。鉱物学上の滑石は含水ケイ酸マグネシウムを主成分とする（硬滑石，タルク）。生薬の滑石は含水ケイ酸アルミニウムを主成分とする粘土鉱物である（軟滑石）。日局では軟滑石を「カッセキ」と規定している。

23　カロコン　栝楼根（17 局方）

基原：*Trichosanthes kirilowii* Maximowicz，キカラスウリ *Trichosanthes kirilowii* Maximowicz var. *japonica* Kitamura 又はオオカラスウリ *Trichosanthes bracteata* Voigt（*Cucurbitaceae*）の皮層を除いた根。
鑑別：白色で肥大し，味は苦味のないものを良品とする。
薬能：解熱作用，止渇作用，消炎作用，清熱作用，滋潤作用。のどの渇き，咽喉炎，呼吸器疾患による発熱，熱性の咳，痰などに応用される。
備考：別名瓜呂根。カラスウリの根は生薬名土瓜根で栝楼根とは基原を別とする。土瓜根は味が苦いことで栝楼根と区別できる。

24　カロニン　栝楼仁（15 局外生規）

基原：*Trichosanthes kirilowii* Maximowicz，キカラスウリ *Trichosanthes kirilowii* Maximowicz var. *japonica* Kitamura 又はオオカラスウリ *Trichosanthes bracteata* Voigt（*Cucurbitaceae*）の種子。
鑑別：褐色の外皮に覆われ，種子は黄緑色で油性に富むものを良品とする。
薬能：消炎作用，鎮咳作用，去痰作用。乾燥性の便秘，咳，痰，胸痛などに応用される。
備考：別名栝呂仁。種子を含む果実全体を栝楼実といい，中国では栝楼仁と区別して用いられている。日本では区別せず主に栝楼仁を用いている。

25　カンキョウ　乾姜（17 局方）

基原：ショウガ *Zingiber officinale* Roscoe（*Zingiberaceae*）の根茎を湯通し又は蒸したもの。
鑑別：肥大し，味は辛いものを良品とする。
薬能：鎮咳作用，去痰作用。吐き気，咳，めまい，手足の冷え，腹部の冷え，下半身の冷え，腹痛，腰痛，下痢などに応用される。
備考：日本では生のショウガを乾燥したものを「生姜」，湯通しまたは蒸したものを「乾姜」と

している．中国では生のショウガを「生姜」，生のショウガを乾燥したものを「乾姜」としている．

※生姜参照（p.284）

26　乾燥硫酸ナトリウム（別紙規格）
　基原：白色の粉末で，味はやや苦く，塩辛い．
　薬能：緩下作用
　備考：17局方から新たに芒硝が収載され，その基原は硫酸ナトリウムの十水和物と規定された．しかし，これまで薬局製剤では，古典でいう芒硝を工業的に精製した乾燥硫酸ナトリウムまたは硫酸マグネシウムを用いていた．

※芒硝は硫酸マグネシウム水和物を参照（p.297）．

27　カンゾウ　甘草（17局方）
　基原：*Glycyrrhiza uralensis* Fischer 又は *Glycyrrhiza glabra* Linné（*Leguminosae*）の根及びストロンで，ときには周皮を除いたもの（皮去りカンゾウ）．
　鑑別：太く充実し，味は甘く苦味の少ないものを良品とする．
　薬能：緩和作用，鎮咳作用，鎮痛作用，去痰作用．筋肉の緊張による痛み，胃けいれん，胃痛，のどの痛みなどに応用される．
　備考：流通品に熱を加えた炙甘草がある．熱を加えると作用は穏やかになる．

28　キキョウ　桔梗根（17局方）
　基原：キキョウ *Platycodon grandiflorum* A.De Candolle（*Campanulaceae*）の根．
　鑑別：質は充実し白く，味は苦くえぐ味の強いものを良品とする．根を外皮を除かず乾燥したもの（生干桔梗（きほしききょう））とコルク皮を除去し乾燥したもの（晒桔梗（さらしききょう））があるが，生干桔梗の方がよいとされている．
　薬能：去痰作用，鎮咳作用，排膿作用．咳，気管支炎，扁桃腺炎，のどの痛み，化膿性皮膚疾患などに応用される．

29　キクカ，菊花，キッカ（17局方）
　基原：キク *Chrysanthemum morifolium* Ramatulle 又はシマカンギク *Chrysanthemum indicum* Linné（*Compositae*）の頭花．
　鑑別：新鮮で芳香性に富み，味は甘いものを良品とする．花色は淡黄色または白色のものを用いる．
　薬能：解熱作用，解毒作用，鎮痛作用，消炎作用．かぜ，発熱，頭痛，目の充血・かすみ目などの眼性疾患などに応用される．
　備考：菊花には大型の菊花（キク）と小型の野菊花（シマカンギク）がある．日本では主に野菊花が流通しているが，一部中国産の大型の抗菊花と呼ばれるものの輸入もある．中国では野菊花は別の生薬とされ，大型の菊花が利用されている．漢菊花は基原を別とする．

30　キジツ　枳実（17局方）
　基原：ダイダイ *Citrus aurantium* Linné var. daidai Makino, *Citrus aurantium* Linné 又はナツ

ミカン *Citrus natsudaidai* Hayata（*Rutaceae*）の未熟果実をそのまま又はそれを半分に横切したもの。
鑑別：小型で外面は緑黒色または緑褐色で，皮は厚く香気があり，味は苦いものを良品とする。
薬能：苦味健胃作用，去痰作用，排膿作用，緩下作用。胸腹部の膨満感，胸痛，腹痛，便秘，痰，咳，消化不良などに応用される。
備考：『一般用漢方製剤製造販売承認基準』において，枳実，枳殻どちらかの配合でも可，と表記されている処方がある（荊芥連翹湯，荊防敗毒散，五積散，通導散，分消湯）。枳殻は17局方に規定がなく，薬局製剤では枳実として扱っている。市場には枳実と枳殻の両者があるが，どちらも同基原でダイダイまたはナツミカンの未熟果実である。果実の大きさや成熟度などで区別されている。

31　キッピ　橘皮　（15 局外生規）

基原：タチバナ *Citrus tachibana* Tanaka，コウジ *Citrus leiocarpa* Tanaka 及びザボン *Citrus grandis* Osbeck（*Rutaceae*）の成熟した果皮（キッピ1）又はウンシュウミカン *Citrus unshiu* Marcowicz 及び *Citrus reticulata* Blanco（*Rutaceae*）の成熟した果皮（キッピ2）。
鑑別：新鮮で気味の強いものを良品とする。
薬能：芳香性健胃作用，駆風作用（胃腸内のガスを排出する作用），去痰作用，鎮咳作用。食欲不振，吐き気，腹部膨満感，咳，痰などに応用される。

32　キョウカツ　羌活　（17 局方）

基原：*Notopterygium incisum* Ting ex H.T.Chang 又は *Notopterygium forbesii* Boissieu（*Umbelliferae*）の根茎及び根。
鑑別：肥大していて質は充実し，芳香性の強いものを良品とする。
薬能：鎮痛作用，鎮痙作用。かぜ，頭痛，関節痛，神経痛などに応用される。
備考：羌活の産地は中国であり，江戸時代では入手が困難であったため，ウコギ科のウドの根を和羌活と称して代用していた。しかし現在，和羌活は別生薬として局外生規に収載されている。

33　キョウニン　杏仁　（17 局方）

基原：ホンアンズ *Prunus armeniaca* Linné，アンズ *Prunus armeniaca* Linné var. *ansu* Maximowicz 又は *Prunus sibirica* Linné（*Rosaceae*）の種子。
鑑別：丸く外皮は赤みを帯び，砕くとベンズアルデヒド臭がするものを良品とする。
薬能：利水作用，鎮咳作用。咳，痰，喘息，むくみ，胸部の膨満感などに応用される。
備考：散剤や丸剤に配合するときは，外皮および尖を除き，炒り乾燥して用いる。このとき温水に浸すと外皮が除きやすい。

34　キンギンカ　金銀花　（15 局外生規）

基原：スイカズラ *Lonicera japonica* Thunberg（*Caprifoliaceae*）のつぼみ。
鑑別：全体的に黄白色で，花弁の先端は黄褐色，基部は赤褐色で香気のある新鮮なものを良品とする。
薬能：清熱作用，解毒作用。かぜの初期の発熱，熱性のできものなどに応用される。

35 クコシ 枸杞子（17局方）
　基原：クコ *Lycium chinense* Miller 又は *Lycium barbarum* Linné（*Solanaceae*）の果実。
　鑑別：果肉は厚く充実し，粒は大きく赤色を呈し柔潤なものを良品とする。
　薬能：滋養作用，強壮作用。疲労感，腰膝の痛み，めまい，頭痛などに応用される。

36 クジン 苦参（17局方）
　基原：クララ *Sophora flavescens* Aiton（*Leguminosae*）の根で，しばしば周皮を除いたもの。
　鑑別：内部は黄白色から淡褐色で充実し，味は極めて苦いものを良品とする。
　薬能：解熱作用，利尿作用。熱性の下痢・下血，黄疸，膀胱炎などに応用される。また外用として皮膚搔痒症に用いる。

37 ケイガイ 荊芥穂（17局方）
　基原：ケイガイ *Schizonepeta tenuifolia* Briquet（*Labiatae*）の花穂。
　鑑別：香気があり青臭さはなく，茎や葉の混入のないものを良品とする。
　薬能：解熱作用，鎮痙作用。熱，頭痛，のどの腫れ・痛み，化膿性の腫れ物，産後のめまい，吐血，鼻出血，血便，不正子宮出血，湿疹などに応用される。

38 ケイヒ 桂皮（17局方）
　基原：*Cinnamomum cassia* Blume（*Lauraceae*）の樹皮又は周皮の一部を除いたもの。
　鑑別：特異の芳香があり，味は辛く後に甘味があり渋味のないものを良品とする。
　薬能：解熱作用，鎮痛作用，健胃作用。頭痛，熱，のぼせ，かぜなどに応用される。
　備考：ニホンニッケイは別の植物で，その根皮を菓子などに用いるが薬用には用いない。

39 ゲンジン 玄参（15局外生規）
　基原：*Scrophularia ningpoensis* Hemsley 又はゴマノハグサ *Scrophularia buergeriana* Miquel（*Scrophulariaceae*）の根。
　鑑別：質は堅く充実し，破断面は黒いものを良品とする。
　薬能：消炎作用。咽喉炎，鼻炎，化膿性の腫れもの，便秘などに応用される。

40 コウイ 膠飴，粉末飴（17局方）
　基原：トウモロコシ *Zea mays* Linné（*Gramineae*），キャッサバ *Manihot esculenta* Crantz（*Euphorbiaceae*），ジャガイモ *Solanum tuberosum* Linné（*Solanaceae*），サツマイモ *Ipomoea batatas* Poiret（*Convolvulaceae*）若しくはイネ *Oryza sativa* Linné（*Gramineae*）のデンプン又はイネの種皮を除いた種子を加水分解し，糖化したもの。
　鑑別：赤褐色で溶けやすいものを良品とする。
　薬能：滋養作用。疲労により生じる諸症状に応用される。

41 コウカ 紅花（17局方）
　基原：ベニバナ *Carthamus tinctorius* Linné（*Compositae*）の管状花をそのまま又は黄色色素の大部分を除いたもので，ときに圧搾して板状としたもの。
　鑑別：色は鮮やかで香りのよいものを良品とする。

薬能：駆瘀血作用（血流の滞りより生じる諸症状を改善する作用）。婦人科疾患，冷え症，更年期障害などに応用される。

42　コウブシ　香附子（17局方）

基原：ハマスゲ *Cyperus rotundus* Linné（*Cyperaceae*）の根茎。
鑑別：通例，外皮は除かれ，粒は大きく質は堅く充実し，香りの強いものを良品とする。
薬能：血流改善作用，抗うつ作用。月経不順，月経痛，神経痛，胃痛，腹痛などに応用される。

43　コウベイ　粳米（17局方）

基原：イネ *Oryza sativa* Linné（*Gramineae*）のえい果。
鑑別：充実した重いものを良品とする。
薬能：滋養強壮作用，健胃作用，止渇作用。胃腸虚弱，下痢，のどの渇きなどに応用される。
備考：うるち米の精白していない玄米状態のものをいう。

44　コウボク　厚朴（17局方）

基原：ホオノキ *Magnolia obovata* Thunberg（*Magnolia hypoleuca* Siebold et Zuccarini），*Magnolia officinalis* Rehder et Wilson 又は *Magnolia officinalis* Rehder et Wilson var. *biloba* Rehder et Wilson（*Magnoliaceae*）の樹皮。
鑑別：皮部が脆く，滋潤のものを良品とする。
薬能：健胃作用，整腸作用，鎮咳作用，去痰作用，利尿作用。消化不良，腹部の膨満感，喘咳などに応用される。
備考：中国産の内部が紫褐色のものを紫油厚朴，横切面に白色微細の結晶を析出するものを金星厚朴といい，ともに逸品とされるが，市場性はない。

45　コウホン　藁本，唐藁本（15局外生規）

基原：*Ligusticum sinense* Oliver 又は *Ligusticum jeholense* Nakai et Kitagawa（*Umbelliferae*）の根茎及び根。
鑑別：香りの強いものを良品とする。
薬能：鎮痛作用，鎮痙作用。頭痛，腰痛，婦人科疾患の各種痛み，下痢などに応用される。外用として疥癬などの皮膚病に用いる。

46　ゴシツ　牛膝（17局方）

基原：ヒナタイノコズチ *Achyranthes fauriei* Leveillé et Vaniot 又は *Achyranthes bidentata* Blume（*Amaranthaceae*）の根。
鑑別：太く，質は軟らかく黄褐色のものを良品とする。
薬能：駆瘀血作用（血流の滞りより生じる諸症状を改善する作用），利尿作用。月経不順，腰脚の関節痛，打撲傷，むくみ，排尿困難などに応用される。

47　ゴシュユ　呉茱萸（17局方）

基原：ゴシュユ *Euodia ruticarpa* Hooker filius et Thomson（*Evodia rutaecarpa* Bentham），*Euodia officinalis* Dode（*Evodia officinalis* Dode）又は *Euodia bodinieri* Dode（*Evodia*

bodinieri Dode）（*Rutaceae*）の果実。
鑑別：小粒で辛味の強いものを良品とする。
薬能：健胃作用，利尿作用，鎮吐作用，鎮痛作用。頭痛，吐き気，胸やけなどに応用される。

48 ゴボウシ 牛蒡子 （17 局方）
基原：ゴボウ *Arctium lappa* Linné（*Compositae*）の果実。
鑑別：新鮮で質は充実し，重いものを良品とする。
薬能：解熱作用，解毒作用，去痰作用。かぜ，咳，痰，のどの痛み，麻疹，風疹，化膿性の腫れものなどに応用される。

49 ゴマ 胡麻 （17 局方）
基原：ゴマ *Sesamum indicum* Linné（*Pedaliaceae*）の種子。
鑑別：充実し，光沢のある重いものを良品とする。
薬能：滋養強壮作用，解毒作用。虚弱体質，病後の体力低下，便秘などに応用される。
備考：ゴマは種子の色により黒ゴマ，白ゴマ，黄ゴマがあるが，一般に黒ゴマを用いる。

50 ゴマ油 （17 局方）
基原：ゴマ *Sesamum indicum* Linné（*Pedaliaceae*）の種子から得た脂肪油。
鑑別：酸敗したものは避ける。
薬能：皮膚の乾燥を防ぎ保護する。外用の基剤として用いる。

51 ゴミシ 五味子 （17 局方）
基原：チョウセンゴミシ *Schisandra chinensis* Baillon（*Schisandraceae*）の果実。
鑑別：紫黒色で潤い，光沢があり，酸味の強いものを良品とする。
薬能：鎮咳作用，収斂作用，止瀉作用，滋養強壮作用。咳，痰，のどの渇き，下痢などに応用される。

52 サイコ 柴胡 （17 局方）
基原：ミシマサイコ *Bupleurum falcatum* Linné（*Umbelliferae*）の根。
鑑別：質は柔軟性で潤いがあり，香気の強いものを良品とする。最高の品質といわれている三島柴胡の野生品は，現在流通していない。
薬能：解熱作用，解毒作用，鎮痛作用，消炎作用。胸腹部の緊張・圧痛，熱，頭痛，月経痛，胃腸疾患などに応用される。

53 サイシン 細辛 （17 局方）
基原：ウスバサイシン *Asiasarum sieboldii* F.Maekawa 又はケイリンサイシン *Asiasarum heterotropoides* F.Maekawa var. *mandshuricum* F.Maekawa（*Aristolochiaceae*）の根及び根茎。
鑑別：根は細く，香気が強く，味は辛いものを良品とする。
薬能：鎮咳作用，鎮痛作用，去痰作用，利尿作用。かぜ，咳，痰，むくみなどに応用される。
備考：ウマノスズクサ科の植物に腎障害を起こすアリストロキア酸を含むものがある。細辛は地

上部の葉柄に少量認められたが，17局方の細辛の純度試験にはアリストロキア酸を含まないと規定されている。土細辛(どさいしん)は根が太く薬用として用いられたこともあるが，これはカンアオイの根であり細辛とは別基原である。

54　サンザシ　山査子（17局方）
- 基原：1) サンザシ *Crataegus cuneata* Siebold et Zuccarini 又は 2) オオミサンザシ *Crataegus pinnatifida* Bunge var. *major* N.E.Brown（*Rosaceae*）の偽果をそのまま又は縦切若しくは横切したもの。
- 鑑別：大粒で充実し，赤褐色（肉質はうす茶）を呈するものを良品とする。
- 薬能：消化作用，止瀉作用，鎮静作用，駆瘀血作用（血流の滞りより生じる諸症状を改善する作用）。消化不良，胃もたれ，みぞおちの膨満感，腹痛，月経痛などに応用される。

55　サンシシ　山梔子（17局方）
- 基原：クチナシ *Gardenia jasminoides* Ellis（*Rubiaceae*）の果実。
- 鑑別：赤褐色で円形のものを良品とする。
- 薬能：消炎作用，止血作用，利胆作用，解熱作用，鎮静作用。不安，不眠，黄疸，血尿，目の充血などに応用される。

56　サンシュユ　山茱萸（17局方）
- 基原：サンシュユ *Cornus officinalis* Siebold et Zuccarini（*Cornaceae*）の偽果の果肉。
- 鑑別：肉質は厚く朱紅色で，酸味があるものを良品とする。
- 薬能：滋養強壮作用。倦怠感，頻尿，腰膝の痛みなどに応用される。
- 備考：種子があれば除いて用いる。

57　サンショウ　山椒（17局方）
- 基原：サンショウ *Zanthoxylum piperitum* De Candolle（*Rutaceae*）の成熟した果皮で，果皮から分離した種子をできるだけ除いたもの。
- 鑑別：大粒で香気と辛味の強いものを良品とする。
- 薬能：芳香性健胃作用，消炎作用，利尿作用。冷えによる胃痛・腹痛，下痢などに応用される。
- 備考：同属生薬に蜀椒がある。原方に蜀椒を使用しているものについて，山椒の効果は蜀椒とほぼ同じと考えられ山椒を代用している。

58　サンソウニン　酸棗仁（17局方）
- 基原：サネブトナツメ *Zizyphus jujuba* Miller var. *spinosa* Hu ex H.F.Chou（*Rhamnaceae*）の種子。
- 鑑別：粒は大きく扁平な卵円形で，外面は赤褐色で光沢があるものを良品とする。
- 薬能：精神安定作用。不眠，健忘，多汗などに応用される。

59　サンヤク　山薬（17局方）
- 基原：ヤマノイモ *Dioscorea japonica* Thunberg 又はナガイモ *Dioscorea batatas* Decaisne（*Dioscoreaceae*）の周皮を除いた根茎（担根体）。

鑑別：白色で質は充実し，重く堅いものを良品とする。
薬能：滋養強壮作用，止瀉作用。倦怠感，消化不良，下痢，泌尿器系疾患などに応用される。
備考：別名署豫(しょよ)。

60　ジオウ　地黄（17局方）
　基原：アカヤジオウ *Rehmannia glutinosa* Liboschitz var. *purpurea* Makino 又は *Rehmannia glutinosa* Liboschitz（*Scrophulariaceae*）の根（乾ジオウ）又はそれを蒸したもの（熟ジオウ）。
　鑑別：肥大し柔軟で，味は甘くのちに苦いものを良品とする。
　薬能：補血作用，強壮作用，止血作用。虚弱体質の改善，貧血，種々の出血性疾患などに応用される。
　備考：古典にある「生地黄（鮮地黄）」は掘り出してすぐの生の地黄をいい，流通はない。16局方第一追補よりジオウは乾ジオウと熟ジオウを区別して記載されるようになった。乾地黄は清熱作用，止血作用，熟地黄は強壮作用，補血作用が強い。薬局製剤では区別されていない。使用目的により選択することが望ましい。

61　シオン　紫菀，紫苑（15局外生規）
　基原：シオン *Aster tataricus* Linné filius（*Compositae*）の根及び根茎。
　鑑別：質は充実し，水で煎じたとき泡立ちのよいものを良品とする。
　薬能：鎮咳作用，去痰作用，利尿作用。せき，喘息，排尿困難などに応用される。

62　ジコッピ　地骨皮（17局方）
　基原：クコ *Lycium chinense* Miller 又は *Lycium barbarum* Linné（*Solanaceae*）の根皮。
　鑑別：肥厚し木心のないものを良品とする。
　薬能：解熱作用，強壮作用。肺の炎症，咳，多汗などに応用される。

63　シコン　紫根（17局方）
　基原：ムラサキ *Lithospermum erythrorhizon* Siebold et Zuccarini（*Boraginaceae*）の根。
　鑑別：外面は濃紫色で皮部は厚いものを良品とする。
　薬能：解毒作用，抗炎症作用。麻疹の予防などに応用される。外用では肉芽形成促進作用があり，腫瘍，やけど，凍傷，湿疹，水疱などに応用される。
　備考：紫根には「硬紫根」，「軟紫根」など属が異なるものが数種ある。「硬紫根」はムラサキの根で薬用に用いる。「軟紫根」は *Arnebia euchroma* Johnst の根で，局方品ではない。

64　シソシ　紫蘇子（15局外生規）
　基原：シソ *Perilla frutescens* Britton var. *crispa* W.Deane（*Labiatae*）の果実。
　鑑別：細く淡褐色のものを良品とする。
　薬能：解熱作用，鎮咳作用，鎮痛作用。気管支炎，胃腸炎，消化不良，魚肉中毒などに応用される。

65　シツリシ　蒺藜子（17 局方）
　基原：ハマビシ *Tribulus terrestris* Linné（*Zygophyllaceae*）の果実。
　鑑別：充実し灰白～灰緑色のものを良品とする。
　薬能：利尿作用，消炎作用，血行促進作用。頭痛，目の充血，乳汁分泌不全，月経不順，腹部膨満感などに応用される。

66　シテイ　柿蔕（15 局外生規）
　基原：カキノキ *Diospyros kaki* Thunberg（*Ebenaceae*）の成熟した果実の宿存したがく。
　鑑別：新しく帯緑色を呈し，味は渋いものを良品とする。
　薬能：しゃっくり，吐き気などに応用される。

67　シャクヤク　芍薬（17 局方）
　基原：シャクヤク *Paeonia lactiflora* Pallas（*Paeoniaceae*）の根。
　鑑別：断面は白色で，味はやや甘いものを良品とする。
　薬能：収斂作用，緩和作用，鎮痙作用，鎮痛作用。腹直筋・手足の筋肉の攣急，腹痛，腹満，手足の疼痛，下痢，月経不順，月経困難などに応用される。
　備考：中国では「白芍薬」と「赤芍薬」があり，「白芍薬」は栽培品の *Paeonia lactiflora* Pallas の根の皮を去り湯通ししたもので，主に胃腸系疾患に，「赤芍薬」は野生品の *Paeonia lactiflora* Pallas の根を皮つきのまま乾燥させたもので，主に瘀血（滞留した血液）による諸症状にと，使用目的により区別している。日本では区別せず一般に栽培品を使用しているが，中国に伝わる伝統医学を扱う分野では中国の赤芍薬を使用している。

68　ジャショウシ　蛇床子（17 局方）
　基原：*Cnidium monnieri* Cusson（*Umbelliferae*）の果実。
　鑑別：淡渇～淡緑色で香気のあるものを良品とする。
　薬能：消炎作用，殺菌作用。主に外用として陰部のかゆみに応用される。

69　シャゼンシ　車前子（17 局方）
　基原：オオバコ *Plantago asiatica* Linné（*Plantaginaceae*）の種子。
　鑑別：黒褐色で光沢のある粒子で，質の充実したものを良品とする。
　薬能：消炎作用，利尿作用，止瀉作用。咳，痰，下痢，目の充血，膀胱炎，血尿などに応用される。
　備考：17 局方に「車前草」があるが，これはオオバコの花期の全草であり，主に去痰薬として用いられる。

70　ジュウヤク　十薬（17 局方）
　基原：ドクダミ *Houttuynia cordata* Thunberg（*Saururaceae*）の花期の地上部。
　鑑別：葉と花穂の多いもの，根茎をつけないものを良品とする。
　薬能：解熱作用，解毒作用，消炎作用。肺の炎症，化膿性の腫れもの，痔疾患に応用される。
　備考：民間薬として便秘，尿量減少，吹き出物などに用いられる。別名重薬。

71　シュクシャ　縮砂（17局方）
　基原：*Amomum xanthioides* Wallich（*Zingiberaceae*）の種子の塊。
　鑑別：果皮を除いた種子塊で香味の強いものを良品とする。
　薬能：健胃作用，整腸作用。消化不良，嘔吐，腹痛，下痢などに応用される。
　備考：別名砂仁(しゃじん)。

72　ショウキョウ　生姜，乾生姜（17局方）
　基原：ショウガ *Zingiber officinale* Roscoe（*Zingiberaceae*）の根茎で，ときに周皮を除いたもの。
　鑑別：特異な香気があり，味は辛いものを良品とする。
　薬能：健胃作用，鎮嘔作用。吐き気，咳，胸やけ，食欲不良，膨満感，下痢などに応用される。
　備考：古典では，生のショウガを「生姜」，乾燥または熱などを加えたものを「乾姜」とし，さらに加工の方法により「炮姜」，「煨姜」などと称している場合がある。17局方「生姜」の流通品は乾燥したもので，古典でいう「乾姜」に相当する。

73　ショウズク　小豆蔲，小豆蔲（17局方）
　基原：*Elettaria cardamomum* Maton（*Zingiberaceae*）の果実。本品は用時種子のみを用いる。
　鑑別：芳香が強く，味は辛いものを良品とする。
　薬能：芳香性健胃作用。消化不良，腹部の膨満感，吐き気などに応用される。
　備考：『薬局製剤指針』では香砂養胃湯に配合されている。香砂養胃湯の原典『万病回春』では白豆蔲を用いている。『一般用漢方製剤製造販売承認基準』でも「白豆蔲（小豆蔲代用可）」と記載されている。白豆蔲は17局方に収載がない。小豆蔲は白豆蔲の代用に用いられる。白豆蔲はショウガ科 *Amomum kravanh* の果実で，小豆蔲と同じ代表的なカルダモン（豆蔲）類の生薬である。

74　ショウバク　小麦（15局外生規）
　基原：コムギ *Triticum aestivum* Linné（*Gramineae*）の果実。
　鑑別：充実した新しいものを良品とする。
　薬能：緩和作用，消炎作用。神経症などに応用される。

75　ショウマ　升麻（17局方）
　基原：サラシナショウマ *Cimicifuga simplex* Turczaninow，*Cimicifuga dahurica* Maximowicz，*Cimicifuga foetida* Linné 又は *Cimicifuga heracleifolia* Komarov（*Ranunculaceae*）の根茎。
　鑑別：外面は黒褐色，内面は淡褐色で肥大し，味は苦いものを良品とする。
　薬能：解熱作用，解毒作用，消炎作用。熱，のどの痛み，かぜ，麻疹，脱肛，化膿性の腫れものなどに応用される。
　備考：赤升麻はトリアシショウマの根茎であって，薬用には用いられない。

76　シンイ　辛夷（17局方）
　基原：タムシバ *Magnolia salicifolia* Maximowicz，コブシ *Magnolia kobus* De Candolle，*Magno-*

lia biondii Pampanini, *Magnolia sprengeri* Pampanini 又はハクモクレン *Magnolia heptapeta* Dandy（*Magnolia denudate* Desrousseaux）（*Magnoliaceae*）のつぼみ．
　鑑別：内部は大きく充実し，芳香の強いものを良品とする．
　薬能：鎮静作用，鎮痛作用．鼻水，くしゃみ，鼻づまり，頭痛などに応用される．
　備考：花柄は除去して用いるのが望ましい．

77　シンキク　神麹（別紙規格）
　基原：通例白麹（又は小麦），赤小豆，杏仁，青蒿汁，蒼耳汁，野蓼汁混合したものを圧縮して成型し，数日間発酵させた後，乾燥したものである．
　鑑別：新鮮なものを良品とする．
　薬能：滋養作用，消化作用，止瀉作用．食欲不振，腹部膨満感，嘔吐，下痢などに応用される．

78　ジンギョウ　秦艽（15 局外生規）
　基原：*Gentiana macrophylla* Pallas, *Gentiana straminea* Maximowicz, *Gentiana crassicaulis* Duthie ex Burkill 又は *Gentiana dahurica* Fischer（*Gentianaceae*）の根．
　鑑別：黄褐色で，細い糸を編んだ形状を成し，味は苦いものを良品とする．
　薬能：解熱作用，鎮痛作用．関節痛などに応用される．

79　セッコウ　石膏（17 局方）
　基原：天然の含水硫酸カルシウムで，組成はほぼ $CaSO_4 \cdot 2H_2O$ である．
　鑑別：白色で砕けやすいものを良品とする．
　薬能：解熱作用，鎮静作用，清熱作用，消炎作用．口渇，喘息，咳，肺の炎症などに応用される．

80　センキュウ　川芎（17 局方）
　基原：センキュウ *Cnidium officinale* Makino（*Umbelliferae*）の根茎を，通例，湯通ししたもの．
　鑑別：肥大かつ充実して重く，芳香の強いものを良品とする．
　薬能：駆瘀血作用（血流の滞りより生じる諸症状を改善する作用），補血作用，強壮作用，鎮静作用，鎮痛作用．貧血，冷え症，月経不順，月経痛，頭痛などに応用される．

81　ゼンコ　前胡（17 局方）
　基原：*Peucedanum praeruptorum* Dunn の根（白花ゼンコ）又はノダケ *Angelica decursiva* Franchet et Savatier（*Peucedanum decursivum* Maximowicz）（*Umbelliferae*）の根（紫花ゼンコ）．
　鑑別：肥大し芳香の強いものを良品とする．
　薬能：解熱作用，鎮咳作用，去痰作用．咳，痰，喘息，吐き気，胸膈部の膨満感などに応用される．

82　センコツ　川骨（17 局方）
　基原：コウホネ *Nuphar japonicum* De Candolle（*Nymphaeaceae*）の根茎を縦割したもの．

鑑別：肥大かつ充実し，内部は白く粉性のものを良品とする。
薬能：駆瘀血作用（血流の滞りより生じる諸症状を改善する作用），健胃作用，強壮作用。むくみ，打撲傷，月経不順，血の道症，疲労感，かぜ，胃腸疾患などに応用される。

83 センタイ　蟬退，蟬退，ゼンタイ（15局外生規）
基原：スジアカクマゼミ *Cryptotympana atrata* Stal, *Platylomia pieli* Kato, ミンミンゼミ *Oncotympana maculaticollis* Distant, *Tanna chekiangensis* Ouchi, *Graptopsaltria tienta* Karsch, *Lyristes pekinensis* Haupt, *Lyristes atrofasciatus* Chou et Lei, コマゼミ *Meimuna mongolica* Distant, ホソヒグラシ *Leptosemia sakaii* Matsumura, ニイニイゼミ *Platypleura kaempferi* Butler 又はそれらの同属動物（*Cicadidae*）の幼虫のぬけ殻。
鑑別：淡褐色で光沢があり，全形の整ったものを良品とする。
薬能：抗痙攣作用，解熱作用，消炎作用，鎮静作用
　　　咽喉炎，かぜ，皮膚掻痒症，小児のひきつけ，目の充血などに応用される。

84 センレンシ　川棟子（15局外生規）
基原：トウセンダン *Melia toosendan* Siebold et Zuccarini 又はセンダン *Melia azedarach* Linné var. *subiripinnata* Miquel（*Meliaceae*）の果実。
鑑別：大きく質は充実したものを良品とする。
薬能：駆虫作用，鎮痛作用。回虫による腹痛などに応用される。

85 ソウジュツ　蒼朮（17局方）
基原：ホソバオケラ *Atractylodes lancea* De Candolle 又は *Atractylodes chinensis* Koidzumi 又はそれらの雑種（*Compositae*）の根茎。
鑑別：太く油分に富み，切断後カビ状の白色結晶を析出するものを良品とする。
薬能：利尿作用，鎮痛作用，健胃作用。尿量減少，むくみ，水分代謝不全による関節痛，筋肉痛，胃内停水などに応用される。
備考：蒼朮と白朮は17局方では別生薬として収載されているが，基原植物が類似しているため，その使用に混乱がみられる。『宋版傷寒論』における「朮」は「白朮」と記載されている。現在，『薬局製剤指針』では，『一般用漢方製剤製造販売承認基準』で「蒼朮（白朮も可）」，「白朮（蒼朮も可）」，「白朮あるいは蒼朮」と表記される処方においては「白朮」を用いている。日本における古方派は主に蒼朮を用いている。
　　　日本産蒼朮は江戸時代（享保年間）にホソバオケラが渡来し，主に新潟佐渡で栽培されていたため，サドオケラの異名がある。現在日本産の流通はない。

86 ソウハクヒ　桑白皮（17局方）
基原：マグワ *Morus alba* Linné（*Moraceae*）の根皮。
鑑別：皮は薄く白色で柔軟なものを良品とする。
薬能：利尿作用，解熱作用，鎮痛作用，鎮咳作用。気管支炎，咳などに応用される。

87 ソボク　蘇木（17局方）
基原：*Caesalpinia sappan* Linné（*Leguminosae*）の心材。

鑑別：太く，堅く紅黄色のものを良品とする。
薬能：駆瘀血作用（血流の滞りより生じる諸症状を改善する作用），消炎作用，鎮痛作用。産後の腹部の張り・痛み，月経不順，化膿性の腫れもの・痛み，打撲傷などに応用される。
備考：別名蘇方木(そほうぼく)。

88 ソヨウ 紫蘇葉，蘇葉 （17 局方）
基原：シソ *Perilla frutescens* Britton var. *crispa* W.Deane（*Labiatae*）の葉及び枝先。
鑑別：新鮮で葉の両面が紫色（チリメンジソ）を呈し，芳香の強いものを良品とする。
薬能：解熱作用，鎮咳作用。かぜ，咳，魚介類の中毒などに応用される。
備考：採集時は夏の土用前のものがよく，土用後のものは気味が落ちる。

89 ダイオウ 大黄 （17 局方）
基原：*Rheum palmatum* Linné, *Rheum tanguticum* Maximowicz, *Rheum officinale* Baillon, *Rheum coreanum* Nakai 又はそれらの種間雑種（*Polygonaceae*）の，通例，根茎。
鑑別：野生品の雅黄(がおう)（唐大黄とも呼ばれる。四川省産）および錦紋大黄（青海省産）を良品とする。雅黄は暗褐色で内部は充実し，錦紋大黄は充実して重く，両者とも味は苦く渋いものを良品とする。
薬能：瀉下作用，消炎作用，抗菌作用，精神安定作用。便秘，黄疸，腹痛，飲食の停滞による腹部膨満感，排尿異常，うわ言，腫瘍などに応用される。
備考：雅黄は馬蹄形または不正形で，コルク層をつけ暗褐色を呈し，質は脆く海綿状で切断しやすい。錦紋大黄は，コルク層を削った卵形で，長さ 5～10 cm，径 5～6 cm，外面は淡黄褐色で細かいひし形の網紋とつむじ形の星点があり，横切面は褐色で特異な香気がある。噛めば唾液を黄染する。その他近年では，日本の製薬会社でセンシド含量を一定に保つように品質改良された信州大黄がある。大黄は煎出時間により瀉下効果に違いが生じる。使用目的により調節すると良い。

90 タイソウ 大棗 （17 局方）
基原：ナツメ *Zizyphus jujuba* Miller var. *inermis* Rehder（Rhamnaceae）の果実。
鑑別：粒は大きく果肉が多く，味は甘く粘着質なものを良品とする。
薬能：強壮作用，健胃作用，鎮静作用。食欲不振，神経症による動悸・不安，筋肉の急迫，身体の疼痛，腹痛などに応用される。
備考：中国産，台湾産にて小粒で果肉が多く，非常に甘いものがあるが良品である。

91 ダイフクヒ 大腹皮 （15 局外生規）
基原：ビンロウ *Areca catechu* Linné 又はダイフクビンロウ *Areca dicksonii* Roxburgh（*Palmae*）の果皮。
鑑別：繊維質で，特異な臭いのあるものを良品とする。
薬能：利尿作用，健胃作用，整腸作用。腹部のつかえ・膨満感，消化不良，手足のむくみなどに応用される。

92 タクシャ　沢瀉（17 局方）
基原：サジオモダカ Alisma orientale Juzepczuk（Alismataceae）の塊茎で，通例，周皮を除いたもの。
鑑別：肥大し，外面は白色，重質のものを良品とする。
薬能：利尿作用，止瀉作用。胃内停水，めまい，口渇，排尿異常などに応用される。

93 チクジョ　竹筎，竹茹（15 局外生規）
基原：*Bambusa textilis* McClure, *Bambusa pervariabilis* McClure, *Bambusa beecheyana* Munro, *Bambusa tuldoides* Munro, ハチク *Phyllostachys nigra* Munro var. *henonis* Stapf ex Rendle 又はマダケ *Phyllostachys bambusoides* Siebold et Zuccarini（*Gramineae*）の稈の内層。
鑑別：新鮮で緑黄白色なものを良品とする。
薬能：解熱作用，鎮吐作用，去痰作用。かぜ，咳，吐き気などに応用される。

94 チクセツニンジン　竹節人参（17 局方）
基原：トチバニンジン *Panax japonicus* C.A.Meyer（*Araliaceae*）の根茎を，通例，湯通ししたもの。
鑑別：肥厚かつ充実したものを良品とする。
薬能：去痰作用，解熱作用，健胃作用。胸やけ，食欲不振，みぞおちのつかえ，熱，咳，痰などに応用される。
備考：竹節人参は健胃作用，去痰作用に優れ，人参は滋養強壮作用に優れる。

95 チモ　知母（17 局方）
基原：ハナスゲ *Anemarrhena asphodeloides* Bunge（*Liliaceae*）の根茎。
鑑別：棒状で肥大し，質は軟らかく横切面は淡黄色のものを良品とする。また，細毛が除去されたものがよい。
薬能：解熱作用，利尿作用，鎮静作用，鎮咳作用。肺および腹部の炎症，熱，熱による不快感，口渇などに応用される。
備考：通例枯死した葉の繊維からなる毛を密生する。

96 チョウジ　丁香，丁子（17 局方）
基原：チョウジ *Syzygium aromaticum* Merrill et Perry（*Eugenia caryophyllata* Thunberg）（*Myrtaceae*）のつぼみ。
鑑別：肥大し，芳香が強く油分の多いものを良品とする。
薬能：健胃作用。吐き気，胃および腹部の冷え・痛み，下痢などに応用される。

97 チョウトウコウ　釣藤鈎，釣藤鉤（17 局方）
基原：カギカズラ *Uncaria rhynchophylla* Miquel, *Uncaria sinensis* Haviland 又は *Uncaria macrophylla* Wallich（*Rubiaceae*）の通例，とげで，ときには湯通し又は蒸したもの。
鑑別：光沢があり肥大し，茎の混入が少ないものを良品とする。
薬能：鎮痙作用，鎮痛作用。高血圧に伴う頭痛，めまい，けいれんなどに応用される。

98　チョレイ　猪苓（17局方）
基原：チョレイマイタケ Polyporus umbellatus Fries（Polyporaceae）の菌核。
鑑別：肥大し，質は充実しているが軽く，外面は黒褐色，内面は白色のものを良品とする。
薬能：利尿作用，排尿異常，口渇，めまい，腎臓疾患などに応用される。

99　チンピ　陳皮（17局方）
基原：ウンシュウミカン Citrus unshiu Marcowicz 又は Citrus reticulata Blanco（Rutaceae）の成熟した果皮。
鑑別：外皮は赤褐色できめが細かく，裏面は白色で気味の強いものを良品とする。
薬能：芳香性健胃作用，去痰作用，鎮咳作用。食欲不振，吐き気，咳，痰などに応用される。
備考：チンピと同一基原の生薬にキッピ2がある（局外生規に収載）。キッピ1の生薬としての流通はないため，陳皮・橘皮は同一生薬であるが，生薬製造会社により「新鮮なものを橘皮，陳久品を陳皮」，または「中国産を橘皮，日本産を陳皮」と区別して称している場合もある。『一般用漢方製剤製造販売承認基準』では処方により「陳皮」，「陳皮（橘皮も可）」，「橘皮（陳皮も可）」，「橘皮」と表記されている。『薬局製剤指針』では，釣藤散料，鶏鳴散料加茯苓に橘皮，そのほかは陳皮を用いている。

100　テンナンショウ　天南星（15局外生規）
基原：マイヅルテンナンショウ Arisaema heterophyllum Blume, Arisaema erubescens Schott, Arisaema amurense Maximowicz 又はその他同属の近縁植物（Araceae）のコルク層を除いた塊茎。
鑑別：肥大し内部は白色，味は辛く刺激があるものを良品とする。
薬能：鎮咳作用，去痰作用。脳卒中による意識障害・半身不随，顔面神経麻痺，てんかん，小児のひきつけなどに応用される。
備考：口にすると強い刺激があるため注意する。

101　テンマ　天麻（17局方）
基原：オニノヤガラ Gastrodia elata Blume（Orchidaceae）の塊茎を蒸したもの。
鑑別：黄白色で半透明，質は充実し堅いものを良品とする。
薬能：鎮静作用，抗痙攣作用。頭痛，めまい，ヒステリー，てんかん，半身不随，手足の痛み・麻痺，膝腰の痛みなどに応用される。
備考：別名赤箭。

102　テンモンドウ　天門冬（17局方）
基原：クサスギカズラ Asparagus cochinchinensis Merrill（Liliaceae）のコルク化した外層の大部分を除いた根を，湯通し又は蒸したもの。
鑑別：肥大し，潤いのあるものを良品とする。
薬能：鎮咳作用，滋養作用，強壮作用。咳，口渇，のどの痛み，乾燥性便秘などに応用される。

103　トウガシ　冬瓜子（17局方）
基原：1）トウガン Benincasa cerifera Savi 又は 2）Benincasa cerifera Savi forma emarginata

K.Kimura et Sugiyama（*Cucurbitaceae*）の種子。
鑑別：灰白色で充実したものを良品とする。
薬能：鎮咳作用，去痰作用，排膿作用，利尿作用。咳，痰，化膿性の腫れもの，むくみなどに応用される。

104　トウキ　当帰（17 局方）
　基原：トウキ *Angelica acutiloba* Kitagawa 又はホッカイトウキ *Angelica acutiloba* Kitagawa var. *sugiyamae* Hikino（*Umbelliferae*）の根を，通例，湯通ししたもの。
　鑑別：肥大し柔軟で芳香があり，味は甘くやや辛いものを良品とする。
　薬能：駆瘀血作用（血流の滞りより生じる諸症状を改善する作用），強壮作用，鎮痛作用，消炎作用。貧血，腹痛，身体疼痛，月経不順，月経困難，婦人の更年期障害などに応用される。
　備考：局方品は日本産の栽培種のみで，中国から輸入されている当帰は日本産の種苗を中国で栽培したもの。中国産の当帰（唐当帰）は日本産当帰と基原が異なる。

105　トウシンソウ　灯心草，燈心草（15 局外生規）
　基原：イ *Juncus effusus* Linné（*Juncaceae*）の 1）地上部で，ときに 2）茎の髄だけのもの（トウシン）
　鑑別：茎の太いもの，茎髄の多いものを良品とする。
　薬能：消炎作用，利尿作用。排尿異常，膀胱炎，むくみ，心煩（胸苦しく悶える状態）による不眠などに応用される。
　備考：かつてはイグサの茎髄を「燈心」と呼び，油燈の芯や生薬として用いていた。現在は地上部も用いられる。

106　トウニン　桃仁（17 局方）
　基原：モモ *Prunus persica* Batsch 又は *Prunus persica* Batsch var. *davidiana* Maximowicz（*Rosaceae*）の種子。
　鑑別：肥大し油分が多いものを良品とする。黒く変色しているものは除く。
　薬能：駆瘀血作用（血流の滞りより生じる諸症状を改善する作用），排便作用，消炎作用。下腹部の痛み，月経不順，打撲傷，便秘などに応用される。
　備考：散剤や丸剤に配合するときは，外皮および尖を除き，炒り乾燥して用いる。このとき温水に浸すと外皮が除きやすい。
　　　桃仁と杏仁は，その形状が似ている。そのため，互いの混入に注意する。桃仁は表皮のしわが明瞭でなく，外形は楕円形である。杏仁は表皮に明瞭なしわがあり，外形は横幅が広く，片方がすぼまったハート型をしている。

107　ドクカツ　独活，ドッカツ（17 局方）
　基原：ウド *Aralia cordata* Thunberg（*Araliaceae*）の，通例，根茎。
　鑑別：内部は充実し，香気の強いものを良品とする。
　薬能：解熱作用，鎮痛作用。かぜ，関節の痛み，外傷の痛み，むくみなどに応用される。
　備考：中国産の独活は唐独活と呼ばれ，シシウドの根で別生薬として局外生規に収載されている

表1 羌活と独活の区別

生薬名	産地	科名	基原
羌活	中国	セリ科	*Notopterygium incisum* Ting ex H.T.Chang, 又は *Notopterygium. forbesii* Boissieu (*Umbelliferae*) の根茎及び根
和羌活	日本	ウコギ科	ウド *Aralia cordata* Thunberg (*Araliaceae*) の根
独活	日本	ウコギ科	ウド *Aralia cordata* Thunberg (*Araliaceae*) の, 通例, 根茎
唐独活	中国	セリ科	シシウド *Angelica pubescens* Maximowicz 又は *Angelica biserrata* Shan et Yuan (*Umbelliferae*) の根

(表1)。独活と同一基原の生薬に和羌活がある。和羌活はウコギ科ウドの根(主に細根)で局外生規に収載されている。

108 ドベッコウ 土別甲 (15 局外生規)

基原:スッポン *Amyda japonica* Temmink et Schlegel 又はシナスッポン *Amyda sinensis* Wiegmann (*Trionychidae*) の背甲。

鑑別:外面は青黒く,内面は類白色で臭みのないものを良品とする。

薬能:解熱作用,強壮作用,解毒作用。悪性の発熱,みぞおちのつかえ,腹部の硬結,腹痛,腰痛などに応用される。

備考:装飾品に用いるベッコウはウミガメ科のタイマイの甲羅で別物である。

109 トチュウ 杜仲 (17 局方)

基原:*Eucommia ulmoides* Oliver (*Eucommiaceae*) の樹皮。

鑑別:折ると白色の糸状の樹脂を多く引くものを良品とする。

薬能:強壮作用,鎮痛作用。腰膝の衰弱・疼痛,妊婦の腰重,習慣性流産などに応用される。

備考:葉は茶として利用される。杜仲葉配糖体は血圧関与成分として特定保健用食品に指定されている。

110 豚脂 (17 局方)

基原:ブタ *Sus scrofa* Linné var. *domesticus* Gray (*Suidae*) の脂肪。

鑑別:腐敗のない新鮮なものを良品とする。

薬能:保湿作用。皮膚の乾燥,ひび割れ,しもやけ,あかぎれに外用として応用される。

111 ニンジン 人参 (17 局方)

基原:オタネニンジン *Panax ginseng* C.A.Meyer (*Panax schinseng* Nees) (*Araliaceae*) の細根を除いた根又はこれを軽く湯通ししたもの。

鑑別:太く重いものを良品とする。

薬能:滋養作用,強壮作用,健胃作用,鎮静作用。胃もたれ,食欲不振,吐き気,倦怠感,下痢などに応用される。

備考:市場品には,調製法の違いにより生干人参(外皮を剥がずに乾燥したもの),湯通し人参(外皮を剥がずに乾燥したもので,御種人参と表示される場合もある),紅参(外皮を剥が

ずに蒸して赤褐色にし乾燥させたもので,「コウジン」として17局方に収載される)がある。

112　ニンドウ　忍冬（17局方）
基原：スイカズラ *Lonicera japonica* Thunberg（*Caprifoliaceae*）の葉及び茎。
鑑別：新鮮で葉の上面は緑色,下面は灰褐色を呈するものを良品とする。
薬能：解熱作用,解毒作用,利尿作用,消炎作用。化膿性の腫れもの,痔,排尿異常などに応用される。

113　バイモ　貝母（17局方）
基原：アミガサユリ *Fritillaria verticillata* Willdenow var. *thunbergii* Baker（*Liliaceae*）のりん茎。
鑑別：白色で肉厚,充実したものを良品とする。
薬能：鎮咳作用,去痰作用,排膿作用。咳,痰,のどの詰まり,口渇,化膿性のできものなどに応用される。

114　バクガ　麦芽（17局方）
基原：オオムギ *Hordeum vulgare* Linné（*Gramineae*）の成熟したえい果を発芽させて乾燥したもの。
鑑別：新鮮で,微に香気があり,もやしのついているものを良品とする。焦臭のあるものは,高温で乾燥させたものであるので使用は避ける。
薬能：滋養作用,健胃作用。消化不良,食欲不良,胸腹部の膨満感などに応用される。
備考：局方以外の別名にはバクゲがある。

115　バクモンドウ　麦門冬（17局方）
基原：ジャノヒゲ *Ophiopogon japonicus* Ker-Gawler（*Liliaceae*）の根の膨大部。
鑑別：肥大し重く軟らかく,淡黄色を呈し味は甘いものを良品とする。
薬能：滋養作用,強壮作用,鎮咳作用,去痰作用。乾燥した咳,痰,口渇などに応用される。

116　ハチミツ　蜂蜜（17局方）
基原：ヨーロッパミツバチ *Apis mellifera* Linné 又はトウヨウミツバチ *Apis cerana* Fabricius（*Apidae*）がその巣に集めた甘味物を採集したもの。
鑑別：濃密で芳香があり,甘いものを良品とする。
薬能：滋養作用,強壮作用。
備考：薬局製剤では丸剤の結合剤として用いられる。

117　ハッカ　薄荷（17局方）
基原：ハッカ *Mentha arvensis* Linné var. *piperascens* Malinvaud（*Labiatae*）の地上部。
鑑別：新鮮で香気の強いものを良品とする。
薬能：解熱作用,健胃作用。消化不良,腹部の膨満感,頭痛,めまい,のどの腫れ・痛みなどに応用される。

118　ハンゲ　半夏（17 局方）

基原：カラスビシャク *Pinellia ternata* Breitenbach（*Araceae*）のコルク層を除いた塊茎。
鑑別：大粒で充実し，外面は純白色のものを良品とする。
薬能：鎮吐作用，鎮咳作用，去痰作用。悪心，嘔吐，つわり，咳，のどの腫れ・痛み，めまいなどに応用される。
備考：食するとのどを刺激するので注意する。

119　ビャクゴウ　百合（17 局方）

基原：オニユリ *Lilium lancifolium* Thunberg，ハカタユリ *Lilium brownii* F.E.Brown var. *colchesteri* Wilson, *Lilium brownii* F.E.Brown 又は *Lilium pumilum* De Candolle（*Liliaceae*）のりん片葉を，通例，蒸したもの。
鑑別：黄白色で半透明のものを良品とする。
薬能：消炎作用，鎮咳作用，利尿作用，鎮静作用。咳，痰，精神不安などに応用される。

120　ビャクシ　白芷（17 局方）

基原：ヨロイグサ *Angelica dahurica* Bentham et Hooker filius ex Franchet et Savatier（*Umbelliferae*）の根。
鑑別：肥大し芳香の強いものを良品とする。
薬能：鎮静作用，鎮痛作用，排膿作用。頭痛，歯痛，鼻炎，鼻づまり，出血を伴うおりもの，化膿性のできものなどに応用される。

121　ビャクジュツ　白朮（17 局方）

基原：オケラ *Atractylodes japonica* Koidzumi ex Kitamura の根茎（和ビャクジュツ）又はオオバナオケラ *Atractylodes macrocephala* Koidzumi（*Atractylodes ovata* De Candolle）（*Compositae*）の根茎（唐ビャクジュツ）。
鑑別：太くて潤いのあるものを良品とする。
薬能：健胃作用，利尿作用。胃内停水，食欲不振，むくみ，排尿異常，関節痛，神経痛などに応用される。

122　ビワヨウ　枇杷葉（17 局方）

基原：ビワ *Eriobotrya japonica* Lindley（*Rosaceae*）の葉。
鑑別：新鮮で青色を帯び，葉の裏面の毛が除かれたものを良品とする。
薬能：鎮咳作用，去痰作用，利尿作用，健胃作用，鎮吐作用。咳，吐き気，胃腸炎，暑気あたり，むくみなどに応用される。
備考：民間療法として，あせもや湿疹に浴剤として用いられる。

123　ビンロウジ　檳榔子（17 局方）

基原：ビンロウ *Areca catechu* Linné（*Palmae*）の種子。
鑑別：扁平で球状のものを良品とする。
薬能：収斂作用，健胃作用。腹部の膨満感，腹痛，消化不良，便秘，寄生虫の駆除などに応用される。

124　ブクリョウ　茯苓（17局方）
　基原：マツホド *Wolfiporia cocos* Ryvarden et Gilbertson（*Poria cocos* Wolf）（*Polyporaceae*）の菌核で，通例，外層をほとんど除いたもの。
　鑑別：淡紅色で充実し，噛むと歯に粘着するものを良品とする。
　薬能：鎮静作用，利尿作用。胃内停水，動悸，筋肉のけいれん，排尿異常，口渇，めまいなどに応用される。

125　ブシ　加工ブシ（17局方）
　基原：ハナトリカブト *Aconitum carmichaeli* Debeaux 又はオクトリカブト *Aconitum japonicum* Thunberg（*Ranunculaceae*）の塊根を1，2又は3の加工法により製したもの。
　　1　高圧蒸気処理により加工する。
　　2　食塩，岩塩又は塩化カルシウムの水溶液に浸せきした後，加熱又は高圧蒸気処理により加工する。
　　3　食塩の水溶液に浸せきした後，水酸化カルシウムを塗布することにより加工する。
　鑑別：局方に準じた加工ブシを用いる。炮附子は黄褐色半透明で堅いものを良品とする。
　薬能：新陳代謝亢進作用，利尿作用，鎮痛作用，強心作用。代謝機能の低下，身体四肢関節の疼痛・麻痺，虚弱体質，下痢などに応用される。
　備考：局方ブシはすべて減毒加工されたもので，カタカナ表記することで生薬学的な意味での附子と区別している。流通品の「炮附子」，「加工ブシ」は局方の規定に従い減毒加工したものである。

126　ヘンズ　扁豆（17局方）
　基原：フジマメ *Dolichos lablab* Linné（*Leguminosae*）の種子。
　鑑別：大粒で重く，成熟したものを良品とする。
　薬能：健胃作用，整腸作用，解毒作用。消化不良，腹部の膨満感，下痢，吐き気などに応用される。
　備考：別名白扁豆。

127　ボウイ　防已（17局方）
　基原：オオツヅラフジ *Sinomenium acutum* Rehder et Wilson（*Menispermaceae*）のつる性の茎及び根茎を，通例，横切したもの。
　鑑別：横切面は暗褐色，菊花状の紋理があり導管が著しいものを良品とする。
　薬能：利水作用，鎮痛作用。神経痛，関節痛，むくみなどに応用される。
　備考：かつては漢防已および木防已と呼ばれるものがあった。漢防已は江戸時代には中国からの輸入品のシマハスノハカズラを用いていたが，その後はオオツヅラフジが用いられ，現代の防已を指す。木防已はツヅラフジ科のアオツヅラフジで現在は用いられていない。
　　　類名に広防已，漢中防已があるが，これらはウマノスズクサ科でアリストロキア酸の副作用により現在流通はない。

128　ボウフウ　防風（17局方）
　基原：*Saposhnikovia divaricata* Schischkin（*Umbelliferae*）の根及び根茎。

鑑別：根頭に毛状の残茎があり，質は充実し潤い，香気が強いものを良品とする。
薬能：解熱作用，鎮痛作用。かぜ，頭痛，関節痛，四肢のけいれんなどに応用される。

129　ボクソク　樸樕（17 局方）
基原：クヌギ *Quercus acutissima* Carruthers，コナラ *Quercus serrata* Murray，ミズナラ *Quercus mongolica* Fischer ex Ledebour var. *crispula* Ohashi 又はアベマキ *Quercus variabilis* Blume（*Fagaceae*）の樹皮。
鑑別：厚く，味は渋いものを良品とする。
薬能：収斂作用。下痢，化膿性のできものなどに応用される。
備考：『一般用漢方製剤製造販売承認基準』では，治打撲一方の成分に「樸樕（又は桜皮）」，十味敗毒湯の成分に「桜皮（樸樕）」と記載されている。『薬局製剤指針』では治打撲一方に樸樕，十味敗毒湯には桜皮を使用している。

130　ボタンピ　牡丹皮（17 局方）
基原：ボタン *Paeonia suffruticosa* Andrews（*Paeonia moutan* Sims）（*Paeoniaceae*）の根皮。
鑑別：管状で木心がなく，皮は薄く肉厚で香気の強いものを良品とする。
薬能：鎮静作用，鎮痛作用，駆瘀血作用（血流の滞りより生じる諸症状を改善する作用）。頭痛，腹痛，婦人科疾患，月経不順，月経困難，血流障害などに応用される。

131　ボレイ　牡蛎（17 局方）
基原：カキ *Ostrea gigas* Thunberg（*Ostreidae*）の貝殻。
鑑別：外面が青白色のものを良品とする。
薬能：制酸作用，鎮静作用。胃酸過多症，寝汗，不眠，精神不安などに応用される。

132　マオウ　麻黄（17 局方）
基原：*Ephedra sinica* Stapf，*Ephedra intermedia* Schrenk et C.A.Meyer 又は *Ephedra equisetina* Bunge（*Ephedraceae*）の地上茎。
鑑別：黄緑色〜淡緑色で味は渋く，時に舌を麻痺させるものを良品とする。
薬能：発汗作用，鎮咳作用，去痰作用，利水作用。咳，喘息，悪寒，体の痛み，関節痛，むくみなどに応用される。
備考：麻黄は成分にエフェドリンを含むため，その副作用には十分に注意して用いる。成書に「去節」とあるのは，使用するとき，節を除くことである。

133　マクリ　海人草（17 局方）
基原：マクリ *Digenea simplex* C.Agardh（*Rhodomelaceae*）の全藻。
鑑別：新鮮で柔らかいものを良品とする。
薬能：回虫駆除作用。回虫の駆除に応用される。
備考：局方以外の別名には鷓胡菜（しゃこさい）がある。

134　マシニン　火麻仁，麻子仁（17 局方）
基原：アサ *Cannabis sativa* Linné（*Moraceae*）の果実。

鑑別：充実し，外皮を除いた種子が白いものを良品とする。
薬能：緩下作用。乾燥性の便秘などに応用される。
備考：煎じるときは，あらかじめ外皮を乳棒などで割って用いるとよい。

135　マンケイシ　蔓荊子，蔓荊子（15局外生規）
　基原：ハマゴウ *Vitex rotundifolia* Linné filius 又はミツバハマゴウ *Vitex trifolia* Linné（*Verbenaceae*）の果実。
　鑑別：粒がそろい，質は充実し，芳香性の強いものを良品とする。
　薬能：鎮静作用，消炎作用。頭痛，かぜ，関節痛などに応用される。

136　ミツロウ　黄蠟（17局方）
　基原：ヨーロッパミツバチ *Apis mellifera* Linné 又はトウヨウミツバチ *Apis cerana* Fabricius（*Apidae*）などのミツバチの巣から得たろうを精製したもの。
　鑑別：比較的軟らかく油気の多いものを良品とする。
　薬能：皮膚の保護作用。ゴマ油とともに軟膏の基剤として用いられる。
　備考：黄蠟を煮詰め，漂白などの加工を施したものをサラシミツロウと称し，17局方に収載されている。

137　モクツウ　木通（17局方）
　基原：アケビ *Akebia quinata* Decaisne 又はミツバアケビ *Akebia trifoliata* Koidzumi（*Lardizabalaceae*）のつる性の茎を，通例，横切したもの。
　鑑別：放射状の紋様があり，横切面は灰白色ないし黄白色のものを良品とする。
　薬能：消炎作用，利尿作用。排尿障害，関節痛，神経痛などに応用される。
　備考：以前の中国では「関木通」を使用していた。関木通はウマノスズクサ科キダチウマノスズクサで，日本の木通とは別基原である。現在はアリストロキア酸を含むため，使用禁止となっている。古典『神農本草経』や『傷寒論』では「通草」と記載されている。

138　モッカ　木瓜（15局外生規）
　基原：カリン *Chaenomeles sinensis* Koehne の偽果（光皮モッカ）又はボケ *Chaenomeles speciosa* Nakai（*Rosaceae*）の偽果（皺皮モッカ）。
　鑑別：外面は赤褐色，内面は茶褐色で収斂性があり，酸味のあるものを良品とする。暗黒色のものは避ける。
　薬能：整腸作用，鎮痛作用，利水作用。足のむくみ，四肢の筋肉の痙攣・痛み，関節痛，腰痛，食欲不振，下痢などに応用される。
　備考：木瓜にはカリンを基原とする光皮木瓜とボケを基原とする皺皮木瓜がある。光皮木瓜の方が鎮咳去痰作用に優れ，のどの炎症，咳に用いられる。

139　モッコウ　木香（17局方）
　基原：*Saussurea lappa* Clarke（*Compositae*）の根。
　鑑別：角質状で堅く充実し，味は苦いものを良品とする。
　薬能：健胃作用，整腸作用。吐き気，下痢，腹痛などに応用される。

140 ヤクモソウ 益母草 (17局方)
 基原:メハジキ *Leonurus japonicus* Houttuyn 又は *Leonurus sibiricus* Linné (*Labiatae*) の花期の地上部。
 鑑別:葉を多く含み,枝は緑色のものを良品とする。
 薬能:駆瘀血作用(血流の滞りより生じる諸症状を改善する作用),利尿作用。月経不順,月経痛,血の流れが悪いために起こる腹痛,産後の悪露が長く続くもの,打撲傷などに応用される。

141 ヨクイニン 薏苡仁 (17局方)
 基原:ハトムギ *Coix lacryma-jobi* Linné var. *mayuen* Stapf (*Gramineae*) の種皮を除いた種子。
 鑑別:白色で充実し,重く歯間に粘着するものを良品とする。
 薬能:利尿作用,排膿作用,消炎作用,鎮痛作用,滋養作用。むくみ,皮膚の荒れ,疣贅,関節痛,神経痛などに応用される。
 備考:種皮を除かない種子をハトムギ(鳩麦)と称し,お茶などに用いられる。

142 リュウガンニク 竜眼肉 (17局方)
 基原:リュウガン *Euphoria longana* Lamarck (*Sapindaceae*) の仮種皮。
 鑑別:果肉に潤いがあり,柔らかく,味は甘いものを良品とする。
 薬能:鎮静作用,滋養作用,強壮作用。精神不安による動気,健忘,不眠などに応用される。

143 リュウコツ 竜骨 (17局方)
 基原:大型ほ乳動物の化石化した骨で,主として炭酸カルシウムからなる。
 鑑別:破砕しやすく,なめたときに舌に吸着するものを良品とする。
 薬能:収斂作用,鎮静作用,精神安定作用。ヒステリー,精神不安,動悸,けいれん発作,遺精,下痢などに応用される。

144 硫酸アルミニウムカリウム水和物 (ミョウバン) (17局方)
 基原:硫酸アルミニウムカリウム水和物 [$AlK(SO_4)_2 \cdot 12H_2O$] 99.5%以上を含む。
 鑑別:透明な結晶または白色の粉末を良品とする。
 薬能:収斂作用,消炎作用,防腐作用。外用として結膜炎,ただれ目などに応用される。

145 硫酸マグネシウム水和物 (17局方)
 基原:(強熱したものは定量するとき,)硫酸マグネシウム ($MgSO_4$:120.37) 99.0%以上を含む。
 鑑別:風化しない透明なものを良品とする。
 薬能:緩下作用,消化作用,利尿作用。便秘,便秘に伴う腹部膨満感などに応用される。
 備考:薬局製剤では,桃核承気湯に芒硝の代用として用いられている。

146 リュウタン 竜胆 (17局方)
 基原:トウリンドウ *Gentiana scabra* Bunge, *Gentiana manshurica* Kitagawa 又は *Gentiana tri-*

flora Pallas（*Gentianaceae*）の根及び根茎。
- 鑑別：肥大し，柔軟で味は苦いものほど良品とする。
- 薬能：消炎作用，苦味健胃作用。肝胆の炎症，泌尿器および生殖器の炎症，胃腸の炎症などに応用される。

147　リョウキョウ　良姜（17 局方）
- 基原：*Alpinia officinarum* Hance（*Zingiberaceae*）の根茎。
- 鑑別：肥厚し，繊維性は少なく，芳香があり，味は辛いものを良品とする。
- 薬能：芳香性健胃作用，鎮痛作用，鎮吐作用。冷えによる胃痛，消化不良，吐き気，腹痛，下痢などに応用される。

148　レンギョウ　連翹（17 局方）
- 基原：レンギョウ *Forsythia suspensa* Vahl（*Oleaceae*）の果実。
- 鑑別：新しく大粒で褐色，両片に分離しないものを良品とする。
- 薬能：消炎作用，利尿作用，排膿作用，解毒作用。腫瘍の炎症，皮膚炎などに応用される。

149　レンニク　蓮肉（17 局方）
- 基原：ハス *Nelumbo nucifera* Gaertner（*Nymphaeaceae*）の通例，内果皮の付いた種子でときに胚を除いたもの。
- 鑑別：外面は黒褐色で硬く，内面は淡褐色で重質のものを良品とする。
- 薬能：滋養作用，強壮作用。食欲不振，下痢などに応用される。

3　原料生薬の品質の確保

(1)「日本薬局方」等公文書による品質確保

　生薬の品質は治療効果に影響する。漢方製剤の原料となる生薬の品質は「日本薬局方」および「日本薬局方外生薬規格」により規格が定められている（表2，3）。これらの生薬を漢方製剤に使用する場合は，「日本薬局方〇〇」と記載することで規格および試験方法の記載を省略することができる。規格および試験方法が公定書以外の場合，または公定書に収載されていない生薬についての規格および試験方法は別に記載し，もって品質を確保する（表4）。

(2) 生薬の貯蔵方法

1) 貯蔵場所

　日本薬局方の生薬総則に「生薬は，別に規定するもののほか，湿気及び虫害などを避けて保存する。虫害を防ぐため，適当な薫蒸剤を加えて保存することができる。ただし，この薫蒸剤は常温で揮散しやすく，その生薬の投与量において無害でなければならない。また，その生薬の治療効果を障害し，又は試験に支障をきたすものであってはならない」とある。
　原料生薬は吸湿しやすくカビや虫の害を受けやすいので，直射日光が当たらず，風通しのよい乾燥した場所に貯蔵し，温度，湿度，光などに注意する。

表2 薬局製剤（漢方処方）に配合されている日本薬局方収載生薬

アセンヤク	サンザシ	トウニン
イレイセン	サンシシ	ドクカツ
インチンコウ	サンシュユ	トチュウ
ウイキョウ	サンショウ	豚脂
ウコン	サンソウニン	ニンジン
ウヤク	サンヤク	ニンドウ
エンゴサク	ジオウ	バイモ
オウギ	ジコッピ	バクガ
オウゴン	シコン	バクモンドウ
オウゴン末	シツリシ	ハチミツ
オウバク	シャクヤク	ハッカ
オウヒ	シャクヤク末	ハンゲ
オウレン	ジャショウシ	ビャクゴウ
オウレン末	シャゼンシ	ビャクシ
オンジ	ジュウヤク	ビャクジュツ
ガイヨウ	シュクシャ	ビャクジュツ末
カシュウ	ショウキョウ	ビワヨウ
カッコウ	ショウズク	ビンロウジ
カッコン	ショウマ	ブクリョウ
カッセキ	シンイ	ブクリョウ末
カロコン	セッコウ	ブシ
カンキョウ	センキュウ	ヘンズ
カンゾウ	センキュウ末	ボウイ
キキョウ	ゼンコ	ボウフウ
キクカ	センコツ	ボクソク
キジツ	ソウジュツ	ボタンピ
キョウカツ	ソウハクヒ	ボレイ
キョウニン	ソボク	マオウ
クコシ	ソヨウ	マクリ
クジン	ダイオウ	マシニン
ケイガイ	ダイオウ末	ミツロウ
ケイヒ	タイソウ	モクツウ
ケイヒ末	タクシャ	モッコウ
コウイ	タクシャ末	ヤクモソウ
コウカ	チクセツニンジン	ヨクイニン
コウブシ	チモ	リュウガンニク
コウベイ	チョウジ	リュウコツ
コウボク	チョウトウコウ	硫酸アルミニウムカリウム水和物
ゴシツ	チョレイ	硫酸マグネシウム
ゴシュユ	チョレイ末	リュウタン
ゴボウシ	チンピ	リョウキョウ
ゴマ	テンマ	レンギョウ
ゴマ油	テンモンドウ	レンニク
ゴミシ	トウガシ	
サイコ	トウキ	
サイシン	トウキ末	

・温度：カビの胞子や昆虫の卵は，一般に10℃以下で発育しないとされている。一般に高温を避け，生薬の特性に応じて室温または冷所に貯蔵する。

・湿度：生薬は水分を吸収しやすい。水分が多くなると成分の変質やカビの発生を促す。通常

表3 薬局製剤（漢方処方）に配合されている日本薬局方外生薬規格収載生薬

アキョウ	コウホン	ダイフクヒ
ウバイ	シオン	チクジョ
ガイヨウ	シソシ	テンナンショウ
カシ	シテイ	トウシンソウ
カロニン	ショウバク	ドベッコウ
キッピ	ジンギョウ	マンケイシ
キンギンカ	センタイ	モッカ
ゲンジン	センレンシ	

表4 薬局製剤（漢方処方）に配合されている別紙規格生薬

粟
乾燥硫酸ナトリウム
シンキク

50%以下が望ましい。
・光：光線は生薬の変色や成分の分解を引き起こす。特に紫外線は通常光線より影響が大きい。直射日光を避けて貯蔵する。

2) 保存容器

日本薬局方の生薬総則に「生薬に用いる容器は，別に規定するもののほか，密閉容器とする」とある。「別に規定するもの」にケイヒ末などの粉末生薬があり，保存は気密容器とされている。粉末生薬以外に吸湿しやすい生薬，精油成分など揮発性成分を含む生薬，虫害を受けやすい生薬は気密容器に保存することが望ましい。

密閉容器

「密閉容器とは，通常の取扱い，運搬又は保存状態において，固形の異物が混入することを防ぎ，内容医薬品の損失を防ぐことができる容器をいう。密閉容器の規定がある場合には，気密容器を用いることができる」（通則第42条）

密閉容器は，液体または異物の混入を防止することは困難である。特に湿度の影響を受けやすいので吸湿性のある生薬は気密容器に保存することが望ましい。

気密容器

「気密容器とは，通常の取扱い，運搬又は保存状態において，固形又は液状の異物が侵入せず，内容医薬品の損失，風解，潮解又は蒸発を防ぐことができる容器をいう。気密容器の規定がある場合には，密封容器を用いることができる」（通則第43条）

気密容器は，気体は通過することがあるが，固形または液状の異物の通過を防止できる容器である。

最近広く用いられているポリエチレン袋でヒートシールしてあるようなものは，相当の通気性と吸着性があるので，気密容器あるいは密封容器としては不適当である。ガラス瓶，押し込み蓋式のブリキ缶，合成樹脂容器などに保存する。便宜上「百味箪笥」に入れて保存することがあるが，いずれも保存容器に入れる前に十分乾燥し，容器に保存する。十分乾燥しないで入れると，生薬が蒸されて腐敗の原因となる。湿気が気になるときは再度乾燥する。また，乾燥剤を利用する。

3) 乾燥方法

①直接日光に3～4時間曝す

②日陰に吊して風干しする
③火力を用いて乾燥する
④乾燥機を用いる

　いずれも生薬を損ねないよう，生薬の特性に応じて乾燥する。芳香性の多い生薬は熱を避け，陰干しする。生薬総則に「乾燥は，通例，60℃以下で行う」（通則第3条）とある。
　遮光については，生薬総則では特に規定されていない。しかし，なるべく遮光が望ましい。「遮光とは，通常の取扱い，運搬又は保存状態において，内容医薬品に規定された性状及び品質に対して影響を与える光の透過を防ぎ，内容医薬品を光の影響から保護することができることをいう」（通則第45条）。なお，外装で遮光してもよい。

【参考】
①カビによる変質を受けやすい生薬
　ほとんどの生薬はカビの発生が認められるが，特にカビやすい生薬は以下の通りである。
　人参，牛膝，芍薬，当帰，葛根，地黄，大棗，酸棗仁，朮，沢瀉，竹節人参，甘草，柴胡，防風，黄耆，木通
②虫害を受けやすい生薬
　人参，当帰，甘草，地黄，沢瀉，川芎，陳皮，薏苡仁，大棗，防風，瓜呂根，延胡索，桔梗，紫根，麦門冬，菊花，柴胡，白芷，羌活，前胡，黄耆，十薬

(3) 原料生薬の成り立ち

　原料生薬は，薬局製剤指針医薬品各条の「成分及び分量又は本質」欄に記載されている生薬を用いる。これらの規格として「日本薬局方」，「局外生規」または「別紙規格」の記載があり，それぞれの規格に適合したものが原料生薬として認められている。したがって，自分で採取した生薬を調製して使用することは認められていない。原料生薬は乾燥品を用い，製薬メーカーにより腐敗やカビの繁殖を防止し経時変化を起こさないよう以下の調製が施されている。
①採取：種を特定し，可能な限り薬用とする部分を採取する。
②洗浄：土砂，石などの付着物，および非薬用部位を除去する。
③乾燥：腐敗やカビの繁殖を防止するために特別な場合（乾燥前に蒸す，煮るなど）を除いて速やかに行う。
④不要部位の除去：周皮，外皮などの不要部位がある場合に行う。
⑤切断または粉末化：製剤に適する大きさに切断する。また，散剤としての利用がある生薬においては粉末化する。

切断または粉砕に関する器具について
生薬を切断また粉砕に関する器具の一例として，図1～4などがある。
片手盤：生薬を粗切する。
薬研：生薬を末にする。
鉄製乳鉢：生薬を叩き割る。
粉砕機：生薬を粉末にする。
なお，図1～3は，すでに切断された生薬が入手可能な現在では，ほとんど使用されていない。

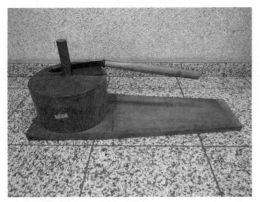

図1　片手盤

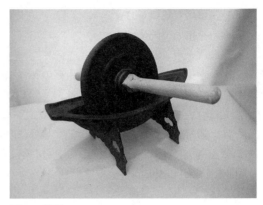

図2　薬研

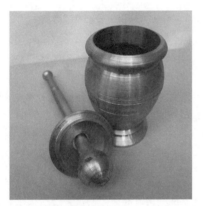

図3　鉄製乳鉢

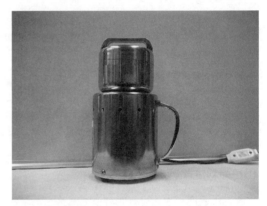

図4　粉砕機

【参考】修治

　修治とは，天然に産する植物，動物，鉱物等の採取から，医薬品の原料生薬として価値を高めるために行う加工作業の全過程を意味するが，一般には採集，洗浄，乾燥後の生薬の特性に応じた特別な加工作業をいう。明代の薬学書『本草綱目』(1592) が修治と表現するので，日本でもそう呼ぶようになったが，現在の中国では一般的に「炮製」という。修事，炮炙，炮製とも呼ばれる。

　中国では古くから修治が行われ，後漢（紀元後～200）の時代の古典『傷寒論』，『金匱要略』に修治の記載が見られる。現代でも行われ，『中薬炮製学』では具体的方法と効果を解説している。

　日本でも，曲直瀬道三の『炮炙撮要』(1581)，稲生若水の『炮炙全書』(1689) などに修治が記載されているが，現代の修治法は中国と異なることが多く，附子を除いて高度な修治は行われていない。

1. 修治の目的
　①不要部位の除去
　　（例）牡丹皮の芯を除く，桃仁の皮尖を除く，桂皮のコルク層を削る
　②有効性の向上
　　（例）麻黄の節を除く

③薬効の転換
　　　（例）地黄：乾地黄の性味は寒性で涼血の作用があるが，蒸して熟地黄とすると，微温で補血の作用が強まる
　　　　　　乾姜：熱を加えて乾燥することで温の作用が増強する
　　　　　　甘草：あぶることで，作用は穏やかになり諸薬を調和する効力が強まる
　　④毒性の軽減
　　　　附子：加熱などにより毒性の強いジエステル型アルカロイドがモノエステル型に転化する

2. 主な修治の方法
　①水，酒によるもの
　　浸（しん），泡（ほう）：水に浸漬して夾雑物，異臭，異味を除去する（枳実など）
　　洗（せん）：大量の水を用いて洗浄を繰り返すもので，目的は浸，泡と同じ（半夏，呉茱萸など）
　　酒洗（しゅせん）：酒を十分浸透させた後，加熱乾燥させ，薬効の転換を図る（大黄）
　②熱によるもの
　　炮（ほう）：加熱した砂などの中に入れてあぶる（附子，乾姜など）
　　炒（しょう）：鍋でそのまま加熱するか，またはほかのものとともに加熱，のち篩別する（杏仁，呉茱萸など）
　　炙（しゃ）：別の液状副材料（例えば練蜜）を十分浸透させた後あぶる（甘草，鼈甲など）
　　煨（わい）：熱灰の中で加熱する（訶梨勒など）
　③水と熱によるもの
　　煮（しゃ）：水で煮る（半夏など）
　　蒸（じょう）：水や酒などで蒸す（大黄など）

参考文献
1) 一般財団法人医薬品医療機器レギュラトリーサイエンス財団　編：第十七改正日本薬局方，じほう，2016
2) 局外生規2015出版検討会　編：日本薬局方外生薬規格2015，薬事日報社，2016
3) 清水藤太郎：薬局の漢方，南山堂，1963
4) 清水藤太郎：國醫薬物学研究，廣川書店，1941（本文中の略語：國醫）
5) 木村雄四郎：和漢薬の世界，創元社，1975
6) 荒木性次：新古方薬嚢，方術信和会，1972
7) 大塚敬節　他：漢方大医典，講談社，1975
8) 難波恒雄：和漢薬百科図鑑〈1〉，保育社，1993（本文中の略語：和漢）
9) 上海科学技術出版社　他：中薬大辞典第3巻，小学館，1985

4 漢方薬の製剤法

漢方薬の製剤法は，切断または破砕した生薬を取り，処方分量通り正確に秤量し混和する。天秤は感度0.5g，秤量500gのものが便利である。

生薬は大抵剉切してあるが，良否または真偽を確かめるためには，カットしてないものを求めて自分で刻むのが一番である。

1 煎じ薬（茶剤）

煎じ薬とは，生薬を粗末〜粗切の大きさとし，1日量または1回量を紙または布の袋に充填した製剤である。

秤量には，①1日量（頓用の場合は1回量）を1品目ごとに秤量する方法と②日数（回数）の全量を秤量・混和し，1日量（1回量）ずつに分割する方法と③1品目ごとの日数分を秤量し，日数分の容器（舟）に分割する方法の3種類がある。1日量（1回量）の少ないものや附子などの劇薬の秤量・混和・分割には均質・均等になるように特に注意を要する。生薬末（切）の大きさの均等性や秤量の多少，服薬日数などを考慮して秤量方法を選択する。なお，茶剤の自動分包器もある。

2 丸剤

丸剤は，通例，球状に製したものである（丸，大丸，円，大円，丹，元）。服用に際し，湯剤に比べて正確な分量を得ることが容易であり，貯蔵，携帯にも便利である。

丸剤を製するには，通例，生薬末に賦形剤，結合剤，崩壊剤などの添加物を加えて混和し，均質とした後，適切な方法で球状に成形し乾燥させる。また，必要に応じて，丸剤に適当な物質で丸皮を施す。製丸方法は切丸器が使用される。

丸剤を製する際，目的に応じて添加物を加える。速やかに溶けるようにする場合には煉蜜（蜂蜜を重湯煎などで濃縮し，軟エキス状にしたもの）を用い，徐々に溶けるようにする場合には米粉（古米）を用いる。カビ害や腐敗の防止には，石松子のほかに金粉や銀箔などが用いられることもある。

丸剤は丸皮をつけず，乾燥した丸剤の色が出ているものもある。この丸皮には，黄金色，銀白色，朱色，漆黒色など，磨きをかけて表面に光沢を出しているものもある。

> **【参考】薬局製剤には収載されていない丸剤の特殊な製法と服用法**
>
> 　漢方薬丸剤の製造は糊丸または蜂蜜丸である。特に製法や服用法の指示されたものを以下に紹介する。
>
> ・抵当丸（ていとうがん）：4味を末とし混和，これに蜂蜜を加えて4丸とし，1丸に水40 mLを加えて加熱し，28 mLに煮つめ服用する。もしも服用して，下血しない場合はさらに1丸を服用する。
>
> ・大陥胸丸（だいかんきょうがん）：大黄，葶藶を末とし，これに杏仁，芒硝を加え研和すると油のようになる。この弾丸大に甘遂末を加え，白蜜20 mL，水40 mLを加えて加熱し，20 mLに煮つめ，かすを去って，頓服する。これを服用すると1晩過ぎて下痢する。もしも下痢しなければさらに服用する。下痢すれば効果ありとする。
>
> ・三物備急丸（さんもつびきゅうがん）：巴豆の皮と芯を除き火にあぶり，乳鉢ですりつぶして油脂状としこれに大黄，乾姜を末としたものを加えて，研和し，蜂蜜で大豆大の丸剤とする。
>
> ・烏梅丸（うばいがん）：烏梅以外の生薬を末にして混和する。次に烏梅の核を去り，米1合を入れて蒸し，蒸し上がったら，よくつき混ぜて泥状にし，これに先の生薬末を入れて混和し，さらに蜂蜜を加えてよくつき混ぜ，0.3丸剤とし〔梧子大（桐の実の大きさ）〕，1日3回，食前に10丸を服用する。効果がない場合は漸次増量して20丸まで服用できる。服用中は生もの，ぬるぬるしたもの，臭いの強いものは食べないこと。
>
> ・竹皮大丸（ちくひだいがん）：5味を末とし，棗の果肉を和して，0.5丸剤（弾子大）とし，1回1丸，日中3回，夜2回服用する。
>
> ・鱉甲煎丸（べっこうせんがん）：鱉甲以外の生薬を末にして混ぜておく。次に鍛冶場の熱い灰1合をとり，清酒1升5合にその灰を浸し，酒が半分になったら灰を取り除き，鱉甲を中に浸して加熱し，膠（ゼラチン）のようにドロドロになったら，絞って先の生薬末を加え，煎じて梧子大の丸とし，空腹時に7丸を1日3回服用する。
>
> ・栝蔞瞿麦丸（かろくばくがん）：生薬末を蜂蜜で0.3丸剤とし，1回3丸，1日3回服用する。効かなければ漸次増量する。小便が出て腹中温まると効果あったものとする。
>
> ・薯蕷丸（しょよがん）：大棗を除いた20味を粉末とし，大棗の果肉と蜂蜜とを加えてよく蜜和し，弾子大の丸剤とし，空腹時に1丸を酒で服用，1日3回，100丸を連服して一区切りとする。
>
> ・皀莢丸（そうきょうがん）：皀莢の皮を去り，バターを塗って火に炙り，末とし，蜂蜜で梧子大0.5丸剤とし，1日3丸を大棗の濃厚エキス（または果肉少量）とともに湯の中に入れ，混和し，1日3回，夜1回服用する。
>
> ・下瘀血丸（げおけつがん）：3味を末とし，それに煉蜜を入れて混和して4丸とし，酒40 mLで1丸を煎じ，32 mLまで煮つめて頓服する。
>
> ・九痛丸（きゅうつうがん）：6味を粉末とし，煉蜜で梧子大の丸剤とし，清酒で服用する。体の強い人は1回3丸，弱い人は2丸ずつ，1日3回服用する。

3　散剤

　原料生薬を粉砕して18号篩（ふるい），あるいは適切な篩で篩過し，1種類または2種類以上の生薬末を均等に混和したものである。1日量を分2，分3として分包することは普通の散剤の調剤と同様である。

4 外用剤

　漢方薬の製剤は主に煎じ薬が中心ではあるが，外用剤もある。
- 軟膏剤：紫雲膏は主に火傷や裂傷などに使用する。また，中黄膏は化膿性のはれものの初期，打ち身，ねんざなどに使用する。
- 洗浄薬：蛇床子湯，苦参湯があり，主に皮膚のかゆみなどに煎液で患部を洗浄する。
- 罨法薬（あんぽうやく）：煎液で患部を温湿布するもので，甘草湯，蛇床子湯，蒸眼一方がある。甘草湯は内服でも使用されるが，外用の場合は主に痔核や脱肛の痛みなどに使用される。蛇床子湯は皮膚のかゆみやただれに使用される。蒸眼一方はものもらいやただれ目などに使用される。
- 洗眼薬：蒸眼一方がある。ものもらいやただれ目などに煎液で洗浄する。

　このほか，吸い出し膏，浴剤，撒布薬（さんぷやく），浣腸薬，浣腸坐薬，膣挿入薬，燻薬，嗅薬，煉薬があるが，薬局製剤指針に掲載されていないので説明を省く。

5 服用時の注意

「漢方には副作用がない」という誤った考え方が現在でも浸透しているため，1日分を一度に飲んだり，誤った煎じ方や飲み方をするものがしばしば見受けられる。漢方薬は煎じ方の適否によって効果が出なかったり，飲み方を誤ると思わぬ失敗をし，かえって悪い結果を生ずることがある点を詳しく説明し，理解させ，煎じ方，服用法などをよく注意することが大切である。

1 薬湯の保管

薬は必ず1日分ずつ煎じ，2日分または3日分を一度に煎じないよう注意する。また，薬湯は腐敗しやすいので，冷暗所や冷蔵庫で保管し，服用時にもう一度火にかけ，服用することが重要である。しかし，吐血，喀血や嘔吐のある場合は冷服するようにする。

2 薬の飲み方

煎剤の飲み方は，特殊な指示のあるもの以外は1日3回，食前1時間，または食間など，空腹時に分服する。急性の場合や，大黄，石膏，附子などの配合された漢方の場合は，厳重に規定通り3回に分服させる必要がある。

【参考】
A) 傷寒論，金匱要略には服薬回数を指定してあるものもあり，薬局製剤医薬品の内の主な薬方は次の通りである。
 ①頓用するもの：調胃承気湯，大黄牡丹湯，排膿散
 ②1日2回に分服するもの：芍薬甘草湯，葛根黄連黄芩湯，麻杏甘石湯，当帰散，小承気湯，小半夏加茯苓湯，桔梗湯，甘草湯，排膿湯など。
 ③1日4回に分服するもの：半夏厚朴湯，黄連湯
 ④1日5回に分服するもの：当帰四逆加呉茱萸生姜湯
   ただし，薬局製剤の場合，1日3回に分服することになっているため，これに従うべきである。
B) 特殊な飲み方の指示のある薬方
 古方で特殊な飲み方の指示のある薬方を，参考として以下に示す。
 ①少量の酒で飲む薬方：八味丸，当帰芍薬散，当帰散（ただし酒の飲めないものには白湯で服用し

てもよい）
②重湯で服用する薬方：五苓散，四逆散
③卵黄を加えかき混ぜて服用する薬方：黄連阿膠湯，排膿散
④服薬後しばらくして熱い粥を食するよう指示されている薬方：桂枝湯，桂枝加黄耆湯，大建中湯
　（なお，大建中湯服用中は1日粥食にする。）

3　誤証と副作用

　漢方は使い方を間違えると，効果がないばかりか，かえって病状を悪化させたりする。漢方の原典である『傷寒論』には，そのような間違った投薬を「逆」，「誤治」と表現し，その場合の対処法まで書いている。その誤治を起こさないためには，「証」（陰陽，表裏，内外，寒熱，虚実）に従わねばならない。

　一方，薬局製剤の漢方薬は「一般用漢方製剤製造販売承認基準」に準拠している。一般用漢方製剤製造販売承認基準では，効能・効果に「体力」と「しばり」をつけることによって「証」を現すようにしているので，効能・効果以上に「体力」，「しばり」を重視しなくてはならない。体力の弱い人に体力の強い人の薬を飲ませると，体力を消耗し病気を悪化させるであろうし，逆に体力の強い人に体力の弱い人の薬を飲ませると，体に熱などが充満して血圧が高くなったり，太り過ぎたりしてしまうことがある。

　なお，誤治以外に気をつけなくてはならない問題は以下の通りである。

(1) 重複による注意

　大黄，芒硝など下剤の重複投与や，甘草，麻黄の重複に気をつける。

(2) アレルギー

　自然物であるが，アレルゲンは実在している。食物アレルギーの例を挙げる。
【例】ゴマ（消風散），ショウバク（甘麦大棗湯），ヨクイニン（麻杏薏甘湯），ケイヒ（安中散，葛根湯，桂枝湯，小青竜湯，麻黄湯，八味丸），ゼラチン類（阿膠，温経湯，芎帰膠艾湯，炙甘草湯，猪苓湯）
　上記処方の添付文書の「その他の副作用」に，「発疹，発赤，掻痒等」と記載している。

(3) 漢方薬・生薬の副作用

①下痢・腹痛
　大黄を含む製剤は下痢，腹痛を起こすことがある。
【例】乙字湯，大柴胡湯，柴胡加竜骨牡蛎湯，大黄牡丹皮湯，潤腸湯，桃核承気湯，防風通聖散，調胃承気湯，大黄甘草湯，治打撲一方，通導散，三黄瀉心湯，麻子仁丸，大承気湯，桂枝加芍薬大黄湯，茵蔯蒿湯，九味檳榔湯
　なお，大黄によって便がアルカリ性になり，赤く着色されるため血尿や血便と間違えられることがあるが，酸性で赤色が消えることで血液と区別できる。また，大黄の成分（アントラキノンなど）は乳汁から排泄されることにも注意したい。

②低カリウム血症

　甘草を含有し，低カリウム血症を生じる可能性がある一般用漢方製剤の添付文書では，使用上の注意として「本剤を服用することにより，尿量が減少する，顔や手足がむくむ，まぶたが重くなる，手がこわばる，血圧が高くなる，頭痛などの症状が現れた場合には服用を中止して，医師・薬剤師等に相談すること」というような記載がされている。初期の段階でこれらの症状（血圧上昇，浮腫，動悸，息切れ，倦怠感，脱力感，筋肉痛，四肢痙攣，麻痺）を見逃さないようにすることが必要になる。また，低カリウム血症を予防するために，生野菜，刺身，果物（バナナ，アボカド，メロン），民間薬の十薬（どくだみ），南蛮毛（トウモロコシの毛），果物ジュースなどのカリウムの多いものを摂取するように指導する。

③腸間膜静脈硬化症

　山梔子を含有する漢方製剤は，腸間膜静脈硬化症に注意する必要がある。添付文書には，「長期服用により腹痛・下痢・便秘・腹部膨満感などが繰り返し現れる場合は直ちに医師の診断を受けてください」といった記載がされている。

【例】茵陳蒿湯，温清飲，黄連解毒湯，加味帰脾湯，加味逍遙散，荊芥連翹湯，五淋散，柴胡清肝湯，梔子柏皮湯，辛夷清肺湯，清上防風湯，清肺湯，防風通聖散，竜胆瀉肝湯

④間質性肺炎

　漢方薬の間質性肺炎の機序については，細胞毒性によるものかアレルギーによるものかは今後の研究を待つ状態である。黄芩と半夏が原因でないかといわれているが，その2種を含まない処方でも間質性肺炎が起きているので注意が必要である。症状としては，せき，呼吸困難，発熱などが現れる可能性がある。

【例】小柴胡湯，柴朴湯，柴苓湯，大柴胡湯，半夏瀉心湯，清肺湯，柴胡桂枝乾姜湯，辛夷清肺湯，清心蓮子飲，柴胡加竜骨牡蛎湯，麦門冬湯

⑤肝炎

　以下の漢方製剤で肝機能障害が報告されており，添付文書には全身のだるさ，黄疸などが記載されている。

【例】乙字湯，大柴胡湯，小柴胡湯，柴胡桂枝湯，柴胡加竜骨牡蛎湯，黄連解毒湯，桂枝茯苓丸，補中益気湯，荊芥連翹湯，温清飲，清上防風湯，柴朴湯，辛夷清肺湯，柴苓湯，葛根湯，人参養栄湯

　なお，厚生労働省が発出した医薬品の添付文書に関する通知のうち，一般用漢方製剤の「使用上の注意の改訂指示」などに関する通知を表1に示す。薬局製造販売医薬品（以下，薬局製剤）の製造販売業を行うものは，この通知に基づき薬局製剤に添付する添付文書などを改訂する必要がある。添付文書などへの記載事項に関する注意については，「7. 製造販売する医薬品への記載事項」（p.323）を参照する。

表1 一般用漢方製剤の使用上の注意の改訂指示などに関する通知について

No	通知番号	通知日	対象処方	内容
1	薬発第158号	昭和53年2月13日	甘草含有処方（甘草として1g以上）	偽アルドステロン症に関する注意を服用前の相談事項，服用中又は服用後の注意事項に追記
2	薬発第733号	昭和57年8月16日	麻黄含有薬剤	服用前の相談事項(4)に心臓に障害のある人又は高齢者を追記
3	薬安第27号	平成3年3月13日	小柴胡湯	服用中又は服用後の注意事項(1)に咳，息切れ，発熱を追記
4	薬安第33号	平成4年4月9日	柴朴湯 柴苓湯	服用中又は服用後の注意事項(1)に咳，息切れ，発熱を追記
5	薬安第15号	平成6年2月21日	柴胡桂枝湯（含有製剤を含む）	服用中又は服用後の注意事項(1)に頻尿，排尿痛，血尿，残尿感を追記
			柴苓湯（含有製剤を含む） 柴朴湯（含有製剤を含む）	服用中又は服用後の注意事項(1)に呼吸困難，頻尿，排尿痛，血尿，残尿感を追記
			小柴胡湯（含有製剤を含む）	服用前の相談事項(6)にインターフェロン製剤で治療を受けている人を，服用中又は服用後の注意事項(1)に呼吸困難，頻尿，排尿痛，血尿，残尿感を追記
6	薬安第107号	平成6年10月31日	防風通聖散含有製剤	服用中又は服用後の注意事項(1)に全身倦怠感，食欲不振，発熱を追記
7	薬安第10号	平成8年3月1日	小柴胡湯及びその配合製剤	服用前の相談事項に肝臓を追記
8	事務連絡	平成8年8月19日	麻黄附子細辛湯	服用中又は服用後の注意事項(1)に全身倦怠感，食欲不振，発熱を追記
9	事務連絡	平成9年2月20日	オンジ・セネガ含有一般用医薬品（帰脾湯，加味帰脾湯，加味温胆湯，人参養栄湯）	服用中又は服用後の注意事項に「本剤の服用により，糖尿病の検査値に影響を及ぼす場合がある。」を追記
10	事務連絡	平成10年2月3日	小柴胡湯配合製剤 小柴胡湯 柴朴湯 柴苓湯 大柴胡湯 半夏瀉心湯 清肺湯 柴胡桂枝乾姜湯 辛夷清肺湯	服用中又は服用後の注意事項(1)の記載順序を咳，息切れ，呼吸困難，発熱を統一するとともに，未記載の処方に上記4症状を追記

No	通知番号	通知日	対象処方	内 容
11	事務連絡	平成10年6月2日	乙字湯	服用中又は服用後の注意事項(1)に咳,息切れ,呼吸困難,発熱を追記
12	事務連絡	平成10年10月19日	黄連解毒湯	服用中又は服用後の注意事項(1)に咳,息切れ,呼吸困難,発熱を追記
13	医薬発第983号	平成11年8月12日	一般用医薬品の使用上の注意記載要領について	
14	医薬発第984号	平成11年8月12日	一般用医薬品の添付文書記載要領について	
15	日薬連発第540号	平成13年7月12日	一般用漢方製剤の添付文書等に記載する使用上の注意自主申し合わせ	
16	事務連絡	平成13年9月19日	乙字湯 大柴胡湯 小柴胡湯 柴胡桂枝湯 柴胡加竜骨牡蛎湯 黄連解毒湯 桂枝茯苓丸 補中益気湯 荊芥連翹湯 温清飲 清上防風湯 柴朴湯 辛夷清肺湯 柴苓湯 葛根湯 人参養栄湯	相談することの「重篤症状」の欄に肝機能障害を追記
			清心蓮子飲	相談することの「重篤症状」の欄に肝機能障害,間質性肺炎を追記
			大建中湯	相談することの「次の診断を受けた人」に肝臓病を,「重篤症状」の欄に肝機能障害を追記
17	日薬連発第733号	平成13年10月3日	一般用漢方製剤の添付文書等に記載する使用上の注意自主申し合わせ改訂の件(連絡)	
18	事務連絡	平成13年11月28日	柴胡加竜骨牡蛎湯 麦門冬湯	相談することの「重篤症状」の欄に間質性肺炎を追記
19	事務連絡	平成14年3月27日	芍薬甘草湯	してはいけないことの項に「次の人は服用しないこと次の診断を受けた人心臓病」を追記し,「短期間の服用にとどめ,連用しないこと」を削除し,「症状があるときのみの服用にとどめ,連用しないこと」を追記し,相談することの項の「次の診断を受けた人」の「心臓病」を削除し,「重篤症状」の欄にうっ血性心不全,心室頻拍を追記

(次頁に続く)

No	通知番号	通知日	対象処方	内容
20	事務連絡	平成15年1月8日	十全大補湯，防已黄耆湯，小青竜湯，半夏瀉心湯，麦門冬湯	相談することの「重篤症状」の欄に肝機能障害を追記
21	事務連絡	平成15年7月9日	芍薬甘草湯，二朮湯，潤腸湯	相談することの「重篤症状」の欄に肝機能障害を追記
22	事務連絡	平成16年2月18日	茵蔯蒿湯	相談することの「重篤症状」の欄に肝機能障害を追記
23	事務連絡	平成16年4月1日	防風通聖散	相談することの「重篤症状」の欄に間質性肺炎を追記
24	事務連絡	平成16年12月8日	加味逍遙散	相談することの「重篤症状」の欄に肝機能障害を追記
25	事務連絡	平成17年1月12日	安中散・芍薬甘草湯（甘草として1日最大配合量が1g以上（エキス剤については原生薬に換算して1g以上）含有する製剤）	相談することの「重篤症状」の欄に肝機能障害を追記
			安中散・芍薬甘草湯（甘草として1日最大配合量が1g以上（エキス剤については原生薬に換算して1g以上）含有しない製剤）	
26	事務連絡	平成17年4月1日	柴胡桂枝乾姜湯	相談することの「重篤症状」の欄に肝機能障害を追記
			三物黄ごん湯	相談することの「重篤症状」の欄に間質性肺炎，肝機能障害
			防已黄耆湯	相談することの「重篤症状」の欄に間質性肺炎を追記
			六君子湯（甘草として1日最大配合量が1g以上（エキス剤については原生薬に換算して1g以上）含有する製剤）	相談することの「重篤症状」の欄に肝機能障害を追記
			六君子湯（甘草として1日最大配合量が1g以上（エキス剤については原生薬に換算して1g以上）含有しない製剤）	
27	事務連絡	平成17年7月20日	小青竜湯，補中益気湯	相談することの「重篤症状」の欄に間質性肺炎を追記

No	通知番号	通知日	対象処方	内　容
28	事務連絡	平成18年1月13日	マオウ・カンゾウ・キョウニン・カンボウイ・ヨクイニン	相談することの「重篤症状」の欄に間質性肺炎を追記
			マオウ・キョウニン・ヨクイニン・カンゾウ・ボウイ・動物胆	
29	事務連絡	平成18年6月2日	牛車腎気丸	相談することの「重篤症状」の欄に間質性肺炎を追記
30	事務連絡	平成19年1月12日	女神散	相談することの「重篤症状」の欄に肝機能障害を追記
31	事務連絡	平成19年2月16日	潤腸湯	相談することの「重篤症状」の欄に間質性肺炎を追記
			清肺湯	相談することの「重篤症状」の欄に肝機能障害を追記
32	事務連絡	平成22年7月6日	抑肝散	相談することの「重篤症状」の欄に間質性肺炎，肝機能障害を追記
33	事務連絡	平成22年10月26日	荊芥連翹湯，二朮湯	相談することの「重篤症状」の欄に間質性肺炎を追記
			竜胆瀉肝湯	相談することの「重篤症状」の欄に肝機能障害を追記
34	事務連絡	平成23年2月15日	温清飲，五淋散	相談することの「重篤症状」の欄に間質性肺炎を追記
			三黄瀉心湯	相談することの「重篤症状」の欄に間質性肺炎，肝機能障害を追記
35	事務連絡	平成23年8月9日	芍薬甘草湯	相談することの「重篤症状」の欄に間質性肺炎を追記
36	薬食発1014第6号	平成23年10月14日	一般用医薬品の添付文書記載要領について	
37	薬食安発1014第7号 薬食審査発1014第8号	平成23年10月14日	一般用漢方製剤の添付文書等に記載する使用上の注意について	
38	薬食安発0110第1号	平成24年1月10日	大建中湯	相談することの「重篤症状」の欄に間質性肺炎を追記
39	薬食安発0108第1号	平成25年1月8日	竜胆瀉肝湯	相談することの「重篤症状」の欄に間質性肺炎を追記

(次頁に続く)

No	通知番号	通知日	対象処方	内　容
40	薬食安発0327第1号 薬食審査発0327第1号	平成25年3月27日	越婢加朮附湯, 解急蜀椒湯, 桂枝越婢湯, 桂枝二越婢一湯加朮附, 桂姜棗草黄辛附湯, 桂枝加朮附湯, 桂枝加苓朮附湯, 桂枝芍薬知母湯, 四逆湯, 四逆加人参湯, 芍薬甘草附子湯, 真武湯, 小続命湯, 当帰芍薬散加附子, 附子理中湯, 八味地黄丸, 牛車腎気丸, 茯苓四逆湯, 麻黄附子細辛湯, 甘草附子湯, 大黄附子湯, 大防風湯, 白朮附子湯, 附子粳米湯, 薏苡附子敗醤散	相談することの「その他」の症状欄に, ブシに関係する症状として「口唇・舌のしびれ」を追記
41	薬食安発0806第1号	平成25年8月6日	黄連解毒湯, 加味逍遙散, 辛夷清肺湯	相談することの「重篤症状」の欄に腸間膜静脈硬化症を追記
42	薬食安発0218第1号	平成26年2月18日	抑肝散	相談することの「重篤症状」の欄に心不全を追記
43	薬食安発0708第1号	平成26年7月8日	茵蔯蒿湯	相談することの「重篤症状」の欄に腸間膜静脈硬化症を追記
44	事務連絡	平成30年2月13日	サンシシ含有製剤（経口剤）	相談することの「重篤症状」の欄に腸間膜静脈硬化症を追記

（日本漢方生薬製剤協会　編：改訂一般用漢方製剤使用上の注意―解説―, p.13-15, じほう, 2002をもとに作成）

6 試験法および作業（管理）記録

1 試験法

　薬局製造販売医薬品（以下，薬局製剤）は，薬局製剤指針の通則および医薬品各条に基づき，確認試験などを行い，品質の適宜を判定する必要がある。
　日本薬局方収載品目は，第十七改正日本薬局方の各条および一般試験法を参照する。日本薬局方外品目は，薬局製剤指針，日本薬局方外医薬品規格（局外規），日本薬局方外生薬規格（局外生規）を参照する。
　もし，薬局で実施することが難しい医薬品試験がある場合には，各都道府県薬剤師会の試験センターなどに依頼して実施するのが望ましい。

2 作業（管理）記録の作成と保管の義務

　医薬品医療機器等法施行規則第90条の規定では「医薬品，医薬部外品又は化粧品の医薬品管理者又は医薬部外品等責任技術者は，製造及び試験に関する記録その他当該製造所の管理に関する記録を作成し，かつ，これを3年間〔当該記録に係る医薬品，医薬部外品又は化粧品に関して有効期間又は使用の期限（以下第152条第2項を除き「有効期間」という。）の記録が義務付けられている場合には，その有効期間に1年を加算した期間〕保管しなければならない。ただし，この省令の他の規定又は薬事に関する他の法令の規定により，記録の作成及びその保管が義務づけられている場合には，この限りではない。」と規定されている。
　また，製造物責任法の（PL法）の面からも，作業（管理）記録を充実させる必要がある。薬局製剤の漢方薬には，有効期間ならびに義務付けられた使用期間はないので，3年間の保管になる。当該規定に基づき，製造管理者は，薬局製剤を製造した場合，製造および試験に関する記録を作成し，3年間保存する必要がある。

3 作業（管理）記録の記載事項

　専業医薬品製造業者に対しては，薬事法（現，医薬品医療機器等法）の改正により，1980年10月以降，いわゆるGMP〔医薬品の製造管理及び品質管理に関する規則（1980年厚生省令第31号）〕が適用され，作業記録の作成についても規定されている。しかし，薬局製剤は，医薬品医療

機器等法施行令第20条により，GMPは適応されていない。

　薬局製剤の作業記録については，1958年5月7日薬発第264号による薬務局長通知「薬局，医薬品製造業，医薬品輸入販売業及び医薬品販売業の業務について」および1958年5月8日発第267号薬務局長通知「作業記録並びに医薬品の規格及び試験方法」により，指示されていると考える。

　同通知では，作業記録は次の各項を参照し，各製品の特質に応じて作業工程の管理が十分行われるように勘案し，記載することが指示されている。

ⅰ）作業責任者名
ⅱ）製造開始年月日及び終了年月日
ⅲ）製造過程及びこれらの中における各工程の管理状況
ⅳ）製造数量及び使用した原料の数量
ⅴ）自家試験の年月日及びその成績（含原料）
ⅵ）原料及び製品の保管状況

4　作業（管理）記録の様式

　作業（管理）記録の様式は法令上定められていないが，前述の薬務局長通知を踏まえ，①製造管理者名および製造者名，②製造開始年月日および製造終了年月日，③製造過程および製造における各工程の管理状況，④製造数量および使用した原料の数量，メーカー名，ロット番号，⑤試験の年月日およびその成績，⑥原料および製品の管理状況などを記載する。

　西洋薬の薬局製剤や漢方の軟膏・丸剤・散剤は，全量を製造して分割や製丸するので「全量」の欄が必要となる。しかし，漢方の煎じ薬である茶剤では，1日分ごとに生薬を容器（舟）に入れて製造する場合があるため，各自の製法によって工夫して記録する。大量日数を製造し，それを何回かに分けて完成品とする場合には記録様式も異なってくる。

　なお，記録様式の参考例および様式記載例を以下に挙げる（図1～3）。

製 造 記 録				管理者	

品　名		Lot. No	
調　製　　年　　月　　日	温度		湿度

成　　　分	分　　量	原料メーカー	原料 Lot. No

出　来　高	g	調製者

分　包	年　　月　　日	分包者

包装	月　日	g × 　包（日分）　個
	月　日	
	月　日	

試験	年　　月　　日　　試験者名	
	確　認	
	定　性	
	重量偏差	
	定　量	判定

（3年保存）

図1　製造記録の様式（参考例）

製 造 記 録					管理者	
品 名 ○○○薬局黄連解毒湯			Lot. No　13000000			
調 製	○年　○月　○日		温度 ○○	湿度 ○○		
成　　　　　分	分　　量		原料メーカー		原料 Lot. No	
日本薬局方　オ ウ レ ン 　〃　　　　オ ウ ゴ ン 　〃　　　　オ ウ バ ク 　〃　　　　サ ン シ	1.5 g 3.0 g 3.0 g 3.0 g	×10	○△製薬(株) 　〃 　〃 　〃		◇◇◇◇◇ ◇◇◇◇◇ ◇◇◇◇◇ ◇◇◇◇◇	
出　来　高		10包		調製者	○○○○	
分　包	○年　○月　○日			分包者	○○○○	
包装	○月　○日	10包　　　(日分)　　　1個				
	月　　日					
	月　　日					
試験	○年　○月　○日　試験者名　○○○○					
	確　認　　外観的に選別し確認試験を実施					
	定　性					
	重量偏差					
	定　量				判定	適

(3年保存)

(注) 茶剤の記載例 (1成分を1包ずつ包数分の舟に秤取する場合)

図2　製造記録の記載例1

製　造　記　録

管理者　□

| 品　名 | ○○○薬局黄連解毒湯 | Lot. No　13090909 |

調　製　　　○年　○月　○日　温度　○○　　湿度　○○

成　　　分	分　量	原料メーカー	原料 Lot. No
日本薬局方　オウレン　1.5 g	15.0 g	○△製薬(株)	◇◇◇◇◇
〃　　　　　オウゴン　3.0 g	30.0 g	〃	◇◇◇◇◇
〃　　　　　オウバク　3.0 g	30.0 g	〃	◇◇◇◇◇
〃　　　　　サンシン　3.0 g	30.0 g	〃	◇◇◇◇◇

| 出　来　高 | 105.0 g | 調製者　○○○○ |

分　包　　　○年　○月　○日　　　　分包者　○○○○

包装：
- ○月　○日　　10.5 g　×　10包　　（日分）　　個
- 　月　　日
- 　月　　日

試験：　○年　○月　○日　　試験者名　　○○○○

確　認　（薬局製剤指針の試験による）

定　性

重量偏差

定　量

判定　適

（3年保存）

(注) 茶剤（「1成分を全包数分に量り，包数分に分割する場合」または「茶剤の全包数分を容器に入れ混合撹拌し，包数分に均等に分割する場合」），散剤，丸剤，外用剤はこの記載例となる。

図3　製造記録の記載例2

7 製造販売する医薬品への記載事項

　薬局製剤製造販売業者は，消費者に正しい情報を伝えるため，あるいはその医薬品の責任の所在を明らかにするため，製造販売する医薬品（薬局製剤）に特定事項を記載する義務がある。記載場所は薬局製剤の直接容器とそれに添付する文書（以下，添付文書）である。直接容器に記載する事項は定められている。それ以外の記載事項は添付文書に記載してもよい。

1 直接容器

　直接容器は，消費者が薬局製剤を直接手に取ったとき，見える場所である。この容器が包装され外から見えないときは，外部の被包にも同様に表示する。

〇〇薬局　八味地黄丸

【成分・分量】（100丸中）　　　　　　　丸入り

日本薬局方	ジオウ	2.97 g	日本薬局方	ブクリョウ	1.11 g
日本薬局方	サンシュユ	1.48 g	日本薬局方	ボタンピ	1.11 g
日本薬局方	サンヤク	1.48 g	日本薬局方	ケイヒ	0.37 g
日本薬局方	タクシャ	1.11 g	日本薬局方	ブシ	0.37 g

【用法・用量】
　大人1日3回，1回20個，食前または空腹時に服用してください。
　15才未満7才以上 大人の2/3，7才未満5才以上 大人の1/2を服用してください。

【効能・効果】
　体力中等度以下で，疲れやすくて，四肢が冷えやすく，尿量減少又は多尿でときに口渇があるもの
　　次の諸症：下肢痛，腰痛，しびれ，高齢者のかすみ目，かゆみ，排尿困難，残尿感，夜間尿，頻尿，むくみ，
　　　　　　　高血圧に伴う随伴症状の改善（肩こり，頭重，耳鳴り），軽い尿漏れ

【製造元】
ロット
　1．次の人は服用しないでください
　　（1）胃腸の弱い人。
　　（2）下痢しやすい人。
　2．次の人は服用前に医師又は薬剤師に相談してください。
　　（1）医師の診療を受けている人。
　　（2）妊婦又は妊娠していると思われる人。

(3) のぼせが強く赤ら顔で体力の充実している人。
　　　(4) 今までに薬などにより発疹・発赤・かゆみ等を起こしたことがある人。
　2′. 服用が適さない場合があるので，服用前に医師又は薬剤師に相談してください
　〔2. の項目の記載に際し，十分な記載スペースがない場合には2′. を記載すること。〕
　3. 服用に際しては，説明文書をよく読んでください
　4. 直射日光の当たらない湿気の少ない涼しい所に保管してください
　5. 小児の手の届かない所に保管してください
　6. その他
　　(1) 医薬品副作用被害救済制度に関するお問い合わせ先
　　　（独）医薬品医療機器総合機構
　　　http://www.pmda.go.jp/kenkouhigai.html
　　　電話　0120-149-931（フリーダイヤル）
　　(2) この薬に関するお問い合わせ先
　　　○○薬局
　　　管理薬剤師：○○○○
　　　受付時間：○○時○○分から○○時○○分まで（但し○○日は除く）
　　　電話：03（○○○○）○○○○
　　　FAX：03（○○○○）○○○○

①販売名
　承認を得た販売名を記載する。日本薬局方に収められている医薬品にあっては日本薬局方で定められた名称を記載する。
②内容量
　1包（分包散剤は1包＝1回分，茶剤は1包＝1日分）中の内容量（単位はmg，g，mL，L）×包数で記載する。丸剤は1回分を1包とした場合は1包中の丸数×包数，全量を1包とした場合は全量の丸数を記載する。
③製造業者住所および氏名
　氏名：開設者が個人の場合は個人名で記載する。薬局の名称のみは不可。
　名称：法人の場合は登記上の商号をもって名称とする。
　住所：薬局の住所を記載する。
④製造番号または製造記号
　これは製造，管理，包装および販売までの完全な経過が確認できるもので，製造記録書に記載する製造番号と同じにする。
　　例）平成30年5月26日製造→300526
⑤成分・分量
　これは日本薬局方に収められていない医薬品において記載する。
⑥注意
　「2」については，十分な記載スペースがない場合は「2. 服用が適さない場合があるので服用前に医師又は薬剤師に相談してください。」と記載してもよい。
⑦日本薬局方に収められている医薬品にあっては，「日本薬局方」の文字および日本薬局方で記載するよう定められた事項を記載する。

⑧習慣性があるものとして厚生労働省の指定する医薬品にあっては,「注意―習慣性あり」の文字を記載する。
⑨厚生労働大臣の指定する医薬品にあっては,その使用期限を記載する。
　なお,現在,⑦～⑧の記載事項に該当する漢方製剤はない。

2　添付文書

　添付文書には,1)使用上の注意,2)用法・容量,3)保管および取り扱い上の注意を記載しなければならない。

(1) 使用上の注意

　一般用医薬品については,厚生労働省医薬食品局長通知「一般用医薬品の添付文書記載要領」により記載項目,記載内容および記載順序について規定されている。薬局製剤もこれに準拠する。
　「使用上の注意」は,全体を枠で囲む。項目名「してはいけないこと」および「相談すること」も枠で囲む。各処方の添付文書例は『薬局製剤業務指針第6版』(日本薬剤師会)の第3部「使用上の注意編」に掲載されている。

使用上の注意

　してはいけないこと
　これは,禁忌,相互作用,および重大な副作用を防止する目的に関わる事項を記載する。
　「次の人は服用しないで下さい」とし,
　・生後3ヶ月未満の乳児(茶剤,散剤),5歳未満の乳幼児(丸剤)
　・他の緩下剤との併用(大黄)
　・授乳婦(大黄)
　・胃腸の弱い人(地黄),下痢しやすい人(地黄)
　・アレルギー(鶏卵)
　・長期連用しないこと(甘草湯,麻黄湯,桂枝加葛根湯など)
　などを記載する。

　相談すること
　　i　慎重投与に関わる事項
　「次の人は服用前に医師または薬剤師に相談してください」とし
　・医師の治療を受けている人
　・妊娠または妊娠していると思われる人
　・胃腸の弱い人
　・体の虚弱な人
　・発汗傾向の著しい人
　・高齢者
　・今まで薬などにより発疹,発赤,かゆみ等を起こしたことのある人
　・次の症状のある人(むくみ,排尿困難)

・次の診断を受けた人（高血圧，心臓病，甲状腺機能障害）

などを記載する。

ii　副作用に関わる事項

一般的な副作用と重篤な副作用に分けて記載する。一般的な副作用については「服用後，次の症状があらわれた場合は副作用の可能性があるので，ただちに服用を中止し，この文書を持って医師または薬剤師に相談してください。」とし，部位別に表形式で記載する。

例）麻黄湯

使用部位	症状
皮膚	発疹，発赤，かゆみ
消化器	吐き気，食欲不振，胃部不快感
その他	発汗過多，全身脱力感

重篤な副作用については「まれに下記のような重篤な副作用が起こることがあります。その場合は直ちに医師の診療を受けてください。」とし副作用名ごとに表形式で記載する。症状に記載する内容は定められている。

例）麻黄湯

症状の名称	症状
偽アルドステロン症，ミオパチー	手足のだるさ，しびれ，つっぱり感やこわばりに加えて脱力感，筋肉痛があらわれ，徐々に強くなる。

iii　発現が予想される軽微な症状について（下痢など）記載する。

iv　一定期間服用しても改善がみられない場合について「症状がよくならない場合は服用を中止し，この文書を持って医師または薬剤師に相談してください。」と記載する。

v　長期連用することのある処方について「長期服用する場合は医師または薬剤師に相談してください。」と記載する。

【参考】生薬ごとに定められている「使用上の注意　相談すること」の記載事項

例）甘草（1日量1g以上含有する処方）
　　　　ⅰに「高齢者」，「むくみ」，「高血圧」，「心臓病」，「腎臓病」
　　　　ⅱに重篤な副作用として「偽アルドステロン症，ミオパチー」
　　麻黄
　　　　ⅰに「体の虚弱な人」，「胃腸の弱い人」，「発汗傾向の著しい人」，「高齢者」，「排尿困難」，「高血圧」，「心臓病」，「腎臓病」，「甲状腺機能障害」
　　　　ⅱに一般的な副作用として「消化器」

(2) 用法・用量

「薬局製剤指針」に従って記載する。

(3) 保管および取り扱い上の注意

①温度，湿度，日光に関する注意
②小児の手の届かない所に保管すべき旨の注意
③他の容器の入れ替えは行わないことの注意
④その他，必要な注意

薬剤師は「医薬品医療機器等法施行規則第158条の8」により，以下（4）〜（6）の事項について書面による情報提供を行う義務がある。そのため，これらの事項についても添付文書への記載が必要となる。

(4) 当該薬局医薬品の効能または効果

「薬局製剤指針」に記載されている範囲で記載する。

(5) 当該薬局医薬品に係る使用上の注意のうち，保健衛生上の危害の発生を防止するために必要な事項

本事項は，副作用の発生を防止するために必要である。主な生薬の副作用を表1に，副作用を起こす可能性のある併用薬を表2に示す。表3には添付文書に記載されていないが，考えられる相互作用を示した。また，妊婦の場合注意する生薬として，大黄，桃仁，紅花，牛膝，枳実，附子，薏苡仁がある。

表1 主な生薬の副作用

生薬名	副作用
甘草	偽アルドステロン症（低カリウム血症，血圧上昇，ナトリウム・体液の貯留，浮腫，体重増加など），ミオパチー
桂皮，人参	過敏症（発疹，発赤，搔痒など）
黄芩	黄芩含有処方で肝障害，間質性肺炎の発症が多数報告されている。
山梔子	胃腸障害，食欲不振，胃部不快感，下痢（配合処方の黄連解毒湯，加味逍遙散，辛夷清肺湯，茵蔯蒿湯で腸管膜静脈硬化症発現の報告がある）
酸棗仁，地黄，石膏	胃腸障害（食欲不振，胃部不快感，下痢，悪心，嘔吐など）
川芎，当帰	胃腸障害
大黄，芒硝	食欲不振，腹痛，下痢，胃腸障害
附子	心悸亢進，のぼせ，舌のしびれ，悪心
麻黄	不眠，発汗過多，頻脈，動悸，精神興奮，血圧上昇，胃腸障害，排尿障害

表2　副作用を起こす可能性のある併用薬

生薬名	併用薬
甘草	甘草含有製剤，グリチルリチン酸含有製剤，ループ利尿薬，チアジド（サイアザイド）系利尿薬
麻黄	麻黄含有製剤，エフェドリン類含有製剤，MAO阻害薬，甲状腺製剤，カテコールアミン系製剤，キサンチン系製剤

表3　漢方薬と西洋薬の相互作用

漢方薬	西洋薬	相互作用
小柴胡湯	インターフェロン製剤	間質性肺炎や肝機能障害などの発生が高まる可能性（医療用漢方製剤では併用禁忌）
発汗剤	消炎解熱薬	作用が相反することがある
膠飴含有製剤	α-グルコシダーゼ阻害薬	下部消化管において未消化の二糖類が増加し腹部膨満感等の副作用が生じやすくなることがある
大黄を配合した製剤	抗炎症剤	大黄の瀉下作用を減弱させることがある
漢方製剤	抗菌薬，生菌製剤	腸内の細菌叢に影響し漢方薬の効果を変えることがある
カルシウムイオンなどを含む生薬（牡蛎，竜骨，石膏など）製剤（安中散など）	ニューキノロン系抗菌薬	キレートを形成し効果が減弱することがある

(6) その他当該薬局医薬品を販売し，または授与する薬剤師がその適正な使用のために必要と判断する事項

8 漢方薬の煎じ方

近年，煎じる行為の煩雑さから，簡便なエキス剤が主流となりつつある。しかし煎じ薬には多くの利点がある。主な利点を以下に示す。

①原料生薬の成分を水で抽出し，速やかに摂取できるため，高い効果が期待できる
②処方により，また同じ処方でも治療目的により煎じる時間を調節できる
③加熱することで毒性の減弱，激しい薬効を緩和できる
④加熱による滅菌，除菌が可能である
⑤煎じる時の香りからも治療効果が期待できる
⑥煎じる行為は治療意識の向上につながり，アドヒアランスを良好とする

煎じ薬は，高い効果が期待できる反面，煎じ方次第で薬の効果に大きく影響が出る。古典では，特別な煎じ方を指示している方剤もあるが，薬局製剤では，主に常煎法を用いる。

1 薬局製剤の煎じ方（常煎法）

①水約 500 mL を入れた煎じ容器の中に 1 包を入れる。
②約 30 分～1 時間（指示された時間）弱火で煎じ，約半量になるまで煮つめる。
③火を止めて，熱いうちに煎じかすを，茶こしやガーゼなどでこす。かすを除いた後の煎じ薬が多い場合はさらにもう少し煎じる。少ない場合は，かすに不足分の水を加えて 2～3 分沸騰させてから煎じ薬に加える。

2 薬局製剤における特別な指示のある煎じ方

①温経湯，芎帰膠艾湯・杏蘇散料，炙甘草湯，猪苓湯，猪苓湯合四物湯
　煎じた後，煎じかすを除き，阿膠を煎液に入れ，5 分ほど熱して溶かす。
②黄耆建中湯，小建中湯，大建中湯，中建中湯
　煎じた後，煎じかすを除き，膠飴を煎液に入れ，5 分ほど熱して溶かす。
③黄連阿膠湯
　1 包に水 240 mL を加えて 80 mL ぐらいまで煎じつめる。煎じた後，煎じかすを除き，阿膠を煎液に入れ，5 分ほど熱して溶かす。少し冷えてから卵黄 1 個を入れてかき混ぜる。

④大半夏湯

　煎じた後，煎じかすを除き，蜂蜜を煎液に入れ溶かす。

⑤蛇床子湯（外用）

　1包に水1,000 mLを加えて700 mLくらいまで煎じつめる。

⑥蒸眼一方（外用）

　1包に水300 mLを加えて200 mLくらいまで煎じつめる。煎じかすを除き，添付の阿膠を煎液に入れ，再び5分ほど煎じる。

【参考】古典にある煎じ方

1. 一般的な煎じ方

　『大和本草』（1709年）によれば，「補薬を煎ずるに多水を用ふ。初め武火にて煎じ，沸上がりては文火にて久しく煎じ煉つめて熱し，薬汁を少く取り少しずつ飲むべし。多く服すれば停留して害をなす。発汗消毒の薬は，ひさしく煉るべからず，早く煎じて生気のつよきを用ふ。少水を用いて煎じ，薬汁を多く取り多く服すべし。多くなければ邪をせむる力なし。補薬は少しづつ久しく服さしめ功を取る事緩かなるべし。利湯は多く服して，功を取る事速かなるべし。利湯は久しく服すべからず」とある。

2. 特別な指示のある煎じ方

・再煎：原料生薬を弱火で1/2に煎じ，茶こしかガーゼでかすを取り去り，再び1/2量に煎じる。

　　小柴胡湯，柴胡加芒硝湯，柴胡去半夏加栝楼湯，柴胡桂枝乾姜湯，大柴胡湯，半夏瀉心湯，生姜瀉心湯，甘草瀉心湯，旋覆花代赭石湯

・振り出し：原料生薬を数分間熱湯に浸し，かすを取り除く。

　　大黄黄連瀉心湯：熱湯40 mLに浸し，しばらくしてかすを取り，2回に分服する。

　　三黄瀉心湯：振り出しする場合は，熱湯100 mLを加え，火にかけ，3分間煮沸。かすを去って頓服。

3　煎じ薬の効果に影響する諸条件

　煎じ薬の効果に影響する条件としては，(1)原料生薬の品質，(2)剉細度，(3)煎じ器，(4)煎じ溶媒，(5)煎じ水量，(6)煎じ熱源，(7)煎じ温度，(8)煎じ時間，(9)煎じる生薬の順番，(10)濾過温度，(11)濾過用具，(12)煎剤の保存がある。

(1) 原料生薬の品質

　日本薬局方および局方外生薬規格に収載されている生薬については一定の規格が定められている。しかし有効成分が明らかにされていない生薬が多く，その含有量も天然物であるため産地によって異なることがある。購入時，製剤時に，色，臭い，味など，必ず品質の鑑定を行う必要がある。

(2) 剉細度

処方によっては，原料生薬の性質と条件を留意して，原料生薬と溶媒の接触面を広げ煎じ効率を高める。一般に，細製，片製，角製，木口切りなどが流通している。

(3) 煎じ器

①材質

薬土瓶，土鍋，ゆきひらなど陶製や耐熱ガラス製は破損しやすいが，熱の回り具合が急激でなくやんわりと進み，また生薬の変質も少なく，もっとも良いとされている（図1）。

陶製，ガラス製がない場合は，金属製容器で代用することも可能である。例えばアルミ製，アルマイト製，ステンレス製（ただし，磁石のつかないもの），錫製のやかんや鍋などである。

生薬の中にはタンニンを含有するものが多く，鉄器の場合には鉄と化学変化を起こして沈澱を起こすなど，煎じ薬に影響があるので避ける。

②形態

容器はさまざまな形のものがあるが，加熱，濃縮などの諸点から考えると，鍋は蒸発が早すぎるので，ゆきひらおよびやかんなどの広口の土瓶が望ましいとされている。

自動煎じ器は便利で使いやすいため良く用いられている。市販されている主な自動煎じ器に「文火楽楽」（栃本天海堂，図2），「マイコン煎じ器3」（HARIO，図3）がある。いずれも煎じ時間は最高90分まで設定可能であり（マイコン煎じ器3は10分刻み，文火楽々は1分刻み），火力の調節もできる。文火楽楽は還流方式でいったん蒸発した水蒸気を水に戻すので，揮発性成分の損失が少ない。マイコン煎じ器3はふたが茶こしになっている。

(4) 煎じ溶媒

一般的には水道水または飲料水として使用している水を用いる。ミネラル含量の多い水やアルカリイオン水などは煎じに影響する可能性があるため避ける。

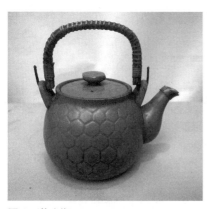

図1 薬土瓶

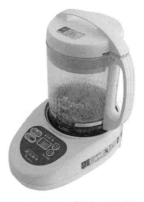

（栃本天海堂）

図2 文火楽々

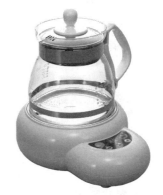

（HARIO）

図3 マイコン煎じ器3

> 【参考】古典に見る煎じ溶媒
> ① 白酒で煎じる
>   栝楼薤白白酒湯，栝楼薤白半夏湯
> ② 清酒で煎じる
>   麻黄醇酒湯
> ③ 水に清酒を加えて煎じる
>   芎帰膠艾湯，炙甘草湯，当帰四逆加呉茱萸生姜湯
> ④ 水に苦酒（食酢）を加えて煎じる
>   黄耆芍薬桂枝苦酒湯
> ⑤ 清漿水（粟または米から作った酢の上澄み液）で煎じる
>   枳実梔子鼓湯
> ⑥ 水に蜂蜜を加えたものあるいは蜂蜜で煎じる
>   烏頭湯（烏頭を蜂蜜で煎じる），大陥胸丸，大半夏湯（白蜜）
> ⑦ 甘爛水（「取水二斗置大盆内以杓揚之水上有珠子五六千顆相遂取用之」すなわち，気泡を多く含んだ水）で煎じる
>   苓桂甘棗湯
> ⑧ 潦水（雨水）で煎じる
>   麻黄連軺赤小豆湯

(5) 煎じ水量

薬局製剤の場合は「500 mL を半量に煎じる」と規定されている。ただし，原料生薬の量や用いる煎じ器により煎じ水量を調節することもある。

(6) 煎じ熱源

あまり強火でなく，弱火（とろ火）で，しかも煎じ中に火力を常に一定に保てる熱源を用いる。電気，ガス，いずれでもよい。

(7) 煎じ温度

乾燥している原料生薬からその成分を十分に溶出させるためには，弱火で煎液が絶えず対流を起こす温度で煎じる。

> 【参考】煎じ温度に関連する古典にある記載
> 「先武後文」（本草綱目），「文火に小沸」。武火とは強火，文火とは弱火，小沸とはかすかに沸騰する程度をいい，直火で初めはやや強く，後には少し沸騰する程度の温度で煎じる。

(8) 煎じ時間

煎じ時間は原料生薬が含有する有効成分をどれだけ抽出し，その薬効を発揮させるかに大きく影

響を及ぼす。原料生薬の材質を考慮して，指示された煎じ時間を守り，毎回同じ煎じ時間で煎じる。
(1) 原料生薬の材質
　①成分の抽出に長時間を要する生薬（50〜60分煎じる）
　　　ⅰ　表皮が堅い生薬（主として種子，果実など）：栝楼仁，牽牛子，皮付き薏苡仁，杏仁，桃仁，麻子仁，麻黄（細切りしたものは除く）など。煎じる前に表皮の堅い殻の部分を破砕しておくことが望ましい
　　　ⅱ　材質が堅い生薬（主として石薬および動物生薬）：竜骨，滑石，牡蛎，鼈甲，鹿茸，羚羊角など。煎じる前に乳鉢などを用いて細かく砕く
　　　ⅲ　主要成分の溶解度の悪い生薬：柴胡，朝鮮人参
　②短時間で成分が抽出される生薬
　　　ⅰ　材質が薄い生薬（花，草，葉など）：紅花，竹葉，茵蔯蒿，艾葉など
　　　ⅱ　材質が薄く，揮散しやすい生薬（主として新鮮な葉類）：紫蘇葉，薄荷葉，辛夷，荊芥，細辛など。煎じ時間を短くしたり，煎じ容器のふたをしたりして揮発成分の揮散を防ぐ
　　　ⅲ　材質は堅いが揮発成分の多い生薬：桂枝，沈香，木香。煎じ容器のふたをし，煎じ時間を短くする
　③長時間煎じると効果が減弱する生薬
　　　釣藤鉤（20分以上煮沸すると薬効が減少するとの報告がある）
　④長時間煎じることで減毒する生薬
　　　附子類（日本薬局方ブシは減毒してある）
(2) 一般的な煎じ時間
　個々の処方により構成する生薬が異なり，その材質も前述の通り異なっている。したがって，その成分の溶出が異なるので，煎じ時間を決定するのは困難であるが，日本の成書に次のような時間が割り出されている。
　　　・30〜60分煎じる：清水藤太郎
　　　・40〜50分煎じる：大塚敬節，山田光胤
　　　・60分前後煎じる：矢数道明
　以上の煎じ時間を参考に，一般的に30〜60分の間で煎じる。

【参考】古典に記載の煎じ時間

　古典に「補剤は長時間，発表，瀉剤は短時間」とある。これと生薬の材質を考慮した煎じ時間を以下に示す。
1. 30分前後煎じる処方
　・揮発成分の多い薬材が比較的多く配剤された処方：桂枝湯，桂枝加芍薬湯，桂枝加竜骨牡蛎湯，苓桂朮甘湯，柴胡桂枝湯，半夏厚朴湯，葛根湯加川芎辛夷，香蘇散
　・大黄，芒硝を含む瀉剤の方意をもつ処方
　・麻黄（細製のもの）を主剤とする発表剤の方意をもつ処方
2. 60分前後煎じる処方
　・難溶性薬材を多く配列された処方
　・地黄，当帰などを含む補剤の方意をもつ処方
　・柴胡人参剤

(9) 煎じる生薬の順序

　薬局製剤では1日分の生薬を1度に水に入れて煎じる。ただし，阿膠，膠飴，鶏子黄は後から煎じる。古典では，原料生薬の特質を生かし煎じる順序が決められているものがある。

【参考】古典にある煎じる生薬の順序

1. 2，3種の生薬を先に煎じて後にほかの生薬を加えて，ともに煎じる処方
   - 麻黄，葛根：麻黄と葛根を先に煎じ白沫を去り，ほかの生薬を加えて煎じる。葛根湯，葛根加半夏湯
   - 麻黄，蜀漆：麻黄と蜀漆を先に煎じ上沫を去り，ほかの諸医薬を加えて煎じる。牡蠣湯
   - 厚朴，枳実：厚朴と枳実を先に煎じた後，他薬を煎じる。厚朴三物湯，大承気湯，枳実薤白桂枝湯
   - 枳実，梔子：水を空煮し，枳実と梔子を入れて煎じつめ香豉を入れて再び煎じる。枳実梔子湯
   - 烏頭，蜂蜜：先に烏頭を蜜で煮て，他薬を水で煎じて両液を合わせ再び煎じる。烏頭湯
   - 茯苓，戎塩：まず茯苓朮をもって煎成し，塩を入れて再び煎じる。茯苓戎塩湯
   - 赤石脂，乾姜，玄米：赤石脂と乾姜，玄米を煎じて，玄米を熟させ赤石脂粉を加える。桃花湯
2. 1種の生薬を先に煎じて後にほかの生薬を加えて，ともに煎じる処方
   - 麻黄：麻黄を先に入れて上沫を去り，ほかの生薬を入れて煎じる。桂枝二越婢一湯，桂枝二麻黄一湯，桂枝麻黄各半湯，桂枝去芍薬加麻黄細辛附子湯，小青竜湯，小青竜湯加石膏，大青竜湯，越婢湯，越婢加朮湯，越婢加半夏湯，麻黄湯，麻黄加朮湯，麻黄附子湯，麻黄附子甘草湯，甘草麻黄湯，麻黄細辛附子湯，麻杏甘石湯，麻黄升麻湯，麻黄連軺赤小豆湯，射干麻黄湯
   - 葛根：桂枝加葛根湯，葛根黄蓮黄芩湯
   - 茵蔯：茵蔯蒿湯
   - 蜀漆：救逆湯，桂枝去芍薬加蜀漆竜骨牡蠣湯
   - 小麦：厚朴麻黄湯
   - 茯苓：茯苓沢瀉湯，苓桂甘棗湯
   - 栝楼仁：小陥胸湯
   - 甘草：甘草粉蜜湯
   - 生姜：生姜半夏湯
   - 糠米：附子糠米湯
   - 大棗：葶藶大棗瀉肺湯
   - 葦茎：葦茎湯
3. 1種の生薬をほかの生薬を煎じた後，かすを除き，加え溶かす処方
   - 阿膠：猪苓湯，黄連阿膠湯，炙甘草湯，芎帰膠艾湯，白頭扇加甘草阿膠湯
   - 膠飴：小建中湯，大建中湯，黄耆建中湯
   - 芒硝：桃核承気湯，柴胡加芒硝湯，大陥胸湯，調胃承気湯，大承気湯，大黄牡丹皮湯，大黄芒硝湯，木防已加茯苓芒硝湯
   - 鶏子黄：黄連阿膠湯
4. 1種の生薬を，ほかの生薬を煎じた後加え，再び煎じる処方
   - 香豉：梔子豉湯，梔子甘草豉湯，梔子生姜豉湯，枳実梔子豉湯

- 大黄：柴胡加竜骨牡蠣湯
- 桂枝：桂枝人参湯
- 甘草：紫参湯
- 沢瀉：茯苓沢瀉湯
- 滑石：大黄滑石湯
- 釣藤鉤：釣藤散料

(10) 濾過温度

煎じ終わったら熱いうちに濾過する。冷めてから濾過すると，煎じかすの生薬がふやけて逆に抽出率が悪くなることがある。これは煎じる過程では成分が水の中に抽出されることが主体になるが，そのまま放置すると煎じかすの細胞が次第に水分を吸収し始めると同時に，溶出した生薬の成分も水分と一緒に再吸収されることがあるからである。

(11) 濾過用具

茶漉し器，さらし木綿（白が望ましい），ガーゼなどが用いられる。薬土瓶，ゆきひらなどは器に漉すものがついていて便利である。しかし穴が大きいので，さらに漉すことが望ましい。残ったかすを布に移し，絞ると濃い薬液が出るので，できるだけ強く絞る。

(12) 煎剤の保存

煎剤は毎日煎じて，24時間以内に服用する。1日以上保管すると腐敗することがある。煎じ薬はふたのある別の容器（磁器製，陶器製，ガラス製，プラスチック製など変化しないもの）に移し，低温の場所（冷蔵庫など）に保存する。保温ポットに入れた場合はなるべく半日以内に服用する。

付録

一般用漢方製剤（新 210 処方）一覧

1 安中散　桂皮 3～5，延胡索 3～4，牡蛎 3～4，茴香 1.5～2，縮砂 1～2，甘草 1～2，良姜 0.5～1

1A 安中散加茯苓　桂皮 3～5，延胡索 3～4，牡蛎 3～4，茴香 1.5～2，縮砂 1～2，甘草 1～2，良姜 0.5～1，茯苓 5

2 胃風湯　当帰 2.5～3，芍薬 3，川芎 2.5～3，人参 3，白朮 3，茯苓 3～4，桂皮 2～3，粟 2～4

3 胃苓湯　蒼朮 2.5～3，厚朴 2.5～3，陳皮 2.5～3，猪苓 2.5～3，沢瀉 2.5～3，芍薬 2.5～3，白朮 2.5～3，茯苓 2.5～3，桂皮 2～2.5，大棗 1～3，生姜 1～2，甘草 1～2，縮砂 2，黄連 2（芍薬，縮砂，黄連のない場合も可）

4 茵蔯蒿湯　茵蔯蒿 4～14，山梔子 1.4～5，大黄 1～3

5 烏薬順気散　麻黄 2.5～3，陳皮 2.5～5，烏薬 2.5～5，川芎 2～3，白彊蚕 1.5～2.5，枳殻 1.5～3，白芷 1.5～3，甘草 1～1.5，桔梗 2～3，乾姜 1～2.5，生姜 1，大棗 1～3（生姜・大棗を抜いても可）

6 烏苓通気散　烏薬 2～3.5，当帰 2～3.5，芍薬 2～3.5，香附子 2～3.5，山査子 2～3.5，陳皮 2～3.5，茯苓 1～3，白朮 1～3，檳榔子 1～2，延胡索 1～2.5，沢瀉 1～2，木香 0.6～1，甘草 0.6～1，生姜 1（ヒネショウガを用いる場合 2）

7 温経湯　半夏 3～5，麦門冬 3～10，当帰 2～3，川芎 2，芍薬 2，人参 2，桂皮 2，阿膠 2，牡丹皮 2，甘草 2，生姜 1，呉茱萸 1～3

8 温清飲　当帰 3～4，地黄 3～4，芍薬 3～4，川芎 3～4，黄連 1～2，黄芩 1.5～3，山梔子 1.5～2，黄柏 1～1.5

9 温胆湯　半夏 4～6，茯苓 4～6，生姜 1～2（ヒネショウガを使用する場合 3），陳皮 2～3，竹茹 2～3，枳実 1～2，甘草 1～2，黄連 1，酸棗仁 1～3，大棗 2（黄連以降のない場合も可）

9A 加味温胆湯　半夏 3.5～6，茯苓 3～6，陳皮 2～3，竹茹 2～3，生姜 1～2，枳実 1～3，甘草 1～2，遠志 2～3，玄参 2（五味子 3 に変えても可），人参 2～3，地黄 2～3，酸棗仁 1～5，大棗 2，黄連 1～2（黄連のない場合も可）（遠志，玄参，人参，地黄，大棗のない場合もある）

9B 竹茹温胆湯　柴胡 3～6，竹茹 3，茯苓 3，麦門冬 3～4，陳皮 2～3，枳実 1～3，黄連 1～4.5，甘草 1，半夏 3～5，香附子 2～2.5，生姜 1，桔梗 2～3，人参 1～2

10 越婢加朮湯　麻黄 4～6，石膏 8～10，生姜 1（ヒネショウガを使用する場合 3），大棗 3～5，甘草 1.5～2，白朮 3～4（蒼朮も可）

10A 越婢加朮附湯　麻黄 4～6，石膏 8～10，白朮 3～4（蒼朮も可），加工ブシ 0.3～

1，生姜1（ヒネショウガを使用する場合3），甘草1.5~2，大棗3~4

10B 桂枝越婢湯　桂皮4，芍薬4，甘草2，麻黄5，生姜1（ヒネショウガを使用する場合2.5），大棗3，石膏8，蒼朮4，加工ブシ1

10C 桂枝二越婢一湯　桂皮2.5~3.5，芍薬2.5~3.5，麻黄2.5~3.5，甘草2.5~3.5，大棗3~4，石膏3~8，生姜1（ヒネショウガを使用する場合2.8~3.5）

10D 桂枝二越婢一湯加朮附　桂皮2.5，芍薬2.5，甘草2.5，麻黄2.5，生姜1（ヒネショウガを使用する場合3.5），大棗3，石膏3，白朮3（蒼朮も可），加工ブシ0.5~1

11 延年半夏湯　半夏3~5，柴胡2~5，別甲2~5，桔梗2~4，檳榔子2~4，人参0.8~2，生姜1~2，枳実0.5~2，呉茱萸0.5~2

12 黄芩湯　黄芩4~9，芍薬2~8，甘草2~6，大棗4~9

13 応鐘散(芎黄散)　大黄1，川芎2

14 黄連阿膠湯　黄連3~4，芍薬2~2.5，黄芩1~2，阿膠3，卵黄1個

15 黄連解毒湯　黄連1.5~2，黄芩3，黄柏1.5~3，山梔子2~3

16 黄連湯　黄連3，甘草3，乾姜3，人参2~3，桂皮3，大棗3，半夏5~8

17 乙字湯　当帰4~6，柴胡4~6，黄芩3~4，甘草1.5~3，升麻1~2，大黄0.5~3

17A 乙字湯去大黄　当帰4~6，柴胡4~6，黄芩3~4，甘草1.5~3，升麻1~2

18 解急蜀椒湯　蜀椒1~2，加工ブシ0.3~1，粳米7~8，乾姜1.5~4，半夏4~8，大棗3，甘草1~2，人参2~3，膠飴20（膠飴はなくても可）

19 加減涼膈散(浅田)　連翹3，黄芩3，山梔子3，桔梗3，薄荷2，甘草1，大黄1，石膏10

20 加減涼膈散(龔廷賢)　連翹2~3，黄芩2~3，山梔子1.5~3，桔梗2~3，黄連1~2，薄荷1~2，当帰2~4，地黄2~4，枳実1~3，芍薬2~4，甘草1~1.5

21 藿香正気散　白朮3，茯苓3~4，陳皮2~3，白芷1~4，藿香1~4，大棗1~3，甘草1~1.5，半夏3，厚朴2~3，桔梗1.5~3，蘇葉1~4，大腹皮1~4，生姜1

22 葛根黄連黄芩湯　葛根5~6，黄連3，黄芩3，甘草2

23 葛根紅花湯　葛根3，芍薬3，地黄3，黄連1.5，山梔子1.5，紅花1.5，大黄1，甘草1

24 葛根湯　葛根4~8，麻黄3~4，大棗3~4，桂皮2~3，芍薬2~3，甘草2，生姜1~1.5

24A 葛根湯加川芎辛夷　葛根4~8，麻黄3~4，大棗3~4，桂皮2~3，芍薬2~3，甘草2，生姜1~1.5，川芎2~3，辛夷2~3

24B 独活葛根湯　葛根5，桂皮3，芍薬3，麻黄2，独活2，生姜0.5~1（ヒネショウガを使用する場合1~2），地黄4，大棗1~2，甘草1~2

25 加味解毒湯　黄連2，黄芩2，黄柏2，山梔子2，柴胡2，茵蔯蒿2，竜胆2，木通2，滑石3，升麻1.5，甘草1.5，燈心草1.5，大黄1.5（大黄のない場合も可）

26 栝楼薤白白酒湯　栝楼実2~5（栝楼仁も可），薤白4~9.6，白酒140~700（日本酒も可）

26A 栝楼薤白湯　栝楼仁2，薤白10，十薬6，甘草2，桂皮4，防已4

27 乾姜人参半夏丸　乾姜3，人参3，半夏6

28 甘草乾姜湯　甘草4~8，乾姜2~4

29 甘草湯　甘草2~8

30 甘草附子湯　甘草2~3，加工ブシ0.5~2，白朮2~6，桂皮3~4

31 甘麦大棗湯　甘草3~5，大棗2.5~6，小麦14~20

32	甘露飲　熟地黄2～3，乾地黄2～2.5，麦門冬2～3，枳実1～2.5，甘草2～2.5，茵蔯蒿2～2.5，枇杷葉2～2.5，石斛2～2.5，黄芩2～3，天門冬2～3			桔梗3，石膏5～10
33	桔梗湯　桔梗1～4，甘草2～8		40	九味檳榔湯　檳榔子4，厚朴3，桂皮3，橘皮3，蘇葉1～2，甘草1，大黄0.5～1，木香1，生姜1（ヒネショウガを使用する場合3）（大黄を去り，呉茱萸1，茯苓3を加えても可）
34	帰脾湯　人参2～4，白朮2～4（蒼朮も可），茯苓2～4，酸棗仁2～4，竜眼肉2～4，黄耆2～4，当帰2，遠志1～2，甘草1，木香1，大棗1～2，生姜1～1.5			
34A	加味帰脾湯　人参3，白朮3（蒼朮も可），茯苓3，酸棗仁3，竜眼肉3，黄耆2～3，当帰2，遠志1～2，柴胡2.5～3，山梔子2～2.5，甘草1，木香1，大棗1～2，生姜1～1.5，牡丹皮2（牡丹皮はなくても可）		41	荊芥連翹湯　当帰1.5，芍薬1.5，川芎1.5，地黄1.5，黄連1.5，黄芩1.5，黄柏1.5，山梔子1.5，連翹1.5，荊芥1.5，防風1.5，薄荷葉1.5，枳殻（実）1.5，甘草1～1.5，白芷1.5～2.5，桔梗1.5～2.5，柴胡1.5～2.5（地黄，黄連，黄柏，薄荷葉のない場合も可）
35	芎帰調血飲　当帰2～2.5，地黄2～2.5，川芎2～2.5，白朮2～2.5（蒼朮も可），茯苓2～2.5，陳皮2～2.5，烏薬2～2.5，大棗1～1.5，香附子2～2.5，甘草1，牡丹皮2～2.5，益母草1～1.5，乾姜1～1.5，生姜0.5～1.5（生姜はなくても可）		42	鶏肝丸　鶏肝1具。鶏肝1具をとりゆでて乾燥し，山薬末（鶏肝の乾燥した量の2～3倍量をめやすとする。）を和しつつ細末とし糊丸とする。
			43	桂姜棗草黄辛附湯　桂皮3，生姜1（ヒネショウガを使用する場合3），甘草2，大棗3～3.5，麻黄2，細辛2，加工ブシ0.3～1
35A	芎帰調血飲第一加減　当帰2，川芎2，地黄2，白朮2（蒼朮も可），茯苓2，陳皮2，烏薬2，香附子2，牡丹皮2，益母草1.5，大棗1.5，甘草1，乾姜1～1.5，生姜0.5～1.5（生姜はなくても可），芍薬1.5，桃仁1.5，紅花1.5，枳実1.5，桂皮1.5，牛膝1.5，木香1.5，延胡索1.5		44	桂枝加黄耆湯　桂皮3～4，芍薬3～4，大棗3～4，生姜1～1.5（ヒネショウガを使用する場合3～4），甘草2，黄耆2～3
			44A	黄耆桂枝五物湯　黄耆3，芍薬3，桂皮3，生姜1.5～2（ヒネショウガを使用する場合5～6），大棗3～4
			45	桂枝加芍薬湯　桂皮3～4，芍薬6，大棗3～4，生姜1～1.5（ヒネショウガを使用する場合3～4），甘草2
36	響声破笛丸　連翹2.5，桔梗2.5，甘草2.5，大黄1，縮砂1，川芎1，訶子1，阿仙薬2，薄荷葉4（大黄のない場合も可）		45A	桂枝加芍薬生姜人参湯　桂皮2.4～4，大棗2.4～4，芍薬3.2～6，生姜1～2（ヒネショウガを使用する場合4～5.5），甘草1.6～2，人参2.4～4.5
37	杏蘇散　蘇葉3，五味子2，大腹皮2，烏梅2，杏仁2，陳皮1～1.5，桔梗1～1.5，麻黄1～1.5，桑白皮1～1.5，阿膠1～1.5，甘草1～1.5，紫苑1		45B	桂枝加芍薬大黄湯　桂皮3～4，芍薬4～6，大棗3～4，生姜1～1.5（ヒネショウガを使用する場合3～4），甘草2，大黄1～2
38	苦参湯　苦参6～10			
39	駆風解毒散（湯）　防風3～5，牛蒡子3，連翹5，荊芥1.5，羌活1.5，甘草1.5，		46	桂枝加朮附湯　桂皮3～4，芍薬3～4，大棗3～4，生姜1～1.5（ヒネショウガ

を使用する場合3〜4)，甘草2，蒼朮3〜4（白朮も可），加工ブシ0.5〜1

46A 桂枝加朮附湯　桂皮3〜4，芍薬3〜4，大棗3〜4，生姜1〜1.5（ヒネショウガを使用する場合3〜4)，甘草2，蒼朮3〜4（白朮も可），加工ブシ0.5〜1，茯苓4

47 桂枝加竜骨牡蛎湯　桂皮3〜4，芍薬3〜4，大棗3〜4，生姜1〜1.5（ヒネショウガを使用する場合3〜4)，甘草2，竜骨3，牡蛎3

48 桂枝芍薬知母湯　桂皮3〜4，芍薬3〜4，甘草1.5〜2，麻黄2〜3，生姜1〜2（ヒネショウガを使用する場合3〜5)，白朮4〜5（蒼朮も可），知母2〜4，防風3〜4，加工ブシ0.3〜1

49 桂枝湯　桂皮3〜4，芍薬3〜4，大棗3〜4，生姜1〜1.5（ヒネショウガを使用する場合3〜4)，甘草2

49A 桂枝加葛根湯　桂皮2.4〜4，芍薬2.4〜4，大棗2.4〜4，生姜1〜1.5（ヒネショウガを使用する場合2.4〜4)，甘草1.6〜2，葛根3.2〜6

49B 桂枝加厚朴杏仁湯　桂皮2.4〜4，芍薬2.4〜4，大棗2.4〜4，生姜1〜1.5（ヒネショウガを使用する場合3〜4)，甘草1.6〜2，厚朴1〜4，杏仁1.6〜4

50 桂枝茯苓丸　桂皮3〜4，茯苓4，牡丹皮3〜4，桃仁4，芍薬4

50A 桂枝茯苓丸料加薏苡仁　桂皮3〜4，茯苓4，牡丹皮3〜4，桃仁4，芍薬4，薏苡仁10〜20

50B 甲字湯　桂皮3〜4，茯苓3〜4，牡丹皮3〜4，桃仁3〜4，芍薬3〜4，甘草1.5，生姜1〜1.5（ヒネショウガを使用する場合3)

51 啓脾湯　人参3，白朮3〜4（蒼朮も可），茯苓3〜4，蓮肉3，山薬3，山査子2，陳皮2，沢瀉2，大棗1，生姜1（ヒネショウガを使用する場合3)，甘草1（大棗，生姜はなくても可）

52 荊防敗毒散　荊芥1.5〜2，防風1.5〜2，羌活1.5〜2，独活1.5〜2，柴胡1.5〜2，薄荷葉1.5〜2，連翹1.5〜2，桔梗1.5〜2，枳殻（又は枳実）1.5〜2，川芎1.5〜2，前胡1.5〜2，金銀花1.5〜2，甘草1〜1.5，生姜1

53 桂麻各半湯　桂皮3.5，芍薬2，生姜0.5〜1（ヒネショウガを使用する場合2)，甘草2，麻黄2，大棗2，杏仁2.5

54 鶏鳴散加茯苓　檳榔子3〜4，木瓜3，橘皮2〜3，桔梗2〜3，茯苓4〜6，呉茱萸1〜1.5，蘇葉1〜2，生姜1〜1.5（ヒネショウガを使用する場合3)

55 外台四物湯加味　桔梗3，紫苑1.5，甘草2，麦門冬9，人参1.5，貝母2.5，杏仁4.5

56 堅中湯　半夏5，茯苓5，桂皮4，大棗3，芍薬3，乾姜3（生姜1でも可)，甘草1〜1.5

57 香砂養胃湯　白朮2.5〜3，茯苓2.5〜3，蒼朮2，厚朴2〜2.5，陳皮2〜2.5，香附子2〜2.5，白豆蔲2（小豆蔲代用可)，人参1.5〜2，木香1.5，縮砂1.5〜2.5，甘草1.5〜2.5，大棗1.5〜2.5，生姜0.7〜1

58 香蘇散　香附子3.5〜4.5，蘇葉1〜3，陳皮2〜3，甘草1〜1.5，生姜1〜2

59 厚朴生姜半夏人参甘草湯　厚朴3，ヒネショウガ3（生姜を使用する場合1)，半夏4，人参1.5，甘草2.5

60 牛膝散　牛膝3，桂皮3，芍薬3，桃仁3，当帰3，牡丹皮3，延胡索3，木香1

61 五積散　茯苓2〜3，蒼朮2〜3（白朮も可)，陳皮2〜3，半夏2〜3，当帰1.2〜3，芍薬1〜3，川芎1〜3，厚朴1〜3，白芷1〜3，枳殻（実）1〜3，桔梗1〜3，乾姜1〜1.5，生姜0.3〜0.6（ヒネショウガを使用する場合1〜2)，桂皮1〜1.5，麻黄1〜2.5，大棗1〜2，甘草1〜1.2，香附子1.2（生姜，香附子のない場合も可)

62	呉茱萸湯　呉茱萸3～4，大棗2～4，人参2～3，生姜1～2（ヒネショウガを使用する場合4～6）
63	五物解毒散　川芎5，金銀花2，十薬2，大黄1，荊芥1.5
64	五淋散　茯苓5～6，当帰3，黄芩3，甘草3，芍薬1～2，山梔子1～2，地黄3，沢瀉3，木通3，滑石3，車前子3（地黄以下のない場合も可）
65	五苓散　沢瀉4～6，猪苓3～4.5，茯苓3～4.5，蒼朮3～4.5（白朮も可），桂皮2～3
65A	茵蔯五苓散　沢瀉4.5～6，茯苓3～4.5，猪苓3～4.5，蒼朮3～4.5（白朮も可），桂皮2～3，茵蔯蒿3～4
65B	四苓湯　沢瀉4，茯苓4，蒼朮4（白朮も可），猪苓4
66	柴葛解肌湯　柴胡3～5，葛根2.5～4，麻黄2～3，桂皮2～3，黄芩2～3，芍薬2～3，半夏2～4，生姜1（ヒネショウガを使用する場合1～2），甘草1～2，石膏4～8
66A	柴葛湯加川芎辛夷　柴胡6，半夏3.5，黄芩3，桂皮5，芍薬3，葛根6，麻黄2，竹節人参2，甘草1，大棗1.2，生姜2.5，川芎3，辛夷2
67	柴梗半夏湯　柴胡4，半夏4，桔梗2～3，杏仁2～3，栝楼仁2～3，黄芩2.5，大棗2.5，枳実1.5～2，青皮1.5～2，甘草1～1.5，生姜1.5（ヒネショウガを使用する場合2.5）
68	柴胡加竜骨牡蛎湯　柴胡5，半夏4，茯苓3，桂皮3，大棗2.5，人参2.5，竜骨2.5，牡蛎2.5，生姜0.5～1，大黄1，黄芩2.5，甘草2以内（大黄，黄芩，甘草のない場合も可）
69	柴胡枳桔湯　柴胡4～5，半夏4～5，生姜1（ヒネショウガを使用する場合3），黄芩3，栝楼仁3，桔梗3，甘草1～2，枳実1.5～2
70	柴胡桂枝乾姜湯　柴胡6～8，桂皮3，栝楼根3～4，黄芩3，牡蛎3，乾姜2，甘草2
71	柴胡桂枝湯　柴胡4～5，半夏4，桂皮1.5～2.5，芍薬1.5～2.5，黄芩1.5～2，人参1.5～2，大棗1.5～2，甘草1～1.5，生姜1（ヒネショウガを使用する場合2）
72	柴胡清肝湯　湯：柴胡2，当帰1.5，芍薬1.5，川芎1.5，地黄1.5，黄連1.5，黄芩1.5，黄柏1.5，山梔子1.5，連翹1.5，桔梗1.5，牛蒡子1.5，栝楼根1.5，薄荷葉1.5，甘草1.5 散：柴胡2，当帰1.5～2.5，芍薬1.5～2.5，川芎1.5～2.5，地黄1.5～2.5，黄連1.5，黄芩1.5，黄柏1.5，山梔子1.5，連翹1.5～2.5，桔梗1.5～2.5，牛蒡子1.5～2.5，栝楼根1.5～2.5，薄荷葉1.5～2.5，甘草1.5～2.5
73	柴朴湯　柴胡7，半夏5～8，生姜1～2（ヒネショウガを使用する場合3～4），黄芩3，大棗3，人参3，甘草2，茯苓4～5，厚朴3，蘇葉2～3
74	柴苓湯　柴胡4～7，半夏4～5，生姜1（ヒネショウガを使用する場合3～4），黄芩2.5～3，大棗2.5～3，人参2.5～3，甘草2～2.5，沢瀉4～6，猪苓2.5～4.5，茯苓2.5～4.5，白朮2.5～4.5（蒼朮も可），桂皮2～3
75	左突膏　松脂800，黄蝋220，豚脂58，ゴマ油1,000
76	三黄瀉心湯　大黄1～5，黄芩1～4，黄連1～4
76A	三黄散　大黄1～2，黄芩1，黄連1
77	酸棗仁湯　酸棗仁10～18，知母2～3，川芎2～3，茯苓2～5，甘草1
78	三物黄芩湯　黄芩1.5～3，苦参3，地黄6
79	滋陰降火湯　当帰2.5，芍薬2.5，地黄2.5，天門冬2.5，麦門冬2.5，陳皮2.5，白朮あるいは蒼朮3，知母1～1.5，黄柏1～1.5，甘草1～1.5，大棗1，生姜1

(大棗, 生姜はなくても可)

80 滋陰至宝湯　当帰2～3, 芍薬2～3, 白朮あるいは蒼朮2～3, 茯苓2～3, 陳皮2～3, 柴胡1～3, 知母2～3, 香附子2～3, 地骨皮2～3, 麦門冬2～3, 貝母1～2, 薄荷葉1, 甘草1

81 紫雲膏　紫根100～120, 当帰60～100, 豚脂20～30, 黄蝋300～400, ゴマ油1,000

82 四逆散　柴胡2～5, 芍薬2～4, 枳実2, 甘草1～2

82A 解労散　芍薬4～6, 柴胡4～6, 土別甲2～4, 枳実2～4, 甘草1.5～3, 茯苓2～3, 生姜1 (ヒネショウガを使用する場合2～3), 大棗2～3

82B 柴胡疎肝湯　柴胡4～6, 芍薬3～4, 枳実2～3, 甘草2～3, 香附子3～4, 川芎3, 青皮2

83 四逆湯　甘草2～4.8, 乾姜1.5～3.6, 加工ブシ0.3～2.4

83A 四逆加人参湯　甘草2～4.8, 乾姜1.5～3.6, 加工ブシ0.5～2.4, 人参1～3

84 四君子湯　人参3～4, 白朮3～4 (蒼朮も可), 茯苓4, 甘草1～2, 生姜0.5～1, 大棗1～2

85 滋血潤腸湯　当帰4, 地黄4, 桃仁4, 芍薬3, 枳実2～3, 韮2～3, 大黄1～3, 紅花1

86 紫根牡蛎湯　当帰4～5, 芍薬3, 川芎3, 大黄0.5～2, 升麻1～2, 牡蛎3～4, 黄耆2, 紫根3～4, 甘草1～2, 忍冬1.5～2

87 梔子豉湯　山梔子1.4～3.2, 香豉2～9.5

88 梔子柏皮湯　山梔子1.5～4.8, 甘草1～2, 黄柏2～4

89 滋腎通耳湯　当帰2.5～3, 川芎2.5～3, 芍薬2.5～3, 知母2.5～3, 地黄2.5～3, 黄柏2.5～3, 白芷2.5～3, 黄芩2.5～3, 柴胡2.5～3, 香附子2.5～3

90 滋腎明目湯　当帰3～4, 川芎3～4, 熟地黄3～4, 地黄3～4, 芍薬3～4, 桔梗1.5～2, 人参1.5～2, 山梔子1.5～2, 黄連1.5～2, 白芷1.5～2, 蔓荊子1.5～2, 菊花1.5～2, 甘草1.5～2, 細茶1.5, 燈心草1～1.5 (燈心草のない場合も可)

91 柿蒂湯　丁子1～1.5, 柿蒂5, ヒネショウガ4 (生姜を使用する場合1)

92 四物湯　当帰3～5, 芍薬3～5, 川芎3～5, 地黄3～5

92A 加味四物湯　当帰2.5～3, 川芎2～3, 芍薬2～3, 地黄3～8, 蒼朮3 (白朮2.5も可), 麦門冬2.5～5, 人参1.5～2.5, 牛膝1～2.5, 黄柏1.5～2.5, 五味子1～1.5, 黄連1.5, 知母1～1.5, 杜仲1.5～2

92B 芎帰膠艾湯　川芎3, 甘草3, 艾葉3, 当帰4～4.5, 芍薬4～4.5, 地黄5～6, 阿膠3

92C 七物降下湯　当帰3～5, 芍薬3～5, 川芎3～5, 地黄3～5, 釣藤鈎3～4, 黄耆2～3, 黄柏2

92D 当帰飲子　当帰5, 芍薬3, 川芎3, 蒺藜子3, 防風3, 地黄4, 荊芥1.5, 黄耆1.5, 何首烏2, 甘草1

93 炙甘草湯　炙甘草3～4, 生姜0.8～1 (ヒネショウガを使用する場合3), 桂皮3, 麻子仁3～4, 大棗3～7.5, 人参2～3, 地黄4～6, 麦門冬5～6, 阿膠2～3

94 芍薬甘草湯　芍薬3～8, 甘草3～8

94A 芍薬甘草附子湯　芍薬3～10, 甘草3～8, 加工ブシ0.3～1.6

95 鷓鴣菜湯(三味鷓鴣菜湯)　海人草3～5, 大黄1～1.5, 甘草1～2

96 蛇床子湯　蛇床子10, 当帰10, 威霊仙10, 苦参10

97 十全大補湯　人参2.5～3, 黄耆2.5～3, 白朮3～4 (蒼朮も可), 茯苓3～4, 当帰3～4, 芍薬3, 地黄3～4, 川芎3, 桂皮3, 甘草1～2

98 十味敗毒湯　柴胡2.5～3.5, 桜皮(樸

楸）2.5～3.5，桔梗 2.5～3.5，川芎 2.5～3.5，茯苓 2.5～4，独活 1.5～3，防風 1.5～3.5，甘草 1～2，生姜 1～1.5（ヒネショウガを使用する場合 3），荊芥 1～2，連翹 2～3（連翹のない場合も可）

99　潤腸湯　当帰 3～4，熟地黄・乾地黄各 3～4（又は地黄 6），麻子仁 2，桃仁 2，杏仁 2，枳実 0.5～2，黄芩 2，厚朴 2，大黄 1～3，甘草 1～1.5

100　蒸眼一方　白礬（明礬）2，甘草 2，黄連 2，黄柏 2，紅花 2

101　小建中湯　桂皮 3～4，生姜 1～1.5（ヒネショウガを使用する場合 3～4），大棗 3～4，芍薬 6，甘草 2～3，膠飴 20（マルツエキス，滋養糖可，水飴の場合 40）

101A　黄耆建中湯　桂皮 3～4，生姜 1～2（ヒネショウガを使用する場合 3～4），大棗 3～4，芍薬 6，甘草 2～3，黄耆 1.5～4，膠飴 20（膠飴はなくても可）

101B　帰耆建中湯　当帰 3～4，桂皮 3～4，生姜 1～1.5（ヒネショウガを使用する場合 2～4），大棗 3～4，芍薬 5～6，甘草 2～3，黄耆 2～4，膠飴 20（膠飴はなくても可）

101C　当帰建中湯　当帰 4，桂皮 3～4，生姜 1～1.5（ヒネショウガを使用する場合 4），大棗 3～4，芍薬 5～7.5，甘草 2～2.5，膠飴 20（膠飴はなくても可）

102　小柴胡湯　柴胡 5～8，半夏 3.5～8，生姜 1～2（ヒネショウガを使用する場合 3～4），黄芩 2.5～3，大棗 2.5～3，人参 2.5～3，甘草 1～3

102A　柴陥湯　柴胡 5～8，半夏 5～8，黄芩 3，大棗 3，人参 2～3，甘草 1.5～3，生姜 1～1.5（ヒネショウガを使用する場合 3～4），栝楼仁 3，黄連 1～1.5

102B　柴蘇飲　柴胡 5，半夏 5，黄芩 3，人参 3，大棗 3，香附子 4，蘇葉 1.5～3，甘草 1.5，陳皮 2，生姜 1

102C　小柴胡湯加桔梗石膏　柴胡 7，半夏 5，生姜 1～1.5（ヒネショウガを使用する場合 4），黄芩 3，大棗 3，人参 3，甘草 2，桔梗 3，石膏 10

102D　清肌安蛔湯　柴胡 6～7，半夏 5～6，生姜 1～1.5（ヒネショウガを使用する場合 3～4），人参 3，黄芩 3，甘草 2，海人草 3，麦門冬 3

103　小承気湯　大黄 2～4，枳実 2～4，厚朴 2～3

104　小青竜湯　麻黄 2～3.5，芍薬 2～3.5，乾姜 2～3.5，甘草 2～3.5，桂皮 2～3.5，細辛 2～3.5，五味子 1～3，半夏 3～8

104A　小青竜湯加杏仁石膏（小青竜湯合麻杏甘石湯）　麻黄 2～4，芍薬 2～3，乾姜 2～3，甘草 2～3，桂皮 2～3，細辛 2～3，五味子 1.5～3，半夏 3～6，杏仁 4，石膏 5～10

104B　小青竜湯加石膏　麻黄 3，芍薬 3，乾姜 2～3，甘草 2～3，桂皮 3，細辛 2～3，五味子 2～3，半夏 6～8，石膏 2～5

105　椒梅湯　烏梅 2，山椒 2，檳榔子 2，枳実 2，木香 2，縮砂 2，香附子 2，桂皮 2，川棟子 2，厚朴 2，甘草 2，乾姜 2

106　小半夏加茯苓湯　半夏 5～8，ヒネショウガ 5～8（生姜を用いる場合 1.5～3），茯苓 3～8

107　消風散　当帰 3，知母 1～2，地黄 3，胡麻 1～1.5，石膏 3～5，蝉退 1～1.5，防風 2，苦参 1～1.5，蒼朮 2～3（白朮も可），荊芥 1～2，木通 2～5，甘草 1～1.5，牛蒡子 2

108　升麻葛根湯　葛根 5～6，升麻 1～3，生姜 0.5～1（ヒネショウガを使用する場合 2～3），芍薬 3，甘草 1.5～3

109　逍遙散（八味逍遙散）　当帰 3～4.5，芍薬 3～4.5，柴胡 3～4.5，白朮 3～4.5（蒼朮も可），茯苓 3～4.5，甘草 1.5～3，生姜 0.5～1，薄荷葉 1～2.1

109A　加味逍遙散　当帰 3，芍薬 3，白朮 3（蒼朮も可），茯苓 3，柴胡 3，牡丹皮 2，山梔子 2，甘草 1.5～2，生姜 1，薄荷葉 1

109B 加味逍遙散加川芎地黄(加味逍遙散合四物湯) 当帰3~4, 芍薬3~4, 白朮3(蒼朮も可), 茯苓3, 柴胡3, 川芎3~4, 地黄3~4, 甘草1.5~2, 牡丹皮2, 山梔子2, 生姜1~2, 薄荷葉1

110 辛夷清肺湯 辛夷2~3, 知母3, 百合3, 黄芩3, 山梔子1.5~3, 麦門冬5~6, 石膏5~6, 升麻1~1.5, 枇杷葉1~3

111 秦艽羌活湯 秦艽3, 羌活5, 黄耆3, 防風2, 升麻1.5, 甘草1.5, 麻黄1.5, 柴胡1.5, 藁本0.5, 細辛0.5, 紅花0.5

112 秦艽防風湯 秦艽2, 沢瀉2, 陳皮2, 柴胡2, 防風2, 当帰3, 蒼朮3, 甘草1, 黄柏1, 升麻1, 大黄1, 桃仁3, 紅花1

113 神仙太乙膏 当帰1, 桂皮1, 大黄1, 芍薬1, 地黄1, 玄参1, 白芷1, ゴマ油30~48, 黄蝋12~48

114 参蘇飲 蘇葉1~3, 枳実1~3, 桔梗2~3, 陳皮2~3, 葛根2~6, 前胡2~6, 半夏3, 茯苓3, 人参1.5~2, 大棗1.5~2, 生姜0.5~1 (ヒネショウガを使用する場合1.5~3, 生姜の替わりに乾姜も可), 木香1~1.5, 甘草1~2 (木香はなくても可)

115 神秘湯 麻黄3~5, 杏仁4, 厚朴3, 陳皮2~3, 甘草2, 柴胡2~4, 蘇葉1.5~3

116 真武湯 茯苓3~5, 芍薬3~3.6, 白朮2~3 (蒼朮も可), 生姜1 (ヒネショウガを使用する場合2~3.6), 加工ブシ0.3~1.5

117 参苓白朮散 人参1.5~3, 山薬1.2~4, 白朮1.5~4, 茯苓1.5~4, 薏苡仁0.8~8, 扁豆1~4, 蓮肉0.8~4, 桔梗0.8~2.5, 縮砂0.8~2, 甘草0.8~2

118 清湿化痰湯 天南星3, 黄芩3, 生姜1 (ヒネショウガを使用する場合3), 半夏3~4, 茯苓3~4, 蒼朮3~4 (白朮も可), 陳皮2~3, 羌活1.5~3, 白芷1.5~3, 白芥子1.5~3, 甘草1~1.5

119 清上蠲痛湯(駆風触痛湯) 麦門冬2.5~6, 黄芩3~5, 羌活2.5~3, 独活2.5~3, 防風2.5~3, 蒼朮2.5~3 (白朮も可), 当帰2.5~3, 川芎2.5~3, 白芷2.5~3, 蔓荊子1.5~2, 細辛1, 甘草1, 藁本1.5, 菊花1.5~2, 生姜0.5~1 (ヒネショウガを使用する場合1.5~2.5) (藁本, 菊花, 生姜はなくても可)

120 清上防風湯 荊芥1~1.5, 黄連1~1.5, 薄荷葉1~1.5, 枳実1~1.5, 甘草1~1.5, 山梔子1.5~3, 川芎2~3, 黄芩2~3, 連翹2.5~3, 白芷2.5~3, 桔梗2.5~3, 防風2.5~3

121 清暑益気湯 人参3~3.5, 白朮3~3.5 (蒼朮も可), 麦門冬3~3.5, 当帰3, 黄耆3, 陳皮2~3, 五味子1~2, 黄柏1~2, 甘草1~2

122 清心蓮子飲 蓮肉4~5, 麦門冬3~4, 茯苓4, 人参3~5, 車前子3, 黄芩3, 黄耆2~4, 地骨皮2~3, 甘草1.5~2

123 清熱補気湯 人参3, 白朮3~4, 茯苓3~4, 当帰3, 芍薬3, 升麻0.5~1, 五味子1, 玄参1~2, 麦門冬3, 甘草1

124 清熱補血湯 当帰3, 川芎3, 芍薬3, 地黄3, 玄参1.5, 知母1.5, 五味子1.5, 黄柏1.5, 麦門冬1.5~3, 柴胡1.5, 牡丹皮1.5

125 清肺湯 黄芩2~2.5, 桔梗2~2.5, 桑白皮2~2.5, 杏仁2~2.5, 山梔子2~2.5, 天門冬2~2.5, 貝母2~2.5, 陳皮2~2.5, 大棗2~2.5, 竹茹2~2.5, 茯苓3, 当帰3, 麦門冬3, 五味子0.5~1, 生姜1, 甘草1

126 折衝飲 牡丹皮3, 川芎3, 芍薬3, 桂皮3, 桃仁4~5, 当帰4~5, 延胡索2~2.5, 牛膝2~2.5, 紅花1~1.5

127 洗肝明目湯 当帰1.5, 川芎1.5, 芍薬1.5, 地黄1.5, 黄芩1.5, 山梔子1.5, 連翹1.5, 防風1.5, 決明子1.5, 黄連1~1.5, 荊芥1~1.5, 薄荷1~1.5, 羌

活1〜1.5，蔓荊子1〜1.5，菊花1〜1.5，桔梗1〜1.5，蒺藜子1〜1.5，甘草1〜1.5，石膏1.5〜3

128 川芎茶調散　白芷2，羌活2，荊芥2，防風2，薄荷葉2，甘草1.5，細茶1.5，川芎3，香附子3〜4

129 千金鶏鳴散　大黄1〜2，当帰4〜5，桃仁4〜5

130 千金内托散　黄耆2，当帰3〜4，人参2〜3，川芎2，防風2，桔梗2，白芷1〜2，厚朴2，甘草1〜2，桂皮2〜4（金銀花2を加えても可）

131 喘四君子湯　人参2〜3，白朮2〜4，茯苓2〜4，陳皮2，厚朴2，縮砂1〜2，紫蘇子2，沈香1〜1.5，桑白皮1.5〜2，当帰2〜4，木香1〜1.5，甘草1〜3，生姜1，大棗2（生姜，大棗なくても可）

132 銭氏白朮散　白朮4，茯苓4，葛根4，人参3，藿香1，木香1，甘草1

133 続命湯　麻黄3，桂皮3，当帰3，人参3，石膏3〜6，乾姜2〜3，甘草2〜3，川芎1.5〜3，杏仁2.5〜4

133A 小続命湯　麻黄2〜4，防已2〜3，人参1〜3，黄芩2〜3，桂皮2〜4，甘草1〜4，芍薬2〜3，川芎2〜3，杏仁3〜3.5，加工ブシ0.3〜1，防風2〜4，生姜1〜3（ヒネショウガを使用する場合4〜10）

134 疎経活血湯　当帰2〜3.5，地黄2〜3，川芎2〜2.5，蒼朮2〜3（白朮も可），茯苓1〜2，桃仁2〜3，芍薬2.5〜4.5，牛膝1.5〜3，威霊仙1.5〜3，防已1.5〜2.5，羌活1.5〜2.5，防風1.5〜2.5，竜胆1.5〜2.5，生姜0.5，陳皮1.5〜3，白芷1〜2.5，甘草1

135 蘇子降気湯　紫蘇子3〜5（蘇葉可），半夏3〜5，陳皮2〜3，前胡2〜3，桂皮2〜3，当帰2.5〜3，厚朴2〜3，大棗1〜2，生姜0.5〜1又は乾姜0.5〜1，甘草1〜2

136 大黄甘草湯　大黄4〜10，甘草1〜5

137 大黄附子湯　大黄1〜3，加工ブシ0.2〜1.5，細辛2〜3

138 大黄牡丹皮湯　大黄1〜5，牡丹皮1〜4，桃仁2〜4，芒硝3.6〜4，冬瓜子2〜6

139 大建中湯　山椒1〜2，人参2〜3，乾姜3〜5，膠飴20〜64

139A 中建中湯　桂皮4，芍薬6，甘草2，大棗4，山椒2，乾姜1，人参3，（膠飴20を加えることもある）

140 大柴胡湯　柴胡6〜8，半夏2.5〜8，生姜1〜2（ヒネショウガを使用する場合4〜5），黄芩3，芍薬3，大棗3〜4，枳実2〜3，大黄1〜2

140A 大柴胡湯去大黄　柴胡6〜8，半夏3〜8，生姜1〜2（ヒネショウガを使用する場合4〜5），黄芩3〜6，芍薬3，大棗3，枳実2〜3

141 大半夏湯　半夏7，人参3，ハチミツ20

142 大防風湯　地黄2.5〜3.5，芍薬2.5〜3.5，甘草1.2〜1.5，防風2.5〜3.5，白朮2.5〜4.5（蒼朮も可），加工ブシ0.5〜2，杜仲2.5〜3.5，羌活1.2〜1.5，川芎2〜3，当帰2.5〜3.5，牛膝1.2〜1.5，生姜0.5〜1（乾姜1も可，ヒネショウガを使用する場合1.2〜1.5），黄耆2.5〜3.5，人参1.2〜1.5，大棗1.2〜2

143 沢瀉湯　沢瀉5〜6，白朮2〜3

144 治頭瘡一方　連翹3〜4，蒼朮3〜4，川芎3，防風2〜3，忍冬2〜3，荊芥1〜4，甘草0.5〜1.5，紅花0.5〜2，大黄0.5〜2

144A 治頭瘡一方去大黄　連翹3，蒼朮3，川芎3，防風2，忍冬2，荊芥1，甘草1，紅花1

145 治打撲一方　川芎3，樸樕（又は桜皮）3，川骨3，桂皮3，甘草1.5，丁子1〜1.5，大黄1〜1.5

146 中黄膏　ゴマ油1,000mL，黄蝋380，欝金40，黄柏20

147 調胃承気湯　大黄2〜6.4，芒硝1〜6.5，甘草1〜3.2

148 丁香柿蒂湯　柿蒂3，桂皮3，半夏3，陳皮3，丁子1，良姜1，木香1，沈香1，茴香1，藿香1，厚朴1，縮砂1，甘草1，乳香1

149 釣藤散　釣藤鈎3，橘皮3（陳皮も可），半夏3，麦門冬3，茯苓3，人参2〜3，防風2〜3，菊花2〜3，甘草1，生姜1，石膏5〜7

150 猪苓湯　猪苓3〜5，茯苓3〜5，滑石3〜5，沢瀉3〜5，阿膠3〜5

150A 猪苓湯合四物湯　当帰3，芍薬3，川芎3，地黄3，猪苓3，茯苓3，滑石3，沢瀉3，阿膠3

151 通導散　当帰3，大黄3，芒硝3〜4，枳実（枳殻でも可）2〜3，厚朴2，陳皮2，木通2，紅花2〜3，蘇木2，甘草2〜3

152 桃核承気湯　桃仁5，桂皮4，大黄3，芒硝2，甘草1.5

153 当帰散　当帰2〜3，芍薬2〜3，川芎2〜3，黄芩2〜3，白朮1〜1.5（蒼朮も可）

154 当帰四逆湯　当帰1.8〜4，桂皮1.8〜4，芍薬1.8〜4，木通2〜3，大棗1.8〜6.5，細辛1.8〜3，甘草1.2〜2.5

154A 当帰四逆加呉茱萸生姜湯　当帰3〜4，桂皮3〜4，芍薬3〜4，木通1.5〜3，細辛2〜3，甘草1.5〜2，大棗4〜6.5，呉茱萸1〜6，生姜0.5〜2（ヒネショウガを使用する場合4〜8）

155 当帰芍薬散　当帰3〜3.9，川芎3，芍薬4〜16，茯苓4〜5，白朮4〜5（蒼朮も可），沢瀉4〜12

155A 当帰芍薬散加黄耆釣藤　当帰3，沢瀉4，川芎3，芍薬4，茯苓4，蒼朮4（白朮も可），黄耆3，釣藤鈎4

155B 当帰芍薬散加人参　当帰3.5，沢瀉3.5，川芎3，芍薬4，茯苓3.5，白朮3（蒼朮も可），人参1〜2

155C 当帰芍薬散加附子　当帰3，沢瀉4，川芎3，加工ブシ0.4，芍薬4，茯苓4，白朮4（蒼朮も可）

156 当帰湯　当帰5，半夏5，芍薬3，厚朴3，桂皮3，人参3，乾姜1.5，黄耆1.5，山椒1.5，甘草1

157 当帰貝母苦参丸料　当帰3，貝母3，苦参3

158 独活湯　独活2，羌活2，防風2，桂皮2，大黄2，沢瀉2，当帰3，桃仁3，連翹3，防已5，黄柏5，甘草1.5

159 二朮湯　白朮1.5〜2.5，茯苓1.5〜2.5，陳皮1.5〜2.5，天南星1.5〜2.5，香附子1.5〜2.5，黄芩1.5〜2.5，威霊仙1.5〜2.5，羌活1.5〜2.5，半夏2〜4，蒼朮1.5〜3，甘草1〜1.5，生姜0.6〜1

160 二陳湯　半夏5〜7，茯苓3.5〜5，陳皮3.5〜4，生姜1〜1.5（ヒネショウガを使用する場合2〜3），甘草1〜2

160A 枳縮二陳湯　枳実1〜3，縮砂1〜3，半夏2〜3，陳皮2〜3，香附子2〜3，木香1〜2，草豆蔲1〜2，乾姜1〜2，厚朴1.5〜2.5，茴香1〜2.5，延胡索1.5〜2.5，甘草1，生姜1〜1.5（ヒネショウガを使用する場合3），茯苓2〜3

161 女神散（安栄湯）　当帰3〜4，川芎3，白朮3（蒼朮も可），香附子3〜4，桂皮2〜3，黄芩2〜4，人参1.5〜2，檳榔子2〜4，黄連1〜2，木香1〜2，丁子0.5〜1，甘草1〜1.5，大黄0.5〜1（大黄はなくても可）

162 人参湯（理中丸）　人参3，甘草3，白朮3（蒼朮も可），乾姜2〜3

162A 桂枝人参湯　桂皮4，甘草3〜4，人参3，乾姜2〜3，白朮3（蒼朮も可）

162B 附子理中湯　人参3，加工ブシ0.5〜1，乾姜2〜3，甘草2〜3，白朮3（蒼朮も可）

163 人参養栄湯　人参3，当帰4，芍薬2〜4，地黄4，白朮4（蒼朮も可），茯苓4，桂皮2〜2.5，黄耆1.5〜2.5，陳皮（橘皮も可）2〜2.5，遠志1〜2，五味子1〜1.5，甘草1〜1.5

164 排膿散及湯　桔梗3〜4，甘草3，大棗

付録　一般用漢方製剤(新210処方)一覧　347

3～6，芍薬3，生姜0.5～1（ヒネショウガを使用する場合2～3），枳実2～3

164A　排膿散　枳実3～10，芍薬3～6，桔梗1.5～2，卵黄1個（卵黄はない場合も可）

164B　排膿湯　甘草1.5～3，桔梗1.5～5，生姜0.5～1（ヒネショウガを使用する場合1～3），大棗2.5～6

165　麦門冬湯　麦門冬8～10，半夏5，粳米5～10，大棗2～3，人参2，甘草2

165A　竹葉石膏湯　竹葉1.2～2，石膏4.8～16，半夏1.6～8，麦門冬3.4～12，人参0.8～3，甘草0.6～2，粳米2～8.5

166　八味地黄丸　地黄5，6～8，山茱萸3，3～4，山薬3，3～4，沢瀉3，3，茯苓3，3，牡丹皮3，3，桂皮1，1，加工ブシ0.5～1，0.5～1（左側の数字は湯，右側は散）

166A　杞菊地黄丸　地黄5～8，8，山茱萸3～4，4，山薬4，4，沢瀉3，3，茯苓3，3，牡丹皮2～3，3，枸杞子4～5，5，菊花3，3（左側の数字は湯，右側は散）

166B　牛車腎気丸　地黄5～8，山茱萸2～4，山薬3～4，沢瀉3，茯苓3～4，牡丹皮3，桂皮1～2，加工ブシ0.5～1，牛膝2～3，車前子2～3

166C　知柏地黄丸　地黄8，山茱萸4，山薬4，沢瀉3，茯苓3，牡丹皮3，知母3，黄柏3

166D　味麦地黄丸　地黄8，山茱萸4，山薬4，沢瀉3，茯苓3，牡丹皮3，麦門冬6，五味子2

166E　六味丸(六味地黄丸)　地黄5～6，4～8，山茱萸3，3～4，山薬3，3～4，沢瀉3，3，茯苓3，3，牡丹皮3，3（左側の数字は湯，右側は散）

167　八味疝気方　桂皮3～4，木通3～4，延胡索3～4，桃仁3～6，烏薬3，牽牛子1～3，大黄1，牡丹皮3～4

168　半夏厚朴湯　半夏6～8，茯苓5，厚朴3，蘇葉2～3，生姜1～2（ヒネショウガを使用する場合2～4）

169　半夏散及湯　半夏3～6，桂皮3～4，甘草2～3

170　半夏瀉心湯　半夏4～6，黄芩2.5～3，乾姜2～3，人参2.5～3，甘草2.5～3，大棗2.5～3，黄連1

170A　甘草瀉心湯　半夏5，黄芩2.5，乾姜2.5，人参2.5，甘草2.5～3.5，大棗2.5，黄連1

170B　生姜瀉心湯　半夏5～8，人参2.5～4，黄芩2.5～4，甘草2.5～4，大棗2.5～4，黄連1，乾姜1～2，生姜1～2（ヒネショウガを使用する場合2～4）

171　半夏白朮天麻湯　半夏3，白朮1.5～3，陳皮3，茯苓3，麦芽1.5～2，天麻2，生姜0.5～2（ヒネショウガを使用する場合2～4），神麹1.5～2，黄耆1.5～2，人参1.5～2，沢瀉1.5～2，黄柏1，乾姜0.5～1（神麹のない場合も可）（蒼朮2～3を加えても可）

172　白朮附子湯　白朮2～4，加工ブシ0.3～1，甘草1～2，生姜0.5～1（ヒネショウガを用いる場合1.5～3），大棗2～4

173　白虎湯　知母5～6，粳米8～10，石膏15～16，甘草2

173A　白虎加桂枝湯　知母5～6，粳米8～10，石膏15～16，甘草2，桂皮3～4

173B　白虎加人参湯　知母5～6，石膏15～16，甘草2，粳米8～20，人参1.5～3

174　伏竜肝湯　伏竜肝4～10，ヒネショウガ5～8（生姜を使用する場合1.5～3），半夏6～8，茯苓3～5

175　茯苓飲　茯苓2.4～5，白朮2.4～4（蒼朮も可），人参2.4～3，生姜1～1.5（ヒネショウガを使用する場合3～4），陳皮2.5～3，枳実1～2

175A　茯苓飲加半夏　茯苓5，白朮4（蒼朮も可），人参3，生姜1～1.5（ヒネショウガを使用する場合3～4），陳皮3，枳実1.5，半夏4

175B　茯苓飲合半夏厚朴湯　茯苓4～6，白朮3～4（蒼朮も可），人参3，生姜1～1.5（ヒネショウガを使用する場合4～5），

陳皮3，枳実1.5~2，半夏6~10，厚朴3，蘇葉2

176 茯苓杏仁甘草湯　茯苓3~6，杏仁2~4，甘草1~2

177 茯苓四逆湯　茯苓4~4.8，甘草2~3，乾姜1.5~3，人参1~3，加工ブシ0.3~1.5

178 茯苓沢瀉湯　茯苓4~8，沢瀉2.4~4，白朮1.8~3（蒼朮も可），桂皮1.2~2，生姜1~1.5（ヒネショウガを使用する場合2.4~4），甘草1~1.5

179 附子粳米湯　加工ブシ0.3~1.5，半夏5~8，大棗2.5~3，甘草1~2.5，粳米6~8

180 扶脾生脈散　人参2，当帰4，芍薬3~4，紫苑2，黄耆2，麦門冬6，五味子1.5，甘草1.5

181 分消湯（実脾飲）　白朮2.5~3，蒼朮2.5~3，茯苓2.5~3，陳皮2~3，厚朴2~3，香附子2~2.5，猪苓2~2.5，沢瀉2~2.5，枳実（枳殻）1~3，大腹皮1~2.5，縮砂1~2，木香1，生姜1，燈心草1~2（但し，枳殻を用いる場合は実脾飲とする）

182 平胃散　蒼朮4~6（白朮も可），厚朴3~4.5，陳皮3~4.5，大棗2~3，甘草1~1.5，生姜0.5~1

182A 加味平胃散　蒼朮4~6（白朮も可），陳皮3~4.5，生姜0.5~1（ヒネショウガを使用する場合2~3），神麹2~3，山査子2~3，厚朴3~4.5，甘草1~2，大棗2~3，麦芽2~3（山査子はなくても可）

182B 香砂平胃散　蒼朮4~6（白朮も可），厚朴3~4.5，陳皮3~4.5，甘草1~1.5，縮砂1.5~2，香附子2~4，生姜0.5~1（ヒネショウガを使用する場合2~3），大棗2~3，藿香1（藿香はなくても可）

182C 不換金正気散　蒼朮4（白朮も可），厚朴3，陳皮3，大棗1~3，生姜0.5~1（ヒネショウガを使用する場合2~3），半夏6，甘草1.5，藿香1~1.5

183 防已黄耆湯　防已4~5，黄耆5，白朮3（蒼朮も可），生姜1~1.5（ヒネショウガを使用する場合3），大棗3~4，甘草1.5~2

184 防已茯苓湯　防已2.4~3，黄耆2.4~3，桂皮2.4~3，茯苓4~6，甘草1.5~2

185 防風通聖散　当帰1.2~1.5，芍薬1.2~1.5，川芎1.2~1.5，山梔子1.2~1.5，連翹1.2~1.5，薄荷葉1.2~1.5，生姜0.3~0.5（ヒネショウガを使用する場合1.2~1.5），荊芥1.2~1.5，防風1.2~1.5，麻黄1.2~1.5，大黄1.5，芒硝1.5，白朮2，桔梗2，黄芩2，甘草2，石膏2，滑石3（白朮のない場合も可）

186 補気健中湯（補気建中湯）　白朮3~5，蒼朮2.5~3.5，茯苓3~5，陳皮2.5~3.5，人参1.5~4，黄芩2~3，厚朴2，沢瀉2~4，麦門冬2~8

187 補中益気湯　人参3~4，白朮3~4（蒼朮も可），黄耆3~4.5，当帰3，陳皮2~3，大棗1.5~3，柴胡1~2，甘草1~2，生姜0.5，升麻0.5~2

188 補肺湯　麦門冬4，五味子3，桂皮3，大棗3，粳米3，桑白皮3，欸冬花2，生姜0.5~1（ヒネショウガを使用する場合2~3）

189 補陽還五湯　黄耆5，当帰3，芍薬3，地竜2，川芎2，桃仁2，紅花2

190 奔豚湯（金匱要略）　甘草2，川芎2，当帰2，半夏4，黄芩2，葛根5，芍薬2，生姜1~1.5（ヒネショウガを使用する場合4），李根白皮5~8（桑白皮でも可）

191 奔豚湯（肘後方）　甘草2，人参2，桂皮4，呉茱萸2，生姜1，半夏4

192 麻黄湯　麻黄3~5，桂皮2~4，杏仁4~5，甘草1~1.5

193 麻黄附子細辛湯　麻黄2~4，細辛2~3，加工ブシ0.3~1

194 麻杏甘石湯　麻黄4，杏仁4，甘草2，石膏10

194A 五虎湯　麻黄4，杏仁4，甘草2，石膏

10, 桑白皮1〜3

195 麻杏薏甘湯　麻黄4, 杏仁3, 薏苡仁10, 甘草2

196 麻子仁丸　麻子仁4〜5, 芍薬2, 枳実2, 厚朴2〜2.5, 大黄3.5〜4, 杏仁2〜2.5 (甘草1.5を加えても可)

197 木防已湯　防已2.4〜6, 石膏6〜12, 桂皮1.6〜6, 人参2〜4 (竹節人参4でも可)

198 楊柏散　楊梅皮2, 黄柏2, 犬山椒1

199 薏苡仁湯　麻黄4, 当帰4, 蒼朮4 (白朮も可), 薏苡仁8〜10, 桂皮3, 芍薬3, 甘草2

200 薏苡附子敗醤散　薏苡仁1〜16, 加工ブシ0.2〜2, 敗醤0.5〜8

201 抑肝散　当帰3, 釣藤鉤3, 川芎3, 白朮4 (蒼朮も可), 茯苓4, 柴胡2〜5, 甘草1.5

201A 抑肝散加芍薬黄連　当帰5.5, 釣藤鉤1.5, 川芎2.7, 白朮5.3 (蒼朮も可), 茯苓6.5, 柴胡2, 甘草0.6, 芍薬4, 黄連0.3

201B 抑肝散加陳皮半夏　当帰3, 釣藤鉤3, 川芎3, 白朮4 (蒼朮も可), 茯苓4, 柴胡2〜5, 甘草1.5, 陳皮3, 半夏5

202 六君子湯　人参2〜4, 白朮3〜4 (蒼朮も可), 茯苓3〜4, 半夏3〜4, 陳皮2〜4, 大棗2, 甘草1〜1.5, 生姜0.5〜1 (ヒネショウガを使用する場合1〜2)

202A 化食養脾湯　人参4, 白朮4, 茯苓4, 半夏4, 陳皮2, 大棗2, 神麹2, 麦芽2, 山査子2, 縮砂1.5, 生姜1, 甘草1

202B 香砂六君子湯　人参3〜4, 白朮3〜4 (蒼朮も可), 茯苓3〜4, 半夏3〜6, 陳皮2〜3, 香附子2〜3, 大棗1.5〜2, 生姜0.5〜1 (ヒネショウガを使用する場合1〜2), 甘草1〜1.5, 縮砂1〜2, 藿香1〜2

202C 柴芍六君子湯　人参3〜4, 白朮3〜4 (蒼朮も可), 茯苓3〜4, 半夏4, 陳皮2〜3, 大棗2, 甘草1〜2, 生姜0.5〜1 (ヒネショウガを使用する場合1〜2), 柴胡3〜4, 芍薬3〜4

202D 八解散　半夏3, 茯苓3, 陳皮3, 大棗2, 甘草2, 厚朴6, 人参3, 藿香3, 白朮3, 生姜1 (ヒネショウガを使用する場合2)

203 立効散　細辛1.5〜2, 升麻1.5〜2, 防風2〜3, 甘草1.5〜2, 竜胆1〜1.5

204 竜胆瀉肝湯　当帰5, 地黄5, 木通5, 黄芩3, 沢瀉3, 車前子3, 竜胆1〜1.5, 山梔子1〜1.5, 甘草1〜1.5

205 苓甘姜味辛夏仁湯　茯苓1.6〜4, 甘草1.2〜3, 半夏2.4〜5, 乾姜1.2〜3 (生姜2でも可), 杏仁2.4〜4, 五味子1.5〜3, 細辛1.2〜3

206 苓姜朮甘湯　茯苓4〜6, 乾姜3〜4, 白朮2〜3 (蒼朮も可), 甘草2

207 苓桂甘棗湯　茯苓4〜8, 桂皮4, 大棗4, 甘草2〜3

208 苓桂朮甘湯　茯苓4〜6, 白朮2〜4 (蒼朮も可), 桂皮3〜4, 甘草2〜3

208A 定悸飲　李根皮2, 甘草1.5〜2, 茯苓4〜6, 牡蛎3, 桂皮3, 白朮2〜3 (蒼朮も可), 呉茱萸1.5〜2

208B 明朗飲　茯苓4〜6, 細辛1.5〜2, 桂皮3〜4, 黄連1.5〜2, 白朮2〜4, 甘草2, 車前子2〜3

208C 連珠飲　当帰3〜4, 白朮2〜4 (蒼朮も可), 川芎3〜4, 甘草2〜3, 芍薬3〜4, 地黄3〜4, 茯苓4〜6, 桂皮3〜4

209 苓桂味甘湯　茯苓4〜6, 甘草2〜3, 桂皮4, 五味子2.5〜3

210 麗沢通気湯　黄耆4, 山椒1, 蒼朮3, 麻黄1, 羌活3, 白芷4, 独活3, 生姜1, 防風3, 大棗1, 升麻1, 葱白3, 葛根3, 甘草1 (葱白はなくても可)

210A 麗沢通気湯加辛夷　黄耆4, 山椒1, 蒼朮3, 麻黄1, 羌活3, 白芷4, 独活3, 生姜1, 防風3, 大棗1, 升麻1, 葱白3, 葛根3, 甘草1, 辛夷3 (葱白はなくても可)

「効能又は効果」欄のコロンより前の体質や体調（しばり）の一覧

しばり	処方名	頁
赤ら顔	清上防風湯	157
あくびが出る	甘麦大棗湯	53
汗をかきやすい	防已黄耆湯	223
圧痛（下腹部）	通導散料	182
脂汗（手足の裏）	荊芥連翹湯	64
あれ（皮膚）	加味逍遥散料加川芎地黄（加味逍遙散合四物湯）	48
怒りやすい	抑肝散料	236
怒りやすい	抑肝散料加芍薬黄連	259
怒りやすい	抑肝散料加陳皮半夏	237
息切れ	柴胡桂枝乾姜湯	104
息苦しい	神秘湯	151
息苦しい	蘇子降気湯	166
痛み	疎経活血湯	165
痛み	治打撲一方	174
痛み（下肢）	当帰四逆加呉茱萸生姜湯	188
痛み（肩・上腕）	二朮湯	196
痛み（下腹部）	当帰四逆湯	189
痛み（下腹部）	当帰四逆加呉茱萸生姜湯	188
痛み（下腹部）	竜胆瀉肝湯	240
痛み（体のふしぶし）	麻黄湯	230
痛み（関節）	薏苡仁湯	235
痛み（筋肉）	芍薬甘草湯	126
痛み（筋肉）	薏苡仁湯	235
痛み（腰から下肢）	苓姜朮甘湯	241
痛み（背中）	解労散料	247
痛み（のど）	桔梗湯	54
痛み（のど）	駆風解毒湯	63
痛み（のど）	小柴胡湯加桔梗石膏	137
痛み（慢性化）	清上蠲痛湯	156
胃腸虚弱	温胆湯	28
胃腸虚弱	化食養脾湯	38
胃腸虚弱	加味温胆湯	44
胃腸虚弱	桂枝人参湯	76
胃腸虚弱	香砂六君子湯	88
胃腸虚弱	香蘇散料・香蘇散	89
胃腸虚弱	柴芍六君子湯	109
胃腸虚弱	参蘇飲	150
胃腸虚弱	参苓白朮散料・参苓白朮散	152
胃腸虚弱	清心蓮子飲	158
胃腸虚弱	当帰芍薬散料加人参	254
胃腸虚弱	八解散料	256
胃腸虚弱	半夏白朮天麻湯	210
胃腸虚弱	補気建中湯	227
胃腸虚弱	六君子湯	238
胃腸の衰え	補中益気湯	228
胃痛	安中散料・安中散	19
胃もたれ	安中散料・安中散	19
胃もたれ	加味平胃散料	263
胃もたれ	香砂平胃散料	85
胃もたれ	不換金正気散料	215
胃もたれ	茯苓沢瀉湯	220
胃もたれ	平胃散料	222
異物感（咽喉・食道部）	柴朴湯	110
異物感（咽喉・食道部）	半夏厚朴湯	207
異物感（咽喉・食道部）	茯苓飲合半夏厚朴湯	219
胃部に水がたまる	堅中湯	83
胃部の重圧感	黄連湯	36
胃部の停滞感	黄連湯	36
イライラ	加味逍遙散料	47
イライラ	加味逍遥散料加川芎地黄（加味逍遙散合四物湯）	48
イライラ	甘草瀉心湯	51
イライラ	抑肝散料	236
イライラ	抑肝散料加芍薬黄連	259
イライラ	抑肝散料加陳皮半夏	237
いらいらして落ち着かない	黄連解毒湯・黄連解毒散	34
色つやが悪い	温清飲	27
色つやが悪い	加味逍遥散料加川芎地黄（加味逍遙散合四物湯）	48
色つやが悪い	四物湯	124
色つやが悪い	猪苓湯合四物湯	181
うるおいがない（のど）	滋陰降火湯	116
嘔気	黄連湯	36
嘔気	柴朴湯	110
嘔気	半夏厚朴湯	207
嘔気	茯苓飲合半夏厚朴湯	219
嘔吐	胃苓湯	22
嘔吐	小半夏加茯苓湯	143
嘔吐	銭氏白朮散料	163
嘔吐	二陳湯	197
嘔吐	半夏瀉心湯	209
嘔吐	茯苓沢瀉湯	220

しばり	処方名	頁	しばり	処方名	頁
嘔吐・吐き気	安中散料・安中散	19	下腹部痛	桂枝茯苓丸料加薏苡仁	78
	乾姜人参半夏丸料・乾姜人参半夏丸	49		甲字湯	84
				折衝飲	161
	五苓散料・五苓散	99		大黄牡丹皮湯	168
	四苓湯	148		当帰芍薬散料・当帰芍薬散	190
悪寒	桂枝人参湯	76			
	升麻葛根湯	145		当帰芍薬散加黄耆釣藤	253
悪心	小半夏加茯苓湯	143		当帰芍薬散加人参	254
	二陳湯	197	かゆみ	加味逍遥散料加川芎地黄（加味逍遙散合四物湯）	48
	半夏瀉心湯	209			
	茯苓沢瀉湯	220		消風散料	144
驚きやすい	甘麦大棗湯	53		治頭瘡一方	175
重苦しさ（胸腹部）	解労散料	247	渇き	茯苓沢瀉湯	220
				胃苓湯	22
顔色が悪い	胃風湯	21		茵蔯蒿湯	23
	啓脾湯	79		杞菊地黄丸料	249
	参苓白朮散料・参苓白朮散	152		牛車腎気丸料	95
				柴胡桂枝乾姜湯	104
	四君子湯	121		清暑益気湯	155
	七物降下湯	122		清心蓮子飲	158
かさつき（皮膚）	温清飲	27		銭氏白朮散料	163
	加味逍遥散料加川芎地黄（加味逍遙散合四物湯）	48	渇き（口）	知柏地黄丸料	251
				猪苓湯	180
かぜ（初期）	麻黄湯	230		猪苓湯合四物湯	181
かぜをひきやすい	柴朴湯	110		八味地黄丸料・八味地黄丸	206
肩こり	延年半夏湯	261			
	加味逍遙散料	47		白虎加桂枝湯	211
	加味逍遥散料加川芎地黄（加味逍遙散合四物湯）	48		白虎加人参湯	212
				白虎湯	214
	桂枝加葛根湯	67		味麦地黄丸料	257
	桂枝茯苓丸料・桂枝茯苓丸	77		六味地黄丸料・六味地黄丸	244
	桂枝茯苓丸料加薏苡仁	78	渇き（口・舌）	清心蓮子飲	158
	甲字湯	84	渇き（唇）	温経湯	26
	呉茱萸湯	96	渇き（のど）	茵蔯五苓散料・茵蔯五苓散	24
	逍遙散料	147			
	釣藤散料	179		五苓散料・五苓散	99
	当帰芍薬散料・当帰芍薬散	190		柴苓湯	111
				小青竜湯加杏仁石膏（小青竜湯合麻杏甘石湯）	142
	当帰芍薬散料加黄耆釣藤	253			
	当帰芍薬散料加人参	254		小青竜湯加石膏	140
化膿	十味敗毒湯	130		四苓湯	148
	排膿散料・排膿散	202		麻杏甘石湯	231
	排膿湯	204	痒が強い	柴胡清肝湯	107
下腹部痛	桂枝茯苓丸料・桂枝茯苓丸	77	乾燥（咽頭）	麦門冬湯	205
			乾燥（皮膚）	滋陰降火湯	116

付録 「効能又は効果」欄のコロンより前の体質や体調（しばり）の一覧

しばり	処方名	頁
乾燥（皮膚）	四物湯	124
	潤腸湯	131
	猪苓湯合四物湯	181
	当帰飲子	185
顔面紅潮	黄連解毒湯・黄連解毒散	34
	三黄散	112
	三黄瀉心湯	113
気鬱	柴蘇飲	250
気分がすぐれない	杏蘇散料	62
	香蘇散料・香蘇散	89
気分の沈み	香砂六君子湯	88
気分のふさぎ	柴朴湯	110
	半夏厚朴湯	207
	茯苓飲合半夏厚朴湯	219
胸痛	柴陥湯	101
胸背部痛	当帰湯	192
胸腹部の重苦しさ	四逆散料・四逆散	119
けいれん（筋肉）	芍薬甘草湯	126
血色が悪い	加味帰脾湯	45
	加味四物湯	248
	帰脾湯	56
	小建中湯	133
	当帰建中湯	186
げっぷ	安中散料・安中散	19
	生姜瀉心湯	132
下痢	甘草瀉心湯	51
	啓脾湯	79
	参苓白朮散料・参苓白朮散	152
	銭氏白朮散料	163
	半夏瀉心湯	209
	平胃散料	222
下痢（水様性）	胃苓湯	22
元気がない	補中益気湯	228
高血圧	当帰芍薬散料加黄耆釣藤	253
興奮しやすい	桂枝加竜骨牡蛎湯	72
こわばり（手足）	桂枝加朮附湯	71
	桂枝加苓朮附湯	74
寒気	黄芩湯	30
	柴胡桂枝湯	106
	麻黄湯	230
しびれ	疎経活血湯	165
出血	芎帰膠艾湯	57
消化器の虚弱	抑肝散料加陳皮半夏	237
消化不良	平胃散料	222
食欲不振	安中散料・安中散	19

しばり	処方名	頁
食欲不振	胃風湯	21
	黄連湯	36
	化食養脾湯	38
	加味平胃散料	263
	啓脾湯	79
	香砂六君子湯	88
	柴陥湯	101
	柴芍六君子湯	109
	柴苓湯	111
	参苓白朮散料・参苓白朮散	152
	四君子湯	121
	小柴胡湯・小柴胡湯（竹参）	135
	小柴胡湯加桔梗石膏	137
	清肌安蛔湯	154
	清暑益気湯	155
	半夏瀉心湯	209
	不換金正気散料	215
	六君子湯	238
神経過敏	甘麦大棗湯	53
	桂枝加竜骨牡蛎湯	72
	香蘇散料・香蘇散	89
	柴胡桂枝乾姜湯	104
	柴胡清肝湯	107
神経質	柴芍六君子湯	109
	柴蘇飲	250
神経のたかぶり	抑肝散料	236
	抑肝散料加芍薬黄連	259
	抑肝散料加陳皮半夏	237
	苓桂甘棗湯	242
頭重	桂枝加葛根湯	67
	桂枝茯苓丸料・桂枝茯苓丸	77
	桂枝茯苓丸加薏苡仁	78
	甲字湯	84
	香砂六君子湯	88
	五苓散料・五苓散	99
	柴胡桂枝湯	106
	升麻葛根湯	145
	当帰芍薬散料・当帰芍薬散	190
	当帰芍薬散料加黄耆釣藤	253
	当帰芍薬散料加人参	254
頭痛	桂枝加葛根湯	67
	五苓散料・五苓散	99

しばり	処方名	頁	しばり	処方名	頁
頭痛	柴胡桂枝湯	106	疲れ（心身）	加味帰脾湯	45
	升麻葛根湯	145		帰脾湯	56
	麻黄湯	230		酸棗仁湯	114
頭痛（慢性）	釣藤散料	179	膨満感（上腹部）	茯苓飲	216
精神神経症状	加味逍遙散料	47		茯苓飲加半夏	218
	加味逍遙散料加川芎地黄 （加味逍遙散合四物湯）	48		茯苓飲合半夏厚朴湯	219
	逍遙散料	147	膨満感（腹部）	桂枝加芍薬大黄湯	69
精神不安	加味逍遙散料	47		桂枝加芍薬湯	70
	加味逍遙散料加川芎地黄 （加味逍遙散合四物湯）	48		厚朴生姜半夏人参甘草湯	90
	柴胡加竜骨牡蛎湯・柴胡 加竜骨牡蛎湯（黄芩）	102		小承気湯	138
				当帰湯	192
	三黄散	112	疲れやすい	胃風湯	21
	三黄瀉心湯	113		黄耆建中湯	29
	酸棗仁湯	114		化食養脾湯	38
	逍遙散料	147		加味逍遙散料	47
喘鳴	神秘湯	151		加味逍遙散料加川芎地黄 （加味逍遙散合四物湯）	48
せき	桔梗湯	54		帰耆建中湯	55
	五虎湯	91		桂枝加竜骨牡蛎湯	72
	柴陥湯	101		香砂六君子湯	88
	滋陰降火湯	116		杞菊地黄丸料	249
	小青竜湯加杏仁石膏 （小青竜湯合麻杏甘石湯）	142		牛車腎気丸料	95
				四君子湯	121
	神秘湯	151		七物降下湯	122
	清肺湯	160		炙甘草湯	125
	麦門冬湯	205		小建中湯	133
	麻黄湯	230		逍遙散料	147
	麻杏甘石湯	231		清暑益気湯	155
	味麦地黄丸料	257		知柏地黄丸料	251
せき（うすい水様 のたんを伴う）	小青竜湯	139		当帰建中湯	186
	小青竜湯加石膏	140		当帰芍薬散料・ 当帰芍薬散	190
全身倦怠感	清心蓮子飲	158		当帰芍薬散料加黄耆釣藤	253
多尿	杞菊地黄丸料	249		当帰芍薬散料加人参	254
	小建中湯	133		人参湯・理中丸	199
	八味地黄丸料・ 八味地黄丸	206		八味地黄丸料・ 八味地黄丸	206
	苓姜朮甘湯	241		防已黄耆湯	223
	六味地黄丸料・ 六味地黄丸	244		補中益気湯	228
				味麦地黄丸料	257
食べ過ぎ	香砂平胃散料	85		六君子湯	238
たんが切れにくい	柴陥湯	101		六味地黄丸料・ 六味地黄丸	244
	滋陰降火湯	116			
	清肺湯	160		桂枝加苓朮附湯	74
	麦門冬湯	205	動悸	柴胡加竜骨牡蛎湯・柴胡 加竜骨牡蛎湯（黄芩）	102
たんが少ない	神秘湯	151			

付録 「効能又は効果」欄のコロンより前の体質や体調（しばり）の一覧　**355**

しばり	処方名	頁	しばり	処方名	頁
動悸	柴胡桂枝乾姜湯	104	のぼせ	桂枝茯苓丸料・ 桂枝茯苓丸	77
	柴朴湯	110		桂枝茯苓丸料加薏苡仁	78
	小建中湯	133		甲字湯	84
	当帰芍薬散料・ 当帰芍薬散	190		清上防風湯	157
	当帰芍薬散料加黄耆釣藤	253		桃核承気湯	183
	当帰芍薬散料加人参	254		女神散料	198
	半夏厚朴湯	207		白虎加桂枝湯	211
	茯苓飲合半夏厚朴湯	219		苓桂甘棗湯	242
	明朗飲	258		苓桂朮甘湯	243
	苓桂甘棗湯	242		連珠飲	260
	苓桂朮甘湯	243	のぼせ（顔）	蘇子降気湯	166
苦味（口）	柴陥湯	101	のぼせ感	加味逍遙散料	47
	小柴胡湯・小柴胡湯（竹参）	135	のぼせ気味	黄連阿膠湯	33
	小柴胡湯加桔梗石膏	137		黄連解毒湯・黄連解毒散	34
	清肌安蛔湯	154		三黄散	112
尿が出しぶる	清心蓮子飲	158		三黄瀉心湯	113
尿量減少	胃苓湯	22	排尿異常	猪苓湯	180
	茵蔯蒿湯	23		猪苓湯合四物湯	181
	茵蔯五苓散料・ 茵蔯五苓散	24	吐き気	黄連湯	36
	桂枝加朮附湯	71		甘草瀉心湯	51
	桂枝加苓朮附湯	74		柴胡桂枝湯	106
	杞菊地黄丸料	249		柴朴湯	110
	牛車腎気丸料	95		柴苓湯	111
	五苓散料・五苓散	99		生姜瀉心湯	132
	柴苓湯	111		不換金正気散料	215
	四苓湯	148		茯苓飲	216
	八味地黄丸料・ 八味地黄丸	206		茯苓飲加半夏	218
	茯苓飲	216		平胃散料	222
	茯苓飲加半夏	218	吐き気・嘔吐	安中散料・安中散	19
	茯苓飲合半夏厚朴湯	219		乾姜人参半夏丸料・ 乾姜人参半夏丸	49
	分消湯	221		五苓散料・五苓散	99
	六味地黄丸料・ 六味地黄丸	244		四苓湯	148
寝汗	柴胡桂枝乾姜湯	104	白苔（舌）	柴陥湯	101
	小建中湯	133		小柴胡湯・小柴胡湯（竹参）	135
熱感	加味帰脾湯	45		小柴胡湯加桔梗石膏	137
	辛夷清肺湯	149		清肌安蛔湯	154
	白虎加桂枝湯	211	発赤	十味敗毒湯	130
	白虎加人参湯	212	発汗	桂枝加葛根湯	67
	白虎湯	214		桂枝加朮附湯	71
熱感（下腹部）	竜胆瀉肝湯	240		桂枝湯	74
熱感（局所）	消風散料	144	発汗（頭部）	柴胡桂枝乾姜湯	104
のぼせ	温清飲	27	発熱	黄芩湯	30
				桂枝人参湯	76

しばり	処方名	頁	しばり	処方名	頁
発熱	小承気湯	138	冷えやすい（四肢）	牛車腎気丸料	95
	升麻葛根湯	145		八味地黄丸料・八味地黄丸	206
	銭氏白朮散料	163			
	麻黄湯	230	冷えやすい（手足）	香砂六君子湯	88
鼻血	小建中湯	133			
鼻水	辛夷清肺湯	149	皮下脂肪（腹部）	防風通聖散料	225
	小青竜湯	139	ぴくつき（筋肉）	桂枝加苓朮附湯	74
	小青竜湯加石膏	140	微熱	柴胡桂枝湯	106
張り（腹部）	小承気湯	138	皮膚が浅黒い	荊芥連翹湯	64
はれ	治打撲一方	174		滋陰降火湯	116
はれ（関節・筋肉）	薏苡仁湯	235	皮膚疾患	十味敗毒湯	130
				消風散料	144
はれ（のど）	桔梗湯	54	皮膚疾患（顔面・頭部）	治頭瘡一方	175
	駆風解毒湯	63			
	小柴胡湯加桔梗石膏	137	貧血	香砂六君子湯	88
冷え	五積散	93		柴芍六君子湯	109
	小建中湯	133		当帰芍薬散料・当帰芍薬散	190
冷え（足）	延年半夏湯	261			
	桂枝茯苓丸料・桂枝茯苓丸	77		当帰芍薬散料加黄耆釣藤	253
				当帰芍薬散料加人参	254
	桂枝茯苓丸料加薏苡仁	78		六君子湯	238
	甲字湯	84	貧血気味	柴胡桂枝乾姜湯	104
	蘇子降気湯	166	頻尿	小建中湯	133
冷え（下肢）	当帰四逆加呉茱萸生姜湯	188	不安	四逆散料・四逆散	119
	半夏白朮天麻湯	210	腹痛	安中散料・安中散	19
冷え（腰から下肢）	苓姜朮甘湯	241		黄芩湯	30
				桂枝加芍薬大黄湯	69
冷え症	芎帰膠艾湯	57		五苓散料・五苓散	99
	柴胡桂枝乾姜湯	104		柴胡桂枝湯	106
	柴芍六君子湯	109		柴芍六君子湯	109
	四物湯	124		小建中湯	133
	当帰飲子	185		四苓湯	148
	当帰芍薬散料・当帰芍薬散	190		大建中湯	169
				中建中湯	252
	当帰芍薬散料加黄耆釣藤	253		当帰湯	192
	当帰芍薬散料加人参	254	腹部に力がない	安中散料・安中散	19
冷え（手足）	桂枝加朮附湯	71	腹壁の緊張	荊芥連翹湯	64
	桂枝加苓朮附湯	74	腹鳴	甘草瀉心湯	51
	呉茱萸湯	96		半夏瀉心湯	209
	当帰四逆湯	189	腹鳴（食後）	平胃散料	222
	当帰四逆加呉茱萸生姜湯	188	不眠	黄連阿膠湯	33
	人参湯・理中丸	199		柴胡加竜骨牡蛎湯・柴胡加竜骨牡蛎湯（黄芩）	102
	六君子湯	238			
冷え（腹）	大建中湯	169		酸棗仁湯	114
冷えやすい	黄連阿膠湯	33		四逆散料・四逆散	119
	防已茯苓湯	224	ふらつき	連珠飲	260

付録 「効能又は効果」欄のコロンより前の体質や体調（しばり）の一覧

しばり	処方名	頁	しばり	処方名	頁
ふらつき・めまい	明朗飲	258	耳鳴り	当帰芍薬散料・当帰芍薬散	190
	苓桂朮甘湯	243		当帰芍薬散料加黄耆釣藤	253
便秘	茵蔯蒿湯	23		当帰芍薬散料加人参	254
	乙字湯	37	むくみ	牛車腎気丸料	95
	葛根紅花湯	41		五苓散料・五苓散	99
	加味逍遙散料	47		柴苓湯	111
	加味逍遙散料加川芎地黄（加味逍遙散合四物湯）	48		四苓湯	148
	桂枝加芍薬大黄湯	69	むくみ（顔）	杏蘇散料	62
	柴胡加竜骨牡蛎湯・柴胡加竜骨牡蛎湯（黄芩）	102	むくみ（手足）	防已茯苓湯	224
			胸が苦しい	黄連阿膠湯	33
	三黄散	112	胸やけ	安中散料・安中散	19
	三黄瀉心湯	113		加味平胃散料	263
	滋陰降火湯	116		茯苓飲	216
	逍遙散料	147		茯苓飲加半夏	218
	秦艽防風湯	268		茯苓飲合半夏厚朴湯	219
	大黄牡丹皮湯	168	めまい	桂枝加苓朮附湯	74
	大柴胡湯	170		桂枝茯苓丸料・桂枝茯苓丸	77
	通導散料	182			
	桃核承気湯	183		桂枝茯苓丸料加薏苡仁	78
	分消湯	221		甲字湯	84
	防風通聖散料	225		五苓散料・五苓散	99
	麻子仁丸料・麻子仁丸	233		柴朴湯	110
ほてり（手足）	温経湯	26		釣藤散料	179
	杞菊地黄丸料	249		当帰芍薬散料・当帰芍薬散	190
	三物黄芩湯	115			
	炙甘草湯	125		当帰芍薬散料加黄耆釣藤	253
	小建中湯	133		当帰芍薬散料加人参	254
	六味地黄丸料・六味地黄丸	244		女神散料	198
				半夏厚朴湯	207
みぞおちの膨満	呉茱萸湯	96		茯苓飲合半夏厚朴湯	219
みぞおちのつかえ	黄芩湯	30	めまい・ふらつき	明朗飲	258
	化食養脾湯	38		苓桂朮甘湯	243
	乾姜人参半夏丸料・乾姜人参半夏丸	49	やせ	啓脾湯	79
				参苓白朮散料・参苓白朮散	152
	甘草瀉心湯	51			
	香砂六君子湯	88		四君子湯	121
	柴芍六君子湯	109	冷感（背中）	当帰湯	192
	三黄散	112	脇腹からみぞおちが苦しい	柴陥湯	101
	三黄瀉心湯	113		柴蘇飲	250
	生姜瀉心湯	132		小柴胡湯・小柴胡湯（竹参）	135
	大半夏湯	172			
	半夏瀉心湯	209		小柴胡湯加桔梗石膏	137
	分消湯	221		清肌安蛔湯	154
	六君子湯	238		大柴胡湯	170
みぞおちの抵抗感	延年半夏湯	261			

薬方の出典文献一覧

出典名	著者名	備考
傷寒論（中国） （しょうかんろん）	後漢・張仲景（張機）	この2冊はもとは1冊で，伝染病の進行状態を三陰三陽に分けて治療する『傷寒論』と雑病を扱った『金匱要略』から成っていたといわれている。どちらも原本は存在せず，いくつかの異なった版が残る。
金匱要略方論（中国） （きんきようりゃくほうろん）	後漢・張仲景（張機）	
肘後備急方（中国） （ちゅうごびきゅうほう） 肘後救卒方	晋・葛洪	天然痘，肝炎の黄疸の潜伏期，狂犬病の記載がある。
備急千金要方（中国） （びきゅうせんきんようほう） 千金要方	唐・孫思邈	「人命は千金よりも重い」の意で書かれた。本草・製薬・治療の注意から各科の治療・養生・鍼など唐以前の医書の集大成したもの。後年，傷寒論を追補した『千金翼方』が出ている。
外台秘要（中国） （げだいひよう）	唐・王燾	図書館に勤め，20年間に書物を読んでまとめられたと伝えられる。
太平恵民和剤局方（中国） （たいへいけいみんわざいきょくほう） 和剤局方	宋・太医局編	太医局（国立病院）に薬局を付設し，和剤局・熟薬所を作った。後に太平恵民局と改め，全国から集めた有効な処方で処方集を作った。大量に製造できるよう散の製品が多い。
小児薬証直訣（中国） （しょうにやくしょうじっけつ） 銭氏小児薬証直訣	宋・銭乙	小児の診断と方論と具体的医案を挙げている。小児の治療に高い実用性を有する。
普済本事方（中国） （ふさいほんじほう）	南宋・許叔微	内科の病証23種の治療方剤と鍼灸法を述べている。
黄帝素問宣明論方（中国） （こうていそもんせんめいろんぽう） 宣明論方	金・劉完素（河澗）	局方派を批判して素問を取り入れ，病因を火とし，寒涼の治療を主張した。それらを基調とした治療書である。
楊氏家蔵方（中国） （ようしけぞうほう）	宋・楊氏	諸風，傷寒，中諸，風湿，脚気など49項目1,111方を掲載している。
婦人良方（中国） （ふじんりょうほう） 婦人大全良方 （ふじんたいぜんりょうほう）	宋・陳自明	宋以前の産科の文献を集めたもの。
内外傷弁惑論（中国） （ないがいしょうべんわくろん） 弁惑論	金・李杲（東垣）	寒涼派や攻下派の治療の偏りを批判し，全身の栄養状態の向上に主眼を置いた補土派・温補派である。内傷と外傷の鑑別を中心に述べている。「惑」とは質問のこと。
脾胃論（中国） （ひいろん）	金・李杲（東垣）	全身の栄養状態を良くするには，中心は脾胃であると述べている。

出典名	著者名	備考
済生方（中国） 厳氏済生方	南宋・厳用和	中風，中寒，婦人科など79項目について，病候，方剤を掲載している。
直指方（中国） 仁斎直指方	宋・揚士瀛	内科の雑病を中心とする総合的医書である。
蘭室秘蔵（中国）	金・李杲（東垣）	補土派・温補派。胃痛など21項目について記載されている。
世医得効方（中国） 得効方	元・危亦林	内科，外科，五官科，小児科など13科につき記載されている。
保嬰撮要（中国）	明・薛鎧	20巻から成る。前半はえい児，後半は小児外科・皮膚科につき記載されている。
医学入門（中国）	明・李梃	明以前の医家の紹介，治療法などを述べている。永沢道寿に影響を与えた書物といわれている。
医学六要（中国）	明・張三錫	四診法，経路考，病機部，本草選，治法彙，運気より成っている。
万病回春（中国）	明・龔廷賢	内経〜金元四大家の医書がまとめられ，日本の後世方に影響を与えた。
女科撮要（中国） 薛氏医案中にある	明・薛己	『薛氏医案』に含まれている。
内科摘要（中国） 薛氏医案中	明・薛己	『薛氏医案』に含まれている。
薛氏医案十六種（中国）	明・薛己	版により『薛氏医案二十四種』，『薛氏医案九種』などがある。父の薛鎧が医書24種を収録したもの。
済世全書（中国）	明・龔廷賢	著作全集である。
寿世保元（中国）	明・龔廷賢	基礎が中心で，疾病の証と治法が述べられている。『万病回春』などの足りないところを補っている。
外科正宗（中国）	明・陳実功	漢方の外科を代表する書籍であり，鼻茸の手術なども記載されている。
明医指掌（中国）	明・皇甫中	全10巻。1巻は病機，2〜7巻は内科雑病，8巻は五官・外科，9巻は婦人科，10巻は小児科。
温疫論（おんえきろん）（中国）	明・呉有性	温疫の病因，初期から進行する状態と治法が書かれている。

出典名	著者名	備考
一本堂医事説約（日本）	香川修庵	「一本堂」は，儒学と医学は本来そのもとを一にするとの考えから。
方機（日本）	吉益東洞	古方を確立した。陰陽五行など古くからの理論に批判的であり，実験を重んじた。『万病一毒論』などを唱えた。
産論（日本）	賀川玄悦	江戸時代の医師。男女の骨盤の差や胎児の体位を記述した最古の文献。
医療衆方規矩大成（日本） 衆方規矩	曲直瀬道三	江戸時代のベストセラー。
瘍科方筌（日本） 春林軒膏方 春林軒撮要方筌 春林軒撮要方函	華岡青洲	世界初の全身麻酔による乳がん手術を成功させた。
蔓難録（日本）	柘植彰常	回虫症の症状を記載している。
叢桂亭医事小言（日本） 医事小言	原南陽	医学総論から診察法，病証ごとの治法，家伝方を掲載している。
傷科補要（中国）	清・銭秀昌	図示から始まり，外傷の治療36原則を挙げ，最後に名医による秘方を掲載している。
方輿輗（日本）	有持桂里	病気ごとに病因と治方のコツ（口訣）をまとめている。
類聚方広義（日本）	尾台榕堂	『傷寒論』，『金匱要略』を処方別にまとめ，吉益東洞の『類聚方』と『方極』を1つにまとめ，自らの経験や解説を加えている。
勿誤薬室方函口訣（日本） 方函口訣・浅田家方	浅田宗伯	現代の漢方に一番影響を残す処方集であり，口訣集でもある。
一貫堂方（日本）	森道伯	体質を瘀血証・臓毒証・解毒証の3証に分けた治療で有名。
大塚敬節方（日本） 修琴堂方	大塚敬節	昭和の漢方を築いた名医。

効能・効果別索引

- 充実：体力が充実
- 比：比較的体力がある
- 中↑：体力中等度以上
- 中：体力中等度
- 中↓：体力中等度以下
- 中虚：体力中等度又はやや虚弱
- 虚：体力虚弱
- 無：体力に関わらない

● 外科・整形外科 ●

症状	処方	体力	頁
圧痛（ふくらはぎの）	鶏鳴散料加茯苓	中	82
痛み（関節の）	加味四物湯	虚	248
痛み（打撲の）	千金鶏鳴散料		162
痛み（手足の）	桂枝加芍薬生姜人参湯	虚	69
痛み（手や肩の）	葛根湯	中↑	42
打ち身	桂枝茯苓丸料・桂枝茯苓丸	比	77
	甲字湯	比	84
	通導散料	中↑	182
うち身	中黄膏		176
外傷	紫雲膏		118
下肢痛	牛車腎気丸料	中↓	95
	八味地黄丸料・八味地黄丸	中↓	206
	味麦地黄丸料	中↓	257
肩こり	葛根黄連黄芩湯	中	40
	葛根湯	中↑	42
	桂枝茯苓丸料・桂枝茯苓丸	比	77
	甲字湯	比	84
	折衝飲	中↑	161
	当帰芍薬散料・当帰芍薬散	虚	190
	当帰芍薬散料加人参	虚	254
	独活葛根湯	中虚	194
肩こり（高血圧に伴う随伴症状）	牛車腎気丸料	中↓	95
	七物降下湯	中↓	122
肩こり（高血圧に伴う随伴症状の改善）	八味地黄丸料・八味地黄丸	中↓	206
肩こり（高血圧の随伴症状）	三黄散	中↑	112
	三黄瀉心湯	中↑	113
	通導散料	中↑	182
	桃核承気湯	中↑	183
	当帰芍薬散料加黄耆釣藤	虚	253
肩こり（高血圧や肥満に伴う）	大柴胡湯	充実	170
	防風通聖散料	充実	225
肩こり（便秘に伴う）	応鐘散料・応鐘散	中↑	31
関節痛	桂枝加朮附湯	虚	71
	桂枝加苓朮附湯	虚	74
	五積散	中虚	93
	疎経活血湯	中	165
	麻杏薏甘湯	中	232
	薏苡仁湯	中	235
関節の痛み（肥満に伴う）	防已黄耆湯	中↓	223
関節の腫れ（肥満に伴う）	防已黄耆湯	中↓	223
顔面痛	清上蠲痛湯	無	156
緊張（ふくらはぎの）	鶏鳴散料加茯苓	中	82
筋肉痛	葛根湯	中↑	42
	疎経活血湯	中	165
	麻杏薏甘湯	中	232
	薏苡仁湯	中	235
屈伸痛（手足の）	独活湯	中	195
けいれん（筋肉の）	芍薬甘草湯	無	126
五十肩	独活葛根湯	中虚	194
	二朮湯	中	196
こむらがえり	芍薬甘草湯	無	126
四十肩	独活葛根湯	中虚	194
	二朮湯	中	196
しびれ	牛車腎気丸料	中↓	95
	八味地黄丸料・八味地黄丸	中↓	206
	味麦地黄丸料	中↓	257
	六味地黄丸料・六味地黄丸	中↓	244
しびれ（顔面・口腔の）	黄耆桂枝五物湯	中↓	245
しびれ（身体や四肢の）	黄耆桂枝五物湯	中↓	245
しびれ感（手足の）	防已茯苓湯	中↓	224
神経痛	加味四物湯	虚	248
	桂枝加朮附湯	虚	71
	桂枝加苓朮附湯	虚	74
	五積散	中虚	93
	折衝飲	中↑	161
	疎経活血湯	中	165
	麻杏薏甘湯	中	232
	薏苡仁湯	中	235
	苓姜朮甘湯	中↓	241
打撲	治打撲一方	無	174
	通導散料	中↑	182
打撲症	桂枝茯苓丸料・桂枝茯苓丸	比	77
	甲字湯	比	84
	桃核承気湯	中↑	183
疼痛（手足の）	防已茯苓湯	中↓	224
寝ちがえ	独活葛根湯	中虚	194
捻挫	治打撲一方	無	174
	中黄膏		176

腫れ（関節の）……………加味四物湯 虚 248
はれ（打撲の）……………千金鶏鳴散料 162
腰痛………………………牛車腎気丸料 中↓ 95
　………………………………五積散 中虚 93
　………………………………芍薬甘草湯 無 126
　………………………………折衝飲 中↑ 161
　………………………………疎経活血湯 中 165
　………………………………通導散料 中↑ 182
　………………………………桃核承気湯 中↑ 183
　………………………………当帰建中湯 虚 186
　………………………………当帰四逆湯 中 189
　………………当帰四逆加呉茱萸生姜湯 中 188
　………当帰芍薬散料・当帰芍薬散 虚 190
　…………………当帰芍薬散料加人参 虚 254
　………………………………独活湯 中 195
　………八味地黄丸料・八味地黄丸 中↓ 206
　………………………………味麦地黄丸料 中↓ 257
　………………………………苓姜朮甘湯 中↓ 241

● 呼吸器 ●

息切れ………………柴胡桂枝乾姜湯 中↓ 104
　………………………………炙甘草湯 中↓ 125
　………………………………味麦地黄丸料 中↓ 257
　………………………………苓桂朮甘湯 中↓ 243
　………………………………連珠飲 中虚 260
かぜの後期の症状…柴胡桂枝乾姜湯 中↓ 104
かぜの後期の諸症状
　………小柴胡湯・小柴胡湯（竹茹） 中 135
かぜの初期…………桂枝加葛根湯 中↓ 67
　………………………………桂枝湯 虚 74
　………………香蘇散料・香蘇散 虚 89
かぜの中期から後期の症状
　………………………………柴胡桂枝湯 中虚 106
からぜき……………………麦門冬湯 中↓ 205
　………………………………味麦地黄丸料 中↓ 257
感冒…………………………藿香正気散料 中↓ 39
　………………………………桂麻各半湯 中虚 81
　………………………………五虎湯 中↑ 91
　………………………………五積散 中虚 93
　………………………………参蘇飲 虚 150
　………………………………小青竜湯 中虚 139
　………………………………小青竜湯加石膏 中 140
　………………………………補中益気湯 虚 228
　………………………………麻黄湯 充実 230
　………………………………麻杏甘石湯 中↑ 231
感冒（消化器症状を伴う）…桂枝人参湯 虚 76
感冒の初期…………………升麻葛根湯 中 145
感冒の初期（汗をかいていないもの）
　………………………………葛根湯 中↑ 42
感冒（発熱,下痢,嘔吐,食欲不振のいずれかを伴う）
　………………………………八解散料 虚 256

気管支炎…………………杏蘇散料 中↓ 62
　……………………桂枝加厚朴杏仁湯 虚 68
　………………………………五虎湯 中↑ 91
　………………………………柴陥湯 中↑ 101
　………………………柴胡桂枝乾姜湯 中↓ 104
　………………………………柴朴湯 中 110
　………………………………滋陰降火湯 虚 116
　………………………………滋陰至宝湯 虚 117
　………………………………小青竜湯 中虚 139
　………………………………小青竜湯加石膏 中 140
　………………………………神秘湯 中 151
　………………………………清肺湯 中 160
　………………………………麦門冬湯 中↓ 205
　………………………………麻黄湯 充実 230
　………………………………麻杏甘石湯 中↑ 231
気管支ぜんそく……桂枝加厚朴杏仁湯 虚 68
　………………………………五虎湯 中↑ 91
　………………………………柴朴湯 中 110
　………………………………小青竜湯 中虚 139
　…………………小青竜湯加杏仁石膏
　　　　（小青竜湯合麻杏甘石湯） 中 142
　………………………………小青竜湯加石膏 中 140
　………………………………神秘湯 中 151
　………………………………蘇子降気湯 虚 166
　………………………………麦門冬湯 中↓ 205
　………………………………麻杏甘石湯 中↑ 231
せき…………………………杏蘇散料 中↓ 62
　……………………桂枝加厚朴杏仁湯 虚 68
　………………………………桂麻各半湯 中虚 81
　………………………………五虎湯 中↑ 91
　………………………………柴陥湯 中↑ 101
　………………………………柴朴湯 中 110
　………………………………参蘇飲 虚 150
　………………………………滋陰降火湯 虚 116
　…………………小青竜湯加杏仁石膏
　　　　（小青竜湯合麻杏甘石湯） 中 142
　………………………………半夏厚朴湯 中 207
　………………………………麻杏甘石湯 中↑ 231
せき（たんの多く出る）……清肺湯 中 160
せき（激しい）………………甘草湯 52
せき（慢性の）………………滋陰至宝湯 虚 117
たん…………………………杏蘇散料 中↓ 62
　………………………………滋陰至宝湯 虚 117
鼻かぜ………………………葛根湯 中↑ 42
　………………………………麻黄湯 充実 230
不眠（せきやたんが多い）…竹茹温胆湯 中 173
扁桃炎………………………桔梗湯 無 54
慢性気管支炎………………蘇子降気湯 虚 166

● 歯科・口腔外科 ●

渇き（のどの）……………白虎加桂枝湯 中↑ 211

効能・効果別索引 | **365**

……………………白虎加人参湯	中↑	212
……………………………白虎湯	中↑	214
口臭……………………甘草瀉心湯	中	51
……………………生姜瀉心湯	中	132
口内炎…………………茵蔯蒿湯		23
………黄連解毒湯・黄連解毒散	中↑	34
……………………………黄連湯	中	36
……………………葛根黄連黄芩湯	中	40
……………………………甘草瀉心湯	中	51
……………………………………甘草湯		52
……………………………半夏瀉心湯	中	209
歯痛……………………………立効散料		239
歯肉炎…………………排膿散及湯		255
………………排膿散料・排膿散	中↑	202
……………………………………排膿湯	中↓	204
舌炎……………………葛根黄連黄芩湯	中	40
疼痛（抜歯後の）………立効散料		239
歯ぎしり………………………抑肝散料	中	236
…………………抑肝散加芍薬黄連		259
…………………抑肝散加陳皮半夏	中	237

● **耳鼻咽喉** ●

アレルギー性鼻炎………小青竜湯	中虚	139
……………………小青竜湯加石膏	中	140
痛み（のどの）……小柴胡湯加桔梗石膏	比	137
咽喉不快………響声破笛丸料・響声破笛丸		60
咽頭炎…………………………麦門冬湯	中↓	205
花粉症……………………………小青竜湯	中虚	139
耳閉感……………………………柴蘇飲	中	250
しわがれ声……………………甘草湯		52
………響声破笛丸料・響声破笛丸		60
……………………………半夏厚朴湯	中	207
……………………茯苓飲合半夏厚朴湯	中↓	219
……………………………麦門冬湯	中↓	205
立ちくらみ…当帰芍薬散料・当帰芍薬散	虚	190
……………………当帰芍薬散料加人参	虚	254
……………………半夏白朮天麻湯	中↓	210
……………………………苓桂朮甘湯	中↓	243
……………………………………連珠飲	中虚	260
蓄膿症…………………葛根湯加川芎辛夷	比	43
……………………………荊芥連翹湯	中↑	64
……………………………辛夷清肺湯	中↑	149
……………………半夏白朮天麻湯	中↓	210
……………………………防風通聖散料	充実	225
のどのつかえ感………半夏厚朴湯	中	207
……………………茯苓飲合半夏厚朴湯	中↓	219
鼻出血………黄連解毒湯・黄連解毒散	中↑	34
鼻血……………………………黄連阿膠湯		33
……………………………………三黄散	中↑	112
……………………………三黄瀉心湯	中↑	113
鼻づまり………………葛根湯加川芎辛夷	比	43

……………………………辛夷清肺湯	中↑	149
……………………………………麻黄湯	充実	230
鼻水……………………………小青竜湯	中虚	139
鼻炎……………………………葛根湯	中↑	42
……………………………小青竜湯	中虚	139
……………………小青竜湯加石膏	中	140
副鼻腔炎………………葛根湯加川芎辛夷	比	43
……………………………荊芥連翹湯	中↑	64
……………………………辛夷清肺湯	中↑	149
……………………半夏白朮天麻湯	中↓	210
……………………………防風通聖散料	充実	225
扁桃炎…………………………駆風解毒湯	無	63
……………………小柴胡湯加桔梗石膏	比	137
……………………………排膿散及湯		255
………………排膿散料・排膿散	中↑	202
扁桃炎（初期又は軽いもの）……排膿湯	中↓	204
扁桃周囲炎……………………桔梗湯	無	54
……………………………駆風解毒湯	無	63
……………………小柴胡湯加桔梗石膏	比	137
慢性鼻炎………………葛根湯加川芎辛夷	比	43
……………………………荊芥連翹湯	中↑	64
……………………………辛夷清肺湯	中↑	149
慢性扁桃炎……………………荊芥連翹湯	中↑	64
……………………………柴胡清肝湯	中	107
耳鳴り……………………………柴蘇飲	中	250
………当帰芍薬散料・当帰芍薬散	虚	190
……………………当帰芍薬散料加人参	虚	254
……………………………苓桂朮甘湯	中↓	243
耳鳴り（高血圧に伴う随伴症状）		
……………………………牛車腎気丸料	中↓	95
……………………………七物降下湯	中↓	122
………八味地黄丸料・八味地黄丸	中↓	206
耳鳴り（高血圧の随伴症状）……三黄散	中↑	112
……………………………三黄瀉心湯	中↑	113
……………………当帰芍薬散料加黄耆釣藤	虚	253
めまい………黄連解毒湯・黄連解毒散	中↑	34
………桂枝茯苓丸料・桂枝茯苓丸	比	77
……………………………………甲字湯	比	84
……………………………杞菊地黄丸料	中↓	249
……………………………………沢瀉湯		250
………当帰芍薬散料・当帰芍薬散	虚	190
……………………当帰芍薬散料加人参	虚	254
……………………半夏白朮天麻湯	中↓	210
……………………………防已茯苓湯	中	224
……………………………苓桂朮甘湯	中↓	243
……………………………………連珠飲	中虚	260
めまい（高血圧の随伴症状）…通導散料	中↑	182
……………………………桃核承気湯	中↑	183
めまい（産前産後あるいは流産による障害）		
………当帰芍薬散料・当帰芍薬散	虚	190
……………………当帰芍薬散料加人参	虚	254

めまい（産前産後の障害）
　……………… 当帰散料・当帰散 　中↓ 　187

● 循環器 ●

胸痛 ……………………… 柴陥湯 　中↑ 　101
　…………………………… 当帰湯 　中↓ 　192
高血圧 ………………… 釣藤散料 　中 　179
動悸 ……… 黄連解毒湯・黄連解毒散 　中↑ 　34
　………………………… 桂枝人参湯 　虚 　76
　……………………… 柴胡桂枝乾姜湯 　中↓ 　104
　…………………………… 炙甘草湯 　中↓ 　125
　…………………………… 苓桂甘棗湯 　中↓ 　242
　…………………………… 苓桂朮甘湯 　中↓ 　243
　……………………………… 連珠飲 　中虚 　260

動悸（高血圧の随伴症状）
　……………… 柴胡加竜骨牡蛎湯・
　　　　柴胡加竜骨牡蛎湯（黄芩） 　中↑ 　104

動悸（高血圧や肥満に伴う）
　………………… 防風通聖散料 　充実 　225

脈のみだれ ………………… 炙甘草湯 　中↓ 　125

● 小児 ●

虚弱体質（小児）………… 小建中湯 　虚 　133
消化不良（小児）………… 銭氏白朮散料 　虚 　163
小児疳症 ………………… 抑肝散料 　中 　236
　……………… 抑肝散加芍薬黄連 　中↑ 　259
　……………… 抑肝散加陳皮半夏 　中 　237
小児ぜんそく ……………… 五虎湯 　中↑ 　91
　……………………………… 柴朴湯 　中 　110
　……………… 小青竜湯加杏仁石膏
　　　　（小青竜湯合麻杏甘石湯） 　中 　142
　……………………………… 神秘湯 　中 　151
　……………………………… 麻杏甘石湯 　中↑ 　231
ひきつけ ………………… 甘麦大棗湯 　中↓ 　53
夜尿症 ……………… 桂枝加竜骨牡蛎湯 　中↓ 　72
　……………………………… 四君子湯 　虚 　121
　……………………………… 苓姜朮甘湯 　中↓ 　241
　……… 六味地黄丸料・六味地黄丸 　中↓ 　244
夜尿症（小児）…………… 小建中湯 　虚 　133
夜泣き …………………… 小建中湯 　虚 　133
夜泣き（小児）………… 甘麦大棗湯 　中↓ 　53
　……………… 桂枝加竜骨牡蛎湯 　中↓ 　72
　……………… 柴胡加竜骨牡蛎湯・
　　　　柴胡加竜骨牡蛎湯（黄芩） 　中↑ 　104
　…………………………… 抑肝散料 　中 　236
　……………… 抑肝散加芍薬黄連 　中↑ 　259
　……………… 抑肝散加陳皮半夏 　中 　237

● 消化器 ●

胃炎 ……… 黄連解毒湯・黄連解毒散 　中↑ 　34
　……………………………… 化食養脾湯 　中↓ 　38

　……………… 乾姜人参半夏丸料・
　　　　　　　　乾姜人参半夏丸 　中↓ 　49
　……………………… 香砂六君子湯 　中↓ 　88
　……………………… 柴芍六君子湯 　中↓ 　109
　……………… 四逆散料・四逆散 　中↑ 　119
　………… 小柴胡湯・小柴胡湯（竹参） 　中 　135
　……………………… 小半夏加茯苓湯 　無 　143
　……………………………… 大柴胡湯 　充実 　170
　…………………………… 当帰湯 　中↓ 　192
　……………………………… 茯苓飲 　中↓ 　216
　……………………… 茯苓飲加半夏 　中↓ 　218
　……………… 茯苓飲合半夏厚朴湯 　中↓ 　219
　…………………………… 茯苓沢瀉湯 　中↓ 　220
　…………………………… 六君子湯 　中↓ 　238
胃下垂 ………………… 化食養脾湯 　中↓ 　38
　……………………… 香砂六君子湯 　中↓ 　88
　……………………… 柴芍六君子湯 　中↓ 　109
　………………………… 半夏瀉心湯 　中 　209
　…………………………… 六君子湯 　中↓ 　238
胃弱 ………………… 香砂養胃湯 　虚 　87
　………………………… 半夏瀉心湯 　中 　209
痛み（痔の）……………………… 甘草湯 　52
　……………………………… 五虎湯 　中↑ 　91
　…………………………… 麻杏甘石湯 　中↑ 　231
痛み（脱肛の）…………………… 甘草湯 　52
　………………………… 当帰建中湯 　虚 　186
胃腸炎 ……………………… 黄芩湯 　中 　30
　………………………… 甘草瀉心湯 　中 　51
　……………………………… 五積散 　中虚 　93
　………………………… 柴胡桂枝湯 　中虚 　106
　………………………… 生姜瀉心湯 　中 　132
胃腸虚弱 ………… 安中散料・安中散 　中↓ 　19
　…………………………… 化食養脾湯 　中↓ 　38
　…………………………… 加味平胃散料 　中 　263
　……………… 乾姜人参半夏丸料・
　　　　　　　　乾姜人参半夏丸 　中↓ 　49
　………………………… 桂枝人参湯 　虚 　76
　……………………………… 啓脾湯 　虚 　79
　…………………………… 香砂養胃湯 　虚 　87
　…………………………… 香砂六君子湯 　中↓ 　88
　……………… 厚朴生姜半夏人参甘草湯 　虚 　90
　…………………………… 柴芍六君子湯 　中↓ 　109
　……………………………… 四君子湯 　虚 　121
　………… 小柴胡湯・小柴胡湯（竹参） 　中 　135
　……………………… 人参湯・理中丸 　虚 　199
　………………………… 不換金正気散料 　中 　215
　……………………………… 茯苓飲 　中↓ 　216
　……………………… 茯苓飲加半夏 　中↓ 　218
　…………………………… 茯苓沢瀉湯 　中↓ 　220
　…………………………… 六君子湯 　中↓ 　238
胃痛 ……………………… 延年半夏湯 　中 　261

効能・効果別索引

················· 黄連湯	中	36	
················· 解労散料	中虚	247	
················· 化食養脾湯	中↓	38	
················· 香砂六君子湯	中↓	88	
················· 柴芍六君子湯	中↓	109	
············ 四逆散料・四逆散	中↑	119	
······ 小柴胡湯・小柴胡湯（竹参）	中	135	
················· 人参湯・理中丸	虚	199	
················· 六君子湯	中↓	238	

胃のもたれ ············ 四君子湯 虚 121

胃のもたれ（食べ過ぎによる）
················· 平胃散料 中↑ 222

胃部不快感 ············ 二陳湯 中 197

いぼ痔 ··············· 乙字湯 中↑ 37
················· 加味解毒湯 比 262

嘔吐 ······ 茵蔯五苓散料・茵蔯五苓散 中↑ 24
················· 化食養脾湯 中↓ 38
················· 香砂六君子湯 中↓ 88
········· 厚朴生姜半夏人参甘草湯 虚 90
················· 柴芍六君子湯 中↓ 109
················· 四君子湯 虚 121
················· 生姜瀉心湯 中 132
················· 小半夏加茯苓湯 無 143
················· 大半夏湯 中↓ 172
················· 二陳湯 中 197
················· 人参湯・理中丸 虚 199
················· 六君子湯 中↓ 238

嘔吐（感冒時の） ········ 銭氏白朮散料 虚 163

嘔吐（頭痛に伴う） ········ 呉茱萸湯 中↓ 96

悪心 ············ 小半夏加茯苓湯 無 143
················· 大半夏湯 中↓ 172
················· 二陳湯 中 197

回虫の駆除 ············ 鷓鴣菜湯 128
················· 椒梅湯 265
················· 清肌安蛔湯 中 154

下腹部痛 ············· 大建中湯 虚 169
················· 当帰建中湯 虚 186
················· 当帰四逆湯 中↓ 189
··········· 当帰四逆加呉茱萸生姜湯 中↓ 188

急性胃炎 ············· 黄連湯 中 36
················· 加味平胃散料 中 263
················· 香砂平胃散料 中 85
················· 人参湯・理中丸 虚 199
················· 不換金正気散料 215
················· 平胃散料 中↑ 222

急性胃腸炎 ············ 胃風湯 中↓ 21
················· 胃苓湯 中 22
················· 藿香正気散料 中↓ 39
················· 葛根黄連黄芩湯 中 40
················· 柴苓湯 中 111
················· 四苓湯 無 148

················· 半夏瀉心湯	中	209	

急性胃腸炎（しぶり腹のものには使用しないこと）
············ 五苓散料・五苓散 無 99

きれ痔 ··············· 乙字湯 中↑ 37

げっぷ ············· 半夏瀉心湯 中 209

下痢 ················· 胃風湯 中↓ 21
················· 黄芩湯 中 30
················· 藿香正気散料 中↓ 39
················· 葛根黄連黄芩湯 中 40
················· 甘草瀉心湯 中 51
················· 桂枝加芍薬湯 中↓ 70
················· 桂枝人参湯 虚 76
················· 啓脾湯 虚 79
················· 四君子湯 虚 121
················· 生姜瀉心湯 中 132
················· 中建中湯 中↓ 252
················· 当帰四逆湯 中↓ 189
··········· 当帰四逆加呉茱萸生姜湯 中↓ 188
················· 人参湯・理中丸 虚 199
················· 半夏瀉心湯 中 209

下痢（暑さによる） ········ 清暑益気湯 虚 155

下痢（感冒時の） ········ 銭氏白朮散料 虚 163

肛門裂傷 ············· 紫雲膏 118

痔 ················· 調胃承気湯 中 177
················· 当帰建中湯 虚 186

痔核 ················· 乙字湯 中↑ 37

痔核（排便痛のあるもの） ··· 秦艽防風湯 中 268

痔疾 ················· 加味解毒湯 比 262
················· 大黄牡丹皮湯 中↑ 168
················· 桃核承気湯 中↑ 183

痔疾（かゆみのある） ········ 秦艽羌活湯 中 266

痔出血 ··············· 加味解毒湯 比 262
················· 芎帰膠艾湯 中↓ 57
················· 三黄散 中↑ 112
················· 三黄瀉心湯 中↑ 113

痔痛 ················· 加味解毒湯 比 262

しぶり腹 ··········· 桂枝加芍薬大黄湯 中↓ 69
················· 桂枝加芍薬湯 中↓ 70

痔（便秘に伴う） ············ 大黄甘草湯 167

痔（便秘に伴う症状）
············ 麻子仁丸料・麻子仁丸 中↓ 233

しゃっくり ············· 呉茱萸湯 中↓ 96
················· 柿蒂湯 123

消化器症状のある感冒
················· 不換金正気散料 中 215

消化不良 ············· 化食養脾湯 中↓ 38
················· 加味平胃散料 中 263
················· 啓脾湯 虚 79
················· 香砂平胃散料 中 85
················· 香砂六君子湯 中↓ 88
················· 柴芍六君子湯 中↓ 109

……… 参苓白朮散料・参苓白朮散	虚	152
……………………… 半夏瀉心湯	中	209
……………………… 不換金正気散料	中	215
………………………… 平胃散料	中↑	222
………………………… 六君子湯	中↓	238
食あたり …………………… 胃苓湯	中	22
食欲異常 ………… 香砂平胃散料	中	85
食欲減退（便秘に伴う） ……… 大黄甘草湯		167
………………………… 調胃承気湯	中	177
食欲減退（便秘に伴う症状）		
……… 麻子仁丸料・麻子仁丸	中↓	233
食欲不振 …………… 延年半夏湯	中	261
………………………… 化食養脾湯	中↓	38
………………………… 加味平胃散料	中	263
………………………… 香砂平胃散料	中	85
………………………… 香砂養胃湯	虚	87
………………………… 香砂六君子湯	中↓	88
………………………… 柴芍六君子湯	中↓	109
……… 参苓白朮散料・参苓白朮散	虚	152
………………………… 十全大補湯	虚	129
………………………… 生姜瀉心湯	中	132
……… 小柴胡湯・小柴胡湯（竹参）	中	135
………………………… 人参養栄湯	虚	201
………………………… 不換金正気散料	中	215
………………………… 平胃散料	中↑	222
………………………… 補中益気湯	虚	228
………………………… 六君子湯	中↓	238
食欲不振（暑さによる） … 藿香正気散料	中↓	39
………………………… 清暑益気湯	虚	155
食欲不振（便秘に伴う） ……… 大黄甘草湯		167
………………………… 調胃承気湯	中	177
食欲不振（便秘に伴う症状）		
……… 麻子仁丸料・麻子仁丸	中↓	233
食欲不振（慢性疾患による）		
………………………… 清暑益気湯	虚	155
神経性胃炎 ……… 安中散料・安中散	中↓	19
………………………… 柴芍六君子湯	中↓	109
………………………… 半夏厚朴湯	中	207
………………………… 半夏瀉心湯	中	209
………………………… 茯苓飲	中↓	216
………………………… 茯苓飲加半夏	中↓	218
………………………… 茯苓飲合半夏厚朴湯	中↓	219
水様性下痢 ……… 五苓散料・五苓散	無	99
………………………… 柴苓湯	中	111
頭重（便秘に伴う） ……… 調胃承気湯	中	177
脱肛（軽度の） …………… 乙字湯	中↑	37
腸内異常醗酵 ……… 大黄甘草湯		167
………………………… 調胃承気湯	中	177
腸内異常醗酵（便秘に伴う症状）		
……… 麻子仁丸料・麻子仁丸	中↓	233
疼痛（痔核による） ……… 紫雲膏		118
軟便 ……………………… 半夏瀉心湯	中	209
はきけ ………………… 生姜瀉心湯	中	132
……… 小柴胡湯・小柴胡湯（竹参）	中	135
………………………… 大半夏湯	中↓	172
はきけ（頭痛に伴う） ……… 呉茱萸湯	中↓	96
冷え腹 ……………………… 胃苓湯	中	22
腹痛 ………………………… 胃苓湯	中	22
………………………… 黄耆建中湯	虚	29
………………………… 解労散料	中虚	247
………………………… 桂枝加芍薬生姜人参湯	虚	69
………………………… 桂枝加芍薬湯	中↓	70
………………………… 堅中湯	虚	83
………………………… 四逆散料・四逆散	中↑	119
………………………… 芍薬甘草湯	無	126
………………………… 小建中湯	中	133
………………………… 当帰建中湯	虚	186
………………………… 当帰湯	中↓	192
………………………… 人参湯・理中丸	虚	199
腹部膨満 …………… 大黄甘草湯		167
腹部膨満感 ………… 加味平胃散料	中	263
………………………… 大建中湯	虚	169
………………………… 分消湯	中↑	221
………………………… 補気建中湯	虚	227
腹部膨満（便秘に伴う） ……… 調胃承気湯	中	177
腹部膨満（便秘に伴う症状）		
……… 麻子仁丸料・麻子仁丸	中↓	233
二日酔 ……… 茵蔯五苓散料・茵蔯五苓散	中↑	24
……… 黄連解毒湯・黄連解毒散	中↑	34
………………………… 黄連湯	中	36
……… 五苓散料・五苓散	無	99
………………………… 二陳湯	中	197
………………………… 半夏瀉心湯	中	209
便秘 ……………… 応鐘散料・応鐘散	中↑	31
………………………… 乙字湯	中↑	37
………………………… 桂枝加芍薬大黄湯	中↓	69
………………………… 桂枝加芍薬湯	中↓	70
………………………… 柴胡加竜骨牡蛎湯・		
柴胡加竜骨牡蛎湯（黄芩）	中↑	104
………………………… 三黄散	中↑	112
………………………… 三黄瀉心湯	中↑	113
………………………… 潤腸湯	中虚	131
………………………… 小承気湯	比	138
………………………… 大黄甘草湯		167
………………………… 大黄牡丹皮湯	中↑	168
………………………… 中建中湯	中↓	252
………………………… 調胃承気湯	中	177
………………………… 通導散料	中↑	182
………………………… 桃核承気湯	中↑	183
……… 麻子仁丸料・麻子仁丸	中↓	233
便秘（高血圧や肥満に伴う） … 大柴胡湯	充実	170
………………………… 防風通聖散料	充実	225

効能・効果別索引　**369**

便秘（常習）	大柴胡湯 充実	170
慢性胃炎	安中散料・安中散 中↓	19
	延年半夏湯 中	261
	加味平胃散料 中	263
	堅中湯 虚	83
	香砂平胃散料 中	85
	四君子湯 虚	121
	二陳湯 中	197
	人参湯・理中丸 虚	199
	不換金正気散料 中	215
	平胃散料 中↑	222
慢性胃腸炎	胃風湯 中↓	21
	桂枝人参湯 虚	76
	啓脾湯 虚	79
	香砂養胃湯 虚	87
	参苓白朮散料・参苓白朮散 虚	152
	小建中湯 虚	133
	中建中湯 中↓	252
	半夏瀉心湯 中	209
慢性下痢	参苓白朮散料・参苓白朮散 虚	152
	防已茯苓湯 中↓	224
みぞおちのつかえ		
	桂枝加芍薬生姜人参湯 虚	69
むかつき	大半夏湯 中	172
胸やけ	生姜瀉心湯 中	132
	半夏瀉心湯 中	209
	茯苓飲 中↓	216
	茯苓飲加半夏 中↓	218
	茯苓飲合半夏厚朴湯 中↓	219

● **精神・神経** ●

気分がさっぱりしない（かぜ・インフルエンザ，肺炎などの回復期に平熱になっても）		
	竹茹温胆湯 中	173
更年期神経症	柴胡加竜骨牡蛎湯・柴胡加竜骨牡蛎湯（黄芩） 中↑	104
神経過敏	抑肝散料 中	236
	抑肝散料加芍薬黄連 中↑	259
	抑肝散料加陳皮半夏 中	237
	苓桂朮甘湯 中↓	243
神経質	桂枝加竜骨牡蛎湯 中↓	72
	小建中湯 虚	133
神経症	温経湯 中↓	26
	温清飲 中	27
	温胆湯 中↓	28
	黄連解毒湯・黄連解毒散 中↑	34
	加味温胆湯 中↓	44
	加味帰脾湯 中↓	45
	甘草瀉心湯 中	51
	帰脾湯 中↓	56
	桂枝加竜骨牡蛎湯 中↓	72

	柴胡桂枝乾姜湯 中↓	104
	柴胡清肝湯 中	107
	柴胡加竜骨牡蛎湯・柴胡加竜骨牡蛎湯（黄芩） 中↑	104
	酸棗仁湯 中↓	114
	四逆散料・四逆散 中↓	119
	逍遙散料 中↓	147
	大柴胡湯 充実	170
	釣藤散料 中	179
	女神散料 中↑	198
	半夏瀉心湯 中	209
	抑肝散料 中	236
	抑肝散料加芍薬黄連 中↑	259
	抑肝散料加陳皮半夏 中	237
	苓桂朮甘湯 中↓	243
神経症（産後の）	芎帰調血飲 中↓	58
神経症（産前産後の）	女神散料 中↑	198
精神不安	加味帰脾湯 中↓	45
	帰脾湯 中↓	56
	苓桂甘棗湯 中	242
（月経時や産後の）	桃核承気湯 中↑	183
のぼせ	杞菊地黄丸料 中↓	249
のぼせ（高血圧に伴う随伴症状）		
	七物降下湯 中↓	122
のぼせ（高血圧の随伴症状）	三黄散 中↑	112
	三黄瀉心湯 中↑	113
	当帰芍薬散料加黄耆釣藤 虚	253
のぼせ（高血圧や肥満に伴う）		
	防風通聖散料 充実	225
のぼせ（便秘に伴う）		
	応鐘散料・応鐘散 中↑	31
	大黄甘草湯	167
	調胃承気湯 中	177
のぼせ（便秘に伴う症状）		
	麻子仁丸料・麻子仁丸 中↓	233
不安（高血圧の随伴症状）		
	柴胡加竜骨牡蛎湯・柴胡加竜骨牡蛎湯（黄芩） 中↑	104
	三黄散 中↑	112
	三黄瀉心湯 中↑	113
不安神経症	柴朴湯 中	110
	半夏厚朴湯 中	207
	茯苓飲合半夏厚朴湯 中↓	219
不眠	温経湯 中↓	26
	葛根黄連黄芩湯 中	40
	三物黄芩湯 中虚	115
不眠（高血圧の随伴症状）		
	柴胡加竜骨牡蛎湯・柴胡加竜骨牡蛎湯（黄芩） 中↑	104
	三黄散 中↑	112
	三黄瀉心湯 中↑	113

不眠症	温胆湯 中↓	28	
	黄連阿膠湯 中↓	33	
	黄連解毒湯・黄連解毒散 中↑	34	
	加味温胆湯 中↓	44	
	加味帰脾湯 中↓	45	
	加味逍遙散料 中↓	47	
	甘草瀉心湯 中	51	
	甘麦大棗湯 中↓	53	
	帰脾湯 中↓	56	
	桂枝加竜骨牡蛎湯 中↓	72	
	柴胡桂枝乾姜湯 中↓	104	
	酸棗仁湯 中↓	114	
	逍遙散料 中↓	147	
	抑肝散料 中	236	
	抑肝散料加芍薬黄連 中↑	259	
	抑肝散加陳皮半夏 中	237	

● 全身症状 ●

虚弱体質	黄耆建中湯 虚	29
	加味逍遙散料 中↓	47
	加味逍遙散料加川芎地黄 (加味逍遙散合四物湯) 中↓	48
	帰耆建中湯 虚	55
	柴朴湯 中	110
	逍遙散料 中↓	147
	補中益気湯 虚	228
筋力低下（下肢の）	加味四物湯	248
倦怠感（下肢の）	鶏鳴散料加茯苓 中	82
暑気あたり	胃苓湯 中	22
	五苓散料・五苓散 無	99
	柴苓湯 中	111
	四苓湯 無	148
	清暑益気湯 虚	155
衰弱（病後の）	黄耆建中湯 虚	29
衰弱（病後・術後の）	帰耆建中湯 虚	55
衰弱（病後・術後の）	補中益気湯 虚	228
頭重	桂枝茯苓丸料・桂枝茯苓丸 比	77
	甲字湯 比	84
	杞菊地黄丸料 中↓	249
	沢瀉湯	250
	当帰芍薬散料・当帰芍薬散 虚	190
	当帰芍薬散料加人参	254
	半夏白朮天麻湯 中↓	210
頭重（高血圧に伴う随伴症状）		
	牛車腎気丸料 中↓	95
	七物降下湯 中↓	122
頭重（高血圧に伴う随伴症状の改善）		
	八味地黄丸料・八味地黄丸 中↓	206
頭重（高血圧の随伴症状）	三黄散 中↑	112
	三黄瀉心湯 中↑	113
	当帰芍薬散料加黄耆釣藤 虚	253

頭重（便秘に伴う）	大黄甘草湯	167
	麻子仁丸料・麻子仁丸 中↓	233
頭痛	葛根湯 中↑	42
	桂枝人参湯 虚	76
	呉茱萸湯 中↓	96
	五積散 中虚	93
	五苓散料・五苓散 無	99
	清上蠲痛湯 無	156
	当帰四逆加呉茱萸生姜湯 中↓	188
	半夏白朮天麻湯 中↓	210
	苓桂朮甘湯 中↓	243
頭痛（高血圧の随伴症状）	通導散料 中↑	182
	桃核承気湯 中↑	183
頭痛（高血圧や肥満に伴う）	大柴胡湯 充実	170
全身倦怠	藿香正気散料 中↓	39
	清暑益気湯 虚	155
体質改善（虚弱児の）	柴胡清肝湯 中	107
体力低下（産後の）	芎帰調血飲 中↓	58
	芎帰調血飲第一加減 中↓	59
体力低下（病後・術後の）	十全大補湯 虚	129
	当帰建中湯	186
	人参養栄湯 虚	201
体力低下（病後の）		
	参苓白朮散料・参苓白朮散 虚	152
体力低下（慢性疾患による）		
	清暑益気湯 虚	155
多汗症	防已黄耆湯 中↓	223
夏痩せ	清暑益気湯 虚	155
ねあせ	黄耆建中湯 虚	29
	帰耆建中湯 虚	55
	桂枝加黄耆湯 虚	65
	十全大補湯 虚	129
	人参養栄湯 虚	201
	補中益気湯 虚	228
熱が長引く（かぜ・インフルエンザ, 肺炎などの回復期）	竹茹温胆湯 中	173
発熱（慢性の）	解労散料 中虚	247
冷え（足腰の）	温経湯 中↓	26
冷え（腰の）	苓姜朮甘湯 中↓	241
冷え症	黄耆建中湯 虚	29
	加味逍遙散料 中↓	47
	加味逍遙散料加川芎地黄 (加味逍遙散合四物湯) 中↓	48
	四物湯 虚	124
	逍遙散料 中↓	147
	当帰四逆湯 中↓	189
	当帰四逆加呉茱萸生姜湯 中↓	188
冷え症（足腰の）		
	当帰芍薬散料・当帰芍薬散 虚	190
	当帰芍薬散料加人参 虚	254
冷え（手足の）	十全大補湯 虚	129

…………………………人参養栄湯	虚	201
肥満症……………………大柴胡湯	充実	170
…………………………防風通聖散料	充実	225
疲労回復（産後あるいは流産後の）		
……………………………四物湯	虚	124
疲労感……小柴胡湯・小柴胡湯（竹参）	中	135
疲労倦怠……参苓白朮散料・参苓白朮散	虚	152
…………………………十全大補湯	虚	129
……………………………小建中湯	虚	133
…………………………人参養栄湯	虚	201
…………………………補中益気湯	虚	228
疲労倦怠（産前産後あるいは流産による障害）		
………当帰芍薬散料・当帰芍薬散	虚	190
………………当帰芍薬散料加人参	虚	254
疲労倦怠（産前産後の障害）		
…………………当帰散料・当帰散	中↓	187
貧血（産前産後の障害）		
…………………当帰散料・当帰散	中↓	187
貧血……………………加味帰脾湯	中↓	45
……………………………帰脾湯	中↓	56
…………………………芎帰膠艾湯	中↓	57
……………………………四物湯	虚	124
…………………………十全大補湯	虚	129
…………………………人参養栄湯	虚	201
……………………………連珠飲	中虚	260
貧血（産前産後あるいは流産による障害）		
………当帰芍薬散料・当帰芍薬散	虚	190
………………当帰芍薬散料加人参	虚	254
ほてり…………………白虎加桂枝湯	中↑	211
…………………………白虎加人参湯	中↑	212
……………………………白虎湯	中↑	214
ほてり（顔や四肢の）……知柏地黄丸料	中↓	251
慢性頭痛…………………釣藤散料	中	179
肥満症（筋肉にしまりのない，いわゆる水ぶとり）		
…………………………防已黄耆湯	中↓	223

● **泌尿器** ●

残尿感……………………五淋散料	中	98
…………………………清心蓮子飲	中↓	158
……………………………猪苓湯	無	180
…………………………猪苓湯合四物湯	無	181
………八味地黄丸料・八味地黄丸	中↓	206
…………………………竜胆瀉肝湯	中↑	240
………六味地黄丸料・六味地黄丸	中↓	244
小便がしぶって出にくいもの		
…………………………加味解毒湯	比	262
…………………当帰貝母苦参丸料	中↓	193
尿のにごり………………五淋散料	中	98
…………………………清心蓮子飲	中↓	158
尿のにごり………………竜胆瀉肝湯	中↑	240

尿漏れ（軽い）		
………八味地黄丸料・八味地黄丸	中↓	206
排尿困難…………………杞菊地黄丸料	中↓	249
…………………………牛車腎気丸料	中↓	95
…………………………清心蓮子飲	中↓	158
…………………………知柏地黄丸料	中↓	251
……………………………猪苓湯	無	180
…………………………猪苓湯合四物湯	無	181
…………………当帰貝母苦参丸料	中↓	193
………八味地黄丸料・八味地黄丸	中↓	206
……………………………分消湯	中↑	221
…………………………味麦地黄丸料	中↓	257
………六味地黄丸料・六味地黄丸	中↓	244
排尿痛……………………五淋散料	中	98
…………………………清心蓮子飲	中↓	158
……………………………猪苓湯	無	180
…………………………猪苓湯合四物湯	無	181
…………………………竜胆瀉肝湯	中↑	240
頻尿………………………杞菊地黄丸料	中↓	249
…………………………牛車腎気丸料	中↓	95
……………………………五淋散料	中	98
…………………………清心蓮子飲	中↓	158
…………………………知柏地黄丸料	中↓	251
……………………………猪苓湯	無	180
…………………………猪苓湯合四物湯	無	181
………八味地黄丸料・八味地黄丸	中↓	206
…………………………味麦地黄丸料	中↓	257
…………………………竜胆瀉肝湯	中↑	240
………六味地黄丸料・六味地黄丸	中↓	244
むくみ……茵蔯五苓散料・茵蔯五苓散	中↑	24
…………………………杞菊地黄丸料	中↓	249
…………………………牛車腎気丸料	中↓	95
……………五苓散料・五苓散	無	99
……………………………柴苓湯	中	111
……………………………小青竜湯	中虚	139
…………………………小青竜湯加石膏	中	140
……………………………四苓湯	無	148
…………………………知柏地黄丸料	中↓	251
……………………………猪苓湯	無	180
………当帰芍薬散料・当帰芍薬散	虚	190
………………当帰芍薬散料加人参	虚	254
………八味地黄丸料・八味地黄丸	中↓	206
……………………………分消湯	中↑	221
…………………………防已黄耆湯	中↓	223
…………………………防已茯苓湯	中↓	224
…………………………補気建中湯	虚	227
…………………………味麦地黄丸料	中↓	257
………六味地黄丸料・六味地黄丸	中↓	244
むくみ（高血圧や肥満に伴う）		
…………………………防風通聖散料	充実	225

むくみ（産前産後あるいは流産による障害）
………… 当帰芍薬散料・当帰芍薬散 虚 190
………………… 当帰芍薬散料加人参 虚 254
むくみ（産前産後の障害）
………………… 当帰散料・当帰散 中↓ 187
夜間尿 …… 八味地黄丸料・八味地黄丸 中↓ 206

● 皮膚 ●

あかぎれ ………………………… 紫雲膏 118
あかはな ……………………… 清上防風湯 中↑ 157
あかはな（酒さ）……………… 葛根紅花湯 中↑ 41
あせも …………………………… 苦参湯 63
………………………… 桂枝加黄耆湯 虚 65
………………………………… 紫雲膏 118
………………………………… 消風散料 中↑ 144
あれ（手足の）… 桂枝茯苓丸料加薏苡仁 比 78
………………………………… 三物黄芩湯 中虚 115
………………………………… 麻杏薏甘湯 中 232
いぼ ……………………………… 麻杏薏甘湯 中 232
魚の目 …………………………… 紫雲膏 118
化膿性皮膚疾患 …………… 帰耆建中湯 虚 55
………………………………… 十味敗毒湯 中 130
………………………………… 排膿湯 中↓ 204
化膿性皮膚疾患（初期又は軽いもの）
………………………………… 排膿散及湯 255
化膿性皮膚疾患の初期又は軽いもの
………………………… 排膿散料・排膿散 中↑ 202
かゆみ …………………………… 苦参湯 63
………………………………… 桂麻各半湯 中虚 81
………………………………… 牛車腎気丸料 中↓ 95
………………………………… 五物解毒散料 中↑ 97
………………………………… 蛇床子湯 264
………………………………… 当帰飲子 中↓ 185
……… 八味地黄丸料・八味地黄丸 中↓ 206
………………………………… 味麦地黄丸料 中↓ 257
……… 六味地黄丸料・六味地黄丸 中↓ 244
かゆみ（皮膚の）……………… 茵蔯蒿湯 中↑ 23
………………………………… 黄連阿膠湯 中 33
……… 黄連解毒湯・黄連解毒散 中↑ 34
………………………………… 白虎加桂枝湯 中↑ 211
………………………………… 白虎加人参湯 中↑ 212
………………………………… 白虎湯 中↑ 214
急性化膿性皮膚疾患の初期
………………………………… 荊防敗毒散料 比 80
急性化膿性皮膚疾患（はれもの）の初期
………………………………… 中黄膏 176
急性皮膚疾患の初期 ……… 十味敗毒湯 中 130
湿疹 ……………………………… 茵蔯蒿湯 中↑ 23
………………………………… 温経湯 中↓ 26
………………………………… 温清飲 中 27
………………………………… 黄耆桂枝五物湯 245

………………………………… 黄耆建中湯 虚 29
……… 黄連解毒湯・黄連解毒散 中↑ 34
………………… 加味逍遥散料加川芎地黄
（加味逍遙散合四物湯） 中↓ 48
………………………………… 帰耆建中湯 虚 55
………………………………… 桂枝加黄耆湯 虚 65
……… 桂枝茯苓丸料・桂枝茯苓丸 比 77
………………………………… 荊防敗毒散料 比 80
………………………………… 五物解毒散料 中↑ 97
………………………………… 柴胡清肝湯 中 107
………………………………… 三物黄芩湯 中虚 115
………………………………… 紫雲膏 118
………………………………… 十味敗毒湯 中 130
………………………………… 消風散料 中↑ 144
………………………………… 升麻葛根湯 中 145
………………………………… 治頭瘡一方 中↑ 175
………………………………… 白虎加桂枝湯 中↑ 211
………………………………… 白虎加人参湯 中↑ 212
………………………………… 白虎湯 中↑ 214
………………………………… 防風通聖散料 充実 225
湿疹（かさかさした）……… 黄連阿膠湯 中↓ 33
湿疹（顔面・頭部の）……… 清上防風湯 中↑ 157
湿疹（手足の）… 桂枝茯苓丸料加薏苡仁 比 78
………………………………… 三物黄芩湯 中虚 115
………………………………… 麻杏薏甘湯 中 232
湿疹（乳幼児の）……………… 治頭瘡一方 中↑ 175
湿疹（分泌物の少ないもの）… 当帰飲子 中↓ 185
湿疹（便秘に伴う）…………… 大黄甘草湯 167
　　（便秘に伴う）…………… 調胃承気湯 中 177
湿疹（便秘に伴う症状）
………………… 麻子仁丸料・麻子仁丸 中↓ 233
しみ ……………………………… 葛根紅花湯 中↑ 41
………………… 加味逍遥散料加川芎地黄
（加味逍遙散合四物湯） 中↓ 48
……… 桂枝茯苓丸料・桂枝茯苓丸 比 77
………………………………… 桂枝茯苓丸料加薏苡仁 比 78
………………………………… 甲字湯 比 84
………………………………… 四物湯 虚 124
……… 当帰芍薬散料・当帰芍薬散 虚 190
………………… 当帰芍薬散料加人参 254
しもやけ ………………………… 温経湯 中↓ 26
……… 桂枝茯苓丸料・桂枝茯苓丸 比 77
………………………………… 甲字湯 比 84
………………………………… 紫雲膏 118
………………………………… 四物湯 虚 124
………………………………… 当帰四逆湯 中↓ 189
……… 当帰四逆加呉茱萸生姜湯 中↓ 188
……… 当帰芍薬散料・当帰芍薬散 虚 190
………………… 当帰芍薬散料加人参 虚 254
酒さ ……………………………… 清上防風湯 中↑ 157
じんましん ……………………… 茵蔯蒿湯 中↑ 23

効能・効果別索引

	………茵蔯五苓散料・茵蔯五苓散	中↑	24
	…………………………十味敗毒湯	中	130
	……………………………消風散料	中↑	144
ただれ……………………………	苦参湯		63
	…………………………………紫雲膏		118
	…………………………………蛇床子湯		264
ただれ（皮膚の）…………黄耆建中湯		虚	29
たむし……………………………蛇床子湯			264
手あれ……………………………温経湯		中↓	26
にきび……………………………荊芥連翹湯		中↑	64
	………桂枝茯苓丸料・桂枝茯苓丸	比	77
	……………桂枝茯苓丸料加薏苡仁	比	78
	……………………………清上防風湯	中↑	157
	……………………………防風通聖散料	充実	225
にきび（便秘に伴う）………大黄甘草湯			167
にきび（便秘に伴う症状）			
	………………麻子仁丸料・麻子仁丸	中↓	233
皮下出血………………………芎帰膠艾湯			57
ひび………………………………紫雲膏			118
皮膚炎……………………………茵蔯蒿湯		中↑	23
	…………………………………茵蔯蒿湯	中↑	23
	…………………………………温経湯	中↓	26
	…………………………………温清飲	中	27
	……………………………黄耆桂枝五物湯	中↓	245
	……………………………黄耆建中湯	虚	29
	………黄連解毒湯・黄連解毒散	中↑	34
	…………加味逍遙散料加川芎地黄		
	（加味逍遙散合四物湯）	中↓	48
	…………………………帰耆建中湯	虚	55
	…………………………桂枝加黄耆湯	虚	65
	………桂枝茯苓丸料・桂枝茯苓丸	比	77
	…………………………荊防敗毒散料	比	80
	…………………………五物解毒散料	中↑	97
	…………………………柴胡清肝湯	中	107
	…………………………三物黄芩湯	中虚	115
	…………………………………紫雲膏		118
	…………………………十味敗毒湯	中	130
	……………………………消風散料	中↑	144
	……………………………升麻葛根湯	中	145
	……………………………治頭瘡一方	中↑	175
	……………………………白虎加桂枝湯	中↑	211
	……………………………白虎加人参湯		212
	…………………………………白虎湯	中↑	214
	……………………………防風通聖散料	充実	225
皮膚炎（かさかさした）……黄連阿膠湯		中↓	33
皮膚炎（顔面・頭部の）…清上防風湯		中↑	157
皮膚炎（手足の）			
	……………桂枝茯苓丸料加薏苡仁	比	78
	…………………………三物黄芩湯	中虚	115
	…………………………麻杏薏甘湯	中	232
皮膚炎（乳幼児の）………治頭瘡一方		中↑	175

皮膚炎（分泌物の少ないもの）			
	…………………………………当帰飲子	中↓	185
皮膚炎（便秘に伴う）………大黄甘草湯			167
	…………………………調胃承気湯	中	177
皮膚炎（便秘に伴う症状）			
	………………麻子仁丸料・麻子仁丸	中↓	233
ふきでもの……………………防風通聖散料		充実	225
ふきでもの（便秘に伴う）…大黄甘草湯			167
	…………………………調胃承気湯	中	177
ふきでもの（便秘に伴う症状）			
	………………麻子仁丸料・麻子仁丸	中↓	233
水虫………………………………十味敗毒湯		中	130
	……………………………消風散料	中↑	144
火傷………………………………紫雲膏			118

● 婦人 ●

おりもの…………………………温経湯		中↓	26
	…………………………………清心蓮子飲	中↑	158
	…………………………………竜胆瀉肝湯	中↑	240
月経異常…………………………芎帰膠艾湯			57
	………桂枝茯苓丸料・桂枝茯苓丸	比	77
	…………………………………甲字湯	比	84
	…………………………………四物湯	虚	124
	………当帰芍薬散料・当帰芍薬散	虚	190
	……………………当帰芍薬散料加人参	虚	254
月経過多…………………………芎帰膠艾湯		中↓	57
月経困難…………………………温経湯		中↓	26
	…………………………………温清飲	中	27
	……………………………加味逍遙散料	中↓	47
	…………加味逍遙散料加川芎地黄		
	（加味逍遙散合四物湯）	中↓	48
	……………………………牛膝散料	比	92
	……………………………逍遙散料	中↑	147
	…………………………………折衝飲	中↑	161
	……………………………大黄牡丹皮湯	中↑	168
月経困難症……………………桃核承気湯		中↑	183
	…………………………当帰建中湯	虚	186
月経痛………桂枝茯苓丸料・桂枝茯苓丸		比	77
	…………………………………甲字湯	比	84
	……………………………牛膝散料	比	92
	…………………………………五積散	中虚	93
	…………………………………折衝飲	中↑	161
	……………………………大黄牡丹皮湯	中↑	168
	…………………………………通導散料	中↑	182
	…………………………………桃核承気湯	中↑	183
	…………………………当帰建中湯	虚	186
	…………………………当帰四逆湯	中↑	189
	……………当帰四逆加呉茱萸生姜湯	中↓	188
	………当帰芍薬散料・当帰芍薬散	虚	190
	……………………当帰芍薬散料加人参	虚	254
月経不順…………………………温経湯		中↓	26

…………………………温清飲 中 27
……………………加味逍遙散料 中↓ 47
………………………芎帰調血飲 中↓ 58
……………芎帰調血飲第一加減 中↓ 59
……桂枝茯苓丸料・桂枝茯苓丸 比 77
…………桂枝茯苓丸料加薏苡仁 比 78
………………………………甲字湯 比 84
………………………………牛膝散料 比 92
………………………………四物湯 虚 124
………………………………逍遙散料 中 147
…………………………………折衝飲 中 161
……………………………大黄牡丹皮湯 中 168
…………………………………通導散料 中 182
………………………………桃核承気湯 中 183
…………………………………当帰建中湯 虚 186
………当帰芍薬散料・当帰芍薬散 虚 190
………………当帰芍薬散料加人参 虚 254
…………………………………女神散料 中↑ 198

更年期障害……………………温経湯 中↓ 26
…………………………………温清飲 中 27
………黄連解毒湯・黄連解毒散 中↑ 34
……………………加味逍遙散料 中↓ 47
………加味逍遥散料加川芎地黄
　　　（加味逍遙散合四物湯） 中↓ 48
……桂枝茯苓丸料・桂枝茯苓丸 比 77
………………………………甲字湯 比 84
………………………………五積散 中虚 93
……………………柴胡桂枝乾姜湯 中↓ 104
…………………………………三黄散 中↑ 112
………………………………三黄瀉心湯 中↑ 113
…………………………………逍遙散料 中↓ 147
…………………………………通導散料 中 182
………当帰芍薬散料・当帰芍薬散 虚 190
………………当帰芍薬散料加人参 虚 254
…………………………………女神散料 中↑ 198
…………………………………抑肝散料 中 236
………………抑肝散料加芍薬黄連 中↑ 259
………………抑肝散料加陳皮半夏 中 237
…………………………………連珠飲 中虚 260

こしけ…………………………温経湯 中↓ 26
………………………………清心蓮子飲 中↓ 158
…………………………………竜胆瀉肝湯 中↑ 240

血の道症………………………温清飲 中 27
………黄連解毒湯・黄連解毒散 中↑ 34
……………………加味逍遙散料 中↓ 47
………加味逍遥散料加川芎地黄
　　　（加味逍遙散合四物湯） 中↓ 48
……………芎帰調血飲第一加減 中↓ 59
……桂枝茯苓丸料・桂枝茯苓丸 比 77
…………桂枝茯苓丸料加薏苡仁 比 78
………………………………甲字湯 比 84
………………香蘇散料・香蘇散 虚 89
……………………柴胡桂枝乾姜湯 中↓ 104
…………………………………三黄散 中↑ 112
………………………………三黄瀉心湯 中↑ 113
………………………………四物湯 虚 124
…………………………………逍遙散料 中 147
…………………………………女神散料 中↑ 198
…………………………………抑肝散料 中 236
………………抑肝散料加芍薬黄連 中↑ 259
………………抑肝散料加陳皮半夏 中 237

つわり……………乾姜人参半夏丸料・
　　　　　　　　乾姜人参半夏丸 中↓ 49
…………………………小半夏加茯苓湯 無 143
…………………………………半夏厚朴湯 中 207
………………………茯苓飲合半夏厚朴湯 中↓ 219

不正出血……………………芎帰膠艾湯 中↓ 57

● 眼 ●

かすみ目……………………杞菊地黄丸料 中↓ 249
かすみ目（高齢者の）……牛車腎気丸料 中↓ 95
………八味地黄丸料・八味地黄丸 中↓ 206
…………………………………味麦地黄丸料 中↓ 257
眼精疲労………………桂枝加竜骨牡蛎湯 中↓ 72
急性結膜炎……………………………明朗飲 中 258
充血（目の）…………………………明朗飲 中 258
視力低下……………………杞菊地黄丸料 中↓ 249
ただれ目…………………………蒸眼一方 264
つかれ目……………………杞菊地黄丸料 中↓ 249
なみだ目……………………………明朗飲 中 258
はやり目…………………………蒸眼一方 264
慢性結膜炎……………………………明朗飲 中 258
ものもらい………………………蒸眼一方 264
流涙………………………………明朗飲 中 258

処方五十音索引

● あ 行 ●

安中散　あんちゅうさん……………………………19
安中散料　あんちゅうさんりょう…………………19

胃風湯　いふうとう……………………………………21
胃苓湯　いれいとう……………………………………22
茵蔯蒿湯　いんちんこうとう………………………23
茵蔯五苓散　いんちんごれいさん…………………25
茵蔯五苓散料　いんちんごれいさんりょう………24

温経湯　うんけいとう…………………………………26
温清飲　うんせいいん…………………………………27
温胆湯　うんたんとう…………………………………28

延年半夏湯　えんねんはんげとう………………261

黄耆桂枝五物湯　おうぎけいしごもつとう……245
黄耆建中湯　おうぎけんちゅうとう………………29
黄芩湯　おうごんとう…………………………………30
応鐘散　おうしょうさん………………………………32
応鐘散料　おうしょうさんりょう…………………31
黄連阿膠湯　おうれんあきょうとう………………33
黄連解毒散　おうれんげどくさん…………………34
黄連解毒湯　おうれんげどくとう…………………34
黄連湯　おうれんとう…………………………………36
乙字湯　おつじとう……………………………………37

● か 行 ●

解労散料　かいろうさんりょう……………………247
化食養脾湯　かしょくようひとう…………………38
藿香正気散料　かっこうしょうきさんりょう……39
葛根黄連黄芩湯　かっこんおうれんおうごんとう……40
葛根紅花湯　かっこんこうかとう…………………41
葛根湯　かっこんとう…………………………………42
葛根湯加川芎辛夷　かっこんとうかせんきゅうしんい……43
加味温胆湯　かみうんたんとう……………………44
加味帰脾湯　かみきひとう……………………………45
加味解毒湯　かみげどくとう………………………262
加味四物湯　かみしもつとう………………………248
加味逍遙散料　かみしょうようさんりょう………47
加味逍遙散料加川芎地黄（加味逍遙散合四物湯）
　かみしょうようさんりょうかせんきゅうじおう（かみしょうようさんごうしもつとう）……48
加味平胃散料　かみへいいさんりょう……………263
乾姜人参半夏丸　かんきょうにんじんはんげがん……49

乾姜人参半夏丸料　かんきょうにんじんはんげがんりょう……49
甘草瀉心湯　かんぞうしゃしんとう………………51
甘草湯　かんぞうとう…………………………………52
甘麦大棗湯　かんばくたいそうとう………………53

桔梗湯　ききょうとう…………………………………54
帰耆建中湯　きぎけんちゅうとう…………………55
帰脾湯　きひとう………………………………………56
芎帰膠艾湯　きゅうききょうがいとう……………57
芎帰調血飲　きゅうきちょうけついん……………58
芎帰調血飲第一加減　きゅうきちょうけついんだいいちかげん……59
響声破笛丸　きょうせいはてきがん………………61
響声破笛丸料　きょうせいはてきがんりょう……60
杏蘇散料　きょうそさんりょう……………………62

苦参湯　くじんとう……………………………………63
駆風解毒湯　くふうげどくとう……………………63

荊芥連翹湯　けいがいれんぎょうとう……………64
桂枝加黄耆湯　けいしかおうぎとう………………65
桂枝加葛根湯　けいしかかっこんとう……………67
桂枝加厚朴杏仁湯　けいしかこうぼくきょうにんとう……68
桂枝加芍薬生姜人参湯　けいしかしゃくやくしょうきょうにんじんとう……69
桂枝加芍薬大黄湯　けいしかしゃくやくだいおうとう……69
桂枝加芍薬湯　けいしかしゃくやくとう…………70
桂枝加朮附湯　けいしかじゅつぶとう……………71
桂枝加竜骨牡蛎湯　けいしかりゅうこつぼれいとう……72
桂枝加苓朮附湯　けいしかりょうじゅつぶとう……74
桂枝湯　けいしとう……………………………………74
桂枝人参湯　けいしにんじんとう…………………76
桂枝茯苓丸　けいしぶくりょうがん………………77
桂枝茯苓丸料　けいしぶくりょうがんりょう……77
桂枝茯苓丸料加薏苡仁　けいしぶくりょうがんりょうかよくいにん……78
啓脾湯　けいひとう……………………………………79
荊防敗毒散料　けいぼうはいどくさんりょう……80
桂麻各半湯　けいまかくはんとう…………………81
鶏鳴散料加茯苓　けいめいさんりょうかぶくりょう……82
堅中湯　けんちゅうとう………………………………83

甲字湯　こうじとう……………………………………84
香砂平胃散料　こうしゃへいいさんりょう………85
香砂養胃湯　こうしゃよういとう…………………87

香砂六君子湯　こうしゃりっくんしとう……88	生姜瀉心湯　しょうきょうしゃしんとう………132
香蘇散　こうそさん……………………………89	小建中湯　しょうけんちゅうとう………………133
香蘇散料　こうそさんりょう…………………89	小柴胡湯　しょうさいことう……………………135
厚朴生姜半夏人参甘草湯　こうぼくしょうきょうはんげにんじんかんぞうとう……………………90	小柴胡湯（竹参）　しょうさいことう（ちくぜん）…135
杞菊地黄丸料　こきくじおうがんりょう……249	小柴胡湯加桔梗石膏　しょうさいことうかききょうせっこう……………………………………………137
五虎湯　ごことう………………………………91	小承気湯　しょうじょうきとう…………………138
牛膝散料　ごしつさんりょう…………………92	小青竜湯　しょうせいりゅうとう………………139
五積散　ごしゃくさん…………………………93	小青竜湯加杏仁石膏（小青竜湯合麻杏甘石湯）　しょうせいりゅうとうかきょうにんせっこう（しょうせいりゅうとうごうまきょうかんせきとう）………142
牛車腎気丸料　ごしゃじんきがんりょう……95	
呉茱萸湯　ごしゅゆとう………………………96	
五物解毒散料　ごもつげどくさんりょう……97	小青竜湯加石膏　しょうせいりゅうとうかせっこう………………………………………………140
五淋散料　ごりんさんりょう…………………98	
五苓散　ごれいさん……………………………100	椒梅湯　しょうばいとう…………………………265
五苓散料　ごれいさんりょう…………………99	小半夏加茯苓湯　しょうはんげかぶくりょうとう…143
●さ 行●	消風散料　しょうふうさんりょう………………144
	升麻葛根湯　しょうまかっこんとう……………145
柴陥湯　さいかんとう…………………………101	逍遙散料　しょうようさんりょう………………147
柴胡加竜骨牡蛎湯　さいこかりゅうこつぼれいとう……………………………………………102	四苓湯　しれいとう………………………………148
	辛夷清肺湯　しんいせいはいとう………………149
柴胡加竜骨牡蛎湯（黄芩）　さいこかりゅうこつぼれいとう（おうごん）…………………………104	秦艽羌活湯　じんぎょうきょうかつとう………266
	秦艽防風湯　じんぎょうぼうふうとう…………268
柴胡桂枝乾姜湯　さいこけいしかんきょうとう……104	参蘇飲　じんそいん………………………………150
柴胡桂枝湯　さいこけいしとう………………106	神秘湯　しんぴとう………………………………151
柴胡清肝湯　さいこせいかんとう……………107	参苓白朮散　じんりょうびゃくじゅつさん……153
柴芍六君子湯　さいしゃくりっくんしとう……109	参苓白朮散料　じんりょうびゃくじゅつさんりょう………………………………………………152
柴蘇飲　さいそいん……………………………250	
柴朴湯　さいぼくとう…………………………110	清肌安蛔湯　せいきあんかいとう………………154
柴苓湯　さいれいとう…………………………111	清上蠲痛湯　せいじょうけんつうとう…………156
三黄散　さんおうさん…………………………112	清上防風湯　せいじょうぼうふうとう…………157
三黄瀉心湯　さんおうしゃしんとう…………113	清暑益気湯　せいしょえっきとう………………155
酸棗仁湯　さんそうにんとう…………………114	清心蓮子飲　せいしんれんしいん………………158
三物黄芩湯　さんもつおうごんとう…………115	清肺湯　せいはいとう……………………………160
滋陰降火湯　じいんこうかとう………………116	折衝飲　せっしょういん…………………………161
滋陰至宝湯　じいんしほうとう………………117	千金鶏鳴散料　せんきんけいめいさんりょう……162
紫雲膏　しうんこう……………………………118	銭氏白朮散料　ぜんしびゃくじゅつさんりょう……163
四逆散　しぎゃくさん…………………………119	
四逆散料　しぎゃくさんりょう………………119	疎経活血湯　そけいかっけつとう………………165
四君子湯　しくんしとう………………………121	蘇子降気湯　そしこうきとう……………………166
七物降下湯　しちもつこうかとう……………122	●た 行●
柿蒂湯　していとう……………………………123	
四物湯　しもつとう……………………………124	大黄甘草湯　だいおうかんぞうとう……………167
炙甘草湯　しゃかんぞうとう…………………125	大黄牡丹皮湯　だいおうぼたんぴとう…………168
芍薬甘草湯　しゃくやくかんぞうとう………126	大建中湯　だいけんちゅうとう…………………169
鷓鴣菜湯　しゃこさいとう……………………128	大柴胡湯　だいさいことう………………………170
蛇床子湯　じゃしょうしとう…………………264	大半夏湯　だいはんげとう………………………172
十全大補湯　じゅうぜんたいほとう…………129	沢瀉湯　たくしゃとう……………………………250
十味敗毒湯　じゅうみはいどくとう…………130	
潤腸湯　じゅんちょうとう……………………131	竹茹温胆湯　ちくじょうんたんとう……………173
蒸眼一方　じょうがんいっぽう………………264	治打撲一方　ぢだぼくいっぽう…………………174

| 治頭瘡一方　ぢづそういっぽう……175
| 知柏地黄丸料　ちばくじおうがんりょう　251
| 中黄膏　ちゅうおうこう……176
| 中建中湯　ちゅうけんちゅうとう……252
| 調胃承気湯　ちょういじょうきとう……177
| 釣藤散料　ちょうとうさんりょう……179
| 猪苓湯　ちょれいとう……180
| 猪苓湯合四物湯　ちょれいとうごうしもつとう……181

| 通導散料　つうどうさんりょう……182

| 桃核承気湯　とうかくじょうきとう……183
| 当帰飲子　とうきいんし……185
| 当帰建中湯　とうきけんちゅうとう……186
| 当帰散　とうきさん……187
| 当帰散料　とうきさんりょう……187
| 当帰四逆加呉茱萸生姜湯　とうきしぎゃくかごしゅゆしょうきょうとう……188
| 当帰四逆湯　とうきしぎゃくとう……189
| 当帰芍薬散　とうきしゃくやくさん……191
| 当帰芍薬散料　とうきしゃくやくさんりょう……190
| 当帰芍薬散料加黄耆釣藤　とうきしゃくやくさんりょうかおうぎちょうとう……253
| 当帰芍薬散料加人参　とうきしゃくやくさんりょうかにんじん……254
| 当帰湯　とうきとう……192
| 当帰貝母苦参丸料　とうきばいもくじんがんりょう……193
| 独活葛根湯　どっかつかっこんとう……194
| 独活湯　どっかつとう……195

●　な　行　●

| 二朮湯　にじゅつとう……196
| 二陳湯　にちんとう……197
| 女神散料　にょしんさんりょう……198
| 人参湯　にんじんとう……199
| 人参養栄湯　にんじんようえいとう……201

●　は　行　●

| 排膿散　はいのうさん……203
| 排膿散料　はいのうさんりょう……202
| 排膿散及湯　はいのうさんきゅうとう……255
| 排膿湯　はいのうとう……204
| 麦門冬湯　ばくもんどうとう……205
| 八解散料　はちげさんりょう……256
| 八味地黄丸　はちみじおうがん……206
| 八味地黄丸料　はちみじおうがんりょう……206
| 半夏厚朴湯　はんげこうぼくとう……207
| 半夏瀉心湯　はんげしゃしんとう……209
| 半夏白朮天麻湯　はんげびゃくじゅつてんまとう……210

| 白虎加桂枝湯　びゃっこかけいしとう……211

| 白虎加人参湯　びゃっこかにんじんとう……212
| 白虎湯　びゃっことう……214

| 不換金正気散料　ふかんきんしょうきさんりょう……215
| 茯苓飲　ぶくりょういん……216
| 茯苓飲加半夏　ぶくりょういんかはんげ……218
| 茯苓飲合半夏厚朴湯　ぶくりょういんごうはんげこうぼくとう……219
| 茯苓沢瀉湯　ぶくりょうたくしゃとう……220
| 分消湯　ぶんしょうとう……221

| 平胃散料　へいいさんりょう……222

| 防已黄耆湯　ぼういおうぎとう……223
| 防已茯苓湯　ぼういぶくりょうとう……224
| 防風通聖散料　ぼうふうつうしょうさんりょう……225
| 補気建中湯　ほきけんちゅうとう……227
| 補中益気湯　ほちゅうえっきとう……228

●　ま　行　●

| 麻黄湯　まおうとう……230
| 麻杏甘石湯　まきょうかんせきとう……231
| 麻杏薏甘湯　まきょうよくかんとう……232
| 麻子仁丸　ましにんがん……234
| 麻子仁丸料　ましにんがんりょう……233

| 味麦地黄丸料　みばくじおうがんりょう……257

| 明朗飲　めいろういん……258

●　や　行　●

| 薏苡仁湯　よくいにんとう……235
| 抑肝散料　よくかんさんりょう……236
| 抑肝散料加芍薬黄連　よくかんさんりょうかしゃくやくおうれん……259
| 抑肝散料加陳皮半夏　よくかんさんりょうかちんぴはんげ……237

●　ら　行　●

| 理中丸　りちゅうがん……200
| 六君子湯　りっくんしとう……238
| 立効散料　りっこうさんりょう……239
| 竜胆瀉肝湯　りゅうたんしゃかんとう……240
| 苓姜朮甘湯　りょうきょうじゅつかんとう……241
| 苓桂甘棗湯　りょうけいかんそうとう……242
| 苓桂朮甘湯　りょうけいじゅつかんとう……243

| 連珠飲　れんじゅいん……260

| 六味地黄丸　ろくみじおうがん……244
| 六味地黄丸料　ろくみじおうがんりょう……244

構成生薬別索引 (50音順)

㊂：第十七改正日本薬局方，㊥：日本薬局方外生薬規格2015，㊛：別紙規格を表す

㊥ アキョウ
- 6　温経湯
- 12　黄連阿膠湯
- 33　芎帰膠艾湯
- 37　杏蘇散料
- 93　炙甘草湯
- 138　猪苓湯
- 139　猪苓湯合四物湯

㊂ アセンヤク
- 36　響声破笛丸料
- 36①　響声破笛丸

㊛ 粟
- 2　胃風湯

㊂ イレイセン
- 125　疎経活血湯
- 152　二朮湯
- 212　蛇床子湯

㊂ インチンコウ
- 4　茵蔯蒿湯
- 5　茵蔯五苓散料
- 5①　茵蔯五苓散
- 210　加味解毒湯

㊂ ウイキョウ
- 1　安中散料
- 1①　安中散

㊂ ウコン
- 135　中黄膏

㊥ ウバイ
- 37　杏蘇散料
- 214　椒梅湯

㊂ ウヤク
- 34　芎帰調血飲
- 35　芎帰調血飲第一加減

㊂ エンゴサク
- 1　安中散料
- 1①　安中散
- 35　芎帰調血飲第一加減
- 66　牛膝散料
- 122　折衝飲

㊂ オウギ
- 9　黄耆建中湯
- 23　加味帰脾湯
- 31　帰耆建中湯
- 32　帰脾湯
- 41　桂枝加黄耆湯
- 90　七物降下湯
- 96　十全大補湯
- 117　清暑益気湯
- 120　清心蓮子飲
- 142　当帰飲子
- 148　当帰湯
- 156　人参養栄湯
- 163　半夏白朮天麻湯
- 174　防已黄耆湯
- 175　防已茯苓湯
- 178　補中益気湯
- 193　黄耆桂枝五物湯
- 201　当帰芍薬散料加黄耆釣藤
- 215　秦艽羌活湯

㊂ オウゴン
- 7　温清飲
- 10　黄芩湯
- 12　黄連阿膠湯
- 13　黄連解毒湯
- 13①　黄連解毒散
- 15　乙字湯
- 18　葛根黄連黄芩湯
- 27　甘草瀉心湯
- 40　荊芥連翹湯
- 71　五淋散料
- 73　柴陥湯
- 74①　柴胡加竜骨牡蛎湯（黄芩）
- 75　柴胡桂枝乾姜湯
- 76　柴胡桂枝湯
- 77　柴胡清肝湯
- 79　柴朴湯
- 80　柴苓湯
- 82　三黄瀉心湯
- 84　三物黄芩湯
- 98　潤腸湯
- 99　生姜瀉心湯
- 101　小柴胡湯
- 101①　小柴胡湯（竹参）
- 102　小柴胡湯加桔梗石膏
- 112　辛夷清肺湯
- 116　清肌安蛔湯
- 118　清上蠲痛湯
- 119　清上防風湯
- 120　清心蓮子飲
- 121　清肺湯
- 130　大柴胡湯
- 144　当帰散料
- 144①　当帰散

152 二朮湯	27 甘草瀉心湯	204 八解散料
154 女神散料	40 荊芥連翹湯	
162 半夏瀉心湯	73 柴陥湯	局カッコン
176 防風通聖散料	77 柴胡清肝湯	18 葛根黄連黄芩湯
177 補気建中湯	82 三黄瀉心湯	19 葛根紅花湯
188 竜胆瀉肝湯	99 生姜瀉心湯	20 葛根湯
197 柴蘇飲	119 清上防風湯	21 葛根湯加川芎辛夷
210 加味解毒湯	132 竹茹温胆湯	42 桂枝加葛根湯
	154 女神散料	109 升麻葛根湯
局オウゴン末	162 半夏瀉心湯	113 参蘇飲
81 三黄散	195 加味四物湯	124 銭氏白朮散料
	206 明朗飲	150 独活葛根湯
局オウバク	207 抑肝散料加芍薬黄連	
7 温清飲	210 加味解毒湯	局カッセキ
13 黄連解毒湯	213 蒸眼一方	138 猪苓湯
13① 黄連解毒散		139 猪苓湯合四物湯
40 荊芥連翹湯	局オウレン末	176 防風通聖散料
77 柴胡清肝湯	81 三黄散	210 加味解毒湯
85 滋陰降火湯		
90 七物降下湯	局オンジ	局カロコン
117 清暑益気湯	22 加味温胆湯	75 柴胡桂枝乾姜湯
135 中黄膏	23 加味帰脾湯	77 柴胡清肝湯
151 独活湯	32 帰脾湯	
163 半夏白朮天麻湯	156 人参養栄湯	外カロニン
195 加味四物湯		73 柴陥湯
199 知柏地黄丸料	局ガイヨウ	
210 加味解毒湯	33 芎帰膠艾湯	局カンキョウ
213 蒸眼一方		14 黄連湯
216 秦艽防風湯	外カシ	26 乾姜人参半夏丸料
	36 響声破笛丸料	26① 乾姜人参半夏丸
局オウヒ	36① 響声破笛丸	27 甘草瀉心湯
97 十味敗毒湯		51 桂枝人参湯
	局カシュウ	58 堅中湯
局オウレン	142 当帰飲子	75 柴胡桂枝乾姜湯
7 温清飲		99 生姜瀉心湯
12 黄連阿膠湯	局カッコウ	104 小青竜湯
13 黄連解毒湯	17 藿香正気散料	105 小青竜湯加石膏
13① 黄連解毒散	60 香砂平胃散料	106 小青竜湯加杏仁石膏（小青竜湯合麻杏甘石湯）
14 黄連湯	62 香砂六君子湯	
18 葛根黄連黄芩湯	124 銭氏白朮散料	113 参蘇飲
19 葛根紅花湯	167 不換金正気散料	129 大建中湯

構成生薬別索引

148 当帰湯	37 杏蘇散料	93 炙甘草湯
155 人参湯	39 駆風解毒湯	94 芍薬甘草湯
155① 理中丸	40 荊芥連翹湯	95 鷓鴣菜湯
162 半夏瀉心湯	41 桂枝加黄耆湯	96 十全大補湯
163 半夏白朮天麻湯	42 桂枝加葛根湯	97 十味敗毒湯
189 苓姜朮甘湯	43 桂枝加厚朴杏仁湯	98 潤腸湯
200 中建中湯	44 桂枝加芍薬生姜人参湯	99 生姜瀉心湯
214 椒梅湯	45 桂枝加芍薬大黄湯	100 小建中湯
	46 桂枝加芍薬湯	101 小柴胡湯
㊁カンゾウ	47 桂枝加朮附湯	101① 小柴胡湯（竹参）
1 安中散料	48 桂枝加竜骨牡蛎湯	102 小柴胡湯加桔梗石膏
1① 安中散	49 桂枝加苓朮附湯	104 小青竜湯
3 胃苓湯	50 桂枝湯	105 小青竜湯加石膏
6 温経湯	51 桂枝人参湯	106 小青竜湯加杏仁石膏（小青竜湯合麻杏甘石湯）
8 温胆湯	54 啓脾湯	
9 黄耆建中湯	55 荊防敗毒散料	108 消風散料
10 黄芩湯	56 桂麻各半湯	109 升麻葛根湯
14 黄連湯	58 堅中湯	110 逍遙散料
15 乙字湯	59 甲字湯	113 参蘇飲
16 化食養脾湯	60 香砂平胃散料	114 神秘湯
17 藿香正気散料	61 香砂養胃湯	115 参苓白朮散料
18 葛根黄連黄芩湯	62 香砂六君子湯	115① 参苓白朮散
19 葛根紅花湯	63 香蘇散料	116 清肌安蛔湯
20 葛根湯	63① 香蘇散	117 清暑益気湯
21 葛根湯加川芎辛夷	64 厚朴生姜半夏人参甘草湯	118 清上蠲痛湯
22 加味温胆湯	65 五虎湯	119 清上防風湯
23 加味帰脾湯	67 五積散料	120 清心蓮子飲
24 加味逍遙散料	71 五淋散料	121 清肺湯
25 加味逍遙散料加川芎地黄（加味逍遙散合四物湯）	73 柴陥湯	124 銭氏白朮散料
	75 柴胡桂枝乾姜湯	125 疎経活血湯
27 甘草瀉心湯	76 柴胡桂枝湯	126 蘇子降気湯
28 甘草湯	77 柴胡清肝湯	127 大黄甘草湯
29 甘麦大棗湯	78 柴芍六君子湯	132 竹茹温胆湯
30 桔梗湯	79 柴朴湯	133 治打撲一方
31 帰耆建中湯	80 柴苓湯	134 治頭瘡一方
32 帰脾湯	83 酸棗仁湯	136 調胃承気湯
33 芎帰膠艾湯	85 滋陰降火湯	137 釣藤散料
34 芎帰調血飲	86 滋陰至宝湯	140 通導散料
35 芎帰調血飲第一加減	88 四逆散料	141 桃核承気湯
36 響声破笛丸料	88① 四逆散	142 当帰飲子
36① 響声破笛丸	89 四君子湯	143 当帰建中湯

145 当帰四逆加呉茱萸生姜湯	206 明朗飲	209 延年半夏湯
146 当帰四逆湯	207 抑肝散料加芍薬黄連	
148 当帰湯	208 連珠飲	㊞キクカ
150 独活葛根湯	210 加味解毒湯	118 清上蠲痛湯
151 独活湯	211 加味平胃散料	137 釣藤散料
152 二朮湯	213 蒸眼一方	196 杞菊地黄丸料
153 二陳湯	214 椒梅湯	
154 女神散料	215 秦艽羌活湯	㊞キジツ
155 人参湯	216 秦艽防風湯	8 温胆湯
155① 理中丸		22 加味温胆湯
156 人参養栄湯	㊞乾燥硫酸ナトリウム	35 芎帰調血飲第一加減
158 排膿湯	128 大黄牡丹皮湯	40 荊芥連翹湯
159 麦門冬湯	136 調胃承気湯	55 荊防敗毒散料
162 半夏瀉心湯	140 通導散料	67 五積散料
164 白虎加桂枝湯	176 防風通聖散料	88 四逆散料
165 白虎加人参湯		88① 四逆散
166 白虎湯	㊞キキョウ	98 潤腸湯
167 不換金正気散料	17 藿香正気散料	103 小承気湯
171 茯苓沢瀉湯	30 桔梗湯	113 参蘇飲
173 平胃散料	36 響声破笛丸料	119 清上防風湯
174 防已黄耆湯	36① 響声破笛丸	130 大柴胡湯
175 防已茯苓湯	37 杏蘇散料	132 竹茹温胆湯
176 防風通聖散料	39 駆風解毒湯	140 通導散料
178 補中益気湯	40 荊芥連翹湯	157 排膿散料
179 麻黄湯	55 荊防敗毒散料	157① 排膿散
180 麻杏甘石湯	57 鶏鳴散料加茯苓	168 茯苓飲
181 麻杏薏甘湯	67 五積散料	169 茯苓飲加半夏
183 薏苡仁湯	77 柴胡清肝湯	170 茯苓飲合半夏厚朴湯
184 抑肝散料	97 十味敗毒湯	172 分消湯
185 抑肝散料加陳皮半夏	102 小柴胡湯加桔梗石膏	182 麻子仁丸料
186 六君子湯	113 参蘇飲	182① 麻子仁丸
187 立効散料	115 参苓白朮散料	194 解労散料
188 竜胆瀉肝湯	115① 参苓白朮散	203 排膿散及湯
189 苓姜朮甘湯	119 清上防風湯	209 延年半夏湯
190 苓桂甘棗湯	121 清肺湯	214 椒梅湯
191 苓桂朮甘湯	132 竹茹温胆湯	
194 解労散料	157 排膿散料	㊞キッピ
197 柴蘇飲	157① 排膿散	57 鶏鳴散料加茯苓
200 中建中湯	158 排膿湯	137 釣藤散料
203 排膿散及湯	176 防風通聖散料	
204 八解散料	203 排膿散及湯	

構成生薬別索引　*383*

㊁キョウカツ
　39　駆風解毒湯
　55　荊防敗毒散料
　118　清上蠲痛湯
　125　疎経活血湯
　151　独活湯
　152　二朮湯
　215　秦艽羌活湯

㊁キョウニン
　37　杏蘇散料
　43　桂枝加厚朴杏仁湯
　56　桂麻各半湯
　65　五虎湯
　98　潤腸湯
　106　小青竜湯加杏仁石膏（小青竜湯合麻杏甘石湯）
　114　神秘湯
　121　清肺湯
　179　麻黄湯
　180　麻杏甘石湯
　181　麻杏薏甘湯
　182　麻子仁丸料
　182①　麻子仁丸

㊤キンギンカ
　55　荊防敗毒散料
　70　五物解毒散料

㊁クコシ
　196　杞菊地黄丸料

㊁クジン
　38　苦参湯
　84　三物黄芩湯
　108　消風散料
　149　当帰貝母苦参丸料
　212　蛇床子湯

㊁ケイガイ
　39　駆風解毒湯

　40　荊芥連翹湯
　55　荊防敗毒散料
　70　五物解毒散料
　97　十味敗毒湯
　108　消風散料
　119　清上防風湯
　134　治頭瘡一方
　142　当帰飲子
　176　防風通聖散料

㊁ケイヒ
　1　安中散料
　1①　安中散
　2　胃風湯
　3　胃苓湯
　5　茵蔯五苓散料
　5①　茵蔯五苓散
　6　温経湯
　9　黄耆建中湯
　14　黄連湯
　20　葛根湯
　21　葛根湯加川芎辛夷
　31　帰耆建中湯
　35　芎帰調血飲第一加減
　41　桂枝加黄耆湯
　42　桂枝加葛根湯
　43　桂枝加厚朴杏仁湯
　44　桂枝加芍薬生姜人参湯
　45　桂枝加芍薬大黄湯
　46　桂枝加芍薬湯
　47　桂枝加朮附湯
　48　桂枝加竜骨牡蛎湯
　49　桂枝加苓朮附湯
　50　桂枝湯
　51　桂枝人参湯
　52　桂枝茯苓丸料
　52①　桂枝茯苓丸
　53　桂枝茯苓丸料加薏苡仁
　56　桂麻各半湯
　58　堅中湯
　59　甲字湯

　66　牛膝散料
　67　五積散料
　68　牛車腎気丸料
　72　五苓散料
　74　柴胡加竜骨牡蛎湯
　74①　柴胡加竜骨牡蛎湯（黄芩）
　75　柴胡桂枝乾姜湯
　76　柴胡桂枝湯
　80　柴苓湯
　93　炙甘草湯
　96　十全大補湯
　100　小建中湯
　104　小青竜湯
　105　小青竜湯加石膏
　106　小青竜湯加杏仁石膏（小青竜湯合麻杏甘石湯）
　122　折衝飲
　126　蘇子降気湯
　133　治打撲一方
　141　桃核承気湯
　143　当帰建中湯
　145　当帰四逆加呉茱萸生姜湯
　146　当帰四逆湯
　148　当帰湯
　150　独活葛根湯
　151　独活湯
　154　女神散料
　156　人参養栄湯
　160　八味地黄丸料
　160①　八味地黄丸
　164　白虎加桂枝湯
　171　茯苓沢瀉湯
　175　防已茯苓湯
　179　麻黄湯
　183　薏苡仁湯
　190　苓桂甘棗湯
　191　苓桂朮甘湯
　193　黄耆桂枝五物湯
　200　中建中湯
　206　明朗飲

208 連珠飲	局コウベイ	125 疎経活血湯
214 椒梅湯	159 麦門冬湯	195 加味四物湯
	164 白虎加桂枝湯	
局ケイヒ末	165 白虎加人参湯	局ゴシュユ
72① 五苓散	166 白虎湯	6 温経湯
		57 鶏鳴散料加茯苓
外ゲンジン	局コウボク	69 呉茱萸湯
22 加味温胆湯	3 胃苓湯	145 当帰四逆加呉茱萸生姜湯
	17 藿香正気散料	209 延年半夏湯
局コウイ	43 桂枝加厚朴杏仁湯	
9 黄耆建中湯	60 香砂平胃散料	局ゴボウシ
100 小建中湯	61 香砂養胃湯	39 駆風解毒湯
129 大建中湯	64 厚朴生姜半夏人参甘草湯	77 柴胡清肝湯
200 中建中湯	67 五積散料	108 消風散料
	79 柴朴湯	
局コウカ	98 潤腸湯	局ゴマ
19 葛根紅花湯	103 小承気湯	108 消風散料
35 芎帰調血飲第一加減	114 神秘湯	
122 折衝飲	126 蘇子降気湯	局ゴマ油
134 治頭瘡一方	140 通導散料	87 紫雲膏
140 通導散料	148 当帰湯	135 中黄膏
213 蒸眼一方	161 半夏厚朴湯	
215 秦艽羌活湯	167 不換金正気散料	局ゴミシ
216 秦艽防風湯	170 茯苓飲合半夏厚朴湯	37 杏蘇散料
	172 分消湯	104 小青竜湯
局コウブシ	173 平胃散料	105 小青竜湯加石膏
34 芎帰調血飲	177 補気建中湯	106 小青竜湯加杏仁石膏（小
35 芎帰調血飲第一加減	182 麻子仁丸料	青竜湯合麻杏甘石湯）
60 香砂平胃散料	182① 麻子仁丸	117 清暑益気湯
61 香砂養胃湯	204 八解散料	121 清肺湯
62 香砂六君子湯	211 加味平胃散料	156 人参養栄湯
63 香蘇散料	214 椒梅湯	195 加味四物湯
63① 香蘇散		205 味麦地黄丸料
86 滋陰至宝湯	外コウホン	
132 竹茹温胆湯	215 秦艽羌活湯	局サイコ
152 二朮湯		15 乙字湯
154 女神散料	局ゴシツ	23 加味帰脾湯
172 分消湯	35 芎帰調血飲第一加減	24 加味逍遙散料
197 柴蘇飲	66 牛膝散料	25 加味逍遙散料加川芎地黄
214 椒梅湯	68 牛車腎気丸料	（加味逍遙散合四物湯）
	122 折衝飲	40 荊芥連翹湯

55	荊防敗毒散料	146	当帰四逆湯	㊁サンショウ	
73	柴陥湯	187	立効散料	129	大建中湯
74	柴胡加竜骨牡蛎湯	206	明朗飲	148	当帰湯
74①	柴胡加竜骨牡蛎湯（黄芩）	215	秦艽羌活湯	200	中建中湯
				214	椒梅湯
75	柴胡桂枝乾姜湯	㊁サンザシ			
76	柴胡桂枝湯	16	化食養脾湯	㊁サンソウニン	
77	柴胡清肝湯	54	啓脾湯	22	加味温胆湯
78	柴芍六君子湯	211	加味平胃散料	23	加味帰脾湯
79	柴朴湯			32	帰脾湯
80	柴苓湯	㊁サンシシ		83	酸棗仁湯
86	滋陰至宝湯	4	茵蔯蒿湯		
88	四逆散料	7	温清飲	㊁サンヤク	
88①	四逆散	13	黄連解毒湯	54	啓脾湯
97	十味敗毒湯	13①	黄連解毒散	68	牛車腎気丸料
101	小柴胡湯	19	葛根紅花湯	115	参苓白朮散料
101①	小柴胡湯（竹参）	23	加味帰脾湯	115①	参苓白朮散
102	小柴胡湯加桔梗石膏	24	加味逍遙散料	160	八味地黄丸料
110	逍遙散料	25	加味逍遙散料加川芎地黄 （加味逍遙散合四物湯）	160①	八味地黄丸
114	神秘湯			192	六味地黄丸料
116	清肌安蛔湯	40	荊芥連翹湯	192①	六味地黄丸
130	大柴胡湯	71	五淋散料	196	杞菊地黄丸料
132	竹茹温胆湯	77	柴胡清肝湯	199	知柏地黄丸料
178	補中益気湯	112	辛夷清肺湯	205	味麦地黄丸料
184	抑肝散料	119	清上防風湯		
185	抑肝散料加陳皮半夏	121	清肺湯	㊁ジオウ	
194	解労散料	176	防風通聖散料	7	温清飲
197	柴蘇飲	188	竜胆瀉肝湯	19	葛根紅花湯
207	抑肝散料加芍薬黄連	210	加味解毒湯	22	加味温胆湯
209	延年半夏湯			25	加味逍遙散料加川芎地黄 （加味逍遙散合四物湯）
210	加味解毒湯	㊁サンシュユ			
215	秦艽羌活湯	68	牛車腎気丸料	33	芎帰膠艾湯
216	秦艽防風湯	160	八味地黄丸料	34	芎帰調血飲
		160①	八味地黄丸	35	芎帰調血飲第一加減
㊁サイシン		192	六味地黄丸料	40	荊芥連翹湯
104	小青竜湯	192①	六味地黄丸	68	牛車腎気丸料
105	小青竜湯加石膏	196	杞菊地黄丸料	77	柴胡清肝湯
106	小青竜湯加杏仁石膏（小青竜湯合麻杏甘石湯）	199	知柏地黄丸料	84	三物黄芩湯
		205	味麦地黄丸料	85	滋陰降火湯
118	清上蠲痛湯			90	七物降下湯
145	当帰四逆加呉茱萸生姜湯			92	四物湯

93	炙甘草湯	3	胃苓湯	88①	四逆散
96	十全大補湯	6	温経湯	90	七物降下湯
98	潤腸湯	7	温清飲	92	四物湯
108	消風散料	9	黄耆建中湯	94	芍薬甘草湯
125	疎経活血湯	10	黄芩湯	96	十全大補湯
139	猪苓湯合四物湯	12	黄連阿膠湯	100	小建中湯
142	当帰飲子	19	葛根紅花湯	104	小青竜湯
150	独活葛根湯	20	葛根湯	105	小青竜湯加石膏
156	人参養栄湯	21	葛根湯加川芎辛夷	106	小青竜湯加杏仁石膏（小青竜湯合麻杏甘石湯）
160	八味地黄丸料	24	加味逍遙散料		
160①	八味地黄丸	25	加味逍遥散料加川芎地黄（加味逍遙散合四物湯）	109	升麻葛根湯
188	竜胆瀉肝湯			110	逍遙散料
192	六味地黄丸料	31	帰耆建中湯	122	折衝飲
192①	六味地黄丸	33	芎帰膠艾湯	125	疎経活血湯
195	加味四物湯	35	芎帰調血飲第一加減	130	大柴胡湯
196	杞菊地黄丸料	40	荊芥連翹湯	139	猪苓湯合四物湯
199	知柏地黄丸料	41	桂枝加黄耆湯	142	当帰飲子
205	味麦地黄丸料	42	桂枝加葛根湯	143	当帰建中湯
208	連珠飲	43	桂枝加厚朴杏仁湯	144	当帰散料
		44	桂枝加芍薬生姜人参湯	144①	当帰散
(外) シオン		45	桂枝加芍薬大黄湯	145	当帰四逆加呉茱萸生姜湯
37	杏蘇散料	46	桂枝加芍薬湯	146	当帰四逆湯
		47	桂枝加朮附湯	147	当帰芍薬散料
(局) ジコッピ		48	桂枝加竜骨牡蛎湯	148	当帰湯
86	滋陰至宝湯	49	桂枝加苓朮附湯	150	独活葛根湯
120	清心蓮子飲	50	桂枝湯	156	人参養栄湯
		52	桂枝茯苓丸料	157	排膿散料
(局) シコン		52①	桂枝茯苓丸	157①	排膿散
87	紫雲膏	53	桂枝茯苓丸料加薏苡仁	176	防風通聖散料
		56	桂麻各半湯	182	麻子仁丸料
(外) シソシ		58	堅中湯	182①	麻子仁丸
126	蘇子降気湯	59	甲字湯	183	薏苡仁湯
		66	牛膝散料	193	黄耆桂枝五物湯
(局) シツリシ		67	五積散料	194	解労散料
142	当帰飲子	71	五淋散料	195	加味四物湯
		76	柴胡桂枝湯	200	中建中湯
(外) シテイ		77	柴胡清肝湯	201	当帰芍薬散料加黄耆釣藤
91	柿蒂湯	78	柴芍六君子湯	202	当帰芍薬散料加人参
		85	滋陰降火湯	203	排膿散及湯
(局) シャクヤク		86	滋陰至宝湯	207	抑肝散料加芍薬黄連
2	胃風湯	88	四逆散料	208	連珠飲

構成生薬別索引 | *387*

㊁シャクヤク末
147①　当帰芍薬散

㊁ジャショウシ
212　蛇床子湯

㊁シャゼンシ
68　牛車腎気丸料
120　清心蓮子飲
188　竜胆瀉肝湯
206　明朗飲

㊁ジュウヤク
70　五物解毒散料

㊁シュクシャ
1　安中散料
1①　　安中散
16　化食養脾湯
36　響声破笛丸料
36①　　響声破笛丸
60　香砂平胃散料
61　香砂養胃湯
62　香砂六君子湯
115　参苓白朮散料
115①　参苓白朮散
172　分消湯
214　椒梅湯

㊁ショウキョウ
3　胃苓湯
6　温経湯
8　温胆湯
9　黄耆建中湯
16　化食養脾湯
17　藿香正気散料
20　葛根湯
21　葛根湯加川芎辛夷
22　加味温胆湯
23　加味帰脾湯
24　加味逍遙散料

25　加味逍遙散料加川芎地黄（加味逍遙散合四物湯）
31　帰耆建中湯
32　帰脾湯
34　芎帰調血飲
35　芎帰調血飲第一加減
41　桂枝加黄耆湯
42　桂枝加葛根湯
43　桂枝加厚朴杏仁湯
44　桂枝加芍薬生姜人参湯
45　桂枝加芍薬大黄湯
46　桂枝加芍薬湯
47　桂枝加朮附湯
48　桂枝加竜骨牡蛎湯
49　桂枝加苓朮附湯
50　桂枝湯
55　荊防敗毒散料
56　桂麻各半湯
57　鶏鳴散料加茯苓
59　甲字湯
60　香砂平胃散料
61　香砂養胃湯
62　香砂六君子湯
63　香蘇散料
63①　　香蘇散
64　厚朴生姜半夏人参甘草湯
67　五積散料
69　呉茱萸湯
73　柴陥湯
74　柴胡加竜骨牡蛎湯
74①　　柴胡加竜骨牡蛎湯（黄芩）
76　柴胡桂枝湯
78　柴芍六君子湯
79　柴朴湯
80　柴苓湯
89　四君子湯
91　柿蒂湯
93　炙甘草湯
97　十味敗毒湯
99　生姜瀉心湯

100　小建中湯
101　小柴胡湯
101①　　小柴胡湯（竹参）
102　小柴胡湯加桔梗石膏
107　小半夏加茯苓湯
109　升麻葛根湯
110　逍遙散料
116　清肌安蛔湯
118　清上蠲痛湯
121　清肺湯
125　疎経活血湯
126　蘇子降気湯
130　大柴胡湯
132　竹茹温胆湯
137　釣藤散料
143　当帰建中湯
145　当帰四逆加呉茱萸生姜湯
150　独活葛根湯
152　二朮湯
153　二陳湯
158　排膿湯
161　半夏厚朴湯
163　半夏白朮天麻湯
167　不換金正気散料
168　茯苓飲
169　茯苓飲加半夏
170　茯苓飲合半夏厚朴湯
171　茯苓沢瀉湯
172　分消湯
173　平胃散料
174　防已黄耆湯
176　防風通聖散料
178　補中益気湯
186　六君子湯
193　黄耆桂枝五物湯
194　解労散料
197　柴蘇飲
203　排膿散及湯
204　八解散料
209　延年半夏湯
211　加味平胃散料

局ショウズク
- 61 香砂養胃湯

外小麦
- 29 甘麦大棗湯

局ショウマ
- 15 乙字湯
- 109 升麻葛根湯
- 112 辛夷清肺湯
- 178 補中益気湯
- 187 立効散料
- 210 加味解毒湯
- 215 秦艽羌活湯
- 216 秦艽防風湯

局シンイ
- 21 葛根湯加川芎辛夷
- 112 辛夷清肺湯

別シンキク
- 16 化食養脾湯
- 163 半夏白朮天麻湯
- 211 加味平胃散料

外ジンギョウ
- 215 秦艽羌活湯
- 216 秦艽防風湯

局セッコウ
- 39 駆風解毒湯
- 65 五虎湯
- 102 小柴胡湯加桔梗石膏
- 105 小青竜湯加石膏
- 106 小青竜湯加杏仁石膏（小青竜湯合麻杏甘石湯）
- 108 消風散料
- 112 辛夷清肺湯
- 137 釣藤散料
- 164 白虎加桂枝湯
- 165 白虎加人参湯
- 166 白虎湯
- 176 防風通聖散料
- 180 麻杏甘石湯

局センキュウ
- 2 胃風湯
- 6 温経湯
- 7 温清飲
- 11 応鐘散料
- 11① 応鐘散
- 21 葛根湯加川芎辛夷
- 25 加味逍遥散料加川芎地黄（加味逍遙散合四物湯）
- 33 芎帰膠艾湯
- 34 芎帰調血飲
- 35 芎帰調血飲第一加減
- 36 響声破笛丸料
- 36① 響声破笛丸
- 40 荊芥連翹湯
- 55 荊防敗毒散料
- 67 五積散料
- 70 五物解毒散料
- 77 柴胡清肝湯
- 83 酸棗仁湯
- 90 七物降下湯
- 92 四物湯
- 96 十全大補湯
- 97 十味敗毒湯
- 118 清上蠲痛湯
- 119 清上防風湯
- 122 折衝飲
- 125 疎経活血湯
- 133 治打撲一方
- 134 治頭瘡一方
- 139 猪苓湯合四物湯
- 142 当帰飲子
- 144 当帰散料
- 144① 当帰散
- 147 当帰芍薬散料
- 154 女神散料
- 176 防風通聖散料
- 184 抑肝散料
- 185 抑肝散料加陳皮半夏
- 195 加味四物湯
- 201 当帰芍薬散料加黄耆鈎藤
- 202 当帰芍薬散料加人参
- 207 抑肝散料加芍薬黄連
- 208 連珠飲

局センキュウ末
- 147① 当帰芍薬散

局ゼンコ
- 55 荊防敗毒散料
- 113 参蘇飲
- 126 蘇子降気湯

局センコツ
- 133 治打撲一方

外センタイ
- 108 消風散料

外センレンシ
- 214 椒梅湯

局ソウジュツ
- 3 胃苓湯
- 60 香砂平胃散料
- 61 香砂養胃湯
- 108 消風散料
- 118 清上蠲痛湯
- 134 治頭瘡一方
- 152 二朮湯
- 163 半夏白朮天麻湯
- 172 分消湯
- 195 加味四物湯
- 216 秦艽防風湯

局ソウハクヒ
- 37 杏蘇散料
- 65 五虎湯

構成生薬別索引　　**389**

121　清肺湯	136　調胃承気湯	56　桂麻各半湯
	140　通導散料	58　堅中湯
局ソボク	141　桃核承気湯	60　香砂平胃散料
140　通導散料	151　独活湯	61　香砂養胃湯
	154　女神散料	62　香砂六君子湯
局ソヨウ	176　防風通聖散料	67　五積散料
17　藿香正気散料	182　麻子仁丸料	69　呉茱萸湯
37　杏蘇散料	182①　麻子仁丸	73　柴陥湯
57　鶏鳴散料加茯苓	210　加味解毒湯	74　柴胡加竜骨牡蛎湯
63　香蘇散料	216　秦艽防風湯	74①　柴胡加竜骨牡蛎湯（黄芩）
63①　香蘇散		
79　柴朴湯	局ダイオウ末	76　柴胡桂枝湯
113　参蘇飲	81　三黄散	78　柴芍六君子湯
114　神秘湯		79　柴朴湯
161　半夏厚朴湯	局タイソウ	80　柴苓湯
170　茯苓飲合半夏厚朴湯	3　胃苓湯	89　四君子湯
197　茈蘇飲	9　黄耆建中湯	93　炙甘草湯
	10　黄芩湯	99　生姜瀉心湯
局ダイオウ	14　黄連湯	100　小建中湯
4　茵蔯蒿湯	16　化食養脾湯	101　小柴胡湯
11　応鐘散料	17　藿香正気散料	101①　小柴胡湯（竹参）
11①　応鐘散	20　葛根湯	102　小柴胡湯加桔梗石膏
15　乙字湯	21　葛根湯加川芎辛夷	113　参蘇飲
19　葛根紅花湯	22　加味温胆湯	121　清肺湯
36　響声破笛丸料	23　加味帰脾湯	126　蘇子降気湯
36①　響声破笛丸	27　甘草瀉心湯	130　大柴胡湯
45　桂枝加芍薬大黄湯	29　甘麦大棗湯	143　当帰建中湯
70　五物解毒散料	31　帰耆建中湯	145　当帰四逆加呉茱萸生姜湯
74　柴胡加竜骨牡蛎湯	32　帰脾湯	146　当帰四逆湯
74①　柴胡加竜骨牡蛎湯（黄芩）	34　芎帰調血飲	150　独活葛根湯
	35　芎帰調血飲第一加減	158　排膿湯
82　三黄瀉心湯	41　桂枝加黄耆湯	159　麦門冬湯
95　鷓鴣菜湯	42　桂枝加葛根湯	162　半夏瀉心湯
98　潤腸湯	43　桂枝加厚朴杏仁湯	167　不換金正気散料
103　小承気湯	44　桂枝加芍薬生姜人参湯	173　平胃散料
123　千金鶏鳴散料	45　桂枝加芍薬大黄湯	174　防已黄耆湯
127　大黄甘草湯	46　桂枝加芍薬湯	178　補中益気湯
128　大黄牡丹皮湯	47　桂枝加朮附湯	186　六君子湯
130　大柴胡湯	48　桂枝加竜骨牡蛎湯	190　苓桂甘棗湯
133　治打撲一方	49　桂枝加苓朮附湯	193　黄耆桂枝五物湯
134　治頭瘡一方	50　桂枝湯	194　解労散料

197 柴蘇飲	圏タクシャ末	5① 茵蔯五苓散
200 中建中湯	72① 五苓散	72 五苓散料
203 排膿散及湯	147① 当帰芍薬散	80 柴苓湯
204 八解散料		111 四苓湯
211 加味平胃散料	外チクジョ	138 猪苓湯
	8 温胆湯	139 猪苓湯合四物湯
外ダイフクヒ	22 加味温胆湯	172 分消湯
17 藿香正気散料	121 清肺湯	
37 杏蘇散料	132 竹茹温胆湯	圏チョレイ末
172 分消湯		72① 五苓散
	圏チクセツニンジン	
圏タクシャ	101① 小柴胡湯（竹参）	圏チンピ
3 胃苓湯		3 胃苓湯
5 茵蔯五苓散料	圏チモ	8 温胆湯
5① 茵蔯五苓散	83 酸棗仁湯	16 化食養脾湯
54 啓脾湯	85 滋陰降火湯	17 藿香正気散料
68 牛車腎気丸料	86 滋陰至宝湯	22 加味温胆湯
72 五苓散料	108 消風散料	34 芎帰調血飲
80 柴苓湯	112 辛夷清肺湯	35 芎帰調血飲第一加減
111 四苓湯	164 白虎加桂枝湯	37 杏蘇散料
138 猪苓湯	165 白虎加人参湯	54 啓脾湯
139 猪苓湯合四物湯	166 白虎湯	60 香砂平胃散料
147 当帰芍薬散料	195 加味四物湯	61 香砂養胃湯
151 独活湯	199 知柏地黄丸料	62 香砂六君子湯
160 八味地黄丸料		63 香蘇散料
160① 八味地黄丸	圏チョウジ	63① 香蘇散
163 半夏白朮天麻湯	91 柿蒂湯	67 五積散料
171 茯苓沢瀉湯	133 治打撲一方	78 柴芍六君子湯
172 分消湯	154 女神散料	85 滋陰降火湯
177 補気建中湯		86 滋陰至宝湯
188 竜胆瀉肝湯	圏チョウトウコウ	113 参蘇飲
192 六味地黄丸料	90 七物降下湯	114 神秘湯
192① 六味地黄丸	137 釣藤散料	117 清暑益気湯
196 杞菊地黄丸料	184 抑肝散料	121 清肺湯
198 沢瀉湯	185 抑肝散料加陳皮半夏	125 疎経活血湯
199 知柏地黄丸料	201 当帰芍薬散料加黄耆釣藤	126 蘇子降気湯
201 当帰芍薬散料加黄耆釣藤	207 抑肝散料加芍薬黄連	132 竹茹温胆湯
202 当帰芍薬散料加人参		140 通導散料
205 味麦地黄丸料	圏チョレイ	152 二朮湯
216 秦艽防風湯	3 胃苓湯	153 二陳湯
	5 茵蔯五苓散料	156 人参養栄湯

163 半夏白朮天麻湯	34 芎帰調血飲	185 抑肝散料加陳皮半夏
167 不換金正気散料	35 芎帰調血飲第一加減	188 竜胆瀉肝湯
168 茯苓飲	40 荊芥連翹湯	195 加味四物湯
169 茯苓飲加半夏	66 牛膝散料	201 当帰芍薬散料加黄耆釣藤
170 茯苓飲合半夏厚朴湯	67 五積散料	202 当帰芍薬散料加人参
172 分消湯	71 五淋散料	207 抑肝散料加芍薬黄連
173 平胃散料	77 柴胡清肝湯	208 連珠飲
177 補気建中湯	85 滋陰降火湯	212 蛇床子湯
178 補中益気湯	86 滋陰至宝湯	216 秦艽防風湯
185 抑肝散料加陳皮半夏	87 紫雲膏	
186 六君子湯	90 七物降下湯	㊡トウキ末
197 柴蘇飲	92 四物湯	147① 当帰芍薬散
204 八解散料	96 十全大補湯	
211 加味平胃散料	98 潤腸湯	㊤トウシンソウ
216 秦艽防風湯	108 消風散料	172 分消湯
	110 逍遙散料	210 加味解毒湯
㊤テンナンショウ	117 清暑益気湯	
152 二朮湯	118 清上蠲痛湯	㊡トウニン
	121 清肺湯	35 芎帰調血飲第一加減
㊡テンマ	122 折衝飲	52 桂枝茯苓丸料
163 半夏白朮天麻湯	123 千金鶏鳴散料	52① 桂枝茯苓丸
	125 疎経活血湯	53 桂枝茯苓丸料加薏苡仁
㊡テンモンドウ	126 蘇子降気湯	59 甲字湯
85 滋陰降火湯	139 猪苓湯合四物湯	66 牛膝散料
121 清肺湯	140 通導散料	98 潤腸湯
	142 当帰飲子	122 折衝飲
㊡トウガシ	143 当帰建中湯	123 千金鶏鳴散料
128 大黄牡丹皮湯	144 当帰散料	125 疎経活血湯
	144① 当帰散	128 大黄牡丹皮湯
㊡トウキ	145 当帰四逆加呉茱萸生姜湯	141 桃核承気湯
2 胃風湯	146 当帰四逆湯	151 独活湯
6 温経湯	147 当帰芍薬散料	216 秦艽防風湯
7 温清飲	148 当帰湯	
15 乙字湯	149 当帰貝母苦参丸料	㊡ドクカツ
23 加味帰脾湯	151 独活湯	55 荊防敗毒散料
24 加味逍遙散料	154 女神散料	97 十味敗毒湯
25 加味逍遙散料加川芎地黄	156 人参養栄湯	118 清上蠲痛湯
（加味逍遙散合四物湯）	176 防風通聖散料	150 独活葛根湯
31 帰耆建中湯	178 補中益気湯	151 独活湯
32 帰脾湯	183 薏苡仁湯	
33 芎帰膠艾湯	184 抑肝散料	

㊁トチュウ
195 加味四物湯

㊊ドベッコウ
194 解労散料
209 延年半夏湯

㊁豚脂
87 紫雲膏

㊁ニンジン
2 胃風湯
6 温経湯
14 黄連湯
16 化食養脾湯
22 加味温胆湯
23 加味帰脾湯
26 乾姜人参半夏丸料
26① 乾姜人参半夏丸
27 甘草瀉心湯
32 帰脾湯
44 桂枝加芍薬生姜人参湯
51 桂枝人参湯
54 啓脾湯
55 荊防敗毒散料
61 香砂養胃湯
62 香砂六君子湯
64 厚朴生姜半夏人参甘草湯
69 呉茱萸湯
73 柴陥湯
74 柴胡加竜骨牡蛎湯
74① 柴胡加竜骨牡蛎湯（黄芩）
76 柴胡桂枝湯
78 柴芍六君子湯
79 柴朴湯
80 柴苓湯
89 四君子湯
93 炙甘草湯
96 十全大補湯
99 生姜瀉心湯

101 小柴胡湯
102 小柴胡湯加桔梗石膏
113 参蘇飲
115 参苓白朮散料
115① 参苓白朮散
116 清肌安蛔湯
117 清暑益気湯
120 清心蓮子飲
124 銭氏白朮散料
129 大建中湯
131 大半夏湯
132 竹茹温胆湯
137 釣藤散料
148 当帰湯
154 女神散料
155 人参湯
155① 理中丸
156 人参養栄湯
159 麦門冬湯
162 半夏瀉心湯
163 半夏白朮天麻湯
165 白虎加人参湯
168 茯苓飲
169 茯苓飲加半夏
170 茯苓飲合半夏厚朴湯
177 補気建中湯
178 補中益気湯
186 六君子湯
195 加味四物湯
197 柴蘇飲
200 中建中湯
202 当帰芍薬散料加人参
204 八解散料
209 延年半夏湯

㊁ニンドウ
134 治頭瘡一方

㊁バイモ
86 滋陰至宝湯
121 清肺湯

149 当帰貝母苦参丸料

㊁バクガ
16 化食養脾湯
163 半夏白朮天麻湯

㊊麦芽
211 加味平胃散料

㊁バクモンドウ
6 温経湯
85 滋陰降火湯
86 滋陰至宝湯
93 炙甘草湯
112 辛夷清肺湯
116 清肌安蛔湯
117 清暑益気湯
118 清上蠲痛湯
120 清心蓮子飲
121 清肺湯
132 竹茹温胆湯
137 釣藤散料
159 麦門冬湯
177 補気建中湯
195 加味四物湯
205 味麦地黄丸料

㊁ハチミツ
131 大半夏湯

㊁ハッカ
24 加味逍遥散料
25 加味逍遥散料加川芎地黄（加味逍遥散合四物湯）
36 響声破笛丸料
36① 響声破笛丸
40 荊芥連翹湯
77 柴胡清肝湯
86 滋陰至宝湯
110 逍遙散料
119 清上防風湯

構成生薬別索引　393

176 防風通聖散料	152 二朮湯	49 桂枝加苓朮附湯
	153 二陳湯	51 桂枝人参湯
局 ハンゲ	159 麦門冬湯	54 啓脾湯
6 温経湯	161 半夏厚朴湯	61 香砂養胃湯
8 温胆湯	162 半夏瀉心湯	62 香砂六君子湯
14 黄連湯	163 半夏白朮天麻湯	67 五積散料
16 化食養脾湯	167 不換金正気散料	72 五苓散料
17 藿香正気散料	169 茯苓飲加半夏	78 柴芍六君子湯
22 加味温胆湯	170 茯苓飲合半夏厚朴湯	80 柴苓湯
26 乾姜人参半夏丸料	185 抑肝散加陳皮半夏	85 滋陰降火湯
26① 乾姜人参半夏丸	186 六君子湯	86 滋陰至宝湯
27 甘草瀉心湯	197 柴蘇飲	89 四君子湯
58 堅中湯	204 八解散料	96 十全大補湯
62 香砂六君子湯	209 延年半夏湯	110 逍遙散料
64 厚朴生姜半夏人参甘草湯		111 四苓湯
67 五積散料	局 ビャクゴウ	115 参苓白朮散料
73 柴陥湯	112 辛夷清肺湯	115① 参苓白朮散
74 柴胡加竜骨牡蛎湯		117 清暑益気湯
74① 柴胡加竜骨牡蛎湯（黄芩）	局 ビャクシ	124 銭氏白朮散料
76 柴胡桂枝湯	17 藿香正気散料	125 疎経活血湯
78 柴芍六君子湯	40 荊芥連翹湯	144 当帰散料
79 柴朴湯	67 五積散料	144① 当帰散
80 柴苓湯	118 清上蠲痛湯	147 当帰芍薬散料
99 生姜瀉心湯	119 清上防風湯	152 二朮湯
101 小柴胡湯	125 疎経活血湯	154 女神散料
101① 小柴胡湯（竹参）		155 人参湯
102 小柴胡湯加桔梗石膏	局 ビャクジュツ	155① 理中丸
104 小青竜湯	2 胃風湯	156 人参栄湯
105 小青竜湯加石膏	3 胃苓湯	163 半夏白朮天麻湯
106 小青竜湯加杏仁石膏（小青竜湯合麻杏甘石湯）	5 茵蔯五苓散料	167 不換金正気散料
	5① 茵蔯五苓散	168 茯苓飲
107 小半夏加茯苓湯	16 化食養脾湯	169 茯苓飲加半夏
113 参蘇飲	17 藿香正気散料	170 茯苓飲合半夏厚朴湯
116 清肌安蛔湯	23 加味帰脾湯	171 茯苓沢瀉湯
126 蘇子降気湯	24 加味逍遙散料	172 分消湯
130 大柴胡湯	25 加味逍遥散料加川芎地黄（加味逍遙散合四物湯）	173 平胃散料
131 大半夏湯		174 防已黄耆湯
132 竹茹温胆湯	32 帰脾湯	176 防風通聖散料
137 釣藤散料	34 芎帰調血飲	177 補気建中湯
148 当帰湯	35 芎帰調血飲第一加減	178 補中益気湯
	47 桂枝加苓朮附湯	183 薏苡仁湯

184	抑肝散料	34	芎帰調血飲	139	猪苓湯合四物湯
185	抑肝散料加陳皮半夏	35	芎帰調血飲第一加減	147	当帰芍薬散料
186	六君子湯	49	桂枝加苓朮附湯	152	二朮湯
189	苓姜朮甘湯	52	桂枝茯苓丸料	153	二陳湯
191	苓桂朮甘湯	52①	桂枝茯苓丸	156	人参養栄湯
198	沢瀉湯	53	桂枝茯苓丸料加薏苡仁	160	八味地黄丸料
201	当帰芍薬散料加黄耆釣藤	54	啓脾湯	160①	八味地黄丸
202	当帰芍薬散料加人参	55	荊防敗毒散料	161	半夏厚朴湯
204	八解散料	57	鶏鳴散料加茯苓	163	半夏白朮天麻湯
206	明朗飲	58	堅中湯	168	茯苓飲
207	抑肝散料加芍薬黄連	59	甲字湯	169	茯苓飲加半夏
208	連珠飲	61	香砂養胃湯	170	茯苓飲合半夏厚朴湯
211	加味平胃散料	62	香砂六君子湯	171	茯苓沢瀉湯
		67	五積散料	172	分消湯
局	ビャクジュツ末	68	牛車腎気丸料	175	防已茯苓湯
72①	五苓散	71	五淋散料	177	補気建中湯
147①	当帰芍薬散	72	五苓散料	184	抑肝散料
		74	柴胡加竜骨牡蛎湯	185	抑肝散料加陳皮半夏
局	ビワヨウ	74①	柴胡加竜骨牡蛎湯（黄芩）	186	六君子湯
112	辛夷清肺湯	78	柴芍六君子湯	189	苓姜朮甘湯
		79	柴朴湯	190	苓桂甘棗湯
局	ビンロウジ	80	柴苓湯	191	苓桂朮甘湯
57	鶏鳴散料加茯苓	83	酸棗仁湯	192	六味地黄丸料
154	女神散料	86	滋陰至宝湯	192①	六味地黄丸
209	延年半夏湯	89	四君子湯	194	解労散料
214	椒梅湯	96	十全大補湯	196	杞菊地黄丸料
		97	十味敗毒湯	199	知柏地黄丸料
局	ブクリョウ	107	小半夏加茯苓湯	201	当帰芍薬散料加黄耆釣藤
2	胃風湯	110	逍遙散料	202	当帰芍薬散料加人参
3	胃苓湯	111	四苓湯	204	八解散料
5	茵蔯五苓散料	113	参蘇飲	205	味麦地黄丸料
5①	茵蔯五苓散	115	参苓白朮散料	206	明朗飲
8	温胆湯	115①	参苓白朮散	207	抑肝散料加芍薬黄連
16	化食養脾湯	120	清心蓮子飲	208	連珠飲
17	藿香正気散料	121	清肺湯		
22	加味温胆湯	124	銭氏白朮散料	局	ブクリョウ末
23	加味帰脾湯	125	疎経活血湯	72①	五苓散
24	加味逍遙散料	132	竹茹温胆湯	147①	当帰芍薬散
25	加味逍遙散料加川芎地黄（加味逍遙散合四物湯）	137	釣藤散料		
		138	猪苓湯	局	ブシ
32	帰脾湯			47	桂枝加朮附湯

| 49 桂枝加苓朮附湯
| 68 牛車腎気丸料
| 160 八味地黄丸料
| 160① 八味地黄丸

㊙ヘンズ
| 115 参苓白朮散料
| 115① 参苓白朮散

㊙ボウイ
| 125 疎経活血湯
| 151 独活湯
| 174 防已黄耆湯
| 175 防已茯苓湯

㊙ボウフウ
| 39 駆風解毒湯
| 40 荊芥連翹湯
| 55 荊防敗毒散料
| 97 十味敗毒湯
| 108 消風散料
| 118 清上蠲痛湯
| 119 清上防風湯
| 125 疎経活血湯
| 134 治頭瘡一方
| 137 釣藤散料
| 142 当帰飲子
| 151 独活湯
| 176 防風通聖散料
| 187 立効散料
| 215 秦艽羌活湯
| 216 秦艽防風湯

㊙ボクソク
| 133 治打撲一方

㊙ボタンピ
| 6 温経湯
| 23 加味帰脾湯
| 24 加味逍遙散料
| 25 加味逍遥散料加川芎地黄

（加味逍遙散合四物湯）
| 34 芎帰調血飲
| 35 芎帰調血飲第一加減
| 52 桂枝茯苓丸料
| 52① 桂枝茯苓丸
| 53 桂枝茯苓丸料加薏苡仁
| 59 甲字湯
| 66 牛膝散料
| 68 牛車腎気丸料
| 122 折衝飲
| 128 大黄牡丹皮湯
| 160 八味地黄丸料
| 160① 八味地黄丸
| 192 六味地黄丸料
| 192① 六味地黄丸
| 196 杞菊地黄丸料
| 199 知柏地黄丸料
| 205 味麦地黄丸料

㊙ボレイ
| 1 安中散料
| 1① 安中散
| 48 桂枝加竜骨牡蛎湯
| 74 柴胡加竜骨牡蛎湯
| 74① 柴胡加竜骨牡蛎湯（黄芩）
| 75 柴胡桂枝乾姜湯

㊙マオウ
| 20 葛根湯
| 21 葛根湯加川芎辛夷
| 37 杏蘇散料
| 56 桂麻各半湯
| 65 五虎湯
| 67 五積散料
| 104 小青竜湯
| 105 小青竜湯加石膏
| 106 小青竜湯加杏仁石膏（小青竜湯合麻杏甘石湯）
| 114 神秘湯
| 150 独活葛根湯

| 176 防風通聖散料
| 179 麻黄湯
| 180 麻杏甘石湯
| 181 麻杏薏甘湯
| 183 薏苡仁湯
| 215 秦艽羌活湯

㊙マクリ
| 95 鷓鴣菜湯
| 116 清肌安蛔湯

㊙マシニン
| 93 炙甘草湯
| 98 潤腸湯
| 182 麻子仁丸料
| 182① 麻子仁丸

㊙マンケイシ
| 118 清上蠲痛湯

㊙ミツロウ
| 87 紫雲膏
| 135 中黄膏

㊙モクツウ
| 108 消風散料
| 140 通導散料
| 145 当帰四逆加呉茱萸生姜湯
| 146 当帰四逆湯
| 188 竜胆瀉肝湯
| 210 加味解毒湯

㊙モッカ
| 57 鶏鳴散料加茯苓

㊙モッコウ
| 23 加味帰脾湯
| 32 帰脾湯
| 35 芎帰調血飲第一加減
| 61 香砂養胃湯
| 66 牛膝散料

構成生薬別索引　395

113　参蘇飲	74　柴胡加竜骨牡蛎湯	36①　響声破笛丸
124　銭氏白朮散料	74①　柴胡加竜骨牡蛎湯（黄芩）	39　駆風解毒湯
154　女神散料		40　荊芥連翹湯
172　分消湯		55　荊防敗毒散料
214　椒梅湯	㊁硫酸アルミニウムカリウム水和物	77　柴胡清肝湯
	213　蒸眼一方	119　清上防風湯
㊁ヤクモソウ		134　治頭瘡一方
34　芎帰調血飲		151　独活湯
35　芎帰調血飲第一加減	㊁硫酸マグネシウム水和物	176　防風通聖散料
	141　桃核承気湯	
㊁ヨクイニン		㊁レンニク
53　桂枝茯苓丸料加薏苡仁	㊁リュウタン	54　啓脾湯
115　参苓白朮散料	125　疎経活血湯	115　参苓白朮散料
115①　参苓白朮散	187　立効散料	115①　参苓白朮散
181　麻杏薏甘湯	188　竜胆瀉肝湯	120　清心蓮子飲
183　薏苡仁湯	210　加味解毒湯	
㊁リュウガンニク	㊁リョウキョウ	
23　加味帰脾湯	1　安中散料	
32　帰脾湯	1①　安中散	
㊁リュウコツ	㊁レンギョウ	
48　桂枝加竜骨牡蛎湯	36　響声破笛丸料	

改訂5版　漢方業務指針

定価　本体7,000円（税別）

昭和53年10月30日　　初版発行
昭和56年 5 月20日　　新訂版発行
平成 5 年 1 月10日　　改訂3版発行
平成 9 年10月30日　　改訂4版発行
平成30年 9 月19日　　改訂5版発行

編　集　　日本薬剤師会
発行人　　武田　正一郎
発行所　　株式会社　じほう
　　　　　101-8421　東京都千代田区神田猿楽町1-5-15（猿楽町SSビル）
　　　　　電話　編集　03-3233-6361　販売　03-3233-6333
　　　　　振替　00190-0-900481
　　　　　＜大阪支局＞
　　　　　541-0044　大阪市中央区伏見町2-1-1（三井住友銀行高麗橋ビル）
　　　　　電話　06-6231-7061

©2018　　　　　　　　　　　　　　　　　組版・印刷　三美印刷(株)
Printed in Japan

本書の複写にかかる複製，上映，譲渡，公衆送信（送信可能化を含む）の各権利は株式会社じほうが管理の委託を受けています。

JCOPY ＜(社)出版者著作権管理機構　委託出版物＞
本書の無断複製は著作権法上での例外を除き禁じられています。
複製される場合は，そのつど事前に，(社)出版者著作権管理機構（電話 03-3513-6969，FAX 03-3513-6979，e-mail：info@jcopy.or.jp）の許諾を得てください。

万一落丁，乱丁の場合は，お取替えいたします。
ISBN 978-4-8407-5116-2